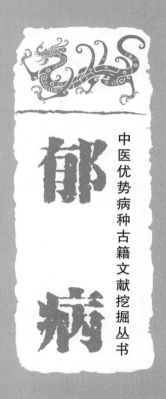

中医优势病种古籍文献挖掘丛书

郁病

主编 贺娟

U0308102

全国百佳图书出版单位
中国中医药出版社
·北京·

图书在版编目（CIP）数据

郁病 / 贺娟主编 . -- 北京：中国中医药出版社，
2024.9
（中医优势病种古籍文献挖掘丛书）
ISBN 978-7-5132-8769-2

Ⅰ.①郁… Ⅱ.①贺… Ⅲ.①郁证—中医治疗法
Ⅳ.① R256

中国国家版本馆 CIP 数据核字 (2024) 第 092980 号

中国中医药出版社出版

北京经济技术开发区科创十三街 31 号院二区 8 号楼
邮政编码　100176
传真　010-64405721
河北品睿印刷有限公司印刷
各地新华书店经销

开本 787×1092　1/16　印张 38.25　字数 871 千字
2024 年 9 月第 1 版　2024 年 9 月第 1 次印刷
书号　ISBN 978 - 7 - 5132 - 8769 - 2

定价　159.00 元
网址　www.cptcm.com

服 务 热 线　010-64405510
购 书 热 线　010-89535836
维 权 打 假　010-64405753

微信服务号　zgzyycbs
微商城网址　https://kdt.im/LIdUGr
官 方 微 博　http://e.weibo.com/cptcm
天猫旗舰店网址　https://zgzyycbs.tmall.com

如有印装质量问题请与本社出版部联系（010-64405510）

前　言

中医药古籍承载着数千年来积累的理论知识和临床经验，赓续着中医药学的血脉，是中医药传承创新发展的源头活水。加强中医药古籍保护、研究与利用，对于传承学术精华、促进原始创新、弘扬中华优秀传统文化具有重要意义。

党和国家高度重视中医药事业发展，大力支持开展中医药古籍普查、整理和研究。习近平总书记强调，要加强古典医籍精华的梳理和挖掘。国家中医药管理局深入学习贯彻习近平总书记有关重要指示精神，将中医药古籍工作摆在中医药传承创新发展的重要位置，系统谋划和实施了一系列中医药古籍抢救保护、整理研究和出版利用重大项目。2010年，启动"中医药古籍保护与利用能力建设项目"，历时八载，整理出版中医药古籍417种，编纂集成《中国古医籍整理丛书》。2018年，会同文化和旅游部组织实施《中华医藏》编纂项目，保存、传承、整理和利用2289种传世医籍，为中医药事业踵事增华。

开展面向中医药优势病种的中医药古籍文献专题挖掘、整理和出版，是中医药事业发展和中医临床诊疗水平提升的重大需求。2020年，国家中医药管理局设立中医药古籍文献传承专项，以国家重大疾病防治需求为出发点，结合已开展的中医临床研究成果，选择40个中医优势病种作为研究对象，建立中医药古籍文献专家与重点病种临床专家双牵头的工作机制，进行系统的专题挖掘整理，结集为《中医优势病种古籍文献挖掘丛书》出版。

此次整理出版以疾病为中心，从中医药古籍入手，在全面搜集整理与归类总结的基础上，撷取精华，条分缕析，列为病名源流、病因病机、证治条辨、治则治法、方药纵横、外治集萃、预防调护、医案医话等篇章。通过全面系统的文献爬梳、归纳总结和学术研究，探究不同地域、不同时期疾病名称的演变过程及差异，审视古代医家对该病病因的认识及病机理论的发展，拓展某一疾病的中医证型辨证要点和治疗方法，探讨古代医家的治疗原则和具体治法的应用要点，梳理历代医家治疗该病的常用方剂和药物，总结归纳辨证与治疗的规律性认识，为深入理解疾病本质提供更多视角，为中医临床诊疗提供文献支持。另外，还收集了与此疾病相关的针灸、推拿、贴敷、膏摩等外治方法，以及预防措施和调养经验，丰富了疾病治疗手段，为治未病提供参考。

本丛书是对40个中医优势病种古籍文献的全面梳理和系统结集，也是中医药学术史和与疾病斗争史的一次系统回顾。通过对某一病种的中医药古籍文本从源到流进行系统梳理，不仅可以溯源疾病认知，明晰疾病的学术流变，也可以为中医临床提供优势病种全面、完整的古代文献资料，开拓临证治疗思路，提高临床疗效。同时，在全面总结历代医家理论和经验的基础上，深入探索证治规律、用药思辨，为创立新说提供有力支持与佐证，进而推动中医理论的进步与发展，促进中医药学术传承精华、守正创新。

中医药古籍文献传承工作项目管理办公室
二〇二四年七月

郁
病

编写说明

郁病系因情志不舒、气机郁滞而致病，以抑郁善忧、情绪不宁，或易怒善哭为主症，多见于神经官能症、癔病（2012 版国家中医药管理局《中医病症诊断疗效标准》）。虽然关于郁病的定义历版权威教材和国家标准基本统一，但从临床实际来看，郁病的界定实则存在一定的难度，具体体现在以下几个方面。

一是情志性致病因素的显性与隐性。部分郁病患者，其情志性伤害因素卒暴、明确、易于体察和把握，但部分郁病患者，其情志性伤害因素则隐匿、缓慢、长期存在，患者、家属及医生皆难以体察和认识，因此，在确定致病因素是否具有情志性上存在难度。

二是病机变化的动态与复杂。目前学界多将郁病的病机定位为肝气郁滞，或肝郁脾虚，但这两种类型，多仅见于郁病早期或部分郁病患者。由于气郁极易导致人体气血津液的代谢障碍，继发津停、痰阻、血瘀；肝郁化热亦进一步导致五脏之精气损耗、出现肝郁波及五脏之状况。故郁病病机多存在虚实夹杂、多脏裹挟之复杂情况。

三是临床表现的单纯与多样。从临床诊疗来看，仅有少数郁病患者是以单纯的情志疾病就诊，但更多的患者，系在长期情志紊乱的基础上，因伴随出现了神志性病证如神志恍惚、错乱等，躯体障碍性病证如失眠、头痛、胃脘痞满、经水紊乱等而就诊，其病证的情志特征，极易被人忽视。

基于以上，郁病的病因、病机、临床症状皆存在相当的复杂性，历代医家的认识、阐述、记载亦存在诸多混杂不清、难以分属的情况，对郁病历代文献进行整理研究面临着极为复杂的局面。故为使本研究的文献内容全面系统、条目清晰，经反复讨论、斟酌，设定了详细的编纂条例，并进行了多轮的文献处理工作。现将编纂条例和编纂过程一并说明如下。

资料数据库： 本书资料的选择系以《中华医典》、雕龙古籍库、北京中医药大学特色古籍库等多个数据平台的 1000 余部中医古籍作为研究对象进行资料选择，时间以民国为界限。类别涉及经典类、本草类、方书类、针灸推拿类、综合医书类、医论医案类、养生食疗外治类等。

检索关键词： 鉴于古代医籍对病名使用的多样性、不统一性，在医著、医论中可能使用"郁病"的名称，但更多则使用症状描述。因此，根据 2012 版国家中医药管理局《中医病症诊断疗效标准》中郁病的诊断标准，选取忧郁不畅、情绪不宁、精神不振、胸闷胁胀、善太息、不思饮食、失眠多梦、易怒、善哭等九个症状作为研究对象，并进一步筛选出古籍文献中常用的相关术语进行文献的摘录。术语总计有以下内容：①病名类：百合病、脏躁、惊悸、怔忡、梅核气、奔豚、郁证等；②情志症状类：愁、郁、忧恚、忧、思、悲、哭、烦、少言、默默、欲哭、不乐、志苦、怵惕、恐、畏、惕惕、善太息、不欲言等；③神志症状类：狂、妄言、妄行、恍惚、神不宁、昏昧、善忘、骂詈、嬉笑不休等；④躯体症状类：不寐、不眠、梦魇、胸闷、痞满、腹胀、心悸、怔忡、胁痛、胁胀、肢重、懒动、疲惫、不欲食、少气懒言、咽中如有炙脔、吞之不出、咽之不下、喉痹、咽痹、气上冲、骨节疼酸、心腹胀满、脚膝痿缓等。

内容分类：本书按照丛书的整体要求，分为病名源流、病因病机、证治概述、治则治法、中药拾贝、方剂撷英、针灸集萃、预防调护、医案医话九类，虽然条文的选入在各部分之间尽可能删除重复的内容，但鉴于部分医论会从同一理论角度阐释不同的问题，其分类、归属会出现少量重复在所难免。

编写体例：每部分内容体例基本一致，一是内容分类方式：除病名源流、病因病机因难以分解而行整体论述之外，其他各部分皆是按照综合类、情志类症状、神志类症状、躯体类症状进行分类。综合类是基于郁病常存在整体阐述的内容，或各类症状交叠混杂而设置，从中药、方剂、针灸腧穴等来说，综合类多属于对郁病作用广泛、疗效肯定的内容，为郁病临床治疗之首选；情志类症状包括忧愁类、悲伤类、惊悸类、恐惧类、烦躁类，属于情绪、情感在不同程度的紊乱与失常；神志类症状包括神志错乱、神志恍惚、健忘三种，属于五脏神之神、魂、魄、意、志紊乱的范畴；躯体类症状最为广泛与复杂，是郁病之情志紊乱波及气血津液、脏腑功能的表现，常见的症状包括不寐、梦魇、百合病（即现代精神医学之焦虑症）、梅核气、奔豚气、胸腹痞满、胁肋疼痛、倦怠乏力、不欲食、躯体疼痛等。每部分根据其内容之多少，划分粗略有差异。其中医案医话部分专设"郁病杂症"，是基于历代医案中存在各种因郁所致的病证，可以作为临证之参考。二是生僻字标注，对个别生僻字、疑难字、抽象术语进行简单的读音与含义标注，以避免阅读、理解之障碍，但多不进行深入的文字校勘探究。三是评述，基本以一级标题下的内容作为评述的单元，但部分章节的内容，如方剂撷英、针灸荟萃等，因内容繁多，或二级标题下内容性质存在较大差异，故以二级标题的内容进行评述。通过评述，以期对各部分进行简要的综述、总结与评价，便于读者了解其核心思想与理论。

文献处理方法与过程：本部书籍文献先后经过十轮处理，包括：第一轮依据检索词对1000余种进行文献检索，初步搜集郁病关键词所涉及的内容。第二轮将初步检索的资料进行去伪存真、去繁存要之处理，包括：剔除不同时代文献中的重复内容，保留同类文献之最早出处，如甘麦大枣汤仅保留《金匮要略》的内容；删除病证具有独立性，抑或在外感病性疾病中出现、与郁病没有直接关联的内容，如神志类症状中的狂症，躯体类症状中单纯的失眠、烦躁、头痛等；删除在各部分交叉出现的文献，如部分病证、病机、治则等，在情志类症状和神志类症状中皆有出现，则仅保留一处，等等。第三轮将文献进行初步分类，将不同的内容进行关键词标定，并进行分类归属，如病因病机、证治、治则治法等。第四轮对检索所遗漏文献进行补充，如方药部分，初期仅仅以历代本草著作和方书作为查阅目标，但有部分医家在其医著医论中有大量药物和方剂的记载，对这部分内容再行补充和纳入。第五轮对涉及的文献资料进行善本的选择。需要说明的是，本研究主要选用中国中医药出版社出版的《历代名医全书大成》作为版本，共计50个名医，包括系列著作400余部；未能包含在其中的，再行选择优质版本，古籍类尽可能选用人民卫生出版社于20世纪50~60年代出版的经典古籍。第六轮对所选用的文献资料进行对校、勘误，保证文献内容的准确性。第七轮将每部分内容进行排序，除中药和腧穴按照笔画外，其他皆按照内容出处的著作成书年代进行排序。其中，《黄帝内经》按照先《素问》后《灵枢》，且以篇章序号排序；《伤寒杂病论》按照先《伤寒论》后《金匮要略》，且按原有篇目顺序进行排列；部分年代久远且难以确定成书具体年代者，仅作大体时代划分。第八轮对分类的各部分内容进行生僻字注释、内容概述、评述，以求简明扼要地为读者提供纲要性介绍。第九轮再行校刊。第十轮进行格式的规范、目录的生成等。

总之，本书的编写难度之大超出想象。历代中医药文献汗牛充栋、浩如烟海，郁病涉及疾病种类复杂多样，文献资料数量庞大、跨越时代久远，加之历代文献中存在大量彼此交叉、摘抄、重复之内容，进行全面的整理、分类、提炼确非易事。所幸本书编写过程得到来自各方的鼎力支持，除国家中医药管理局作为资金资助部门进行的有序组织、古籍研究学术机构及时精准的解读外，本书的各位参编人员，同心戮力，为本书的付梓做了大量细致而烦琐的工作。岁月无痕，呈书为证，感激之情无以言表。

但限于时间紧迫、文献整理各种复杂问题前期考虑不足等因素，本书籍的编纂存在诸多遗漏和不完善之处，敬请各位同道惠正。

贺娟

于2024年8月于北京

目录

目
录

郁
病

目录

·9·

郁
病

目
录

·11·

目
录

郁
病

目录

郁
病

目
录

第一章
病名源流考

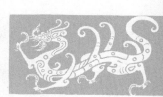

　　郁病之名，始于《黄帝内经》，但系指五运之气郁而不发之"五郁"及由此引发的人体疾病。后世将其概念拓展至人体内在气机郁滞，以及由此导致的人体各部功能紊乱、气血津液的郁滞不行。

"郁"字为"郁"和"鬱"的共同简化字，两者在古文中的含义差异较大，详辨如下。

一、郁

郁，形声字，《说文解字》释曰："郁，右扶風郁夷也。从邑，有聲。"《集韵》曰："地名。"《前汉·地理志》言："右扶風有郁夷縣，膠東有郁秩縣，又郁郅縣，屬北地郡。"故"郁"字本义为右扶风（汉代政区名，为三辅之一）一个郡县的名称。清·段玉裁《说文解字注》指出了郁夷县的具体位置："今陕西凤翔府隴州州西五十里有故郁夷城，後漢建武二年，鄧禹遣兵擊赤眉於郁夷，在此處也。"郁，又有文采美盛、香气浓郁等义，如《论语·八佾》："周監於二代，郁郁乎文哉！"《洛神赋》："踐椒塗之郁烈。"

二、鬱

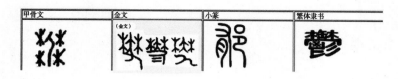

甲骨文	金文（金文）	小篆	繁体隶书

图 1-1 "鬱"字形演变

鬱，形声字，《说文解字》释曰："鬱，木叢生者，从林，鬱省聲。"本义为草木茂盛貌，《诗·秦风·晨风》曰："鬱彼北林。"甲骨文字形如图 1-1 所示，为人处于木丛中，用以表达草木茂盛的样子。又指云气浓盛貌，如《三国志·吴书·薛综传》："加以鬱霧冥其上，鹹水蒸其下。"与此本义相关联，在古籍中，鬱字还延伸出以下几种含义：①**阻滞、蕴结**。《正字通·鬯部》指出："鬱，幽滯不通。"如《吕氏春秋·尽数》："形不動則精不流，精不流則氣鬱。"《汉书·路温舒传》："忠良切言皆鬱於胷。"②**热气**。《尔雅·释言》："鬱，氣也。"《汉书·王褒传》：

"不苦盛暑之鬱燠。"颜师古注曰:"鬱,热氣也,燠,温也。"王力先生指出,煴、温、燠、鬱四字属同源字,均有温暖的含义。③**忧愁貌**。即《正字通·鬯部》言:"鬱,愁思也。"如《楚辞·刘向·九叹·忧苦》:"願假簧以舒憂兮,志纡鬱其難釋。"鬱邑、鬱悒为双音连绵词,表忧愁,如《文选·司马迁〈报任安书〉》:"動而見尤,欲益反損,是以獨鬱悒而誰與語。"④**腐臭**。《广雅·释器》:"鬱,臭也。"如《荀子·正名》曰:"香臭、芬鬱、腥臊、洒酸、奇臭,以鼻異。"杨倞注:"芬,花草之香气也;鬱,腐臭也。"⑤**香草名**。即鬱金香草。

故鬱字在古文中有多种含义,正如《广韵》所言:"鬱,香草,又氣也,長也,幽也,滯也,腐臭也,悠思也。"在中医古籍中,除郁李仁、郁李根、郁李根白皮、郁金等中药外,与疾病相关的郁,均为"鬱"字。下文中使用的"郁"字均为"鬱"的简化字。

郁
病

中医历代古籍郁（鬱）字含义辨析

一、先秦两汉时期

先秦两汉时期是中医学理论形成的重要历史阶段，在长期经验积累的基础上，《黄帝内经》《黄帝八十一难经》《神农本草经》《伤寒杂病论》四部经典医著问世，标志着中医药理论体系的确立。"郁"作为与疾病相关的文字，开始广泛使用。

1.《黄帝内经》

《黄帝内经》中，"郁"字共出现45处（《素问遗篇》35处未计入），其中《素问》45处，《灵枢》0处。除《素问·生气通天论》1处外，其余均见于运气七篇大论，郁字的含义包含以下三类。

（1）阻滞、壅滞、蕴结。 见于以下条文：

《素问·生气通天论》："劳汗当风，寒薄为皶，郁乃痤。"

《素问·五常政大论》："阳气屈伏，蛰虫早藏，其气郁，其用暴……暴热至，土乃暑，阳气郁发。"

《素问·六元正纪大论》："岐伯曰：郁极乃发，待时而作也……土郁之发……水郁之发……。帝曰：郁之甚者治之奈何？岐伯曰：木郁达之，火郁发之，土郁夺之，金郁泄之，水郁折之，然调其气，过者折之，以其畏也，所谓泻之。"

《素问·六元正纪大论》："必折其郁气，资其化源，赞其运气，无使邪胜。"

《素问·至真要大论》："诸气膹郁，皆属于肺。"

《素问·气交变大论》："郁冒朦昧，心痛暴瘖。"

（2）与蒸、燠连用，指热气。

王冰《重广补注黄帝内经素问》："郁，盛也。蒸，热也。言盛热气如蒸也。"清·高士宗《黄帝素问直解》曰："郁蒸，盛热也。"见于以下条文：

《素问·五运行大论》："南方生热……其性为暑……其令郁蒸。"

《素问·气交变大论》："金不及，夏有光显郁蒸之令。"

《素问·六元正纪大论》："其运热，其化暄暑郁燠，其变炎烈沸腾。"

（3）与雾、埃连用，指云气浓盛。见于以下条文：

《素问·气交变大论》："大雨至，埃雾朦郁，上应镇星……复则埃郁，大雨且至。"

《素问·五常政大论》："涸流之纪……其主埃郁昏翳……敦阜之纪……物化充成，烟埃朦郁，见于厚土。"

2.《伤寒杂病论》

《伤寒杂病论》"郁"字共出现15处，其中《伤寒论》8处，《金匮要略》7处。郁字出现的语境有以下四类。

（1）怫郁

《说文解字》云："怫，郁也。"即怫郁为同义复词，均表示阻滞、蕴结。见于以下条文：

《伤寒论·辨发汗后脉证并治》："设面色缘缘正赤者，阳气怫郁在表，当解之熏之……阳气怫郁不得越，当汗不汗，其人烦躁。"

《伤寒论·辨厥阴病脉证并治》曰："复极汗者，其人外气怫郁。"

（2）郁冒

郁冒，指气机逆乱而致神志昏蒙不清的一类病证，清·张璐《伤寒绪论》指出："郁为郁结，冒为昏冒，如物蒙罩其首，若雾露中，恍惚不清，较之眩晕尤重，世谓昏迷是也。"郁取阻滞、郁结义。见于以下条文：

《伤寒论·辨厥阴病脉证并治》："下利清谷者，必郁冒汗出而解。"

《金匮要略·妇人产后病脉证治》："新产妇人有三病，一者病痉，二者病郁冒，三者大便难，何谓也……产妇郁冒，其脉微弱，呕不能食。"

（3）郁郁微烦

郁郁微烦，指沉闷不乐而郁闷心烦，"郁"表沉闷、愁苦貌。见于以下条文：

《伤寒论·辨太阳病脉证并治》："呕不止，心下急，郁郁微烦者，为未解也，与大柴胡汤，下之则愈。"

《伤寒论·辨太阳病脉证并治》："太阳病，过经十余日，心下温温欲吐，而胸中痛，大便反溏，腹微满，郁郁微烦。先此时自极吐下者，与调胃承气汤。"

（4）郁肉

郁肉，指肉密闭于容器中经宿者，《诸病源候论·蛊毒病诸候》释曰："谓诸生肉及熟肉内器中，密闭头，其气壅积不泄，则为郁肉。"郁为阻滞、郁结义。见于以下条文：

《金匮要略·禽兽鱼虫禁忌并治》："治食郁肉漏脯中毒方。"

东汉时期的《难经》《神农本草经》未出现郁字。

小结："郁"在《黄帝内经》主要指五运六气郁滞不发以及由此引发的气象、人体气机的郁滞，多取阻滞、壅滞之义。至《伤寒论》，"郁"所表达的含义有阳气、气血的郁滞之义，向人体内在病机转化；亦有"郁郁微烦"中郁字表沉闷、愁苦之症状，为邪热结于肠胃之间，欲泄越而不得泄或邪热郁滞于半表半里所致的郁闷心烦，并非典型的情志病范畴。

二、晋唐时期

　　晋唐时期，人们的医药知识不断积累和丰富，对疾病的认识更广泛、更深入。医学知识日益专科化，并出现了一批最早的专科著作，同时也产生了具有时代医学水平的综合性医著，构成了医学经验集大成的特色，出现了一批著名医家医著。此时期的主要医著有《脉经》《针灸甲乙经》《刘涓子鬼遗方》《肘后备急方》《本草经集注》《诸病源候论》《备急千金要方》《千金翼方》《经效产宝》《外台秘要》《新修本草》等。这一时期，"郁"的含义与应用进一步拓展，经检索，"郁"具有以下五大类含义，举例如下。

　　（1）阻滞、蕴结，常见组词为郁积、郁结、怫郁、郁冒。

　　《刘涓子鬼遗方》："客热郁积在内，或生疮，黄耆汤主之。"

　　《脉经·平郁冒五崩漏下经闭不利腹中诸病证》："沉寒怫郁于上，胸中窒塞；气历阳部，面翕如醉，形体似肥，此乃浮虚。"

　　《诸病源候论·伤寒病诸候下》："荣长阳即盛，郁怫不得出，胃实即牢，大便难即干燥。"

　　《小品方·治气逆如奔豚状并诸汤方》："治手足逆冷，胸满气促，从脐左右起，郁冒者，奔豚汤方。"

　　《诸病源候论·中恶病诸候》："人盛暑之时，触冒大热，热毒气入脏腑，则令人烦闷郁冒，至于困乏也。"

　　《银海精微·胬肉攀睛》："然此症者，脾胃热毒，脾受肝邪，多是七情郁结之人。"

　　（2）忧愁、苦闷貌，常见组词为郁郁、怫郁、郁然、烦郁。

　　《针灸甲乙经·太阳中风感于寒湿发痉》："喉痹，大气满喘，胸中郁郁，气热。"

　　《针灸甲乙经·水浆不消发饮》："腰清脊强，四肢懈惰，善怒，咳，少气，郁然不得息。"

　　《小品方·治霍乱诸方》："治霍乱腹痛，胀满短气，不得吐下，灸不效者，热伏心脏中，烦闷郁郁者方。"

　　《肘后备急方·治卒发黄疸诸黄病》："谷疸者，食毕头旋，心怫郁不安而发黄，由失饥大食，胃气冲熏所致。"

　　《外台秘要·〈素女经〉四季补益方七首》："腹胀满结，怫郁不安，忘误或喜怒无常，状如癫发。"

　　《诸病源候论·黄病候》："瘀热与宿谷相搏，烦郁不得消，则大小便不通，故身体面目皆变黄色。"

　　（3）浓盛、茂盛状。

　　《肘后备急方·治瘴气疫疠温毒诸方》："若有黑雾郁勃及西南温风，皆为疫疠之候。"

《外台秘要·腋臭方》："看上青绿色郁郁然，其药即成。"

（4）热气，常用组词为郁蒸。

《诸病源候论·蛊毒病诸候下·食诸菜草菌中毒候》："出于树者为蕈，生于地者为菌，并是郁蒸湿气变化所生，故或有毒者。"

（5）腐臭。

《外台秘要·石发腹胀痞满兼心痛诸形》："皆欲馨香，不愿郁腐，因成种种之病也。"

小结：晋唐时期，郁字指忧愁、苦闷貌的频率较先秦两汉时期增加，但基本都是以词组出现，如郁郁、怫郁、郁然、烦郁等，用以表烦闷不安为特征的临床症状；病机为热郁心肺、湿热交蒸或阳明腑实、热实互结，病性属热、属实，并常伴有黄疸、便难、胸胁胀满等兼夹症状，部分已属于情志病范畴。

三、宋金元时期

宋金元时期，古代医疗管理制度和机构逐渐统一，古籍整理校勘水平和规模有了极大提高，金元四大家的出现，极大地推动了中医理论的发展，为不同学术流派的形成奠定了基础。此时期的主要医著有《太平圣惠方》《太平惠民和剂局方》《小儿药证直诀》《妇人大全良方》《三因极一病证方论》《仁斋直指方论》《儒门事亲》《素问玄机原病式》《兰室秘藏》《格致余论》等。经检索，这一时期"郁"字含义分类与晋唐时期基本一致，举例如下。

（1）阻滞、蕴结，常见组词为郁积、郁结、郁闭。

《本草衍义·银屑》："盖生银已生发于外，无蕴郁之气，故无毒。"

《汤液本草》："贝母能散胸中郁结之气，殊有功。"

《史载之方·治疫毒痢并论》："火有所滞，火气见郁，心气内伤，乃生赤白血痢。"

《太平惠民和剂局方·分心气饮》："或事不随意，使郁抑之气留滞不散。"

《圣济总录·煎厥》："亦以谓阳气抑郁于内，不得其平。"

《世医得效方·七情》："治忧愁思虑，七情伤感，气郁于中，变成呕吐。"

《三因极一病证方论·五脏所属》："后说六脏，乃候情意内郁，自脏腑出而应于经。"

《儒门事亲·补论》："明妙道之渊源、造化之根本，讲五运之抑郁发越、六气之胜复淫郁，定以所制之法，配以所宜之方。"

（2）忧愁、苦闷貌，常见组词为郁悒、怫郁、愁郁、抑郁、忧郁等。

《鸡峰普济方·补虚》："午后昏沉，精神烦扰，郁悒悲啼。"

《证类本草·贝母》："本以不得志而言之，今用以治心中气不快多愁郁者。"

《太平圣惠方·痈疽论》："或不遂志，欲加之以怫郁，忧愤稽结，贪恣骄恨，饥饱劳逸，负恃之变，遂致血气夭。"

《博济方·疮科》："人有愤郁不遂志欲者，血气畜积，亦多发此疾。"

《太平惠民和剂局方·辰砂五苓散》："治伤寒表里未解，头痛发热，心胸郁闷，唇口干焦，神思昏沉。"

《太平惠民和剂局方·预知子九》："治心气不足，志意不定，神情恍惚，语言错妄，忪悸烦郁，愁忧惨戚。"

《太平惠民和剂局方·清心莲子饮》："治心中蓄积，时常烦躁，因而思虑劳力，忧愁抑郁，是致小便白浊。"

《圣济总录·浸淫疮》："论曰心恶热，风热蕴于心经，则神志躁郁，气血鼓作，发于肌肤而为浸淫疮也。"

《三因极一病证方论·内所因心痛证治》："皆脏气不平，喜怒忧郁所致，属内所因。"

《格致余论·涩脉论》："人之所藉以为生者，血与气也。或因忧郁，或因厚味……亦见涩状。"

（3）热气，常用组词郁蒸。

《证类本草·丹砂》："每烟雾郁蒸之气，亦赤黄色，土人谓之朱砂气，尤能作瘴疠，深为人患也。"

《太平圣惠方·脚气论》："气候不同，夏则炎毒郁蒸，冬则温暖无雪。"

《太平圣惠方·癖黄证候》："因热气相搏，则郁蒸不散，服下满痛，而身体发黄。"

《圣济总录·风成热中》："内不得通，外不得泄，蒸郁于中，故谓之热中。"

（4）草木茂盛状。举条文如下：

《证类本草》："枝干繁郁，叶似橘柚，冬不凋落。"

（5）腐臭。举条文如下：

《证类本草·茺蔚子》："此草，田野间人呼为郁臭草。"

《本草衍义》："夏枯草，今又谓之郁臭。自秋便生，经冬不瘁。"

小结：宋金元时期，郁字取忧愁、苦闷貌的比例明显增加，仍主要以词组形式出现，如郁悒、怫郁、愁郁、愤郁、抑郁、烦郁、忧郁等。与晋唐时期不同的是，忧愁、抑郁作为情志因素，已经成为独立的致病内因，而非湿热互结所致的兼夹症状，并形成了较为完整的情志病诊疗体系。

四、明清时期

明清时期，是中医学发展的成熟时期，出现了大量全书、类书和丛书，药物学和方剂学有了巨大且全面的发展，临床各科和预防医学也有显著成就。此时期的主要医著有《本草纲目》《景岳全书》《名医类案》《证治准绳》《普济方》《张氏医通》《外台秘要》《临证指南医案》《医学正传》《寿世保元》《傅青主女科》《针灸大成》等。经检索，"郁"的含义仍沿袭前代，举例如下。

（1）阻滞、蕴结，常见组词为郁积、郁结、郁闭。

《临证指南医案·阳痿》："凡十一脏皆取决于胆，又云少阳为枢，若得胆气展舒，何郁之有。"

《医贯·伤寒论》："寒郁皮毛，是为表证。"

《寿世保元·痢疾》："有伤脾胃，宿积郁结而成者也。"

《张氏医通·寒热门》："走注疼痛，皆湿热相搏，郁而不伸。"

（2）忧愁、苦闷貌，常单用，或组成郁悒、怫郁、愁郁、抑郁、忧郁等词。

《临证指南医案·中风》："失血有年，阴气久伤，复遭忧悲悒郁。"

《孙文垣医案·新都治验》："一妇生女不生子，多思多郁，小便秘而不通，胀闷不安者二日。"

《续名医类案·麻木》："缪仲淳治顾仲恭，心肾不交，先因失意久郁，及平日劳心，致心血耗散。"

《续名医类案·赤丹》："此郁气伤脾，乃以归脾汤数剂，诸症稍退。"

《程杏轩医案·初集》："诊脉弦急，知其平日情志抑郁，肝木不舒。"

《程杏轩医案·续录》："予知其疾由郁而起，初投逍遥达郁。"

《古今医案按·恶阻》："此妇必多郁，或多思，故气结而右寸脉高。"

《辨证奇闻·离魂》："病成于郁，解郁神魂自定。"

《慎斋遗书·劳伤》："心郁则神失，力劳则气伤，色劳则精害。"

《张氏医通·痞满》："日久不愈，多郁。人悲哀过度有之。"

《医述·杂病》："盖以妇人幽居多郁，情性偏拗，或有怀不能畅遂。"

（3）热气，常用组词为郁蒸。

《临证指南医案·胀》："夏季湿热郁蒸，脾胃气弱，水谷之气不运。"

《古今医案按·黄茅瘴》："三四月，草深偃俯，久雨湿烂，而时令蒸郁，其性上炎。"

小结：明清时期，郁字其他含义与既往年代基本一致，但表忧愁、苦闷义时，除了以词组形式外，更多是以单字出现，并出现郁症、郁证、郁病的病名，情志郁证/郁病的诊疗思路逐渐形成。

郁病

郁（鬱）证病名源流与演变

一、先秦两汉时期

《黄帝内经》中，"郁"字集中分布于运气七篇大论中，在《素问·六元正纪大论》中系统描述了"五运之气，郁极而发"所致的气候、物候变化及对人体造成的影响，如"土郁之发，岩谷震惊，雷殷气交，埃昏黄黑……故民病心腹胀，肠鸣而为数后……金郁之发，天洁地明，风清气切，大凉乃举……故民病咳逆，心胁满引少腹，善暴痛，不可反侧，嗌干面尘色恶……水郁之发，阳气乃辟，阴气暴举，大寒乃至……故民病寒客心痛，腰脽痛，大关节不利，屈伸不便……木郁之发，太虚埃昏，云物以扰，大风乃至……故民病胃脘当心而痛，上支两胁，膈咽不通，食饮不下……火郁之发，太虚肿翳，大明不彰，炎火行……故民病少气，疮疡痈肿，胁腹胸背……有怫之应而后报也，皆观其极而乃发也，木发无时，水随火也。"并提出了运气"五郁"所致疾病的治疗原则，即"木郁达之，火郁发之，土郁夺之，金郁泄之，水郁折之，然调其气，过者折之，以其畏也，所谓泻之"。

故《内经》中的五郁（木郁、火郁、土郁、金郁、水郁），为五运之气被其所不胜之气阻滞、克伐而出现的一种被抑制、郁而不发的状态，体现了天地气化状态对人体疾病发生发展的影响，如张介宾《类经·运气类》言："天地有五运之郁，人身有五脏之应，郁则结聚不行，乃致当升不升，当降不降，当化不化，而郁病作矣。"《内经》"五郁"为运气用语，非指情志之郁，正如赵献可《医贯·主客辨疑·郁病论》指出：《内经》五法，为因五运之气所乘而致郁，不必作忧郁之郁。"

在《黄帝内经》中，多使用"忧""悲""忧悲""愁忧""善太息"等词，表示一种心情低落、焦虑的心境，并指出此类情绪会直接影响人体气血的运行和脏腑功能的强弱，提出了"五志伤五脏"和"九气致病"理论。如《灵枢·本神》曰："愁忧者，气闭塞而不行。"《素问·阴阳应象大论》言"思伤脾""忧伤肺"；《素问·痹论》曰："淫气忧思，痹聚在心。"《素问·举痛论》

曰："怒则气上，喜则气缓，悲则气消，恐则气下，寒则气收，炅则气泄，惊则气乱，劳则气耗，思则气结，九气不同，何病之生。"《素问·通评虚实论》曰："隔塞闭绝，上下不通，则暴忧之病也。"《灵枢·口问》曰："忧思则心系急，心系急则气道约，约则不利，故太息以伸出之。"同时，《内经》认为，低落情绪的产生，多具有心气不足、心阳虚衰的本质，如《灵枢·本神》曰："心气虚则悲。"《素问·调经论》曰："神不足则悲。"《灵枢·天年》言："六十岁，心气始衰，苦忧悲。"

《伤寒杂病论》中，"郁"字出现于"怫郁""郁冒""郁郁微烦"和"郁肉"四个语境中，其中"怫郁""郁冒"和"郁肉"均为阻滞、壅滞义，与情志之郁无关。"郁郁微烦"一词，见于《伤寒论·辨太阳病脉证并治》，一则为"呕不止，心下急，郁郁微烦"的大柴胡汤证，一则为"太阳病，过经十余日，心下温温欲吐，而胸中痛，大便反溏，腹微满，郁郁微烦"的调胃承气汤证，此种沉闷心烦的症状是由邪热客于胸中所致，非情志病范畴。

《金匮要略》中，记载了"意欲食复不能食，常默然，欲卧不能卧，欲行不能行，饮食或有美时，或有不用闻食臭时"的百合病，"喜悲伤，欲哭，象如神灵所作，数欠伸"的妇人脏躁，"咽中如有炙脔"的梅核气等疾病。文中所描述的低落心境和特征性躯体化症状，均与当代抑郁焦虑症相似，并创立了小柴胡汤、百合地黄汤、甘麦大枣汤、半夏厚朴汤等一系列治疗方剂，为后世形成情志郁证辨证论治理论体系奠定了基础。

郁病

二、晋唐时期

东晋·葛洪之《肘后备急方·治卒得惊邪恍惚方》集中讨论了情志异常相关疾病的诊疗思路，其中，对情志异常的描述包括"惊忧怖迫逐，或惊恐失财，或激愤惆怅，致志气错越，心行违僻不得安定""独言独笑，悲思恍惚""心中客热，膀胱间连胁下气妨，常且忧愁不乐，兼心松者"等，此类描述与现代情志郁病相似，并记载了多首治疗方剂，具有临床应用价值。《肘后备急方·治虚损羸瘦不堪劳动方》曰："凡男女因积劳虚损，或大病后不复，常若四体沉滞，骨肉疼酸……咽干唇燥，面体少色，或饮食无味，阴阳废弱，悲忧惨戚，多卧少起。"指出积劳虚损之人易出现悲忧惨戚的心境。

在巢元方之《诸病源候论》中，对悲、忧、愁等焦虑抑郁心境的描述主要分布于风病诸候、虚劳病诸候、气病诸候和妇人杂病诸候等篇章。《诸病源候论·风病诸候·鬼邪候》曰："凡邪气鬼物所为病也，其状不同。或言语错谬，或啼哭惊走，或癫狂昏乱，或喜怒悲笑，或大怖惧如人来逐，或歌谣咏啸，或不肯语。"《诸病源候论·风病诸候·鬼魅候》曰："凡人有为鬼物所魅，则好悲而心自动，或心乱如醉，狂言惊怖，向壁悲啼，梦寐喜魇，或与鬼神交通。病苦乍寒乍热，心腹满，短气，不能饮食，此魅之所持也。"书中将思维混乱、言语错谬，或情绪失控，难以自持的疾病称为鬼邪候和鬼魅候。《诸病源候论·虚劳病诸候》曰："夫虚劳者，五劳、六极、七伤是也。"其中，五劳包括"一曰志劳，二曰思劳，三曰心劳，四曰忧劳，五曰瘦劳"指，出过度思虑、心思郁结是导致虚劳病的重要原因。《诸病源候论·气诸病》曰："结气病者，忧思所生也。

心有所存，神有所止，气留而不行，故结于内。"将忧思所致的气机郁滞称为结气病，并记载了针对该病的导引法，如"端坐，伸腰，举左手，仰掌，以右手承右胁，以鼻纳气，自极七息，除结气"，开启了情志病非药物治疗的先驱。

在孙思邈之《备急千金要方》和《千金翼方》中，多使用"忧""忧恚""忧气""悲愁"等形容低落心境，指出悲伤思虑过度对人体的损伤和消耗巨大，即《备急千金要方·肾脏方》曰："凡远思强虑伤人，忧恚悲哀伤人，喜乐过度伤人，忿怒不解伤人，汲汲所愿伤人，戚戚所患伤人，寒暄失节伤人。故曰五劳六极七伤也，论伤甚众并。"同时强调了调畅情志对养生的重要性，如《千金翼方·养性》言："养老之道，无作博戏强用气力，无举重，无疾行，无喜怒……无大思虑，无吁嗟，无叫唤，无吟呓，无歌啸，无啼哭，无悲愁，无哀恸……能如此者，可无病，长寿斯必不惑也。"

与此同时，孙思邈收集并创立了多首经典方剂，为临床治疗情志郁病提供了良好范例，如"主心气不足，惊悸汗出，心中烦闷短气，喜怒悲忧"的补心汤；"主五劳七伤，脏中虚竭，肾气不足，阴下痒，小便余沥，忽忽喜忘，悲愁不乐，不嗜食饮"的肾气丸；"主心气不定，五脏不足，忧悲不乐，忽忽遗忘，朝瘥暮极，狂眩"的定志小丸；"主治脾寒饮食不消，劳倦气胀，噫满忧恚不乐"的槟榔散；"主治心虚寒，心中胀满悲忧，或梦山丘平泽者方"的半夏补心汤等。本书还记载了大量针对情志疾病的针灸疗法，具有极大的临床应用价值。

三、宋金元时期

在陈无择之《三因极一病证方论》中，将病因分为内因、外因和不内外因，明确指出了"七情"为主要的致病内因，即《三因极一病证方论·三因论》曰："七情者，喜怒忧思悲恐惊是……七情，人之常性，动之则先自脏腑郁发，外形于肢体，为内所因。"并在《内经》"五志伤五脏"致病方式的基础上，提出七情"各随其本脏所生所伤而为病"，除"喜伤心""怒伤肝""忧伤肺""思伤脾""恐伤肾"外，还提出"悲伤心胞"和"惊伤胆"。

同时，陈无择首次将"郁"明确为七情致病的病机，即《三因极一病证方论·七气证治》曰："七者虽不同，本乎一气。脏气不行，郁而生涎，随气积聚，坚大如块，在心腹中，或塞咽喉，如粉絮，吐不出，咽不下，时去时来，每发欲死状，状如神灵所作，逆害饮食，皆七气所生所成。"明确指出七情作为致病内因，可致脏腑气机运行郁滞，郁而成痰成涎，继而引发胸腹胀满、积聚、梅核气等躯体化症状，并治之以七气汤。

从金元医家开始，"郁"开始作为一个单独的病症进行论述，并出现了论郁专篇，总体而言，金元时期医家仍从病因病机的角度命名郁证，不仅发展了《内经》五郁学说，朱丹溪更提出了六郁理论，此时期深化发展了郁证理论。

张从正指出，七情是造成五积（心积、肝积、肺积、脾积、肾积）的重要内因，并将《内经》"五郁"治则应用于五积的治疗，即《儒门事亲·五积六聚治同郁断》曰："《内经》曰：木郁则达之，火郁发之，土郁夺之，金郁泄之，水郁折之……此五者，五运为司天所制，故立此五法，与五积若不相似然。盖五积者，因受胜己之邪，而传于己之所胜，适当旺时，拒而不受，复还于胜己者，胜己者不肯受，因留结为积……此皆抑郁不伸而受其邪也。岂待司天克运，然后为之郁哉？且积之成也，或因暴怒、喜、悲、思、恐之气，或伤酸、苦、甘、辛、咸之食……留而不去，遂成五积。"同时，张从正擅长使用非药物疗法治疗情志病，如移情易性疗法、以情胜情疗法、行为疗法和暗示疗法等，并留存了大量医案，为现代临床治疗情志疾病提供了良好的思路。

朱丹溪在外感六淫、内伤七情、饮食劳倦等内外致病因素的基础上，首倡"六郁"致病说，即《丹溪心法·六郁》言："气血冲和，万病不生，一有怫郁，诸病生焉。故人身诸病，多生于郁。"指出人体气血运行不畅，痰、湿、火、食郁滞是导致疾病发生的重要原因，并强调"凡郁皆在中焦，以苍术、抚芎，开提其气以升之"，创立了越鞠丸总解诸郁。戴思恭继承了朱丹溪的学术思想，指出"郁者，结聚而不得发越也。当升者不得升，当降者不得降，当变化者不得变化也，此为传化失常"，并认为六淫、七情、劳役妄动"一有不平，则中气不得其和而先郁"，亦强调了"开中焦之郁"在治疗六郁中的意义。

郁
病

朱丹溪提出的"六郁"，是以病因言"郁"，突破了《内经》"五郁"理论，将"郁"归为导致内伤疾病的重要病因病机，是对郁证理论的重要突破与创新，丰富和发展了郁证辨证体系。

元末医学家王履对《内经》"五运之郁"的内涵进行了进一步扩充，《医经溯洄集·五郁》言："或因所乘而为郁，或不因所乘而本气自郁，皆郁也，岂惟五运之变能使然哉！郁既非五运之变可拘，则达之、发之、夺之、泄之、折之法，固可扩焉而充之矣，可扩而充，其应变不穷之理也欤！"指出除运气变化可致五脏郁外，五脏自身气机不畅亦可致郁，即所谓"不因所乘而本气自郁"，并认为"达之、发之、夺之、泄之、折之之法"可以延申至非运气因素所致的五脏气机郁滞的治疗，且不应拘泥于《内经》五法，应观其所犯何逆，随证治之，如"肝性急，怒气逆，肢胁或胀，火时上炎，治以苦寒辛散而不愈者，则用升发之药……火郁发之，发者，汗也，升举之也。如腠理外闭，邪热怫郁，则解表取汗以散之。又如龙火郁甚于内，非苦寒降沉之剂可治，则用升浮之药，佐以甘温，顺其性而从治之，使势穷则止，如东垣升阳散火汤是也，凡此之类，皆发之之法也"。

四、明清时期

虞抟于《医学正传》中首次将"郁证"列为正式病证名称，但此"郁证"的内涵仍延续《内经》"五郁"理论和朱丹溪"六郁"理论，即《医学正传·郁证》曰："木郁达之，火郁发之，土郁夺之，金郁泄之，水郁折之……此治五郁之大要耳。我丹溪先生触类而长之，而又著为六郁之证……夫所谓六郁者，气、湿、热、痰、血、食六者是也。或七情之抑遏，或寒热之交侵，故为九气怫郁之候。"并指出，在治疗上"皆当以顺气为先，消积次之，故药中多用香附、抚芎之类，至理存焉，学者宜知此意"。

孙一奎在元·王履"五脏本气自郁"理论的基础上，又加入了"胆郁"，详细论述了心郁、肝郁、脾郁、肺郁、肾郁、胆郁的临床表现和治疗方法，完善了"五脏郁证"的辨证用药体系，如"心郁者，神气昏昧，心胸微闷，主事健忘，治宜肉桂、黄连、石菖蒲"；"肝郁者，两胁微膨，嗳气连连有声，治宜青皮、川芎、吴茱萸"；"脾郁者，中脘微满，生涎，少食，四肢无力，治宜陈皮、半夏、苍术"；"肺郁者，皮毛燥而不润，欲嗽而无痰，治宜桔梗、麻黄、豆豉"；"肾郁者，小腹微硬，精髓乏少，或浊或淋，不能久立，治宜肉桂、茯苓、小茴香"；"又有胆郁者，口苦，身微潮热往来，惕惕然如人将捕之，治宜柴胡、竹茹、干姜"。此时的郁证为从病机言，指五脏气机的郁滞，非情志郁证。

张景岳首次提出了"情志郁证"理论，认为该病的发生与心密切相关，且无有不伤脾胃者，此为"因郁而病"，即《景岳全书·杂证谟·郁证》曰："凡五气之郁，则诸病皆有，此因病而郁也；至若情志之郁，则总由乎心，此因郁而病也。"并指出该病包含怒郁、思郁和忧郁三类，辨析了不同情志郁证的临床表现、治疗原则和处方思路，对指导现代抑郁焦虑症的治疗具有重要意义。如"怒郁"，分为"大怒气逆之时，则实邪在肝，多见气满腹胀，所当平也"的实证，亦包括"及其怒后而逆气已去，惟中气受伤矣，既无胀满疼痛等证，而或为倦怠，或为少食，此以木邪克土，损在脾矣"的虚证；如"思郁"，多发于"旷女（无夫的成年女子）嫠（lí）妇（寡妇），及灯窗困厄，积疑任怨者"，指出"若初病而气结为滞者，宜顺宜开；久病而损及中气者，宜修宜补"；再如"忧郁病者"，则"则全属大虚，本无邪实"，多因"衣食之累，利害之牵，及悲忧惊恐而致郁者，总皆受郁之类"。并强调此类病人应着重培养真元，不可妄用消散耗气之品。

张景岳在治疗情志三郁时，认为应首辨虚实，属实证者可使用解肝煎、二陈汤、越鞠丸、平胃散等治疗，属虚证者可使用五味异功散、大补元煎、七福饮、归脾汤之类调养，并强调了情志疗法在治疗此类疾病中的重要作用，如《景岳全书·杂证谟·郁证》曰："然以情病者，非情不解，其在女子，必得愿遂而后可释，或以怒胜思，亦可暂解；其在男子，使非有能屈能伸，达观上智者，终不易却也。"

赵献可认为，凡病多起于郁，并明确指出《内经》五郁，非情志之郁，而情志郁病属于《内经》七情范畴，即《医贯·主客辨疑·郁病论》曰："《内经》五法，为五运之气所乘而致郁，不必作忧郁之郁。忧乃七情之病，但忧亦在其中。"《医贯·血症论》曰："凡郁皆肝病也，木中有火，郁甚则火不得舒，血不得藏而妄行。"即赵献可认为，木郁在诸郁中最为普遍，郁甚则化火，易迫血妄行，血证由是而作。治疗此类出血，应在疏散郁结的基础上，加以滋阴养精，即"必当舒散其郁为主，木郁则达之，火郁则发之是也，其方惟逍遥散为的药，外加丹皮茱连，随手而应，血止后，若不用六味地黄以滋其阴，翌日必发"。

张璐对郁证进行了专篇论述，如《张氏医通·诸气门上·郁》曰："郁证多缘于志虑不伸，而气先受病……然郁证多患于妇人，《内经》所谓二阳之病发心脾，及思想无穷，所愿不得，皆能致病，为证不一。"指出志虑不伸、所愿不得之情志郁病会直接影响人体气机的运行，而诸症丛生，如"发热头痛者有之；喘嗽气乏者有之；经闭不调者有之；狂癫失志者有之；火炎失血者有之；骨蒸劳瘵者有之"，治疗时"治法总不离乎逍遥、归脾、佐金、降气、乌沉七气等方，但当参究新久虚实选用，加减出入可也"。

　　叶天士于《临证指南医案》中专设治郁专篇，记载了诸多情志抑郁致病的病案，如"胡四六　悲泣，乃情怀内起之病，病生于郁，形象渐大，按之坚硬，正在心下。用苦辛泄降，先从气结治。川连、干姜、半夏、姜汁、茯苓、连皮瓜蒌"；"沈四三　脉虚涩，情怀失畅，肝脾气血多郁，半载不愈，难任峻剂。议以局方逍遥散，兼服补中益气，莫以中宫虚塞为泥"。这些病案为我们如今治疗抑郁焦虑性精神疾病提供了良好思路。同时，叶天士认为，情志病的治疗不可完全依赖药物，调节情志尤为重要，即"内伤情怀起病，务以宽怀解释""情怀不得解释，草木无能为矣"。华岫云按："盖郁症全在病者能移情易性。"

　　林珮琴认为，外感致郁和七情致郁在病机和预后方面存在很大差异，七情内起之郁，耗伤气血，最终易成虚劳病，即《类证治裁·郁症论治》曰："夫六气外来之郁，多伤经腑，如寒火湿热痰食，皆可以消散解。若思忧悲惊怒恐之郁伤气血，多损脏阴，可徒以消散治乎！七情内起之郁，始而伤气，继必及血，终乃成劳，主治宜苦辛凉润宣通。"并在张介宾情志郁证"怒郁""思郁""忧郁"的基础上，提出了"悲郁""惊郁"和"恐郁"，并详述了其用药思路，如"悲忧脏躁欲泣，甘麦大枣汤；惊郁胆怯欲迷，人参、枣仁、茯神、龙骨、石菖蒲、南枣、小麦；惊郁神乱欲狂，清心温胆汤"，完善和丰富了情志之郁的辨治体系。在药物治疗的同时，林珮琴强调，情志之郁，务必自身旷达心胸，否则疗效不佳，即"若不能怡情放怀，至积郁成劳，草本无能为挽矣，岂可借合欢捐忿，萱草忘忧也哉！"

评述

　　通过梳理历代文献，我们发现，自古至今郁证的内涵发生了一系列的演变。先秦两汉时期，《黄帝内经》提出了"五郁"理论，其内涵指五运之气被其所不胜之气克伐，进而出现的一种被抑制、郁而不发的状态，是天人合一思想下，天地气化状态对人体疾病发生发展的影响。此时期，"郁"字所在的语境，并非指情志之郁，而多做动词，取阻滞、蕴结义。《内经》中多使用"忧""悲""愁""忧悲""愁愁""善太息"等词，表示一种心情低落、焦虑的心境，属于七情的范畴。《伤寒杂病论》中，怫郁、郁冒等郁字，并非指情志之郁，《金匮要略》记载的百合病、妇人脏躁和梅核气等疾病，可归属于情志郁证。晋唐时期，郁字所在的语境，仍无情志之郁义，情绪的低落、悲伤仍属于七情范畴，并将存在思维和情绪异常的疾病命名为"鬼邪候""鬼魅候"等。此时期的医家，对情志病的重视程度显著提高，形成了基本的情志病诊疗体系，非药物疗法应用广泛。宋金元时期，陈无择提出了三因论，将"七情"作为最主要的致病内因，并首次将"郁"明确为七情致病的病机。金元医家不仅丰富和发展了《内经》"五郁"学说，朱丹溪更提出了"六郁"理论，是对郁证理论的重要突破与创新。此时期的郁证，仍主要以病因病机言。明清时期，虞抟《医学正传》首次提出了"郁证"病名，但该书"郁证"内涵仍延续《内经》和朱丹

郁病

溪的理论。张景岳首次提出了"情志郁证"理论，并将其分为怒郁、思郁和忧郁三类，与现代临床郁病范畴已经极为接近。明清时期的医家，或从病因病机角度阐释郁证，或从情志病角度阐释郁证，并形成了"五脏郁病""情志郁证""凡郁皆肝病"等多种理论，并意识到外感致郁和七情致郁在病机和预后方面存在很大差异，在药物治疗的同时，务必注重情绪疏导。此时期，郁证的内涵丰富，诊疗思路和用药经验亦趋于成熟。

总之，古代文献中郁证、郁症、郁病含义相同，皆包含以下三个层面：一为天地自然气机之郁及其对人体疾病发生发展的影响，以《黄帝内经》"五郁"理论为代表；二为各种原因引起的脏腑机能不和，因而导致气、血、痰、火、食、湿等郁滞所致气机不得发越的病理状态，以金元时期朱丹溪"六郁"理论为代表；三指情志郁结，系由情志不舒，气郁不伸所致的郁证，表现为情绪不宁、喜悲喜哭等情志郁结，以及由此导致的失眠、胸胁胀满疼痛、咽中如有炙脔等，以张景岳"情志之郁"理论为代表。现代中医临床的郁证，属于情志郁证，相当于精神病学中的抑郁症、焦虑症、恐惧症等神经症。由此可见，古今郁证的内涵存在较大差异，需要明辨。本书定位郁证，主要是第三个层面。

第二章

病因病机

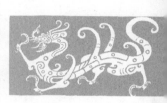

郁病之病因，有内外两端。内之因，多源自体质禀赋薄弱等所致脏腑精气亏损；外之因，多系患者环境、经历之刺激，二者相合，即发为含义独特之郁病。

一、体质禀赋

《灵枢·五变第四十六》

少俞答曰：此人薄皮肤而目坚固以深者，长冲直扬，其心刚，刚则多怒，怒则气上逆，胸中蓄积，血气逆留，䯏（kuān，身体）皮充肌，血脉不行，转而为热，热则消肌肤，故为消瘅（dān，消瘅即消渴病）。此言其人暴刚而肌肉弱者也。

《灵枢·本脏第四十七》

心小则安，邪弗能伤，易伤以忧；心大则忧不能伤，易伤于邪。心高则满于肺中，悗而善忘，难开以言；心下则脏外，易伤于寒，易恐以言。……五脏皆小者，少病，苦燋心，大愁忧；五脏皆大者，缓于事，难使以忧。五脏皆高者，好高举措；五脏皆下者，好出人下。五脏皆坚者，无病；五脏皆脆者，不离于病。五脏皆端正者，和利得人心；五脏皆偏倾者，邪心而善盗，不可以为人平，反复言语也。

《灵枢·论勇第五十》

黄帝曰：愿闻怯士之所由然。少俞曰：怯士者，目大而不减，阴阳相失，其焦理纵，髑骬（héyú，胸骨）短而小，肝系缓，其胆不满而纵，肠胃挺，胁下空，虽方大怒，气不能满其胸，肝肺虽举，气衰复下，故不能久怒，此怯士之所由然者也。

《灵枢·天年第五十四》

六十岁，心气始衰，苦忧悲，血气懈惰，故好卧。

明·虞抟《苍生司命·卷一元集·内伤证六》

七情者，喜、怒、哀、乐、爱、恶、欲也。六欲者，耳、目、口、鼻、心、意也。若是者，皆神思间病。……故妇人得之郁而不舒，多成劳病；男人得之蓄而不解，多成膈症。虽然七情之中得祸至速者，惟怒为甚；六欲之中得患最大者，惟色为先。

清·李用粹《证治汇补·卷之二　内因门·气症》

男子属阳，得气易散。女子属阴，得气多郁。故男子气病少，女子气病多。

二、情志伤害

《素问·举痛论篇第三十九》

悲则心系急，肺布叶举，而上焦不通，荣卫不散，热气在中，故气消矣。恐则精却，却则上焦闭，闭则气还，还则下焦胀，故气不行矣。……惊则心无所倚，神无所归，虑无所定，故气乱矣。……思则心有所存，神有所归，正气留而不行，故气结矣。

《素问·疏五过论篇第七十七》

帝曰：凡未诊病者，必问尝贵后贱，虽不中邪，病从内生，名曰脱营。尝富后贫，名曰失精，五气留连，病有所并。医工诊之，不在脏腑，不变躯形，诊之而疑，不知病名。身体日减，气虚无精，病深无气，洒洒然时惊，病深者，以其外耗于卫，内夺于荣。良工所失，不知病情，此亦治之一过也。

凡欲诊病者，必问饮食居处。暴乐暴苦，始乐后苦，皆伤精气，精气竭绝，形体毁沮。暴怒伤阴，暴喜伤阳，厥气上行，满脉去形。愚医治之，不知补泻，不知病情，精华日脱，邪气乃并，此治之二过也。

诊有三常，必问贵贱，封君败伤，及欲侯王。故贵脱势，虽不中邪，精神内伤，身必败亡。始富后贫，虽不伤邪，皮焦筋屈，痿躄为挛。医不能严，不能动神，外为柔弱，乱至失常，病不能移，则医事不行，此治之四过也。

凡诊者，必知终始，有知余绪，切脉问名，当合男女。离绝菀结，忧恐喜怒，五脏空虚，血气离守，工不能知，何术之语。尝富大伤，斩筋绝脉，身体复行，令泽不息。故伤败结，留薄归阳，脓积寒炅。粗工治之，亟刺阴阳，身体解散，四支转筋，死日有期，医不能明，不问所发，唯言死日，亦为粗工，此治之五过也。

《灵枢·本神第八》

故生之来谓之精，两精相搏谓之神，随神往来者谓之魂，并精而出入者谓之魄，所以任物者谓之心，心有所忆谓之意，意之所存谓之志，因志而存变谓之思，因思而远慕谓之虑，因虑而处物谓之智。

是故怵惕思虑者则伤神，神伤则恐惧，流淫而不止。

因悲哀动中者，竭绝而失生。……恐惧者，神荡惮而不收。

《灵枢·口问第二十八》

忧思则心系急，心系急则气道约，约则不利，故太息以伸出之。

《灵枢·本脏第四十七》

志意者，所以御精神，收魂魄，适寒温，和喜怒者也。……志意和则精神专直，魂魄不散，悔怒不起，五脏不受邪矣。

《灵枢·大惑论第八十》

心有所喜，神有所恶，卒然相感，则精气乱，视误，故惑，神移乃复。是故间者为迷，甚者为惑。

东汉·张仲景《金匮要略·奔豚气病脉证治第八》

师曰：病有奔豚，有吐脓，有惊怖，有火邪，此四部病，皆从惊发得之。

师曰：奔豚病从少腹起，上冲咽喉，发作欲死，复还止，皆从惊恐得之。

隋·巢元方《诸病源候论·卷之十三·气诸病》

夫贲豚气者，肾之积气。起于惊恐、忧思所生。若惊恐，则伤神，心藏神也。忧思则伤志，肾藏志也。神志伤动，气积于肾，而气下上游走，如豚之奔，故曰贲豚。

结气病者，忧思所生也。心有所存，神有所止，气留而不行，故结于内。《养生方》云：哭泣悲来，新哭讫（qì，完毕），不用即食，久成气病。

隋·巢元方《诸病源候论·卷之二十四·注诸病》

注者住也，言其病连滞停住，死又注易傍人也。人有因哭泣悲伤，情性感动，腑脏致虚，凶邪之气因入腹内，使人四肢沉重。其后若自哭及闻哭声，怅然不能自禁持，悲感不已，故谓之哭注。

宋·窦材《扁鹊心书·卷中·两胁连心痛》

此证由忧思恼怒，饮食生冷，醉饱入房，损其脾气，又伤肝气，故两胁作痛。

宋·窦材《扁鹊心书·卷中·着恼病》

此证方书多不载，人莫能辨，或先富后贫，先贵后贱，及暴忧暴怒，皆伤人五脏。多思则伤脾，多忧则伤肺，多怒则伤肝，多欲则伤心，至于忧时加食则伤胃。方书虽载内因，不立方法，后人遇此，皆如虚证治之，损人性命。……此证皆因七情所伤，五志之过，审其所因而调治之，庶无失误。

宋·陈无择《三因极一病证方论·卷十·惊悸证治》

夫惊悸与忪（zhōng，惊恐）悸，二证不同。惊悸，则因事有所大惊，或闻虚响，或见异相，登高涉险，梦寐不祥，惊忤心神，气与涎郁，遂使惊悸，名曰心惊胆寒，在心胆经，属不内外因，其脉必动；忪悸，则因汲汲富贵，戚戚贫贱，久思所爱，遽失所重，触事不意，气郁涎聚，遂致忪悸，在心脾经，意思所主，属内所因。

宋·王执中《针灸资生经·卷五·四肢厥》

人病狂痴手足厥，作狂病治不效。《名医录》曰，此惊恐忧思所得，大惊伤心，大恐伤肾，大忧思伤神志。神不足则狂痴，志不足则恐怖，恐怖则肾气留积。足不收，亦因积惊恐气伤肾也。

金·张从正《儒门事亲·卷三·九气感疾更相为治衍二十六》

悲气所至，为阴缩，为筋挛，为肌痹，为脉痿，男为数溲血，女为血崩，为酸鼻辛頞，为目昏，为少气不能报息，为泣，为臂麻。

元·朱丹溪《脉因证治卷下·四十六惊悸》

悸　因失志气郁，涩聚在心脾经，治宜定志丸。失志者，或事不如意，久思所爱。

宋·赵佶《圣济总录　卷第四十三·心脏门》

论曰：健忘之病，本于心虚，血气衰少，精神昏愦，故志动乱而多忘也。盖心者，君主之官，神明出焉。苟为怵惕思虑所伤，或愁忧过损，惊惧失志，皆致是疾。故曰愁忧思虑则伤心，心伤则喜忘。

明·张景岳《景岳全书·卷之十八明集·杂证谟》

凡五气之郁，则诸病皆有，此因病而郁也；至若情志之郁，则总由乎心，此因郁而病也。第自古言郁者，但知解郁顺气，通作实邪论治，不无失矣。兹余辨其三证，庶可无误。盖一曰怒郁，二曰思郁，三曰忧郁。如怒郁者，方其大怒气逆之时，则实邪在肝，多见气满腹胀，所当平也。及其怒后而逆气已去，惟中气受伤矣，既无胀满疼痛等证，而或为倦怠，或为少食，此以木邪克土，损在脾矣，是可不知培养而仍在消伐，则所伐者其谁乎？此怒郁之有先后，亦有虚实，所当辨治者如此。

又若思郁者，则惟旷女嫠妇，及灯窗困厄，积疑任怨者皆有之。思则气结，结于心而伤于脾也。及其既甚，则上连肺胃而为咳喘，为失血，为膈噎，为呕吐；下连肝肾，则为带浊，为崩淋，为不月，为劳损。若初病而气结为滞者，宜顺宜开；久病而损及中气者，宜修宜补。然以情病者，非情不解，其在女子，必得愿遂而后可释，或以怒胜思，亦可暂解；其在男子，使非有能屈能伸，达观上智者，终不易解也。若病已既成，损伤必甚而再行消伐，其不明也亦甚矣。

又若忧郁病者，则全属大虚，本无邪实，此多以衣食之累，利害之牵，及悲忧惊恐而致郁者，总皆受郁之类。盖悲则气消，忧则气沉，必伤脾肺；惊则气乱，恐则气下，必伤肝肾。此其戚戚悠悠，精气但有消索，神志不振，心脾日以耗伤。凡此之辈，皆阳消证也，尚何实邪？使不知培养真元而再加解散，其与鹭鸶脚上割股者何异？是不可不详加审察，以济人之危也。

明·李梴《医学入门·卷之五·内伤类》

喜动心火……怒动肝火……思动脾火……悲动肺火……恐动肾火。

明·孙志宏《简明医彀·卷之三·梅核气》

是证因七情之气，郁结不舒；或因饮食之时，触犯恼怒，妇人患此最多。总由痰与气结，状如梅核，或如破絮，停于咽嗌之间，咯之不出，咽之不下。或中脘痞满，气不舒快；或痰壅热盛，上气喘急；或留饮恶心，呕吐涎沫。久久不已，则为噎膈、关格之渐。

清·李用粹《证治汇补·卷之二·内因门》

况娇养纵妒，性偏见鄙，或媚媳婢妾，志念不伸，恚愤疑忌，抑郁无聊，皆足致病。

清·李用粹《证治汇补·卷之二·内因门》

有所求不遂，或过纵自悔，嘘嗟夜语，若有所失。

清·沈金鳌《杂病源流犀烛·卷六·惊悸悲恐喜怒忧思源流》

大抵惊之因，多由于外，或耳闻大声，或目见异物，遇险临危，当其外有所触，心忽一虚，

郁病

神气失守，神去则舍空，舍空则液与痰涎着于包络之间。

《入门》曰：惊悸因思虑过度及大惊恐而作，甚则心跳欲厥。

《正传》曰：心虚而痰郁，遇险临危，触事丧志，使人有惕惕之状，是为惊悸。

清·叶天士《临证指南医案·卷六·郁》

今所辑者，七情之郁居多，如思伤脾，怒伤肝之类是也。其原总由于心，因情志不遂，则郁而成病矣。

清·程杏轩《医述·卷七　杂证汇参·郁》

七情不快，郁久成病：或为虚怯，或为噎膈，或为痞满，或为腹胀，或为胁痛；女子则经闭堕胎，带下崩中。可见百病兼郁如此。何伯斋

清·吴迈《方症会要·卷三·劳病》

忧愁思虑伤心，伤则苦惊，善忘，夜不眠。

清·朱时进《一见能医·卷之六·病因赋中》

健忘之病，遇事多忘，做事有头无尾，谈言有始无终，此乃病之名也。非若生成愚蠢者，因其忧虑过度，损伤心胞，以致神舍不清，故今转盼遗忘。

三、劳思过度

《素问·举痛论篇第三十九》

思则心有所存，神有所归，正气留而不行，故气结矣。

东汉·华佗《中藏经·卷第二·劳伤论第十九》

劳者，劳于神气；伤者，伤于形容。饥饱无度则伤脾，思虑过度则伤心，色欲过度则伤肾，起居过常则伤肝，喜怒悲愁过度则伤肺。

又，风寒暑湿则伤于外，饥饱劳役则败于内；昼感之则病荣，夜感之则病卫。荣卫经行，内外交运，而各从其昼夜也。

始劳于一，一起为二，二传于三，三通于四，四干于五，五复犯一。一至于五，邪乃深，真气自失。使人肌肉消，神气弱，饮食减，行步难，及其如此，则虽有命亦不能生也。

故《调神气论》曰：调神气，戒酒色，节起居，少思虑，薄滋味者，长生之大端耳。

隋·巢元方《诸病源候论·卷之三·虚劳诸病上》

夫虚劳者，五劳、六极、七伤是也。五劳者：一曰志劳，二曰思劳，三曰心劳，四曰忧劳，五曰瘦劳。……肝劳者，面目干黑，口苦，精神不守，恐畏不能独卧，目视不明。心劳者，忽忽喜忘，大便苦难，或时鸭溏，口内生疮。

唐·孙思邈《备急千金要方·卷第十九　肾脏·补肾第八》

五劳者，一曰志劳，二曰思劳，三曰忧劳，四曰心劳，五曰疲劳。……凡远思强虑伤人，忧恚悲哀伤人，喜乐过度伤人，忿怒不解伤人，汲汲所愿伤人，戚戚所患伤人，寒暄失节伤人。故曰五劳六极七伤也。

宋·陈无择《三因极一病证方论·卷之八·五劳证治》

五劳者，皆用意施为，过伤五脏，使五神不宁而为病，故曰五劳。以其尽力谋虑则肝劳，曲运神机则心劳，意外致思则脾劳，预事而忧则肺劳，矜持志节则肾劳。是皆不量禀赋，临事过差，遂伤五脏。以脏气本有虚实，因其虚实而分寒热。

元·朱丹溪《脉因证治·卷上·十三、劳》

内热曰烦，外热曰热。身不觉热，头目昏痛，口干咽燥不渴，清清不寐，皆虚烦也。平人自汗，小便频并，遗泄白浊，皆忧烦过度，大病虚后烦闷，谓之心虚烦闷。

明·李中梓《病机沙篆·卷上·二、虚劳》

动作伤形，思虑伤意则脾劳，而为少食多痰、形羸神倦。

清·李用粹《证治汇补·卷之二·内因门》

更有失名利之士，有志恢图，过于劳倦，形气衰少，谷气不盛，上焦不行，下脘不通，胃气热，热气熏胸中，因而内热，亦郁病也，宜归脾汤随症调之。入门

清·赵濂《医门补要·卷中　医法补要·病似痨怯》

男女幼年过劳，壮时心境不遂，至老来未有他病，只微寒不发热，胸闷常不思食，神安力怯，少食腹便胀。此向来精气衰微，今加中宫生化之源欲绝，不过久延而已。

郁
病

四、治疗之误

《素问·诊要经终论篇第十六》

春夏秋冬，各有所刺，法其所在。

春刺秋分，筋挛，逆气，环为咳嗽，病不愈，令人时惊，又且哭。

春刺冬分，邪气著藏，令人胀，病不愈，又且欲言语。

夏刺春分，病不愈，令人解堕。

夏刺秋分，病不愈，令人心中欲无言，惕惕如人将捕之。

夏刺冬分，病不愈，令人少气，时欲怒。

秋刺春分，病不已，令人惕然，欲有所为，起而忘之。

秋刺夏分，病不已，令人益嗜卧，又且善梦。

冬刺春分，病不已，令人欲卧不能眠，眠而有见。

《素问·刺要论篇第五十》

刺皮无伤肉，肉伤则内动脾，脾动则七十二日四季之月，病腹胀，烦不嗜食。

《素问·四时刺逆从论篇第六十四》

夏刺肌肉，血气内却，令人善恐。

夏刺筋骨，血气上逆，令人善怒。

秋刺经脉，血气上逆，令人善忘。

冬刺肌肉，阳气竭绝，令人善忘。

《灵枢·血络论第三十九》

刺之血出多，色不变而烦悗者，刺络而虚经，虚经之属于阴者，阴脱故烦悗。

宋·王执中《针灸资生经·第二·针忌》

伤筋膜者，愕视失魂。伤血脉者，烦乱失神。伤皮毛者，上气失魄。伤骨髓者，呻吟失志。伤肌肉者，四肢不收，失智。此为五乱，因针所生。若更失度，有死之忧也。

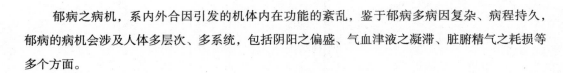

第二节
病机

　　郁病之病机，系内外合因引发的机体内在功能的紊乱，鉴于郁病多病因复杂、病程持久，郁病的病机会涉及人体多层次、多系统，包括阴阳之偏盛、气血津液之凝滞、脏腑精气之耗损等多个方面。

一、阴阳偏盛，神气紊乱

　　《素问·生气通天论篇第三》

　　因于寒，欲如运枢，起居如惊，神气乃浮。

　　阳气者，精则养神，柔则养筋。

　　开阖不得，寒气从之，乃生大偻。陷脉为瘘，留连肉腠。俞气化薄，传为善畏，及为惊骇。

　　《素问·脉解篇第四十九》

　　所谓甚则厥，恶人与火，闻木音则惕然而惊者，阳气与阴气相薄，水火相恶，故惕然而惊也。

　　所谓少气善怒者，阳气不治，阳气不治则阳气不得出，肝气当治而未得，故善怒，善怒者名曰煎厥。

　　所谓恐如人将捕之者，秋气万物未有毕去，阴气少，阳气入，阴阳相薄，故恐也。

　　《灵枢·淫邪发梦第四十三》

　　阴气盛则梦涉大水而恐惧，阳气盛则梦大火而燔焫，阴阳俱盛则梦相杀。

　　《灵枢·行针第六十七》

　　岐伯曰：重阳之人，其神易动，其气易往也。黄帝曰：何谓重阳之人？岐伯曰：重阳之人，熇熇高高《太素》作"蒿蒿"，气蒸出貌，言语善疾，举足善高，心肺之脏气有余，阳气滑盛而扬，故神动而气先行。

　　黄帝曰：重阳之人而神不先行者，何也？岐伯曰：此人颇有阴者也。黄帝曰：何以知其颇有阴也？岐伯曰：多阳者多喜，多阴者多怒，数怒者易解，故曰颇有阴，其阴阳之离合难，故其神不能先行也。

《灵枢·刺节真邪第七十五》

振埃者，阳气大逆，上满于胸中，愤瞋肩息，大气逆上，喘喝坐伏，病恶埃烟，饐（yì，同饐，噎阻不下之意）不得息，请言振埃，尚疾于振埃。

明·龚信《古今医鉴·卷八·虚烦》

夫虚烦者，心胸烦扰而不宁也。多是体虚之人，摄养有乖，荣卫不调，使阴阳二气有所偏胜也。又或阴虚而阳盛，或阴盛而阳虚。《内经》曰：阳虚则外寒，阴虚则内热；阳盛则外热，阴盛则内寒。令之虚烦，多是阴虚生内热所致。虚劳之人，肾水有亏，心内火蒸，其烦必躁；吐泻之后，津液枯竭，烦而有渴。惟伤寒大病之后，虚烦之证，却无霍乱，临病宜审之。

二、气血逆乱，神被扰动

《素问·通评虚实论篇第二十八》

隔塞闭绝，上下不通，则暴忧之病也。

《素问·举痛论篇第三十九》

帝曰：善。余知百病生于气也，怒则气上，喜则气缓，悲则气消，恐则气下，寒则气收，炅则气泄，惊则气乱，劳则气耗，思则气结，九气不同，何病之生？岐伯曰：怒则气逆，甚则呕血及飧泄，故气上矣。喜则气和志达，荣卫通利，故气缓矣。悲则心系急，肺布叶举，而上焦不通，荣卫不散，热气在中，故气消矣。恐则精却，却则上焦闭，闭则气还，还则下焦胀，故气不行矣。寒则腠理闭，气不行，故气收矣。炅（jiǒng，热之意）则腠理开，荣卫通，汗大泄，故气泄。惊则心无所倚，神无所归，虑无所定，故气乱矣。劳则喘息汗出，外内皆越，故气耗矣。思则心有所存，神有所归，正气留而不行，故气结矣。

《素问·调经论篇第六十二》

神有余则笑不休，神不足则悲……血有余则怒，不足则恐。

血并于阴，气并于阳，故为惊狂。

血并于上，气并于下，心烦惋善怒。

帝曰：善。阴之生实奈何？岐伯曰：喜怒不节则阴气上逆，上逆则下虚，下虚则阳气走之，故曰实矣。帝曰：阴之生虚奈何？岐伯曰：喜则气下，悲则气消，消则脉虚空，因寒饮食，寒气熏满，则血泣气去，故曰虚矣。

《灵枢·五乱第三十四》

黄帝曰：何谓逆而乱，岐伯曰：清气在阴，浊气在阳，营气顺脉，卫气逆行，清浊相干，乱于胸中，是谓大悗（mán，烦闷）。故气乱于心，则烦心密嘿（嘿，通"默"），俯首静伏。

隋·巢元方《诸病源候论·卷之十三·气病诸》

五膈气者，谓忧膈、恚膈、气膈、寒膈、热膈也。

经云：阳脉结，谓之膈。言忧恚寒热，动气伤神；而气之与神，并为阳也。伤动阳气，致阴阳不和，而腑脏生病，结于胸膈之间，故称为膈气。众方说五膈，互有不同，但伤动之由有五，故云五膈气。

（日）丹波康赖《医心方·卷第九·治奔豚方第六》

《病源论》云：夫奔豚气者，肾之积气也，起于惊恐忧思所生也。若惊恐则伤神，心藏神也；忧思则伤志，肾藏志也。神志伤，动气积于肾，而气上下游走，如豚之奔，故云奔豚。其气乘心，若心中踊踊，如车所惊，如人所恐，五脏不定，食饮辄呕，气满胸中，狂痴不定，妄言妄见，此惊恐奔豚之状也。若气满支心，心下烦乱，不欲闻人声，休作有时，乍瘥乍剧，吸吸短气，手足厥逆，内烦结痛，温温欲呕，此忧思奔豚之状也。

宋·陈无择《三因极一病证方论·卷之八·七气叙论》

夫五脏六腑，阴阳升降，非气不生。神静则宁，情动则乱，故有喜、怒、忧、思、悲、恐、惊，七者不同，各随其本脏所生所伤而为病。故喜伤心，其气散；怒伤肝，其气击；忧伤肺，其气聚；思伤脾，其气结；悲伤心胞，其气急；恐伤肾，其气怯；惊伤胆，其气乱。虽七诊自殊，无逾于气。黄帝曰：余知百病生于气也。

郁
病

宋·陈无择《三因极一病证方论·卷之八·七气证治》

怒伤肝者，上气，不可忍，热来荡心，短气欲绝，不得息，故经曰：怒则气击—作上。忧伤肺者，心系急，上焦闭，荣卫不通，夜卧不安，故经曰：忧则气聚。思伤脾者，气留不行，积聚在中脘，不得饮食，腹胀满，四肢怠惰，故经曰：思则气结。悲伤心胞者，善忘，不识人，置物在处，还取不得，筋挛，四肢浮肿，故经曰：悲则气急。恐伤肾者，上焦气闭不行，下焦回还不散，犹豫不决，呕逆恶心，故经曰：恐则精却。惊伤胆者，神无所归，虑无所定，说物不竟而迫，故经曰：惊则气乱。七者虽不同，本乎一气。脏气不行，郁而生涎，随气积聚，坚大如块，在心腹中，或塞咽喉，如粉絮，吐不出，咽不下，时去时来，每发欲死，状如神灵所作，逆害饮食，皆七气所生所成。

元·朱丹溪撰　明·戴元礼校补《金匮钩玄·卷第一·六郁》

戴云：郁者，结聚而不得发越也。当升者不得升，当降者不得降，当变化者不得变化也。此为传化失常，六郁之病见矣。

明·周之干《周慎斋遗书·卷八·郁》

郁证，乃地气不升，天气不降，致浊气上行而清阳反下陷也。宜保肺以行下降之令，固肾以助生胃之机，疏肝以转少阳之枢，则天地位而中焦平矣。应用逍遥散以达之。

明·孙一奎《赤水玄珠·第十一卷·郁证门》

夫郁者，结滞而不通畅之谓。当升而不得升，当降而不得降，当变化而不得变化，所以为郁。气血冲和，百病不生。一有怫郁，诸病生焉。丹溪云：病之属郁者十常八九，但病有因别脏所乘而为郁者，有不因别脏所乘而本气自郁者，此五郁也。又有气郁、血郁、痰郁、食郁、火郁、湿郁六者，此六郁也。

明·龚廷贤《寿世保元·卷三·诸气》

人禀天地阴阳之气以生，借血肉以成其形，一气周流于中，以成其象，形神俱备，乃为之全人。故气阳而血阴，能溉周身，而无一毫之间断也，血则随气而行，气载乎血者也。有是气必有是血，有是血必乘乎是气，二者行则俱行，一息有间，则病矣。今之人不知忿怒惊恐悲哀而损其身，忧愁思虑以伤其气，故人之病，多从气而生，致有中满腹胀，积聚喘急，五膈五噎，皆由于气也。

论男子妇人一切气不和，多因忧愁思虑忿怒伤神，或临食忧戚，或事不随意，使抑郁之气，留滞不散，停于胸膈之间，不能流畅，致心胸痞闷，胁肋虚胀，噎塞不通，嗳气吞酸，呕哕恶心，头目昏眩，四肢倦怠，面色萎黄，口舌干枯，饮食减少，日渐消瘦，或大肠虚闭，或内病之后，胸中虚痞，不思饮食，并皆治之。

清·叶天士《临证指南医案·卷六·郁》

今举其大纲，皆因郁则气滞，气滞久则必化热，热郁则津液耗而不流，升降之机失度。初伤气分，久延血分，延及劳损沉疴。……此外更有当发明者，郁则气滞，其滞或在形躯，或在脏腑，必有不舒之现症。盖气本无形，郁则气聚，聚则似有形而实无质。如胸膈似阻，心下虚痞，胁胀背胀，脘闷不食，气瘕攻冲，筋脉不舒。……不知情志之郁，由于隐情曲意不伸，故气之升降开阖枢机不利。虽《内经》有泄、折、达、发、夺五郁之治，犹虑难获全功，故《疏五过论》有始富后贫，故贵脱势，总属难治之例。盖郁症全在病者能移情易性，医者构思灵巧，不重在攻补，而在乎用苦泄热而不损胃，用辛理气而不破气，用滑润濡燥涩而不滋腻气机，用宣通而不揠苗助长，庶几或有幸成。

清·庆云阁《医学摘粹·杂证要法·寒证类》

奔豚者，肾之积也。缘阴气凝聚，结于少腹，坚实牢鞭，有时逢郁则发，奔腾逆上，势如惊豚。腹胁心胸，诸病皆作，气冲咽喉，七窍火发，危困欲死，不可支也。

三、脏腑气郁，神气不伸

《素问·玉机真脏论篇第十九》

帝曰：春脉太过与不及，其病皆何如？岐伯曰：太过则令人善怒，忽忽眩冒而巅疾。……帝曰：秋脉太过与不及，其病皆何如？岐伯曰：太过则令人逆气而背痛，愠愠然；其不及则令人喘，呼吸少气而咳，上气见血，下闻病音。

《素问·痹论篇第四十三》

肝痹者，夜卧则惊，多饮数小便，上为引如怀。

《灵枢·邪气脏腑病形第四》

愁忧恐惧则伤心。……若有所大怒，气上而不下，积于胁下，则伤肝。

肝脉急甚者为恶言。

胆病者，善太息，口苦，呕宿汁，心下澹澹（dàn，水波摇动的样子），恐人将捕之，嗌中阶阶然，数唾。

《灵枢·本神第八》

是故怵惕思虑者则伤神，神伤则恐惧流淫而不止。因悲哀动中者，竭绝而失生。喜乐者，神惮散而不藏。愁忧者，气闭塞而不行。盛怒者，迷惑而不治。恐惧者，神荡惮而不收。

肝藏血，血舍魂，肝气虚则恐，实则怒。……心藏脉，脉舍神，心气虚则悲，实则笑不休。

《灵枢·四时气第十九》

善呕，呕有苦，长太息，心中澹澹，恐人将捕之，邪在胆，逆在胃，胆液泄则口苦，胃气逆则呕苦，故曰呕胆。

《灵枢·五邪第二十》

邪在心，则病心痛喜悲，时眩仆。

《灵枢·淫邪发梦第四十三》

肝气盛则梦怒；肺气盛则梦恐惧、哭泣、飞扬，心气盛则梦善笑恐畏，脾气盛则梦歌乐、身体重不举，肾气盛则梦腰脊两解不属。

《灵枢·九针论第七十八》

胆为怒。

东汉·华佗《中藏经·卷第二·论心脏虚实寒热生死逆顺脉证之法第二十四》

心积气久不去则苦忧烦，心中痛，喜笑不息，梦火发；心气盛则梦喜笑，恐畏；邪气客于心，则梦烟火；心胀则短气，夜卧不宁，懊侬，肿，气来往，腹中热，喜水涎出。……心虚则畏人，瞑目欲眠，精神不倚，魂魄妄乱。心脉沉小而紧浮，气喘。若心下气坚不下，喜咽唾，手热，烦满，多忘太息，此得之思忧太过……又，其人语声前宽而后急，后声不接前声，其声浊恶，其口不正，冒昧喜笑，此风入心也。

隋·巢元方《诸病源候论·卷之十五·五脏六腑病诸候》

肝气盛，为血有余，则病目赤，两胁下痛引小腹，善怒。气逆则头眩，耳聋不聪，颊肿，是肝气之实也，则宜泻之。

又云：肝脏病者，愁忧不乐，悲思嗔怒，头旋眼痛，呵气出而愈。

胆象木，王于春。足少阳其经也，肝之腑也，决断出焉。诸腑脏皆取决断于胆。其气盛为有余，则病腹内冒冒不安，身躯习习，是为胆气之实也，则宜泻之。胆气不足，其气上溢而口苦，善太息，呕宿汁，心下澹澹，如人将捕之，嗌中介介，数唾，是为胆气之虚也，则宜补之。

唐·孙思邈《备急千金要方·卷第十九·肾脏》

又呻而好恚，恚而善忘，恍惚有所思，此为土克水，阳击阴，阴气伏而阳气起，起则热，热则实，实则怒，怒则忘，耳听无闻，四肢满急，小便赤黄，言音口动而不出，笑而看人。此为邪热伤肾，甚则不可治。若面黑黄，耳不应，亦可治。

宋·王怀隐等《太平圣惠方·卷第四·治心实泻心诸方》

夫心实则生热，热则阳气盛，阳盛则卫气不行，荣气不通，遂令热毒稽留，心神烦乱，面赤身热，口舌生疮，咽燥头疼，喜笑，恐悸，手心热，满汗出，衄血，其脉洪实相搏者，是其候也。

夫胆是肝之府，若肝气有余，胆实，实则生热，热则精神惊悸不安，起卧不定，胸中冒闷，身体习习，眉头倾萎，口吐苦汁，心烦咽干，此是胆实热之候。

金·张元素《医学启源·卷之上·五脏六腑脉证法》

经曰：胆者，中清之腑也，号曰将军，决断出焉。能喜怒刚柔，与肝为表里也，足少阳是其经也。虚则伤寒，恐畏头眩，不能（独）卧；实则伤热，惊悸，精神不守，卧起不定，玄水发，其根在胆。又肝咳不已，则传邪入胆，呕青汁也。又胆有水，则从头肿至足也。胆病则善太息、口苦、吐宿汁、心中戚戚恐，如人将捕之，咽中介介然数〔唾〕。又睡卧则胁下痛、（口）苦、多太息。邪气客于胆，则梦斗讼，脉在左关上浮而得之者，是〔其〕部也。胆实热，则精神不守。胆热则多肿，胆冷则多眠。

元·朱丹溪《脉因证治·卷二·二十五、胁痛》

肝木气实火盛，或因怒气大逆，肝气郁甚，谋虑不决，风中于肝。皆使木气大实生火，火盛则肝急，瘀血、恶血停留于肝，归于胁下而痛。

明·朱棣等《普济方·卷十八·心脏门》

心为帝王，神之所舍，诸脏之主。不受外邪。若人动止非宜，寒暄失节，脏腑内损，气血外伤，风邪乘虚入于心经，则令人心不定，性识失常，乍喜乍惊，或歌或笑，精神离散，悲乐不恒，名风邪也。

明·周之干《慎斋遗书·卷之八·膈》

膈证乃七情所伤，郁结不舒而成，最难调理。因失意之由，非药石所能治也。盖思则气结，结则脾不运而胃亦不生发。胃不生发，则肺失所养。肺与大肠为表里，肺无养则大肠不行。大肠与胃皆属阳明，为出入相应之腑，大肠不出，则胃亦不纳，不出不纳，则两阳明真气不行，下焦虚寒矣。中焦元气不到，致后天之胃气不行，浊火填塞胸中而否隔矣。

明·楼英《医学纲目·卷之十六·烦躁》

《黄帝针经》五乱篇云：气乱于心，则烦心密默，俯首静伏云云。气在于心者，取少阴心主之俞。又云：咳喘烦冤者，是肾气之逆也。又云：烦冤者，取足少阴。又云：烦冤者，取足太阴。仲景分之为二：烦也，躁也。盖火入于肺则烦，入于肾则躁。俱在于肾者，以道路通于肺母也。大抵烦躁者，皆心火为病。心者，君火也，火旺则金烁水亏，惟火独存，故肺肾合而为烦躁。又脾经络于心中，心经起于脾中，二经相搏，湿热生烦。

明·张介宾《类经图翼·三卷·内景赋》

以心主之为君，朝诸经之维系。是故怒动于心，肝从而炽。欲念方萌，肾经精沸。构难释之苦思，枯脾中之生意。肺脉涩而气沉，为悲忧于心内。惟脉络有以相通，故气得从心而至。

明·张介宾《景岳全书·卷之十六理集·杂证谟》（心脾阳虚）

然思本伤脾，而忧亦伤脾。……盖人之忧思，本多兼用，而心脾肺所以并伤，故致损上焦阳气。而二阳之病发自心脾，以渐成虚劳之证者，断由乎此。

明·张介宾《景岳全书·卷之十一从集·杂证谟》

暴忧之病，即悲忧伤肺之属也。内气暴薄，即郁怒伤肝之属也，凡此皆内伤之病。其有不从内，而外中于风者，则必留著经络，故为消瘦痛痹之病。

明·李中梓《病机沙篆·卷上·二、虚劳》

形冷悲哀则肺劳，而为上气喘嗽。

明·张介宾《景岳全书·卷之三十五天集·杂证谟》

悲气所致，为阴缩，为筋挛，为肌痹，为肺痿；男为溲血，女为血崩；为酸鼻辛颏，为目昏，为少气不能接息，为泣则臂麻。

思气所致，为不眠，为嗜卧，为昏瞀，为中痞，三焦闭塞，为咽嗌不利，为胆瘅呕苦，为筋痿，为白淫，为得后与气则快然而衰，为不嗜食。

清·李用粹《证治汇补·卷之二　内因门郁症》

有本气自郁而生病者。心郁昏昧健忘，肝郁胁胀嗳气，脾郁中满不食，肺郁干咳无痰，肾郁腰胀淋浊、不能久立，胆郁口苦晡热、怔忡不宁。

清·陈士铎《辨证录·卷之四·虚烦门》

人有遇事或多言而烦心生，常若胸中扰攘纷纭而嘈杂，此阴阳偏胜之故，火有余而水不足也。或谓心热则火动而生烦，胆寒则血少而厌烦矣。不知虚烦实本于心热，胆则未曾寒也。

清·冯兆张《冯氏锦囊秘录杂症大小合参·卷七·方脉六郁合参》

丹溪曰：郁为燥淫，燥乃阳明秋金之位，肺属金主气，主分布阴阳，伤则失职，不能升降，故《经》曰：诸气膹郁，旨属于肺。又郁病多在中焦，中焦脾胃也。水谷之海，五脏六腑之主，四脏一有不平，则中气不得其和而先郁矣。

清·黄元御《四圣心源·卷四·劳伤解》

神发于心而交于肾，则神清而不摇。神不交精，是生惊悸，其原由于胆胃之不降。

清·沈金鳌《杂病源流犀烛·卷六·心病源流（伏梁　心痛　心癗）》

《保生秘要》曰：凡人气旺则血荣而润泽，气绝则血枯而灭形。故气虚弱滞涩而成病，如滞于心，心为身之主，统领血海，故心血少则神不定，寝不安，百病集作。

清·沈金鳌《杂病源流犀烛·卷六·惊悸悲恐喜怒忧思源流》

惊者，心与肝胃病也。《内经》言：惊属之肝胃，但心气强者，虽有危险，触之亦不为动，惟心气先虚，故触而易惊也。然则因所触而发为惊者，虽属肝胃，受其惊而辄动者，心也，故惊之为病，仍不离乎心。其由乎肝者，何也？肝属木、属风，风木多震动，故病惊骇也。其由乎胃者，何也？胃多气、多血，血气壅则易热，热故恶火而易惊。且胃气厥，则为忧惧，故恶人之烦扰而惊。阳明属土，土畏木，故闻木声而惊也。

怒者，肝胆病也。怒本情之正，惟发不中节，则肝胆之气横逆，而二经遂伤，且木盛克土，久必伤脾，怒所以为病也。程子云：因是人有可怒之事而怒之，圣人之心本无怒，如此用怒，便

郁
病

是情之正，便是发而中节之和，岂至成病？今所谓怒者，以肝胆属木，木性本直，木势必伸，稍有所郁，不能遂其直达之性，不能顺其上伸之势。因激而成怒，则此怒已非情之正，已非中节之和，即其怒已是病。况木郁则激，激则横，横则变生诸症，有不可意计测者矣。

忧者，肺与脾病也。肺居华盖之顶，下通心肝之气，心有所愁苦而不乐，则上搏乎肺而成忧，故忧为肺病。肺与脾同称太阴，同行气以给众脏，肺既成忧病，则闭结不解，气固于内而气不通，气不通，则大小便闭而伤脾，故忧又为脾病。

清·陈修园《医医偶录·卷一·肝气》

肝气者，妇女之本病。妇女以血为主，血足则盈而木气盛，血亏则热而木气亢，木盛木亢，皆易生怒，故肝气唯妇女为易动焉。然怒气泄，则肝血必大伤，怒气郁，则肝血又暗损，怒者血之贼也。

清·林珮琴《类证治裁·卷六·胁痛》

气郁者，大怒气逆，或谋虑不遂，皆令肝火动甚。

四、精气亏虚，神失涵养

《素问·脏气法时论篇第二十二》

肝病者，两胁下痛引少腹，令人善怒，虚则目䀮䀮（máng，目不明）无所见，耳无所闻，善恐如人将捕之。……肾病者……虚则胸中痛，大腹小腹痛，清厥意不乐。

《素问·宣明五气篇第二十三》

五精所并：精气并于心则喜，并于肺则悲，并于肝则忧，并于脾则畏，并于肾则恐，是谓五并，虚而相并者也。

《素问·著至教论篇第七十五》

肾且绝，惋惋（wǎn，忧郁貌）日暮，从容不出，人事不殷。

《素问·示从容论篇第七十六》

雷公曰：于此有人，头痛筋挛骨重，怯然少气，哕噫腹满，时惊不嗜卧，此何脏之发也？脉浮而弦，切之石坚，不知其解。……夫浮而弦者，是肾不足也。沉而石者，是肾气内著也。怯然少气者，是水道不行，形气消索也。咳嗽烦冤者，是肾气之逆也。

《灵枢·本神第八》

肝藏血，血舍魂，肝气虚则恐，实则怒；心藏脉，脉舍神，心气虚则悲，实则笑不休。

东汉·华佗《中藏经·卷第二·论心脏虚实寒热生死逆顺脉证之法第二十四》

（心）虚则多惊悸，惕惕然无眠，胸腹及腰背引痛，喜悲，时眩仆。心积气，久不去，则苦忧烦，心中痛。……心虚则畏人，瞑目欲眠，精神不倚，魂魄妄乱。心脉沉小而紧浮，主气喘。若心下气坚实不下，喜咽干，手热，烦满，多忘，太息，此得之思忧太过也。

隋·巢元方《诸病源候论·卷之十五·五脏六腑病诸候》

肝气不足，则病目不明，两胁拘急，筋挛，不得太息，爪甲枯，面青，善悲恐，如人将捕之，是肝气之虚也，则宜补之。

隋·巢元方《诸病源候论·卷之三十七·妇人杂病诸候一》

风邪惊悸者，是风乘于心故也。心藏神，为诸脏之主。若血气调和，则心神安定；若虚损，则心神虚弱，致风邪乘虚干之，故惊而悸动不定也。其惊悸不止，则变恍惚而忧惧。

宋·王怀隐等《太平圣惠方·卷第四·治心气不足诸方》

夫人脏腑充实，气血和平，荣卫通流，阴阳调顺，则心神安静，疾无所生也。若血脉虚损，神性劳伤，则多恐畏，喜怒，心烦，咽痛口干，精神恍惚，此皆心气不足之所致也。

宋·王怀隐等《太平圣惠方·卷第四·治心虚补心诸方》

夫心虚则生寒，寒则阴气盛，阴盛则血脉虚少，而多恐畏，情绪不乐，心腹暴痛。时唾清涎，心膈胀满，好忘多惊，梦寐飞扬，精神离散，其脉浮而虚者，是其候也。

宋·赵佶《圣济总录·卷第一十四·诸风门》

论曰：风惊悸者，以心不足，为风邪所乘，神魂惊怖不已，则悸动不宁。其证目睛不转，不能呼是也。或因恐惧忧迫，致损心气惊悸者，亦缘风邪搏之故耳。诊其脉动而弱，动则为惊，弱则为悸，不可不察。

论曰：夫风惊恐之状，神志不宁，时发惊恐，如人将捕之。盖心者，生之本，神之变；肝者，将军之官，谋虑之所从出。二脏平调，则外邪不侵，若正气不足，风邪干之，薄于心，则怵惕不自安；迫于肝，则惊恐也。

金·李东垣《内外伤辨惑论·卷中·饮食劳倦论》

郁
病

苟饮食失节，寒温不适，则脾胃乃伤；喜怒忧恐，劳役过度，而损耗元气。既脾胃虚衰，元气不足，而心火独盛。心火者，阴火也，起于下焦，其系系于心，心不主令，相火代之。相火，下焦胞络之火，元气之贼也。火与元气不能两立，一胜则一负。脾胃气虚，则下流于肾肝，阴火得以乘其土位。故脾胃之证，始得之则气高而喘，身热而烦，其脉洪大而头痛，或渴不止，皮肤不任风寒而生寒热。盖阴火上冲，则气高而喘，身烦热，为头痛，为渴，而脉洪大；脾胃之气下流，使谷气不得升浮，是生长之令不行，则无阳以护其荣卫，不任风寒，乃生寒热，皆脾胃之气不足所致也……

脾胃气虚，不能升浮，为阴火伤其生发之气，荣血大亏，荣气不营，阴火炽盛，是血中伏火日渐煎熬，血气日减，心包与心主血，血减则心无所养，致使心乱而烦，病名曰悗。悗者，心惑而烦闷不安也。

明·周之干《慎斋遗书·卷之二·辨证施治》

如默默不语，四肢无力，气短身寒，此内伤虚证也。然胃实脾不运，而默默不语者有之；阴气升腾，阳不得令，而身寒者有之。

明·孙志宏《简明医彀·卷之四·惊悸》

夫人之所主者心，心之所主者血。心血一亏，神气不守，此惊悸之肇端也。惊者，谓实有见闻；悸者，恍如见闻，虚之甚也。血不足则神不守，神不守则惊恐、悸怖、恍惚，众证作焉。

明·皇甫中等《明医指掌·卷七·惊悸怔忡健忘证八》

【歌】惊悸心中常惕惕，如人将捕时惊惑。延缠不已渐怔忡，寤寐神魂多恍惚。精神短少或多痰，健忘之病因而得。皆缘大恐与大惊，触事丧志心神失。

【论】夫人之所主者心，心之所养者血。心血一虚，神气失守，神去则舍空，舍空则郁而停痰，痰居心位，此惊悸之所以肇端也。或耳闻大声，目击异物，遇险临危，触事丧志，则心为之忤，使人有惕惕之状，始则为惊悸。久而心虚停饮，水气乘心，胸中渗漉，虚气流动，水既上乘，心火畏之，心不自安，故怏怏然而怔忡也。日久不已，精神短少，心气空虚，神不清而生痰，痰迷心窍，则遇事多忘；亦因思虑过度，病在心脾，故令转盼遗忘，名曰健忘。三者虽有浅深之殊，皆心脾之病，其所由来者一也。而治之之法，必审其脉之虚实，病之浅深，元气之盛衰，则虚实邪正之情自了然矣。

清·陈士铎《辨证录·卷之四·不寐门》

人有忧愁之后，终日困倦，至夜而双目不闭，欲求一闭目而不得者，人以为心肾之不交也，谁知是肝气之太燥乎？夫忧愁之人，未有不气郁者也。气郁既久，则肝气不舒；肝气不舒，则肝血必耗；肝血既耗，则木中之血上不能润于心，而下必取汲于肾。然而肝木大耗，非杯水可以灌溉，岂能堪日日之取给乎！于是肾水亦枯，而不能供肝木之涸矣。其后肾止可自救其焦釜，见肝木之来亲，有闭关而拒矣。肝为肾之子，肾母且弃子而不顾，况心为肾之仇，又乌肯引火而自焚乎？所以坚闭而不纳也。治法必须补肝血之燥，而益肾水之枯，自然水可以养木，而肝可以交心也。

清·陈士铎《辨证录·卷之十·自笑门》

人有无故自悲，涕泣不止，人以为魅凭之也，谁知为脏躁之故乎。夫脏躁者，肺燥也。《内经》曰：悲属肺，肺之志为悲。又曰：精气并于肺则悲。是悲泣者肺主之也。肺经虚则肺气干燥，无所滋润，哀伤欲哭之象生。自悲出涕者，明是肺气之匮乏也。

清·沈金鳌《杂病源流犀烛·卷六·惊悸悲恐喜怒忧思源流》

悲者，心肝两虚病也。凡人心气虚，神失所守，肝虚又不能生之，则志不能伸，已无畅遂之致，而金来乘木，肺气复与相并，肺本主悲，故遂生悲病也。所谓善悲者，不必实有可悲之事，心中只是怏悒不快，虽遇可喜，亦只强为欢笑而已……

恐者，心肾肝胃病也。心藏神，神伤则心怯而恐，火伤水也。胃属土，肾属水，土邪伤水则为恐。肝者，肾之子，水强则胆壮，水衰则血虚，故易恐。而恐者，又肾之情志，故心肝胃三经，皆有恐病，其原莫不由于肾也……

思者，脾与心病也。脾之神为意。意者，心之所发也。由发而渐引焉曰思，则当其发属在脾，及其思属在心。故玄晏先生曰：思发于脾而成于心也。《中庸》曰：有弗思，思之弗得弗措。《论语》曰：君子有九思。孟子曰：心之官则思。是思固不可不用者，然思之太过，则流荡失节，必至伤神，神伤，百病蜂集矣，其何以堪？

清·傅山《傅青主男科·上卷·虚劳门》

肾肝同治者，肾水亏不能滋肝木，则肝木抑郁而不舒，必有两胁饱闷之症。

因内伤而致者，由素秉阳衰，有因肾阳衰而不能启真水上升以交于心，心气即不得下降，故不卧；有因心血衰，不能降君火以下交于肾，肾水即不得上升，亦不得卧。其人定见萎靡不振，气短神衰，时多烦躁……

因忧思而致者，由过于忧思，心君浮躁不宁，元神不得下趋，以交于阴，故不得卧。

清·程国彭《医学心悟·第四卷·不得卧》

有心血空虚，卧不安者，皆由思虑太过，神不藏也。

五、气血津液，结滞蕴裹

《素问·脉要精微论篇第十七》

五脏者，中之守也，中盛脏满，气胜伤恐者，声如从室中言，是中气之湿也。

东汉·张仲景《金匮要略·惊悸吐衄下血胸满瘀血病脉证治第十六》

病者如热状，烦满，口干燥而渴，其脉反无热，此为阴伏，是瘀血也，当下之。

东汉·张仲景《金匮要略·妇人杂病脉证并治第二十二》

妇人之病，因虚积冷结气，为诸经水断绝，至有历年血寒，积结胞门。寒伤经络，凝坚在上，呕吐涎唾，久成肺痈，形体损分；在中盘结，绕脐寒疝，或两胁疼痛，与脏相连，或结热中，痛在关元，脉数无疮，肌若鱼鳞，时著男子，非止女身；在下未多，经候不匀，令阴掣痛，少腹恶寒，或引腰脊，下根气街，气冲急痛，膝胫疼烦，奄忽眩冒，状如厥癫，或有忧惨，悲伤多嗔，此皆带下，非有鬼神。久则羸瘦，脉虚多寒。

元·朱丹溪《丹溪心法·卷三·六郁五十二》

气血冲和，万病不生，一有怫郁，诸病生焉。故人身诸病，多生于郁。苍术、抚芎，总解诸郁，随证加入诸药。凡郁皆在中焦，以苍术、抚芎开提其气以升之，假如食在气上，提其气则食自降矣，余皆仿此。

戴云：郁者，结聚而不得发越也。当升者不得升，当降者不得降，当变化者不得变化也。此为传化失常，六郁之病见矣。气郁者，胸胁痛，脉沉涩；湿郁者，周身走痛，或关节痛，遇阴寒则发、脉沉细；痰郁者，动则喘，寸口脉沉滑；热郁者，瞀闷，小便赤，脉沉数；血郁者，四肢无力，能食，便红，脉沉；食郁者，嗳酸，腹饱不能食，人迎脉平和，气口脉紧盛者是也。

元·赵以德《金匮方论衍义·百合狐惑阴阳毒病脉证治第三》

所谓百脉一宗，悉致其病者，然则经脉十二，络脉十五，此云百脉，果何脉欤？盖脉者血之府，即是血行于脉，灌溉表里，联络俞会，遍布形体。言其百者，举夫数之众多也，犹言百骸尔。且又脉之循行，与天地合度，应水漏百刻，是故脉之流行者，各有定位，因之而为百脉亦宜矣。又何其一宗而悉致病耶？盖尽归于手心主也，手心主主血、主脉，而心又为火之主；心，君也，君不用事，而手心主代之，由是手心主得端行一身阴血之生化，因号之为母气，百脉皆宗之。若火淫则热，热蓄不散则积，积则毒生而伤其血，热毒之血流于脉，本因母气之淫邪，是故百脉一宗，悉致其病也。考之《内经》有解㑊证，与此百合证无少异，解㑊既属之热中无血，百合岂非亦是热中无血中者乎？请试逐病论之。血属阴，阴者，肾水之所主。《内经》曰：肾虚则饥不欲食。故欲食复不能食也；阴虚者恶烦，所以常默默也；卫气者，夜行阴则寐，今卫气因阴虚不得降，故欲卧而不得卧也；足得血则能步，血既病，于是欲行不能行也；饮食者，由血气运化而后安，脾属血而喜香，血时和则食美，时不和则不用闻食臭也；气阳而血阴，若气盛则热，气衰则寒，今病在血，不干于气，所以虽如寒而无寒，虽如热而无热也；血气和合则流通，不和则塞，塞则热，上热为口苦，下热为便赤也；药虽治病，然必藉胃气以行之，若毒血在脾胃经络而闭塞之，药虽入，亦莫行也，胃弱不安于药者，得药则反剧吐利，有如鬼神之为祟也；病不在皮肉筋骨，则身如和，惟热在于血而血虚，故脉微数也；脉之微数，阴之虚也，阴虚则肾虚，肾与膀胱为表里，肾虚则膀胱不得引精于肾而亦虚，膀胱之脉下入会阴，上至巅为诸阳主气，今溺而膀胱之脉为气下泄，轻则不能举之于上而上虚，上虚则淅然头眩，重则虚气逆上于巅，而为头痛。

明·李梴《医学入门·卷之四·杂病分类》

惊悸惕惕不自定，如人将捕曰怔忡……又有健忘非质钝，精神短少痰相攻。

明·龚信《古今医鉴·卷之九·梅核气》

梅核气者，窒碍于咽喉之间，咯之不出，咽之不下，有如梅核之状是也。始因喜怒太过，积热蕴隆，乃成厉痰郁结，致斯疾耳。

明·龚廷贤《寿世保元·卷五·胁痛》

夫胁痛者，厥阴肝经为病也，其症自两胁下，痛引小腹。亦当视内外所感之邪而治之。若因暴怒伤触，悲哀气结，饮食过度，冷热失调，颠仆伤形，或痰积流注于胁，与血相搏，皆能为痛，此内因也。

明·秦景明《症因脉治·卷二·痰症论》

胸满饱胀，九窍闭涩，懊恢烦闷，或咽中结核，睡卧不宁，或肠胃不爽，饮食有妨，或气逆不利，倚肩喘息，郁痰之症也。

七情所伤，易成郁结，肺气凝滞，脾元不运，思则气结，闷郁成痰，皆郁痰之因也。

清·李用粹《证治汇补·卷之五·胸膈门》

有郁悒之人，气郁生涎，涎与气搏，心神不宁，脉必沉结或弦者也。《汇补》

清·陈士铎《辨证录·卷之二·胁痛门》

人有右胁大痛，肿起如覆杯，手不可按，按之痛益甚，人以为肝经之火也，谁知是脾火内伏、瘀血存注而不散乎？夫胁虽为肝位，而肝必克脾，脾受肝克，则脾亦能随肝而作痛。然而无形之痛，治肝而痛可止，有形之痛，治脾而痛始消。今痛而作肿，正有形之痛也，乃瘀血积于脾中，郁而不舒，乘肝部之隙，因外肿于右胁耳。

清·陈士铎《辨证录·卷之十·自笑门》

人有笑哭不常，忽而自哭，忽而自笑，人以为鬼祟也，谁知积痰类祟乎。夫心虚则不能自主，或哭或笑之病生。盖心气虚而不能生胃，而胃气亦虚矣。胃气既虚，水谷入胃，不化精而化痰，痰将何往？势必仍留于胃中，胃苦痰湿之荡漾，必取心火之气以相资，而心虚不能生土，痰即乘势入于心宫，心恶痰之相犯，坚闭不纳，又恐胃土之沉沦，故心痗（mèi，形容忧思成病）而作痛也。痛至则哭，痛失则笑，何崇之有？治法以化痰之药动其吐，痰出而哭与笑皆愈矣。

清·冯兆张《冯氏锦囊秘录杂症大小合参·卷七·方脉胸胁病合参》

气弱人胁痛，脉细紧或弦，多从劳役怒气得者……瘦人发寒热胁痛多怒者，必有瘀血。

清·沈又彭《沈俞医案合钞·十六、郁（俞案）》

忧悲则气结不舒，生阳衰飒，故纳谷作胀，嗳噫，烦懑，其足膝肿痛，连两胁（同腰）及背皆痛者，以至阴之地，无阳以蒸动也。

六、经气乖逆，血络瘀阻

《素问·阴阳别论篇第七》

二阳一阴发病，主惊骇背痛，善噫善欠，名曰风厥。

《素问·五脏生成篇第十》

心烦头痛，病在膈中，过在手巨阳、少阴。

《素问·诊要经终论篇第十六》

阳明终者，口目动作，善惊妄言，色黄，其上下经盛，不仁，则终矣。

《素问·阳明脉解篇第三十》

黄帝问曰：足阳明之脉病，恶人与火，闻木音则惕然而惊，钟鼓不为动，闻木音而惊何也？愿闻其故。岐伯对曰：阳明者胃脉也，胃者土也，故闻木音而惊者，土恶木也。帝曰：善。其恶火何也？岐伯曰：阳明主肉，其脉血气盛，邪客之则热，热甚则恶火。帝曰：其恶人何也？岐伯曰：阳明厥则喘而惋，惋则恶人。帝曰：或喘而死者，或喘而生者，何也？岐伯曰：厥逆连脏则死，连经则生。

帝曰：善。病甚则弃衣而走，登高而歌，或至不食数日，逾垣上屋，所上之处，皆非其素所能也，病反能者何也？岐伯曰：四肢者诸阳之本也，阳盛则四肢实，实则能登高也。帝曰：其弃衣而走者何也？岐伯曰：热盛于身，故弃衣欲走也。帝曰：其妄言骂詈不避亲疏而歌者何也？岐伯曰：阳盛则使人妄言骂詈不避亲疏而不欲食，不欲食故妄走也。

《素问·刺腰痛篇第四十一》

厥阴之脉令人腰痛，腰中如张弓弩弦，刺厥阴之脉，在腨踵鱼腹之外，循之累累然，乃刺之，其病令人善言默默然不慧，刺之三痏（wěi，针刺的刺数）。

解脉令人腰痛如引带，常如折腰状，善恐，刺解脉，在郄中结络如黍米，刺之血射以黑，见赤血而已。

飞阳之脉令人腰痛，痛上拂拂然，甚则悲以恐，刺飞阳之脉，在内踝上五寸，少阴之前，与阴维之会。

郁
病

散脉令人腰痛而热，热甚生烦，腰下如有横木居其中，甚则遗溲，刺散脉，在膝前骨肉分间，络外廉，束脉为三痏。

《素问·厥论篇第四十五》

阳明之厥，则癫疾欲走呼，腹满不得卧，面赤而热，妄见而妄言。

阳明厥逆，喘咳身热，善惊衄呕血。

《素问·著至教论篇第七十五》

帝曰：三阳者，至阳也，积并则为惊，病起疾风，至如礔砺，九窍皆塞，阳气滂溢，干嗌喉塞。并于阴，则上下无常，薄为肠澼。

《灵枢·根节第五》

厥阴根于大敦，结于玉英，络于膻中。太阴为开，厥阴为合，少阴为枢。……合折即气绝而喜悲，悲者取之厥阴，视有余不足。

《灵枢·终始第九》

阳明终者，口目动作，喜惊妄言，色黄，其上下之经盛而不行则终矣。

《灵枢·经脉第十》

脾足太阴之脉……是主脾所生病者，舌本痛，体不能动摇，食不下，烦心，心下急痛，溏瘕、泄、水闭、黄疸，不能卧，强立股膝内肿厥，足大指不用。

膀胱足太阳之脉……是主筋所生病者，痔疟狂癫疾，头囟项痛，目黄泪出鼽衄，项背腰尻腘腨（shuàn，小腿肚子）脚皆痛。小指不用。

肾足少阴之脉……是动则病饥不欲食，面如漆柴，咳唾则有血，喝喝而喘，坐而欲起，目䀮䀮如无所见，心如悬若饥状。气不足则善恐，心惕惕如人将捕之，是为骨厥。是主肾所生病者，口热舌干，咽肿上气，嗌干及痛，烦心心痛，黄疸肠澼，脊股内后廉痛，痿厥嗜卧，足下热而痛。

心主手厥阴心包络之脉……是动则病手心热，臂肘挛急，腋肿，甚则胸胁支满，心中澹澹大动，面赤目黄，喜笑不休。是主脉所生病者，烦心心痛，掌中热。

胆足少阳之脉……是动则病口苦，善太息，心胁痛不能转侧，甚则面微有尘，体无膏泽，足外反热，是为阳厥。

手心主之别，名曰内关，去腕二寸，出于两筋之间，循经以上系于心，包络心系。实则心痛，虚则为头强，取之两筋间也。

足少阴之别，名曰大钟，当踝后绕跟，别走太阳；其别者，并经上走于心包，下外贯腰脊。其病气逆则烦闷，实则闭癃，虚则腰痛，取之所别者也。

《难经·第二十九难》

阳维维于阳，阴维维于阴，阴阳不能自相维，则怅然失志，溶溶不能自收持。

东汉·张仲景《伤寒论·辨少阴病脉证并治第十一》

少阴病，欲吐不吐，心烦，但欲寐，五六日自利而渴者，属少阴也，虚故引水自救。若小便色白者，少阴病形悉具。小便白者，以下焦虚有寒，不能制水，故令色白也。

七、五运六气，太过不及

《素问·气交变大论篇第六十九》

帝曰：五运之化，太过何如？岐伯曰：岁木太过，风气流行，脾土受邪。民病飧泄食减，体重烦冤，肠鸣腹支满，上应岁星。甚则忽忽善怒，眩冒巅疾。化气不政，生气独治，云物飞动，草木不宁，甚而摇落，反胁痛而吐甚，冲阳绝者死不治，上应太白星。

岁火太过，炎暑流行，肺金受邪。民病疟，少气咳喘，血溢血泄注下，嗌燥耳聋，中热肩背热，上应荧惑星。甚则胸中痛，胁支满胁痛，膺背肩胛间痛，两臂内痛，身热骨痛而为浸淫。收气不行，长气独明，雨水霜寒，上应辰星。上临少阴少阳，火燔焫，水泉涸，物焦槁，病反谵妄狂越，咳喘息鸣，下甚血溢泄不已，太渊绝者死不治，上应荧惑星。

岁土太过，雨湿流行，肾水受邪。民病腹痛，清厥意不乐，体重烦冤，上应镇星。甚则肌肉萎，足痿不收，行善瘛，脚下痛，饮发中满食减，四肢不举。变生得位，藏气伏，化气独治之，泉涌河衍，涸泽生鱼，风雨大至，土崩溃，鳞见于陆，病腹满溏泄肠鸣，反下甚而太溪绝者死不治，上应岁星。

郁
病

岁金太过，燥气流行，肝木受邪。民病两胁下少腹痛，目赤痛眦疡，耳无所闻。肃杀而甚，则体重烦冤，胸痛引背，两胁满且痛引少腹，上应太白星。甚则喘咳逆气，肩背痛，尻阴股膝髀腨胻足皆病，上应荧惑星。收气峻，生气下，草木敛，苍干雕陨，病反暴痛，胠胁不可反侧，咳逆甚而血溢，太冲绝者死不治，上应太白星。

岁水太过，寒气流行，邪害心火。民病身热烦心躁悸，阴厥上下中寒，谵妄心痛，寒气早至，上应辰星。甚则腹大胫肿，喘咳，寝汗出憎风，大雨至，埃雾朦郁，上应镇星。上临太阳，则雨冰雪，霜不时降，湿气变物，病反腹满肠鸣，溏泄食不化，渴而妄冒，神门绝者死不治，上应荧惑、辰星。

岁火不及，寒乃大行，长政不用，物荣而下，凝惨而甚，则阳气不化，乃折荣美，上应辰星，民病胸中痛，胁支满，两胁痛，膺背肩胛间及两臂内痛，郁冒朦昧，心痛暴瘖，胸腹大，胁下与腰背相引而痛，甚则屈不能伸，髋髀如别，上应荧惑、辰星，其谷丹。

岁土不及，风乃大行，化气不令，草木茂荣，飘扬而甚，秀而不实，上应岁星。民病飧泄霍乱，体重腹痛，筋骨繇（yáo，动摇）复，肌肉瞤（shùn，肌肉抽缩跳动）酸，善怒，脏气举事，蛰虫早附，咸病寒中，上应岁星、镇星，其谷龄。复则收政严峻，名木苍雕，胸胁暴痛，下引少腹，善大息，虫食甘黄，气客于脾，黅谷乃减，民食少失味，苍谷乃损，上应太白、岁星。上临厥阴，流水不冰，蛰虫来见，藏气不用，白乃不复，上应岁星，民乃康。

《素问·五常政大论篇第七十》

委和之纪，是谓胜生……其动緛戾拘缓，其发惊骇，其脏肝……其病摇动注恐。

伏明之纪，是谓胜长……其气郁，其用暴，其动彰伏变易，其发痛，其脏心……其病昏惑悲忘。

　　发生之纪，是谓启陈……其动掉眩巅疾……其病怒……邪乃伤肝。

　　赫曦之纪，是谓蕃茂……其病笑疟疮疡血流狂妄目赤……邪伤心也。

　　太阳司天，寒气下临……心热烦，嗌干善渴，鼽嚏，喜悲数欠。……善忘，甚则心痛。

　　少阴司天，热气下临……胁痛善太息。

　　《素问·至真要大论篇第七十四》

　　岁阳明在泉，燥淫所胜，则霿雾清暝。民病喜呕，呕有苦，善太息，心胁痛不能反侧，甚则嗌干面尘，身无膏泽，足外反热。

　　少阳司天，火淫所胜，则温气流行，金政不平。民病头痛，发热恶寒而疟，热上皮肤痛，色变黄赤，传而为水，身面胕肿，腹满仰息，泄注赤白，疮疡咳唾血，烦心胸中热，甚则鼽衄，病本于肺。天府绝，死不治。

　　太阳司天，寒淫所胜，则寒气反至，水且冰，血变于中，发为痈疡，民病厥心痛，呕血血泄鼽衄，善悲时眩仆。运火炎裂，雨暴乃雹。胸腹满，手热肘挛腋肿，心澹澹大动，胸胁胃脘不安，面赤目黄，善噫嗌干，甚则色炲，渴而欲饮，病本于心。神门绝，死不治。所谓动气，知其脏也。

　　少阴之胜，心下热善饥，脐下反动，气游三焦，炎暑至，木乃津，草乃萎，呕逆躁烦，腹满痛溏泄，传为赤沃。

　　少阳之胜，热客于胃，烦心心痛，目赤欲呕，呕酸善饥，耳痛溺赤，善惊谵妄，暴热消烁，草萎水涸，介虫乃屈，少腹痛，下沃赤白。

　　少阴之复，燠热内作，烦躁鼽嚏，少腹绞痛，火见燔焫，嗌燥，分注时止，气动于左，上行于右，咳，皮肤痛，暴喑心痛，郁冒不知人，乃洒淅恶寒，振栗谵妄，寒已而热，渴而欲饮，少气骨痿，隔肠不便，外为浮肿哕噫，赤气后化，流水不冰，热气大行，介虫不复，病痱疹疮疡，痈疽痤痔，甚则入肺，咳而鼻渊。天府绝，死不治。

　　太阴之复，湿变乃举，体重中满，食饮不化，阴气上厥，胸中不便，饮发于中，咳喘有声，大雨时行，鳞见于陆，头顶痛重，而掉瘛尤甚，呕而密默，唾吐清液，甚则入肾，窍泻无度。太溪绝，死不治。

　　少阳之复，大热将至，枯燥燔焫，介虫乃耗；惊瘛咳衄，心热烦躁，便数憎风，厥气上行，面如浮埃，目乃瞤瘛，火气内发，上为口糜呕逆，血溢血泄，发而为疟，恶寒鼓栗，寒极反热，嗌络焦槁，渴引水浆，色变黄赤，少气脉萎，化而为水，传为胕肿，甚则入肺，咳而血泄。尺泽绝，死不治。

　　阳明之复，清气大举，森木苍干，毛虫乃厉，病生胠胁，气归于左，善太息，甚则心痛否满，腹胀而泄，呕苦咳哕烦心，病在膈中头痛，甚则入肝，惊骇筋挛。太冲绝，死不治。

　　太阳之复，厥气上行……胸膈不利，心痛否满，头痛善悲，时眩仆，食减，腰脽反痛，屈伸不便，地裂冰坚，阳光不治，少腹控睾，引腰脊，上冲心，唾出清水，及为哕噫，甚则入心，善忘善悲。神门绝，死不治。

少阴司天，客胜则鼽嚏颈项强，肩背瞀热，头痛少气，发热耳聋目瞑，甚则胕肿血溢，疮疡咳喘；主胜则心热烦躁，甚则胁痛支满。

明·孙一奎《赤水玄珠·第六卷·怔忡惊悸门》

运气云：悲证皆属寒水攻心。经云：火不及曰伏明。伏明之纪，其病昏惑悲忘，从水化也。又云：太阳司天，寒气下临，心气上从，喜悲数欠。又云：太阳司天，寒淫所胜，善悲时眩仆。又云：太阳之复，甚则入心，善忘善悲，治以诸热是也。

评述

郁病作为情志类病症，不仅自身存在各种复杂多样的临床表现，而且其病因病机特点亦复杂多样。病因以先天禀赋不足为主，后天精神刺激为辅；病机则错综多变，涉及人体精气之有余不足，气血之虚弱与郁瘀，五脏六腑之交叉紊乱等，临证皆需仔细甄别、综合分析。

一、致病因素

以精神、心理性症状为主要表现的郁病，同其他疾病一样，发病因素涉及内外双层性因素。一是内源性因素，即素有的体质禀赋不足，或先天无明显不足，但后天劳伤过度，损耗人体的五脏精气，形成郁病发生的内在基础。二是外源性因素，即后天经历的社会、家庭、个人情感等方面的情志刺激性、伤害性因素。但显然，人出生之后，皆要经受、体验各种来自诸多方面精神、心理的压力，这种压力是否最终呈现为郁病，不仅取决于其伤害性刺激、负性压力之程度，环境帮助其缓解的条件，而且与其体质先天禀赋、脏腑精气状态有密切关系。特定的郁病，是内源性因素与外源性因素叠加而成的。

1. 内源性致病因素——脏腑精气亏损

《黄帝内经》对人体质的划分有多种不同的角度，而在各种体质的描述中，皆有易于罹患郁病的类型。在以五行划分的体质中，木形之人"多忧劳于事"，易患郁证；在以阴阳划分的体质中，阴阳和平之人"居处安静，无为惧惧，无为欣欣"，即情志平和，不易于出现情志郁结。同时，由于人体的神气，依赖阳气的温养，按照《素问·生气通天论》"阳气者，精则养神，柔则养筋"之论可知，体质中阳气虚者，更易于出现郁证；在男女不同性别之中，由于女为阴、男为阳，故女性比男性先天阳气偏虚，因而女性更易出现情志郁结性疾病，即后世所述"男子属阳，得气易散；女子属阴，得气多郁"；在出生后，五脏的发育具有大小、高低、坚脆、偏正的先天性差异，但是"五脏皆小者，少病，苦燋心，大愁忧"，易于出现情志郁结性病症；在年龄因素中，鉴于"年四十阴气自半"，肾气衰减后，郁病发病增加，但由于"心主神明"，因此，在"心气衰"的六十岁，易于出现"苦忧悲"的情志性疾病。综上，郁病的发病有特定的体质特征，部分存在先天禀赋五脏皆小、阳气不足等，后天因素中，女性、老人、阳气偏虚类群体中郁证较为多发。

部分群体，虽先天禀赋不足因素不明显，但后天个体劳伤太过，耗损脏腑精气，亦形成郁病的内在基础。如唐·孙思邈《备急千金要方》提出之"五劳"说："五劳者，一曰志劳，二曰思劳，三曰忧劳，四曰心劳，五曰疲劳。……凡远思强虑伤人，忧恚悲哀伤人，喜乐过度伤人，忿怒不解伤人，汲汲所愿伤人，戚戚所患伤人，寒暄失节伤人。故曰五劳六极七伤也。"宋代陈士铎在《三因极一病证方论》中亦进一步表述："五劳者，皆用意施为，过伤五脏，使五神不宁而为病，故曰五劳。以其尽力谋虑则肝劳，曲运神机则心劳，意外致思则脾劳，预事而忧则肺劳，矜持志节则肾劳。是皆不量禀赋，临事过差，遂伤五脏。以脏气本有虚实，因其虚实而分寒热。"可知，五劳皆以劳思过度、情感过极所致。

2. 外源性致病因素——情志所伤

人在内在脏腑精气亏损的基础上，又经历诸多情感的挫折、伤害，诸如家道中衰、事业受阻、情感悖离等，如《素问·疏五过论》所言"尝贵后贱、尚富后贫、暴乐暴苦、始乐后苦、封君败伤、及欲侯王"等，张介宾所谓"旷女嫠妇、灯窗困厄、积疑任怨"等，则易于与内在脏腑精气的亏损相合，导致气郁而难行，形成特定的郁病。

二、病机特征

郁病病机复杂，从脏腑病位来看，系源于肾，应于肝，而旁及五脏六腑；从人体病理产物的形成来看，系气虚叠加气郁，继而出现津液、水液、血液的代谢障碍，形成痰、湿、瘀等病理产物。因此，其临床表现会呈现繁复多样性，临床需要细致甄别。

1. 病位——源于肾，应于肝，旁及五脏六腑

元气为人体精气之根，藏于肾，又称为肾气。凡先天禀赋不足、五脏功能低落，皆属于中医学肾气虚的范畴。但肾气作为人体五脏六腑的原动力，对人体十二脏腑的功能状态皆有促进与激发功能，因此，肾气虚，同时伴随着五脏六腑精气的亏损、功能的低落。就郁病而言，由水不生木，导致肾虚及肝，肝气、肝精不足的特征尤为突出，因此，患者亦最易表现为肝气功能的异常，呈现肝郁的病症，临床可见肝气不舒、善太息、情志郁结、倦怠乏力、兴趣减少等。同时，肾虚亦可旁及其他脏腑，且因为旁及的脏腑不同，而表现为不同的伴随症状。以心气虚、心血不足为主者，可见心悸、怔忡、胸闷、反应迟钝、注意力不集中、失眠、多梦、健忘等症状；以肺气不足为主者，可见善悲、易哭泣、多思虑、气短、面色苍白等症状；以脾气不足为主者，可见易忧愁、胃脘痞满不适、食欲不振、身体消瘦等。因波及的脏腑不同，临床可见以肝气郁结为主，兼有其他一个或几个脏腑系统病症的不同表现。

2. 病势——气虚致气郁、津停、痰阻、血瘀

郁病早期以单纯气虚，或伴有气郁为主，但基于人体津液、水液、血液的运行、布散，皆有赖于气的推动，因此，气虚、气郁日久皆可导致人体津液的布散、水液的代谢、血液的运行出现紊乱，继发各种代谢障碍。津液代谢障碍则停滞、凝聚而为痰，水液代谢障碍则为水饮，血液晕行出现障碍则为瘀血。临床可出现以痰浊阻滞为主的梅核气，以水液阻滞为主的心下痞、奔豚气，以血液瘀滞为主的头目、胸腹、胁肋、肢体等各部的疼痛，甚至气痰湿瘀凝结，形成癥瘕积聚症，可见各种部位的结节、增生、肿瘤等。临床因于患者所处阶段的不同，可以见到单纯的气郁，以及伴随痰阻、血瘀等不同的病理表现的情况。

三、运气与郁病——木火太过为怒烦，水土太过为悲忧

需要关注的是，五运六气的变化对郁病发生产生的影响。从临床及《内经》的理论来看，运气气化紊乱所致病症具有一定的独立性，这是《黄帝内经》所述病机概念的基本内涵。"病机"一词，仅见于《素问》的运气七篇，出自《素问·至真要大论》，原文言"审查病机，无失气宜""谨守病机，各司其属"，皆是强调运气的变化对疾病发生机制的主导性影响。在天地整体气化的变动下，气象、物象、人体生理病理皆出现相应的变动，郁病亦可由某种特定的运气引发。根据《素问》七篇大论的表述，五运的太过、不及，六气的司天、在泉，以及六气客气的胜复之气等，皆会导致精神、情志疾病的发生。

总结其病机规律如下：岁运太过、不及影响下，木运、火运太过，引起善怒、眩冒癫疾、谵妄、狂越等病症，如"岁木太过……忽忽善怒""岁火太过……谵妄狂越""发生之纪……善怒""赫曦之纪……狂妄"等，而土运、金运、水运太过，则导致清厥、意不乐、烦心、燥悸、胸痛、胁痛等病症，如"岁土太过……清厥意不乐""岁金太过……体重烦冤，胸痛引背，两胁满且痛引少腹""岁水太过……烦心躁悸"等；五运不及证候表现则相反，即木、火之类气化，主于出现怒、狂等阳性类症状，土、金、水之类气化，主于出现悲、悸、疼痛等阴性类症状。

六气的影响有相似之处，在少阴、少阳之气司天、为胜复之气时，主于出现烦、心胸中热、善惊、谵妄、郁冒不知人等类症状，如"少阳司天……烦心胸中热""少阴之胜……呕逆躁烦"等；在太阳、阳明、太阴之气司天、为胜复之气时，则易于出现太息、善悲、善忘等症状，如"太阳司天……善悲""太阴之复……呕而密默"等，即在少阴、少阳之气主司气化的情况下，易于出现烦躁、谵妄类阳性症状；在太阳、太阴、阳明之气主司气化的情况下，易于出现太息、悲愁类阴性症状。如明·楼英谓："喜忘皆属心火虚。经云：火不及曰伏明，伏明之纪，其病昏或悲忘。又云：太阳司天，寒气下临，心气上从善忘。又云：太阳之复，甚则入心，善忘善悲是也。"

《素问·至真要大论》言："谨守病机，各司其属。"对郁病病机的分析，亦要充分考虑运气的特征，从而更好地把握病机，根据运气特征进行治疗。

第三章

证治条辨

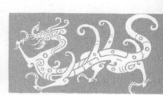

综合类证治

综合类涉及郁病证候与治疗总则。在证候方面，多是综合性论述郁病病证的文献，抑或情志类、神志类、躯体化症状交叉呈现，抑或难以分割的内容；在治疗方面，涉及治疗总则性的内容，亦可以视为郁病辨治的总纲性内容。

一、辨阴阳

《素问·调经论篇第六十二》

血并于阴，气并于阳，故为惊狂。血并于阳，气并于阴，乃为炅中。血并于上，气并于下，心烦惋（wǎn，闷）善怒。血并于下，气并于上，乱而喜忘。

《灵枢·寿天刚柔篇第六》

阴阳俱动，乍有形，乍无形，加以烦心，命曰阴胜其阳。此谓不表不里，其形不久。

《灵枢·九针论篇第七十八》

五邪：邪入于阳，则为狂；邪入于阴，则为血痹；邪入于阳，转则为癫疾；邪入于阴，转则为暗；阳入于阴，病静；阴出之于阳，病喜怒。

《灵枢·大惑论篇第八十》

目者，五脏六腑之精也，营卫魂魄之所常营也，神气之所生也，故神劳则魂魄散，志意乱，是故瞳子黑眼法于阴，白眼赤脉法于阳也。故阴阳合抟而精明也。目者，心之使也，心者，神之舍也。故神精乱而不转，卒然见非常处，精神魂魄，散不相得，故曰惑也。

《难经·第二十难》

重阳者狂，重阴者癫。脱阳者见鬼，脱阴者目盲。

晋·王叔和《脉经·卷一·辨脉阴阳大法第九》

寸口脉浮大而疾者，名曰阳中之阳，病苦烦满，身热，头痛，腹中热。

寸口脉沉细者，名曰阳中之阴，病苦悲伤不乐，恶闻人声，少气，时汗出，阴气不通，臂不能举。

宋·施发《察病指南·卷中·辨七表八里九道七死脉》

促脉属阳，阳盛则促，按之极数，时止复来曰促，主积聚气痞，四肢困劣，精神交乱，忧思所成。

虚脉属阴，按之不足，迟大而软曰虚，主气血虚，生烦热，少力多惊，心中恍惚，健忘宜_补益三焦即安。

结脉属阴，阴盛则结，脉往来迟缓，时一止复来曰结，主胸满烦躁，积气生于脾脏之傍，大肠作阵疼痛，_{宜宣泻于三焦而愈}；结，为痰，为饮，为血，为积，为气。_{一云：气塞脉缓则为结，《活人书》云：阴盛发躁。}

细脉属阴，指下寻之，细如丝线，来往极微小曰细。主胫痠髓冷，乏力损精，囊下湿痒，小便遗沥。细为气血俱虚，为病在内，为积，为伤湿，为后泄，为寒，为神劳，为忧伤过度，为腹满。

数脉属阳，指下寻之，去来急速，一息六至曰数，主热。数为虚，为烦渴，为烦满。

金·李东垣《内外伤辨惑论·卷上·辨口鼻》

若饮食劳役所伤，其外证必显在口，必口失谷味，必腹中不和，必不欲言，纵勉强对答，声必怯弱，口沃沫多唾，鼻中清涕或有或无，即阴证也。

元·戴起宗《脉诀刊误·卷上·诊候入式歌》

《脉经辨阴阳大法》云：关前为阳，关后为阴；阳数吐血，阴微下利；阳弦头痛，阴弦腹痛；阳微自汗，阴微自下。阳热口生疮，阴数加微必恶寒而烦躁不得眠。阳微不能呼，阴微不能吸。

明·张景岳《景岳全书·卷之十九·杂证谟》

若阳虚则气不能行，阴虚则血不能行，气血不行，无非郁证。

明·李中梓《诊家正眼·卷上·望舌》

白胎属寒，外症烦躁，欲坐卧泥水中，乃阴寒逼其无根之火而然，脉虽大而不鼓，当从阴症治；若不大躁者、呕吐者，当从食阴治。

明·李中梓《诊家正眼·卷二·伏脉（阴）》

伏脉为阴，受病入深。伏犯左寸，血郁之症。伏居右寸，气郁之疴。

清·冯兆张《冯氏锦囊秘录·杂症大小合参·卷一》

苟不知摄养，纵恣情欲，亏损真阴，阳无所附，因而发越上升，此火空则发之义，是周身之气并于阳也。并于阳，则阳愈盛而阴愈亏，由是上焦发热，咳嗽生痰，迫血吐衄，头痛烦躁，胸前骨痛，口干舌苦，五心烦热，潮热骨蒸，小便短赤，此其候也。

清·沈金鳌《脉象统类·附载人迎气口脉法》

七情之气，郁于心腹不能散，饮食五味之伤，留于肠胃不得通，致右寸脉气口紧盛，大于人迎一倍，为内伤七情饮食，皆属里，阴也，脏也。气口之脉，喜则散，怒则濡，忧则涩，思则结，悲则紧，恐则沉，惊则动，皆属内因。诊与何部相应，即知何脏受病，法宜温润以消平之。

清·黄元御《四圣心源·卷五·癫狂根原》

癫缘于阴旺，狂缘于阳旺。阴阳相判，本不同气，而癫者历时而小狂，狂者积日而微癫。阳胜则狂生，阴复则癫作，胜复相乘而癫狂迭见，此其阴阳之俱偏者也。

劳伤中气，土湿木郁，则生惊悸。湿旺痰生，迷其神智，喜怒悲恐，缘情而发，动而失节，乃病癫狂。癫狂之家，必有停痰。痰者，癫狂之标，湿者，癫狂之本。癫起于惊，狂生于悸，拔本塞原之法不在痰。若宿痰胶固，以瓜蒂散上下涌泄，令脏腑上下清空，然后燥土泻湿，以拔其本。

二、辨虚实

《素问·脉要精微论篇第十七》

五脏者，中之守也。中盛脏满，气胜伤恐者，声如从室中言，是中气之湿也；言而微，终日乃复言者，此夺气也；衣被不敛，言语善恶，不避亲疏者，此神明之乱也。

《素问·脉要精微论篇第十七》

夫精明者，所以视万物，别白黑，审短长。以长为短，以白为黑，如是则精衰矣。……头者精明之府，头倾视深，精神将夺矣。

《素问·玉机真脏论篇第十九》

帝曰：春脉太过与不及，其病皆何如？岐伯曰：太过则令人善怒，忽忽眩冒而巅疾。其不及则令人胸痛引背，下则两胁胠满。

帝曰：夏脉太过与不及，其病皆何如？岐伯曰：太过则令人身热而肤痛，为浸淫。其不及则令人烦心，上见咳唾，下为气泄。

帝曰：秋脉太过与不及，其病皆何如？岐伯曰：太过则令人逆气而背痛愠愠（yùn）然。其不及则令人喘，呼吸少气而咳，上气见血，下闻病音。

帝曰：冬脉太过与不及，其病皆何如？岐伯曰：太过则令人解㑊（yì），脊脉痛而少气，不欲言。其不及则令人心悬如病饥，䏚（miǎo，两肋下方空软的部分）中清，脊中痛，少腹满，小便变赤黄。

《素问·通评虚实论篇第二十八》

所谓气虚者，言无常也。尺虚者，行步恇（kuāng，惊慌）然。

《素问·病能论篇第四十六》

阳气者，因暴折而难决，故善怒也，病名曰阳厥。帝曰：何以知之？岐伯曰：阳明者常动，巨阳少阳不动，不动而动大疾，此其候也？帝曰：治之奈何？岐伯曰：夺其食即已。夫食入于阴，长气于阳，故夺其食即已。使之服以生铁落为饮。夫生铁落者，下气疾也。

《素问·疏五过论篇第七十七》

帝曰：凡未诊病者，必问尝贵后贱，虽不中邪，病从内生，名曰脱营。尝富后贫，名曰失精，五气留连，病有所并。医工诊之，不在脏腑，不变躯形。诊之而疑，不知病名。身体日减，气虚无精。病深无气，洒洒然时惊。病深者，以其外耗于卫，内夺于荣。良工所失，不知病情，此亦治之一过也。

凡欲诊病者，必问饮食居处。暴乐暴苦，始乐后苦，皆伤精气。精气竭绝，形体毁沮。暴怒伤阴，暴喜伤阳。厥气上行，满脉去形。愚医治之，不知补泻，不知病情。精华日脱，邪气乃并。此治之二过也。

善为脉者，必以比类奇恒，从容知之。为工而不知道，此诊之不足贵。此治之三过也。

诊有三常，必问贵贱，封君败伤，及欲侯王。故贵脱势，虽不中邪，精神内伤，身必败亡。始富后贫，虽不伤邪，皮焦筋屈，痿躄（bì，腿瘸）为挛。医不能严，不能动神，外为柔弱，乱至失常，病不能移，则医事不行。此治之四过也。

凡诊者，必知终始，有知余绪。切脉问名，当合男女。离绝菀结，忧恐喜怒，五脏空虚，血气离守，工不能知，何术之语。尝富大伤，斩筋绝脉，身体复行，令泽不息。故伤败结，留薄归阳，脓积寒炅。粗工治之，亟刺阴阳，身体解散，四肢转筋，死日有期。医不能明，不问所发，唯言死日，亦为粗工。此治之五过也。

郁
病

《灵枢·淫邪发梦第四十三》

黄帝曰：愿闻淫邪泮衍奈何？

岐伯曰：正邪从外袭内，而未有定舍，反淫于脏，不得定处，与营卫俱行，而与魂魄飞扬，使人卧不得安而喜梦。气淫于腑，则有余于外，不足于内；气淫于脏，则有余于内，不足于外。

黄帝曰：有余不足，有形乎？

岐伯曰：阴气盛则梦涉大水而恐惧；阳气盛则梦大火而燔焫（fán ruò，燃烧）；阴阳俱盛则梦相杀。上盛则梦飞，下盛则梦堕；甚饥则梦取；甚饱则梦予；肝气盛则梦怒；肺气盛则梦恐惧、哭泣、飞扬；心气盛则梦善笑、恐畏；脾气盛则梦歌乐，身体重不举；肾气盛则梦腰脊两解不属。凡此十二盛者，至而泻之，立已。

厥气客于心，则梦见丘山烟火；客于肺，则梦飞扬，见金铁之奇物；客于肝，则梦山林树木；客于脾，则梦见丘陵大泽，坏屋风雨；客于肾，则梦临渊，没居水中；客于膀胱，则梦游行；客于胃，则梦饮食；客于大肠，则梦田野；客于小肠，则梦聚邑冲衢；客于胆，则梦斗讼自刳（kū，剖，剖开）；客于阴器，则梦接内；客于项，则梦斩首；客于胫，则梦行走而不能前，及居深地窌（jiào，收藏东西的地洞）苑中；客于股肱，则梦礼节拜起；客于胞膒（zhí，黏也），则梦溲便。凡此十五不足者，至而补之立已也。

《灵枢·论勇第五十》

黄帝曰：愿闻勇怯之所由然。

少俞曰：勇士者，目深以固，长衡直扬，三焦理横，其心端直，其肝大以坚，其胆满以傍，怒则气盛而胸张，肝举而胆横，眦裂而目扬，毛起而面苍，此勇士之由然者也。

黄帝曰：愿闻怯士之所由然。少俞曰：怯士者，目大而不减，阴阳相失，其焦理纵，𩩲骭

（héyú，胸骨剑突下一部位，一名鸠尾）短而小，肝系缓，其胆不满而纵，肠胃挺，胁下空，虽方大怒，气不能满其胸，肝肺虽举，气衰复下，故不能久怒，此怯士之所由然者也。

《灵枢·大惑论第八十》

黄帝曰：善。治此诸邪，奈何？岐伯曰：先其脏腑，诛其小过，后调其气，盛者泻之，虚者补之，必先明知其形志之苦乐，定乃取之。

东汉·张仲景《伤寒论·平脉法第二》

动则为痛，数则热烦，设有不应，知变所缘。

问曰：人病恐怖者，其脉何状？师曰：脉形如循丝累累然，其面白脱色也。

问曰：人愧者，其脉何类？师曰：脉浮而面色乍白乍赤。

寸口卫气盛，名曰高。高者，暴狂而肥。……卫气弱，名曰慄。慄者，心中气动迫怯。荣气弱，名曰卑。卑者，心中常自羞愧。

东汉·张仲景《伤寒论·辨阳明病脉证并治》

夫实则谵语，虚则郑声。郑声者，重语也。直视谵语，喘满者死，下利者亦死。

晋·王叔和《脉经·卷二·平人迎神门气口前后脉第二》

左手寸口人迎以前脉阴虚者，手厥阴经也。病苦悸恐，不乐，心腹痛，难以言，心如寒，状恍惚。

晋·王叔和《脉经·卷六·心手少阴经病证第三》

心脉沉之小而紧，浮之不喘，苦心下聚气而痛，食不下，喜咽唾，时手足热，烦满，时忘，不乐，喜太息，得之忧思。

赤脉之至也，喘而坚，诊曰：有积气在中，时害于食，名曰心痹。得之外疾，思虑而心虚，故邪从之。

愁忧思虑则伤心，心伤则苦惊，喜忘，善怒。心伤者，其人劳倦即头面赤而下重，心中痛彻背，自发烦热，当脐跳手，其脉弦，此为心脏伤所致也。

心病，其色赤，心痛气短，手掌烦热，或啼笑骂詈（lì，骂，责骂），悲思愁虑，面赤身热，其脉实大而数，此为可治。

唐·孙思邈《备急千金要方·卷第十五上·脾脏上·脾脏脉论第一》

宫音人者，主脾声也。脾声歌，其音鼓，其志愁，其经足太阴。厥逆阳明则荣卫不通，阴阳翻祚，阳气内击，阴气外伤，伤则寒，寒则虚，虚则举体消瘦，语音沉涩，如破鼓之声，舌强不转，而好咽唾，口噤唇黑，四肢不举，身重如山，便利无度，甚者不可治，依源麻黄汤主之。

又言声忧惧，舌本卷缩，此是木克土，阳击阴，阴气伏，阳气起，起则实，实则热，热则闷乱，体重不能转侧，语声拖声，气深不转而心急，此为邪热伤脾，甚则不可治。若唇虽萎黄，语音若转，可治。

唐·孙思邈《备急千金要方·肾脏方·补肾第八》

凡男女因积劳虚损，或大病后不复常，苦四肢沉滞，骨肉疼酸，吸吸少气，行动喘惙，或少腹拘急，腰背强痛，心中虚悸，咽干唇燥，面体少色，或饮食无味，阴阳废弱，悲忧惨戚，多卧少起，久者积年，轻者百日，渐至羸削，五脏气竭，则难可复振，治之以小建中汤方。

唐·孙思邈《备急千金要方·针灸上·五脏六腑变化旁通诀第四》

五有余病：胀满、笑不止、怒、喘喝仰息、泾溲不利。

五不足病：厥逆、忧、恐、息利少气、四肢不用。

唐·孙思邈《千金翼方·补益·叙虚损论第一》

精极令人无发，发肤枯落，悲伤喜忘，意气不行。

七伤为病，令人邪气多，正气少，忽忽喜忘而悲伤不乐，夺色鳖黑，饮食不生肌肤，色无润泽，发白枯槁，牙齿不坚，目黄泪出，远视眕眕，见风泪下，咽焦消渴，鼻衄唾血，喉中介介不利，胸中噎塞，食饮不下。身寒汗出，肌肉酸痛，四肢沉重，不欲动作，膝胫苦寒，不能远行，上重下轻，久立腰背苦痛，难以俯仰，绕脐急痛。

宋·施发《察病指南·卷中·辨七表八里九道七死脉》

左手尺内脉迟，主肾虚不安，小便白浊，身寒体颤，夜梦惊悸。

关尺迟，名曰阴中之阴，其人苦悲愁不乐，少气力而多汗。

左手寸口脉微，心脏虚，多忧惕，寒热更作，寒气上侵，心胸痞结，阳不足，恶寒，虚劳盗汗。微而浮弱，心中寒。

左手关上脉微，心下气满郁结，目暗生花，四肢拘急。

左手寸口脉沉，胸中气短，有寒饮，及胸胁痛，有水气。沉而紧，主心中气逆冷。沉而细，名阳中之阴，苦悲伤，不乐闻人声，少气自汗，两臂不举。

宋·施发《察病指南·卷下·五脏虚实外候》

心实则胸胁背臂尽痛，喜笑不休，口舌干燥，宜泻之；虚则少颜色，惊悸忧悲，舌根强，腰背痛，宜补之。

南宋·严用和《严氏济生方·卷之三·五劳六极论治》

盖尽力谋虑成肝劳，应乎筋极；曲运神机成心劳，应乎脉极；意外过思成脾劳，应乎肉极；预事而忧成肺劳，应乎气极；矜持志节成肾劳，应乎骨极。此五劳应乎五极者也。

元·李杲《脾胃论·卷中·安养心神调治脾胃论》

《灵兰秘典论》云：心者，君主之官，神明出焉。凡怒、忿、悲、思、恐惧，皆损元气。……善治斯疾者，惟在调和脾胃，使心无凝滞，或生欢忻（xīn，同欣），或逢喜事，或天气暄和，居温和之处，或食滋味，或眼前见欲爱事，则慧然如无病矣，盖胃中元气得舒伸故也。

元·滑寿《诊家枢要·持脉手法》

虚者，元气之自虚，精神耗散，气力衰竭也；实者，邪气之实，由正气之本虚，邪得乘之，非元气之自实也。故虚者补其正气，实者泻其邪气，经所谓"邪气盛则实，精气夺则虚"，此大法也。

郁
病

浮缓沉缓，血气俱弱。左寸缓，心气不足，怔忡多忘。

伏，不见也。轻手取之，绝不可见，重取之，附著于骨，为阴阳潜伏，关隔闭塞之候。……左寸伏，心气不足，神不守常，沉忧抑郁。

结，阴脉之极也。脉来缓，时一止复来者，曰结，阴独盛而阳不能相入也。为癥结，为七情所郁。浮结为寒邪滞经，沉结为积气在内。

浮，不沉也。按之不足，轻举有余，满指浮上，曰浮……浮而虚迟，心气不足，心神不安；浮散，心气耗，虚烦。

数，太过也。一息六至，过平脉两至也，为烦满，上为头疼，上为热，中为脾热，口臭，胃烦呕逆。

虚，不实也。散大而软，举按豁然，不能自固，气血俱虚之诊也。为伤暑，为虚烦多汗，为恍惚多惊，为小儿惊风。

明·张世贤《图注脉诀辨真·卷之二·心脏歌》

实梦忧惊怪，虚翻烟火明。

心脏有余，则梦中或忧或惊，或怪异之事。心脏不足，则梦烟火光明，化竭而见本矣。

明·李时珍《濒湖脉学·四言举要》

沉脉主里，主寒主积；有力痰食，无力气郁。

明·楼英《医学纲目·卷之二十九·肾膀胱部》

〔垣〕面色白而不泽。《难经》云：肺太过则令人面白善嚏，悲愁不乐欲哭。面色白为寒，脉沉厥急，按之空虚，色白脱气，又为脱血，又为脱津，又为脱液，又为脱精，又为脱神，是元神漂浮乎外，将离体之象也。其脉按之不鼓，犹为亡阳，况虚空者乎？病乃阴寒极矣。

明·李梃《医学入门·卷之一·诊脉》

脚气之脉，浮弦而风，濡湿迟寒，热数且洪，紧则因怒，散则忧冲，细乃悲过，结为气攻。两尺不应，医必无功。

左尺不应难痊，寸口无常不治。

痞满滑大，痰火作孽。弦伏中虚，微涩衰劣。

胸痞多有痰火，故寸滑且大。右关弦迟或伏者，肝乘脾虚生涎，气郁不舒。微反在上，涩反在下者，气血虚也。微则气衰多烦，涩则血少多厥。

惊悸怔忡，寸动而弱。寸紧胃浮，悸病仍作。饮食痰火，伏动滑搏。浮微弦濡，忧惊过却。健忘神亏，心虚浮薄。

寸口动而弱，动为惊，弱为悸。寸口脉紧，趺阳脉浮，胃气虚，是以惊悸。趺阳脉微而浮，浮为胃气虚，微则不能食，此恐惧之脉，忧迫所致也。

两胁疼痛，脉必双弦。紧细弦者，多怒气偏；沉涩而急，痰瘀之愆（qiān，过错）。

明·李梃《医学入门·外集　卷三·伤寒》

但舌黑亦有数种……有黑尖者，虚烦也。

明·张景岳《景岳全书·卷之一·传忠录》

心实者，多火而多笑；肝实者，两胁少腹多有疼痛，且复多怒；脾实者，为胀满气闭，或为身重；肺实者，多上焦气逆，或为咳喘；肾实者，多下焦壅闭，或痛或胀，或热见于二便。

心虚者，阳虚而多悲；肝虚者，目䀮䀮无所见，或阴缩筋挛而善恐；脾虚者，为四肢不用，或饮食不化，腹多痞满而善忧；肺虚者，少气息微而皮毛燥涩。肾虚者，或为二阴不通，或为两便失禁，或多遗泄，或腰脊不可俯仰而骨酸痿厥。

明·张景岳《景岳全书·卷之五·脉神章（中）》

沉而实者，多滞多气，故曰下手脉沉，便知是气，气停积滞者，宜消宜攻，沉而虚者，因阳不达，因气不舒。

明·张景岳《景岳全书·卷之十·杂证谟》

凡将息失宜，五志过极，本属劳伤证也，而劳伤血气者，岂皆火证？又岂无阳虚病乎？经曰：喜怒伤气，寒暑伤形，暴怒伤阴，暴喜伤阳。夫伤阴者，水亏也，伤阳者，火虚也。以虚作火，鲜不危矣。

明·张景岳《景岳全书·卷之一·传忠录》

凡小便，人但见其黄，便谓是火，而不知人逢劳倦，小水即黄；焦思多虑，小水亦黄；泻痢不期，小水亦黄；酒色伤阴，小水亦黄。

明·张景岳《景岳全书·卷之十九·杂证谟》

至若情志之郁，则总由乎心，此因郁而病也。……兹予辨其三证，庶可无误，盖一曰怒郁，二曰思郁，三曰忧郁。

如怒郁者，方其大怒气逆之时，则实邪在肝，多见气满腹胀，所当平也。及其怒后而逆气已去，惟中气受伤矣，既无胀满疼痛等证，而或为倦怠，或为少食，此以木邪克土，损在脾矣，是可不知培养而仍加消伐，则所伐者其谁乎？此怒郁之有先后，亦有虚实，所当辨治者如此。

又若思郁者，则惟旷女嫠妇，及灯窗困厄，积疑在怨者皆有之。思则气结，结于心而伤于脾也。及其既甚，则上连肺胃而为咳喘，为失血，为膈噎，为呕吐；下连肝肾，则为带浊，为崩淋，为不月，为劳损。若初病而气结为滞者，宜顺宜开；久病而损及中气者，宜修宜补。

又若忧郁病者，则全属大虚，本无邪实，此多以衣食之累，利害之牵，及悲忧惊恐而致郁者，总皆受郁之类。盖悲则气消，忧则气沉，必伤脾肺；惊则气乱，恐则气下，必伤肝肾。此其戚戚悠悠，精气但有消索，神志不振，心脾日以耗伤。凡此之辈，皆阳消证也，尚何实邪？使不知培养真元而再加解散，真与鹭鸶脚上割股者何异？是不可不详加审察，以济人之危也。

明·李中梓《诊家正眼·卷上·问诊（增补）》

凡诊病，必先问是何人，或男或女，或老或幼，或婢妾僮仆；次问得病之日，受病之因，及饮食胃气如何，大小便如何，曾服何药，日间如何，夜寐如何，胸膈有无胀闷之处？问之不

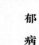

郁
病

答，必耳聋。须询其左右，平素如何？否则病久或汗下过伤致聋。问而懒答，或点头，皆是中虚。昏愦不知人事，非暴厥，即久病也；如妇人多中气。诊妇人，必当问月信如何？寡妇气血凝滞，两尺多滑，不可误断为胎；室女亦有之。心腹胀痛，须问新久。凡诊须问所欲何味何物，或荤素，或纵饮茶酒。喜甘脾弱，喜酸肝虚。头身臂膊作痛，必须问曾生恶疮否，曾服何药否。临诊必审形志如何，或形逸心劳，或形劳志苦，或抑郁伤中，或贵脱势，病从内生，名曰脱营言耗散其营气也。尝富后贫，忧悲内结，名曰失精言其精神丧失也。皮焦筋屈，痿痹为挛，以其外耗于卫，内夺于营，良工诊之，必知病情。再问饮食居处，暴乐暴苦，始乐后苦。暴怒伤阴，暴喜伤阳，形体毁沮，精华日脱，邪气内并谓邪乘其虚而并也。故圣人之治病也，必察天地阴阳，四时经纪；五脏六腑，雌雄表里；刺灸砭石，毒药所主；从容人事，以明经道。贵贱贫富，各异品理；问年少长，勇怯之性；审于部分，知病本始；七诊九候，症必副矣。

明·王绍隆《医灯续焰·卷一·内外因第九》

若忧思悲恐，久积沉郁，脉应之而沉，以无虚浮风象，故《直指》曰气耳。

明·王绍隆《医灯续焰·卷四·六郁脉证第四十一》

六郁多沉，滑痰紧食，气涩血芤，数火细湿。

郁有六种，亦为内因。郁则不复浮畅，故脉多沉。多沉者，不尽沉也。沉而滑，则有水有物，痰停之郁也。沉而紧，则寒实有物，食积之郁也。沉而涩，则往来滞涩，气虚不呴（xǔ，慢慢呼气）之郁也。沉而芤，则沉下中空，血虚不濡之郁也。沉而数，则不能炎上，火伏之郁也。沉而细，则附骨流衍，湿着之郁也。大抵以越鞠丸为主最妙。如欲分治，痰宜济生导痰汤，重则滚痰丸，食宜丹溪保和丸，气宜准绳气郁汤，血宜血郁汤，火宜热郁汤，湿宜湿郁汤之类。

明·王绍隆《医灯续焰·卷七·癫狂脉证第五十八》

归脾汤，治因思气结、因忧抑郁，以致脾伤而心下痞闷，痞不得痊，右关脉结而大。或思虑伤脾，不能统血，而血衃妄行，或健忘怔忡，惊悸盗汗。或心脾作痛，嗜卧少食，大便不调。或肢体重痛，月经不调，赤白带下。或思伤脾，而患疟痢等证。

清·李延昰《脉诀汇辨·卷七 望、闻、问三诊·问诊》

形体劳苦，数受惊恐，则亦不乐，其经络不通，而不仁之病生，如痹（wěi，病）重不知寒热痛痒也。当治以按摩，及饮之酒药，使血气宣畅。

清·陈士铎《脉诀阐微·洞垣全书脉诀阐微·第五篇》

妇人之病最难治者，以其性情多郁耳。郁则气血即不流通，经辄闭塞而左关随现涩脉矣。故看妇人之脉，贵切肝脉，辨其涩与不涩是第一秘法。虽各经皆有涩脉，而左关不涩，其郁未甚也。

清·陈士铎《脉诀阐微·洞垣全书脉诀阐微·第二篇》

涩中兼小，气血亏而郁志莫伸；涩中兼实，气血壅而思想难遂；涩中兼微，气寒而滞；涩中兼细，血少而愁；涩中兼洪，郁怒不解；涩中兼急，郁痛安禁；涩中兼结，邪搏于两胁之间；涩中兼促，正亏于半表之际；涩中兼革，气欲脱于肾肝；涩中兼代，气将绝于脾胃；涩中兼石，寒郁不宣；涩中兼坚，风郁难出；涩中兼搏，郁甚莫解；涩中兼静，郁极安移。

清·王贤《脉贯·卷六·弦脉（阳中阴）》

至于素有动气怔忡、寒疝脚气，种种宿病而挟外感之邪，于浮紧数大之中，委曲寻之而弦象必隐于内……如腹痛膨胀……中气郁结，寒热痞满，种种皆有弦脉，悉由中气不足，土衰木贼而致。

清·林之翰《四诊抉微·卷之一·白色主病吉凶诀》

肺王西方，属金而色白。白为虚为寒。有悲愁不乐，则色白。有脱血、夺气、脱津液，则色白。

清·林之翰《四诊抉微·卷之三·经证考》

昏沉似睡，血虚。露睛，伏痰。目陷无神，元气败。弄舌，烦躁，实热。妄语癫狂，邪热归心。挖舌咬人者，心气绝。

清·林之翰《四诊抉微·卷之五·切诊二》

盖男子血虚则尺盛，女子气郁则寸盛；男子血虚则脏气衰，女子气郁则四肢烦热而不举也。

清·林之翰《四诊抉微·卷之六·切诊三》

徐春甫曰：左寸沉无力，内虚，悸怖，恶人声，精神恍惚，夜不寐；有力，里实，烦躁，梦遗，口渴，谵语。

清·林之翰《四诊抉微·卷之六·切诊三》

寸浮头痛眩生风，或有风痰聚在胸。……左寸风眩鼻塞壅，虚迟气少心烦忡。关中腹胀促胸满，怒气伤肝尺溺红。

清·林之翰《四诊抉微·卷之八·切诊五》

故血虚则气失依归，运行之机濡滞而不流利；气虚则健运之力微弱，血失宣导之机，亦阻结而难前。故不拘血虚、血瘀、气虚、气郁，脉俱呈涩者，皆因气机之阻，经脉失其畅达，流行艰涩故也。……凡一切内外、气血、寒热、虚实，致病而脉见涩者，非血滞于气，即气滞于血而使然也。

清·黄琳《脉确·细》

直耎如丝细，劳伤损血气 细主气血两虚，身汗来，心慌至 浮细属阴虚，多盗汗。沉细属阳虚，多自汗。汗多心虚，故慌。

清·叶桂《临证指南医案·卷九·调经》

病起经阻，形容日瘦，嘈杂刻饥，心腹常热。此乃悲惋离愁，内损而成劳。阴脏受伤，阳脉不流，难治之症。必得怡悦情怀，经来可挽，但通经败血，断不可用。

（日）丹波元坚《杂病广要·内因类·虚劳》

五劳者，五脏之劳也。皆因不量才力，勉强运为，忧思过度，嗜欲无节，或病失调将，积久成劳。其病头旋眼晕，身疼脚弱，心怯气短，自汗盗汗，或发寒热，或五心常热，或往来潮热，或骨蒸作热，夜多恶梦，昼少精神，耳内蝉鸣，口苦无味，饮食减少，此皆劳伤之证也。《要诀》

（日）丹波元坚《杂病广要·内因类·胀满》

大抵饮食不节，起居失宜，房室过劳，忧思无极，久久皆足以耗其阴守，衰其阳运，致气壅滞留中，而胀满之疾渐起矣。故实者少虚者多，热者少寒者多，成于他脏腑者少，成于脾胃者多。

（日）丹波元坚《杂病广要·内因类·虚劳》

嫠妇师尼，所欲未遂，阴阳离绝，郁火亢极，不得发泄而成失合证者，较之房劳更甚。始则肝木郁热，继则龙火上煽，致心肺受病，而喘嗽烦热，甚则迫血骤亡者有之，经闭不行而吐衄者有之。此证宜开郁降火，增损柴胡汤、加味逍遥散选用。阴火亢极者，可用滋肾丸、玉烛散先泻郁火，后服滋养之药如乌骨鸡丸之类。若郁火不泄，血气不荣而发痈疽者，去生远矣。

清·沈金鳌《杂病源流犀烛·卷六·惊悸悲恐喜怒忧思源流》

有思虑伤心，致心神不足，而不能寐者宜养心汤。有忧思过度，令人惕然心跳动而不自安者宜静神丹。有思虑太甚，致心气不足，忽忽善忘，恐怯不安，梦寐不祥者宜定志丸。有思虑太甚，心血耗散，竟至怔忡恍惚者宜益荣汤。有因思劳伤心脾，致健忘失事，言语颠倒如痴者宜归脾汤。有思力太猛，心神失守，致痰涎聚于心包，渐成痴癫者宜加味茯苓汤。凡此皆思之病也，皆过用其思之病也。乃若过用其悲忧恐惧，亦有类于此者，治法大约可以相参。

清·黄宫绣《脉理求真·卷二·新增四言脉要》

心中惊悸，脉必代结。饮食之悸，沉伏动滑……惊悸非属心气亏损，即属有物阻滞，故脉必见代结。若因饮食致悸，则有沉伏动滑之象，所当审也。

郁脉皆沉，甚则伏结。或代或促，知是郁极。胃气不失，尚可调治。气痛脉沉，下手便知。沉极则伏，涩弱难治。亦有沉滑，是气兼痰。心痛在寸，腹痛在关。心腹之痛，其类有九。细迟速愈，浮大延久。两胁疼痛，脉必双弦。紧细而弦，多怒气偏。沉涩而急，痰瘀之愆。疝属肝病，脉必弦急。牢急者生，弱急者死。腰痛之脉，必弦而沉。沉为气滞，弦损肾元。兼浮者风，兼紧者寒。濡细则湿，寒则闪挫。头痛之病，六经皆有。风寒暑湿，气郁皆侵。脉宜浮滑，不宜短涩。

清·王旭高《医学刍言·第五章郁证·痰病》

郁证乃七情杂沓，难分经络，如倦怠太息，或饥而不欲食，或食即饱胀，或心跳头昏，或腰疼足软，或火升内热，即在一日之中，或有时觉暂快，或有时昏沉，懒于言动。妇人患此最多，每每经事不调，腹中时痛。

清·汪必昌《医阶辨证·心烦内外证辨》

外邪内入，心烦不得眠，或呕或渴，或不利。内因火动，心烦卧不安，或头痛气短，或心忡口燥。

在外为有余，故所见皆实证；在内为不足，故所见皆虚证。

清·蔡贻绩《医学指要·卷一·三焦要论》

六脉微而涩则三焦无所仰赖，不得归其部。微则卫气不行，涩则营气不逮，营卫不能相将而行则三焦无所仰赖，其证身体痹不仁。卫不足则恶寒数欠，营不足则身烦疼痛，口难言语。浊气不降则噫气而吞酸，上焦不归也；升降失职则不能消谷引食，中焦不归也；清气不升则不能约束而遗弱，下焦不归也。卫气衰，面色黄，营气衰，面色青，三焦不足之色也。

清·蔡贻绩《医学指要·卷二·后天根本论》

脾主四肢，故因热无气以动，懒于言语，动则喘乏，表热自汗，心烦不安，此所谓劳倦伤也。盖人受水谷之气以生，所谓清气、营气、卫气，皆胃气之别名也，胃为水谷之海，五脏六腑皆受灌输，若起居失度，饮食失节，未有不伤脾胃者也，脾胃一伤，元气必耗，心火独炎，心火即下焦阴火，心不主令，相火代之，火与元气，势不两立，一胜则一负，阴火上冲，气高而喘，身热而烦，脾胃之气下陷，谷气不得升浮，是春生之令不行，无阳以护其营卫，乃生寒热。

清·蔡贻绩《医学指要·卷三·二十八脉指要》

沉阴主里，七情气食。左寸沉者，心病可识，右寸沉者，肺病可测。沉见两关，病在脾肝。浮为胃胆，同部分看，或为肝郁，或为脾寒。

弱主阳陷，为真气衰陷，为怔忡健忘，为自汗短气，为土寒不运，为精冷，为火衰。

牢脉中实，坚积为殃，肥气奔豚……牢主坚积，病在乎内，为伏梁，心之积也。起于脐上，止于心下为奔豚，肾之积也。

散主本伤，见则危殆。为气血俱虚根本脱离之脉，为怔忡不卧，为自汗淋漓，为溢饮，为胀满，为水竭，为阳消，皆其候也……心脉软散为怔忡。

芤为孤阳脱阴之候，为失血脱血，为气无所归，为阳无所附，为阴虚发热，为头晕目眩，为惊悸怔忡。

长主有余，亦为气逆火盛之候。为木强，为土郁，为奔豚中竞，为相火专令，皆其候也。

涩为阴虚，乃血气俱虚之候。为少气，为忧烦……凡脉见涩滞者，多由七情不遂营卫耗伤，血无以充气无以畅。

细主气衰，为诸虚劳损，为怔忡不寐，为呕吐气怯，为肝阴衰，为胃虚胀，为泻利遗精，为下元冷惫，皆其候也。

清·蔡贻绩《医学指要·卷四·脉度之要》

表，阳也，腑也。凡六淫之邪袭于经络，而未入胃腑及脏者皆属于表也。里，阴也，脏也。凡七情之气郁于心腹之内不能散越，及饮食之伤留于脏腑之间不能通泄，皆属于里也。虚者元气之自虚，精神耗散，气力衰竭也。实者邪气之太实，由于正气之本虚，邪得乘之，非元气之自实也。故虚者补其正气，实者泻其邪气。

清·蔡贻绩《医学指要·卷四·诊外感内伤脉举要》

若夫内伤，则有七情之脉。凡喜伤于心者，气缓而脉散；悲则气消而脉短；怒伤于肝者，气上冲而脉促；惊伤于胆者，气乱而脉动掣；忧伤于肺者，气沉而脉涩；思伤于脾者，气结而脉短；恐伤于肾者，气怯而脉沉，此大较也。

若六郁者，其症与脉不又有辨欤。滑伯仁曰：郁者结聚而不得发越，当升者不得升，当降

郁
病

者不得降，当变化者不得变化，所以传化失常而病见矣。气郁者，胸膈痛；湿郁者，周身痛或关节痛，遇阴寒即发；痰郁者，动则气喘，寸口沉滑；热郁者，昏冒便赤，脉浮数（六郁不言风寒者，风寒郁而为热也）；血郁者，四肢无力，能食；食郁者，嗳酸腹饱不能食，寸口紧盛。六者之中以气为主，气行则郁散矣，此则内伤外感所兼有之症，不可不知也。

清·蔡贻绩《医学指要·卷五·诊治六部虚实》

六部之脉，必有虚实，辨症用方，自无差谬。如左寸心脉，三按有力为实，其外症必口燥舌干，烦闷癫狂，汗如流水，面似桃花，小便短少，宜黄连泻心汤、麦冬汤、三黄汤、竹叶石膏汤。如左寸心脉，三按无力为虚，其外症多怔忡健忘，宜养心汤、归脾汤、茯苓补心汤。

清·程杏轩《杂证汇参·郁》

凡抑郁之病，用开郁药，而脉反洪大者，可不必虑，此病气已开也。

清·林珮琴《类证治裁·卷之三·郁症论治》

若思忧悲惊怒恐之郁，伤气血，多损脏阴，可徒以消散治乎！七情内起之郁，始而伤气，继必及血，终乃成劳。主治宜苦辛凉润宣通。苦能泄热，辛能理气，凉润能濡燥，宣通能解结。用剂必气味相投，乃可取效。

今分条列治。如思郁伤脾，气结，宜郁金、贝母、当归、柏子仁、桔梗、木香汁。思郁伤神，精滑，神伤必不摄肾，故遗精淋浊，固阴煎。（出自《景岳全书》：人参、熟地、山药、山萸肉、远志、炙甘草、五味子、菟丝子）。思郁伤肝，潮热，逍遥散。思郁伤心脾，失血，归脾汤去白术，加白芍。忧郁伤肺，气阻，杏仁、瓜蒌皮、郁金、枳壳、枇杷叶、竹沥、姜汁、半夏。忧郁伤中，食少，七福饮（见于《景岳全书》：人参、白术、熟地、当归、枣仁、远志、炙甘草）去熟地，加砂仁。悲忧脏躁，欲泣，甘麦大枣汤。惊郁胆怯，欲迷，人参、枣仁、茯神、龙骨、石菖蒲、南枣、小麦。惊郁神乱，欲狂，清心温胆汤。怒郁，肝伤气逆，解肝煎（见于《景岳全书：陈皮、半夏、厚朴、茯苓、苏叶、芍药、砂仁》）。怒郁，火升动血，化肝煎（见于《景岳全书：青皮、陈皮、芍药、丹皮、栀子、泽泻、贝母》）。恐郁，阳消精怯，八味丸加减，或鹿角胶酒化服。诸郁久，风阳内生，眩悸咽痛，宜阿胶、生地、石斛、茯神、牡蛎、白芍、麦冬、甘草。气郁，脉沉而涩，七气汤。血郁，脉涩而芤。四物化郁汤。气郁，生涎心悸。温胆汤。血郁，络伤胁痛。金铃子散加桃仁、归须、郁金、降真香。肺脾郁，营损肌瘦。养营汤去桂心，减熟地黄。心脾郁，怔忡崩漏。归脾汤。肝胆郁，血燥结核，加味逍遥散。若嘈杂吞酸，逍遥佐金汤。脾胃郁，气噎哕呃。金匮麦门冬汤加竹茹、丁香。三焦郁，口干不食。栀子仁姜汁浸炒黑研细，以人参、麦冬、乌梅煎汤服。若夫六气之火郁，散之。火郁汤（见于《脉因证治》：羌活、升麻、葛根、人参、白芍、柴胡、甘草、防风、葱白）。寒郁成热，泻之。羚羊角、山栀、生白芍、丹皮、川黄连、川石斛。湿郁除之，除湿汤、平胃散。痰郁涤之，润下丸，或二陈汤加海石、瓜蒌、贝母、竹沥。食郁消之，保和丸。通治诸郁，用越鞠丸、六郁汤加减。阴阳壅滞，气不升降，沉香降气散。妇人咽中如有炙脔，咯不出，咽不下，半夏厚朴汤。

清·汪宏《望诊遵经·上卷·黑色主病条目》

黑滞而惊恐不寐者，客邪为害也。

妄言妄见者，邪在于胃。不识不知者，邪入于腑，默默然不慧者，厥阴之候，兀兀然欲吐者，阳明之形。

清·汪宏《望诊遵经·上卷·白色主病条目》

血少面无色，惊悸盗汗梦遗，甚则心痛咽肿者，曲运神机，心之劳也。

清·汪宏《望诊遵经·上卷·青色主病条目》

筋瘈，好悲思，颜色苍白，四肢痿痹，手足拘挛，伸动缩急，腹中转痛者，筋虚极也。色青逆噫，喜恍惚失气，状似悲泣之后，舌强咽喉干，寒热恶风，不可动，不嗜食，苦眩，善妄言者，脉急也。……目下色青者，或多忧惊，或多色欲也。

清·汪宏《望诊遵经·上卷·变色望法相参》

怒则肝气逆，故悻悻然，目张毛起而面苍。愧则心气怯，故赧赧然，颜见汗出而面赤。思则气结于脾，故睑定而色黄以涩。喜则气发于外，故颐解而色红且散。悲则气消于内，故五脏皆摇，色泽减而声噍（jiāo，声音急促）以杀。忧则气并于中，故两眉双锁，色沉滞而气郁以塞。恐惧者，精神荡惮而不收，故色脱而面白。惊怖者，血气分离而乖乱，故气促而面青。此皆常色变中之变。

清·汪宏《望诊遵经·下卷·诊口形容条目》

脉自涩，唇口干燥者，其人不欲饮也。病者如有热状，烦满，口干燥而渴，脉反无热者，此为阴伏，是瘀血也。……口糜者，膀胱移热于小肠也。病苦身热未去，口中生疮，心中烦满，汗不出，身重，左寸脉阳实者，手太阳小肠实也。

清·汪宏《望诊遵经·下卷·身容望法提纲》

骂詈笑歌，其行日夜不休者，狂态也，直视僵仆，其脉阴阳俱盛者，癫态也。厥者，阴阳不足，冒者表里俱虚。昏沉者，阴阳亏而神气少，恍惚者，津液亡而心血虚。起卧不安，反覆颠倒，心中懊憹者，虚烦之证。衣被不敛，言语善恶，不避亲疏者，神乱之征。僵仆者属于阳，病由机关不利。伛偻者属于阴。痛为心肾之痼。如狂者，血蓄膀胱，热结未泻。如醉者，邪侵六腑，闭塞不通。

清·周学海《脉义简摩·卷四　主病类·郭元峰二十八脉集说》

按动脉乃滑之兼紧者，盛大有力，是有余之象。……故主病为湿热成痰，为血盛有热，及忧郁膈噎、关格吐逆、大小便不利诸证。

清·周学海《脉义简摩·卷四　主病类·郭元峰二十八脉集说》

夫疾者，其来也有顷而一掣，其去也有顷而一掣，亦有来缓而去疾，去缓而来疾，总是指下鹘突（hútū，模糊），无上下回环接续从容不迫之度。其主病有三：一曰气郁，一曰气虚，一曰气脱。气脱者，所谓绵绵如泻漆漆汁下泻之绝，及其去如弦绝者是也；气郁者，其起势似见艰涩，而应指有力也；气虚者，形体小弱，而应指无力也。若涩而躁疾，力弱体薄者，气血两虚而阴燥也。若洪而躁疾，力盛体厚者，湿热所郁也。

清·周学海《脉义简摩·卷六　名论汇编·气郁脉（附治验）》

王汉皋曰：气郁则热，而血液又凝，故每于洪滑中见细。如右寸洪，肺热也。洪而滑，又有痰。而中有一线之细，是其虽细而力强，乃能见象于洪滑之中，主上焦有痛。不为促结弦大而为细，其痛是郁热，非实火。治宜解郁，清肺化痰，不宜寒凉攻伐。余仿此。

又曰：脉有反象，皆郁极而阻闭者也。如肝病，左关弦，郁则细而弦，郁极则细而结，甚则伏矣。然其弦反见于相克之经，故右关弦也。余例推。凝痰宿食，填塞膻中，脉有见迟弱者，即此义也。

又曰：凡两关重取，至数不匀而见结促，皆郁脉也，须解肝脾之郁。在杂疾须先解郁而后治病，常有脉证相符，医之不应者，皆有郁未解也。近郁易愈，远郁难愈。盖初郁为病，其抑遏阻闭处必有显而易见之脉之证，但用宣通之剂即应矣。若日久未治，又生他病，医者留心四诊，见为兼郁，则于方中兼用宣通之品，亦可并愈。若但治新证，未知解郁，不独久郁未除，即新病亦不应药。如肝木郁必克脾土，土受克则湿生，脾湿则阴寒聚于下，肝郁则虚热积于上。上热则周身之火上炎，诸虚热证作矣；下寒则周身之水下注，诸虚寒证作矣。治虚热用寒凉固非，用温补又因上热而有妨；治虚寒用温平固谬，用峻补亦因上热而不受。盖郁未解而遽（jù，匆忙）温之，必助相火；湿未渗而辄补之，转滞胸膈。相火久浮于上则热结；寒湿久蓄于下则寒凝，解郁渗湿，其可缓乎？解肝之郁，宜兼养真阴以销结热；渗脾之湿，宜兼扶真阳以化凝寒。朱丹溪治久病必兼解郁法，与刘河间极论玄府，叶天士重讲疏络，皆《内经》守经隧之义也。

又曰：平常郁结之脉，兼热则数中见促，兼寒则迟中见结，乃数息中偶见结促也。若逐息皆见促结，乃疼痛之脉，非郁结也。

清·周学海《脉义简摩·卷六　名论汇编·病脉有定象无定象》

王汉皋曰：凡左脉弱，右脉强，主汗多、遗精、肝郁等证。右脉弱，左脉强，主易怒腹痛，及误服补火丸散，必生肝热滑精诸证。右脉盛，左手无脉，主痰结气虚。左脉盛，右手无脉，主食滞肝郁。

清·周学海《脉义简摩·卷六　名论汇编·内因外因脉》

高鼓峰曰：何谓内？言七情也，喜怒忧思悲惊恐也。七情之病起于脏，七情过极，必生怫（fú，形容忧愁或愤怒）郁，病从内起。怫郁之脉，大抵多弦涩凝滞，其来也必不能缓，其去也必不肯迟，先有一种似数非数躁动之象，细体之来往不圆滑也。可谓摩绘入微矣，拙著《补义》有论喘、躁、驶三脉，文内所论躁脉即此，此为郁脉，法当疏之发之。如火在下而以湿草盖之，则闷而不宣，必至烧干而自尽，疏之发之，使火气透，则可以自存。何也？郁是气抑，抑则气不透，不透则热，热则为火矣。胡念庵曰：七情不专主郁，《内经·九气论》言之详矣。

清·周学海《脉简补义·卷上·诸脉补真》

又有来势略盛，而逊于喘，亦能吸入，惟应指时有战栗之意，如左右弹者，此主中气不足，为怔忡，为用力过度，为中焦停饮，为经络阻滞，为元阳衰惫。

清·刘恒瑞《察舌辨症新法·舌质无苔分别诊断法》

质红无苔，热邪初入阴分，或者伤食，胃气不能上升，或忧思郁抑，阳气不能上升，须以脉诊参断。

清·刘恒瑞《察舌辨症新法·苔色变换吉凶总论》

更有气聚苔聚，气敛苔敛，气化苔化，气散布，苔亦散布，气凝聚而结，苔亦凝聚而结，气结于一边，苔亦结于一边。故气郁之症，苔边整齐，如石阶之起边线，线内有苔，线外无苔，但红边而已。若气舒化则散布，由密而疏散，则不似斩然齐一之边矣。故苔有边齐如斩者，气聚也，有积滞抑郁者也。

清·管玉衡《诊脉三十二辨·二十四·辨内外宜细分》

内出之病，如喜怒忧思悲恐惊，则右脉大于左，荣气病，脉弦小而数，卫气病，脉滑大而数，荣病尺盛于寸，卫病寸盛于尺。又外入之病，见阳脉为易治，内出之病，见阴脉为可治，反者不救。

民国·曹炳章《辨舌指南·卷三·辨舌证治》

如七情所郁，舌胀满不得息，宜舒郁清上焦，外用生川乌、生南星、干姜等分为末，醋调手足心。

民国·曹炳章《辨舌指南·卷六·杂论方案》

仲侍御多思虑，舌作痛，用苦寒降火药，发热便血，盗汗口干，肢体日瘦。此脾气亏损，血虚生热，用加味归脾汤而愈《薛己治验》。

郁
病

三、辨寒热

《素问·刺热篇第三十二》

肝热病者，小便先黄，腹痛多卧身热，热争则狂言及惊，胁满痛，手足躁，不得安卧，庚辛甚，甲乙大汗，气逆则庚辛死。刺足厥阴、少阳。其逆则头痛员员，脉引冲头也。

心热病者，先不乐，数日乃热。热争则卒心痛，烦闷善呕，头痛面赤无汗，壬癸甚，丙丁大汗，气逆则壬癸死，刺手少阴、太阳。

脾热病者，先头重颊痛，烦心颜青，欲呕身热。热争则腰痛不可用俯仰，腹满泄，两颔痛，甲乙甚，戊己大汗，气逆则甲乙死，刺足太阴、阳明。

肺热病者，先淅然厥，起毫毛，恶风寒，舌上黄身热。热争则喘咳，痛走胸膺背，不得大息，头痛不堪，汗出而寒，丙丁甚，庚辛大汗，气逆则丙丁死。刺手太阴、阳明，出血如大豆，立已。

肾热病者，先腰痛骱痠，苦渴数饮身热，热争则项痛而强，骱寒且痠，足下热，不欲言，其逆则项痛员员淡淡然，戊己甚，壬癸大汗，气逆则戊己死，刺足少阴、太阳，诸汗者，至其所胜日汗出也。

《素问·举痛论篇第三十九》

五脏六腑固尽有部，视其五色，黄赤为热，白为寒，青黑为痛。

《难经·第五十一难》

病有欲得温者，有欲得寒者，有欲得见人者，有不欲得见人者，而各不同，病在何脏腑也？然：病欲得寒，而欲见人者，病在腑也。病欲得温，而不欲见人者，病在脏也。何以言之？腑者阳也，阳病欲得寒，又欲见人。脏者阴也，阴病欲得温，又欲闭户独处，恶闻人声。故以别知脏腑之病也。

晋·王叔和《脉经·卷六·肝足厥阴经病证第一》

肝中寒者，其人洗洗恶寒，翕翕发热，面翕然赤，漐漐有汗，胸中烦热。肝中寒者，其人两臂不举，舌本又作大。燥，善太息，胸中痛，不得转侧，时盗汗，咳，食已吐其汁。肝主胸中喘，怒骂，其脉沉，胸中必窒，欲令人推按之，有热，鼻窒。

元·戴启宗《脉诀刊误·附录·怪脉》

或因多怒，或因忧郁，或因厚味，因补剂，或因无汗，气腾血沸，清化为浊，老痰宿饮，胶固杂揉，脉道阻涩，亦见涩状。若重取至骨，来似有力且带数，以意参之于证，验之形气，但有热证，当作实热可也。

明·张景岳《景岳全书·卷之十五·杂证谟》

余尝察五志所伤之人，但见其憔悴日增，未见其俱为热病也。即因志动火者，非曰必无，但伤气者十之九，动火者十之一，又岂五志皆能动火乎？而矧（shěn，况且）以怒动肝气者，最易伤脾，脾伤者，不可以言火也。醉饱能动胃火，胃强者固自无恙，脾弱而致病者，不可以言火也。房劳本动肾火，精去而阳亢者，可以火言，精去而气亦去者，不可以言火也。

清·林之翰《四诊抉微·卷之七·切诊四》

促因火亢，亦因物停。促为阳独盛而阴不能和也，为气怒上逆，为胸满烦躁，为汗郁作喘，为血瘀发斑，为狂妄，为痈肿。

清·汪必昌《医阶辨证·痰生百病八证辨》

痰因热而生者，病在心，其面赤，烦热心痛，唇口干燥，多喜笑，变生病为头风，为烦躁烂眼，怔忡懊恼，惊悸癫厥，喉闭咽肿，口疮舌糜，重舌木舌，耳作鼓声，牙痛腐烂。

清·汪必昌《医阶辨证·寒热如疟二证辨》

风入血室，寒热谵语，经产时得之，思怒不遂，寒热而赤，心忡，脉弦出鱼际。

清·周学海《重订诊家直诀·卷下·外诊撮要》

凡久患湿痰困重人，脾湿肝郁，山根下多见一横道滞暗，若内含微赤者，伏热也，色虽深重，不死；旁连目胞下及两颧，即凶。

清·周学海《辨脉平脉章句·卷下·平脉法篇第二》

少阴脉弱而涩，弱者微烦，涩则厥逆。

少阴脉，候肾中真阴真阳之元气者也。弱者，真阴虚而生内热，故微烦，烦则有眩冒之事矣。涩者，脉道不通而气不接续也，故厥逆。厥逆者，四肢时时逆冷也，是气机愈不利而外寒内热之势成矣。合上节观之，始因血寒而气不运，继因气郁而内化热。《内经》曰：阳之气，以天地之疾风名之。郁久，则发暴。而又血凝经隧，使不得循其正道，逼迫交争，有不令人卒厥者乎？

清·管玉衡《诊脉三十二辨·二·辨浮脉所统有十》

若满指腾上，来盛去长，如江河之大，波涛涌起曰洪。洪即实脉之无力者也，为气血大热之候，属火，寸洪胸满烦热。

民国·曹炳章《辨舌指南·第十六章·仲景察舌辨证法》

舌痹者，强而麻也，乃心绪烦扰忧思暴怒，气凝痰火而成。用荆芥雄黄各等分，木通煎汤调下。有痰壅，舌麻痹者，宜生矾研末掺之，或牙皂末掺之。

民国·曹炳章《辨舌指南·第十四章·辨舌之苔垢》

白而苔薄者，寒邪在表，或气郁不舒。

民国·曹炳章《辨舌指南·第十四章·辨舌之苔垢》

凡食滞于中宫，则舌现灰白，滞积甚则黄厚灰白，宜消运，黄厚宜攻下，食消则苔必自退。邪郁于血分则舌红，郁甚则舌紫。紫而枯燥者，血郁热甚也。紫而滑润者，寒郁血瘀也。若舌本红紫杂现而色不匀者，营血瘀滞也。郁于气分者，则舌苔薄白，湿而不浮，苔如地生之草。胃气和调，苔必升浮，中气郁滞，苔必紧闭也。阳为阴郁则舌青，升阳则青退，阴竭则舌光亮，阴枯多死。

民国·曹炳章《辨舌指南·第十五章 辨舌之颜色·第一节 白苔肺经》

舌苔白腻，胸膈闷痛，心烦干呕，时欲饮水，水入则吐，此热因饮郁，宜辛淡化饮。

粉白实热。马良伯云：舌厚腻如积粉者，为粉色舌苔，旧说并以为白苔。其实粉之与白，一寒一热，殆水火之不同道。温病热病瘟疫时行，并外感秽恶不正之气，内蓄伏寒伏热之势，邪热弥漫，三焦充满，每见此舌。与热在阳经者异，与腑热燥实者亦异，治宜清凉泄热。粉白干燥者，则急宜大黄黄连泻心汤等，甚或硝黄下之。切忌拘执旧说，视为白苔则大误矣。又有舌正赤，苔如积粉不滑，外证若烦热发渴，亦当以白虎清内热也。又脾胃有水饮者，舌多不燥，不可误认为寒证也。

四边色红，中心干或白燥，外症烦渴烦热者，乃上焦气热烁津，宜急散无形之热。此非邪入血分，勿用血分药。

四、辨脏腑

《素问·阴阳应象大论篇第五》

在脏为肝……在音为角，在声为呼……在志为怒。

在脏为心……在音为徵，在声为笑……在志为喜。

在脏为脾……在音为宫，在声为歌……在志为思。

在脏为肺……在音为商，在声为哭……在志为忧。

在脏为肾……在音为羽，在声为呻……在志为恐。

《素问·风论篇第四十二》

心风之状，多汗恶风，焦绝、善怒吓，赤色，病甚则言不可快，诊在口，其色赤。

肝风之状，多汗恶风，善悲，色微苍，嗌干善怒，时憎女子，诊在目下，其色青。

《素问·奇病论篇第四十七》

帝曰：有病口苦，取阳陵泉，口苦者病名为何？何以得之？岐伯曰：病名曰胆瘅。夫肝者

郁病

中之将也，取决于胆，咽为之使。此人者，数谋虑不决，故胆虚气上溢，而口为之苦，治之以胆募俞，治在《阴阳十二官相使》中。

帝曰：有病㿉（máng，肿起）然如有水状，切其脉大紧，身无痛者，形不瘦，不能食，食少，名为何病？岐伯曰：病生在肾，名为肾风。肾风而不能食，善惊，惊已心气痿者死。

《素问·方盛衰论篇第八十》

是以少气之厥，令人妄梦，其极至迷。三阳绝，三阴微，是为少气。

是以肺气虚，则使人梦见白物，见人斩血藉藉；得其时，则梦见兵战。

肾气虚，则使人梦见舟船、溺人；得其时，则梦伏水中，若有畏恐。

肝气虚，则梦见菌香、生草；得其时，则梦伏树下不敢起。

心气虚，则梦救火、阳物；得其时，则梦燔灼。

脾气虚，则梦饮食不足；得其时，则梦筑垣盖屋。

《灵枢·本神第八》

心怵惕思虑则伤神，神伤则恐惧自失，破䐃脱肉，毛悴色夭，死于冬。

脾愁忧而不解则伤意，意伤则悗乱，四肢不举，毛悴色夭，死于春。

肝悲哀动中则伤魂，魂伤则狂忘不精，不精则不正当人阴缩而挛筋，两胁骨不举，毛悴色夭，死于秋。

肺喜乐无极则伤魄，魄伤则狂，狂者意不存人，皮革焦，毛悴色夭，死于夏。

肾盛怒而不止则伤志，志伤则喜忘其前言，腰脊不可以俯仰屈伸，毛悴色夭，死于季夏。

肝藏血，血舍魂，肝气虚则恐，实则怒。……心藏脉，脉舍神，心气虚则悲，实则笑不休。

《灵枢·胀论第三十五》

夫心胀者，烦心短气，卧不安。……脾胀者，善哕，四肢烦悗，体重不能胜衣，卧不安。……胆胀者，胁下痛胀，口中苦，善太息。凡此诸胀者，其道在一，明知逆顺，针数不失。泻虚补实，神去其室，致邪失正，真不可定，粗之所败，谓之夭命。补虚泻实，神归其室，久塞其空，谓之良工。

《难经·第十六难》

其病为之奈何？然，假令得肝脉，其外证：善洁，面青，善怒；其内证：脐左有动气，按之牢若痛；其病：四肢满，闭淋，溲便难，转筋。有是者肝也，无是者非也。假令得心脉，其外证：面赤，口干，喜笑；其内证：脐上有动气，按之牢若痛；其病：烦心，心痛，掌中热而哕（yuē，古同"哕"，干呕）。有是者心也，无是者非也。假令得脾脉，其外证：面黄，善噫，善思，善味；其内证：当脐有动气，按之牢若痛；其病：腹胀满，食不消，体重节痛，怠惰嗜卧，四肢不收。有是者脾也，无是者非也。假令得肺脉，其外证：面白，善嚏，悲愁不乐，欲哭；其内证：脐右有动气，按之牢若痛；其病：喘咳，洒淅寒热。有是者肺也，无是者非也。假令得肾脉，其外证：面黑，善恐欠；其内证：脐下有动气，按之牢若痛；其病：逆气，小腹急痛，泄如下重，足胫寒而逆。有是者肾也，无是者非也。

晋·王叔和《脉经·卷五·扁鹊华佗察声色要诀第四》

病人面赤目白者，十日死。忧恚（huì，小怒）思虑，心气内索，面色反好，急求棺椁。

晋·王叔和《脉经·卷六·肝足厥阴经病证第一》

肝病，胸满胁胀，善恚怒，叫呼，身体有热而复恶寒，四肢不举，面目白，身体滑。其脉当弦长而急，今反短涩，其色当青，而反白者，此是金之克木，为大逆，十死不治。

晋·王叔和《脉经·卷六·胆足少阳经病证第二》

胆病者，善太息，口苦，呕宿汁，心澹澹恐如人将捕之，嗌中介介然，数唾，候在足少阳之本末，亦见其脉之陷下者，灸之，其寒热，刺阳陵泉。善呕，有苦汁，长太息，心中澹澹，善悲恐，如人将捕之，邪在胆，逆在胃，胆液则口苦，胃气逆则呕苦汁，故曰呕胆。刺三里，以下胃气逆；刺足少阳血络，以闭胆，却调其虚实，以去其邪也。

晋·王叔和《脉经·卷六·心手少阴经病证第三》

邪哭使魂魄不安者，血气少也。血气少者，属于心。心气虚者，其人即畏—作衰，合目欲眠，梦远行而精神离散，魂魄妄行。阴气衰者，即为癫；阳气衰者，即为狂。五脏者，魂魄之宅舍，精神之所依托也。魂魄飞扬者，其五脏空虚也，即邪神居之，神灵所使，鬼而下之。脉短而微，其脏不足，则魂魄不安。魂属于肝，魄属于肺，肺主津液，即为涕泣，肺气衰者，即为泣出，肝气衰者，魂则不安。肝主善怒，其声呼。

晋·王叔和《脉经·卷六·心手少阴经病症第三》

心病，其色赤，心痛短气，手掌烦热，或啼笑骂詈，悲思愁虑，面赤身热，其脉实大而数，此为可治。

晋·王叔和《脉经·卷六·肾足少阴经病证第九》

肾病者，必腹大，胫肿痛，喘咳，身重，寝汗出，憎风，虚即胸中痛，大腹、小腹痛，清厥意不乐，取其经，足少阴、太阳血者。

晋·王叔和《脉经·卷八·平五脏积聚脉证第十二》

诊得心积，脉沉而芤，上下无常处，病胸满，悸，腹中热，面赤嗌干，心烦，掌中热，甚即唾血，主身瘛疭，主血厥，夏瘥冬剧，其色赤。

宋·施发《察病指南·卷下·察五脏色知生死诀》

肝病面青，如翠羽或如苍玉之泽者，生。如蓝，如地苔，如草滋，如枯草，眼眶陷入者，三日死。

面肿苍黑，舌卷而青，四肢乏力，两眼如盲，泣出不止，八日死。此肝脏绝也。一云中热嗌干。善溺心烦。舌卷，卵上缩。

明·孙一奎《赤水玄珠·第十一卷·郁证门》

五脏本气自郁证：心郁者，神气昏昧，心胸微闷，主事健忘，治宜肉桂、黄连、石菖蒲。肝郁者，两胁微膨，嗳气连连有声，治宜青皮、川芎、吴茱萸。脾郁者，中脘微满，生涎，少食，四肢无力，治宜陈皮、半夏、苍术。肺郁者，皮毛燥而不润，欲嗽而无痰，治宜桔梗、麻黄、豆豉。肾郁者，小腹微硬，精髓乏少，或浊或淋，不能久立，治宜肉桂、茯苓、小茴香。又有胆郁者，口苦、身微潮热往来，惕惕然如人将捕之，治宜柴胡、竹茹、干姜。

明·许浚《东医宝鉴·内景篇二·津液》

别处无汗，独心孔一处有汗，思虑多则汗亦多，病在于心，宜陈艾汤。丹溪思虑过度，以致心孔独有汗出，宜陈艾汤。又法：青桑第二番叶，带露采，阴干焙为末。每二钱，空心，米饮调下。又止盗汗。《入门》凡心腋汗，大人乃心血溢盛，面常发赤者是也。小儿因惊得之。有人患心腋盗汗久不止，用参归腰子方见上以收敛心血，遂愈。《得效》心汗，宜茯苓补心汤。

明·李中梓《医宗必读·卷之二·色诊》

红色见于口唇，及三阴、三阳、上下如马肝之色，死血之状者，心气绝，主死。若如橘红马尾色者，只是心病，有怔忡、惊悸、夜卧不宁。

明·李中梓《内经知要·卷下·病能》

是主脾所生病者，舌本痛，体不能动摇，食不下，烦心，心下急痛，溏、瘕泄，水闭，黄疸，不能卧，强立，股膝内肿厥，足大指不用。支者，上膈注心，故为烦心与痛。溏者，水泄也。瘕者，痢疾也。水闭者，土病不能治水也，水闭则湿热壅而为疸，为不卧。脾脉起于足拇，以上膝股，肿与厥之所由生也。

明·张景岳《景岳全书·道集·卷之五·脉神章中》

脉有七情之伤，而为九气之列。怒伤于肝者，其脉促而气上冲；惊伤于胆者，其气乱而脉动掣。过于喜者伤于心，故脉散而气缓；过于思者伤于脾，故脉短而气结。忧伤于肺兮，脉必涩而气沉；恐伤于肾兮，脉当沉而气怯。若脉促而人气消，因悲伤则心系挛。伤于寒者脉迟，其为人也气收；伤于热者脉数，其为人也气泄。

明·张景岳《景岳全书·卷之十一·杂证谟》

咳嗽微喘、短气、悲忧不已者，病在肺脏；言语无伦、神昏多笑、不寐者，病在心脏；腹满少食、吐涎呕恶、吞酸嗳气、谵语多思者，病在脾胃；胸胁气逆、多惊多怒者，病在肝胆；少腹疼痛、二便不调、动气上冲、阴痿、呻吟多恐者，病在肾脏。

清·李延昰《脉诀汇辨·卷七　望、闻、问三诊·声诊》

大笑不止，乃为心病。喘气太息，乃为肺病。怒而骂詈，乃为肝病。气不足息，乃为脾病。欲言不言，语轻多畏，乃为肾病。

清·王贤《脉贯·卷一·三因脉法论》

内伤七情曰内因，脉来虚散，喜伤心也；弦激，怒伤肝也；沉涩，忧伤气也；结滞，思伤脾也；紧促，悲伤肺也；沉弱，恐伤肾也；动摇，惊伤胆也。此内淫所夺，脉见其情，俱当平补者也。

清·林之翰《四诊抉微·卷之一　望诊·黑色主病吉凶诀》

肾王北方，属水色黑。经云：肾病面黑如柴。究其主病，为寒为痛，恐惧与忧，色亦相同。……紫浊时病，面色黑惨，带紫色者，邪气方甚，寒多热少。夜不寐也，面色黑滞，惊怕不寐，邪气为害，内服药剂，外可镇也。

清·林之翰《四诊抉微·卷之三 儿科望诊·经证考》

呵欠，面赤多筋，肝火。呵欠面青，惊悸。眼赤多泪，积热。

清·林之翰《四诊抉微·卷之三 儿科望诊·闻诊》

言负德者，肝必郁而多怒也。

清·吴澄《不居集·上集卷之十八·论情志三郁·一曰忧郁》

七情之郁，自内而生，故郁在五脏。五脏之中，又以心经为主，以其有脉络相通，故郁者实乃心病也。

清·吴谦《医宗金鉴·四诊心法要诀（上）》

心赤善喜，舌红口干，脐上动气，心胸痛烦，健忘惊悸，怔忡不安，实狂昏冒，虚悲凄然。

【注】喜者心之志，故病则好喜也。赤者心之色，故病则面色赤也。心开窍于舌，故病则舌赤红也。心主热，故病则口干心烦也。心之部位在上，故病则脐上有动气也。胸者心肺之宫城也，故病则心胸痛也。健忘、惊悸、怔忡，皆心神不安之病也。热乘心实，则发狂昏冒也。神怯心虚，则凄然好悲也。

郁
病

脾黄善忧，当脐动气，善思食少，倦怠乏力，腹满肠鸣，痛而下利，实则身重，胀满便闭。

【注】黄者脾之色，故病则面色黄也。忧思者，脾之志，故病则好忧思也。脾之部位在中，故病则当脐有动气也。脾主味，故病则食少也。脾主四肢，故病则倦怠乏力也。脾主腹，故病则腹满肠鸣痛而下利也。此皆脾虚之病也。脾主肉，故实则病身重、腹胀满、便闭也。

肺白善悲，脐右动气，洒淅寒热，咳唾喷嚏，喘呼气促，肤痛胸痹，虚则气短，不能续息。

【注】白者肺之色，故病则面色白也。悲者肺之志，故病则好悲也。肺之部位在右，故病则右胁有动气也。肺主皮毛，故病则洒淅寒热肤痛也。咳嗽唾痰，喷嚏流涕，喘呼气促，皆肺本病也。胸者肺之府也，故病则胸痹而痛也。肺虚则胸中气少，故喘咳皆气短不能续息也。

清·黄元御《四圣心源·卷八 七窍解·舌病》

心主言，而言语之机关，则在于舌。舌之屈伸上下者，筋脉之柔和也。筋司于肝，肝气郁则筋脉短缩，而舌卷不能言。

清·陈修园《医学三字经·附录·四诊》

肝怒声呼心喜笑，脾为思念发为歌，肺金忧虑形为哭，肾主呻吟恐亦多。

清·蔡贻绩《医学指要·卷五·诸血指要》

若其由于内伤者，忧闷伤心则面赤而心中躁扰，血来鲜红，左寸脉必涩而芤也。怒气伤肝则胁疼，而血来多紫，入水必沉，左关脉必急而芤也。劳碌思虑伤脾，则面目萎黄，四肢困倦，血来必多，入水半浮半沉，右关脉必弱而芤也。忧思抑郁伤肺，则胸前膨胀，面无光泽，血来少而或淡红，入水必浮，右寸脉必浮涩而芤也。如火盛烁金，则干咳无痰，痰中时带血星，或如脓臭，或如肉屑，或如红丝，右寸脉必浮数而芤也。淫欲伤肾，亏损真阴真阳，血逆上行，入水亦沉，两尺脉必微弱而芤也。

清·蔡贻绩《医学指要·卷六·病须知机与大人可参》

声呼而手频握者，肝病之机。时笑时忧而怔忡者，心病之机。歌唱而哕者，脾病之机。哭泣时咳者，肺病之机。呻吟战栗者，肾病之机。

清·蔡贻绩《医会元要·十二经穴脉筋主病图注·足厥阴肝脉主病》

青，肝之色也。好怒，肝之志也。左胁动气，肝之部位也。右胁下痛引小腹，肝脉所循也。抽搐昏黑，肝主风也。耳聋不聪，肝与胆为表里也。目眊眊无所见，肝开窍于目，虚故也。如有人捕之，肝虚则胆薄也。面有微尘，体无膏泽，木郁不能敷荣也。善太息，木气不舒也。

清·蔡贻绩《医会元要·脏腑所主》

肝在声为呼，呼骂多筋绝。心气虚则悲，实则笑不休。脾在声为歌，胃病则欲登高而歌。肺在声为哭，妇人脏躁，悲伤欲哭。

清·汪宏《望诊遵经·上卷·赤色主病条目》

面赤翕然而热，悲伤嗔怒，张目呼唤者，心风发也。脉沉而芤，胸满悸，腹中热，上下无常处，面赤咽干，心烦掌中热，甚则唾血，身瘛疭（chìzòng，手脚痉挛、口斜眼歪的症状），夏瘥冬剧者，心积之病也。心病色赤，心痛短气，手掌烦热，或啼笑骂詈，悲思愁虑，身热脉实大而数者，可治之证也。……劳倦即头面赤而下重，心中痛，自烦发热，当脐跳，其脉弦者，此为心脏受伤所致也。颧赤舌卷短者，心病也。

清·汪宏《望诊遵经·下卷·诊舌津液条目》

两臂不举，舌本燥，善太息，胸中痛，不得转侧，食则吐而汗出者，肝中寒也。……舌干咽肿，上气嗌干及痛，烦心，心痛者，病在足少阴也。

清·汪宏《望诊遵经·下卷·眼目形容条目》

黑珠胀起者，肝气郁滞也。

清·周学海《脉义简摩·卷六　名论汇编·三因五脏相乘脉》

思则意舍不宁，土气凝结，肝木乘之，脉必弦弱；忧则魄户不闭，金气聚涩，心火乘之，脉必洪短；恐则志室不遂，水气旋却，脾土乘之，脉必沉缓。

清·王邦博《脉诀乳海·卷二·肺脏歌》

实梦兵戈竞，虚行涉水田。

肺气盛，则梦恐惧，哭泣飞扬。《淫邪发梦》篇云：厥气客于肺，则梦飞扬。见金铁之奇物，客于大肠，则梦田野。今诀云实梦兵戈竞，虚行涉水田者，谓肺属秋金，主乎肃杀，肺实故梦兵戈争竞之事。北方属水，乃庚金衰墓之乡，金虚故梦涉于水田也。

清·管玉衡《诊脉三十二辨·卷中·十一辨肝胆脉》

其为六淫所中，诸风病皆始于肝，故肝所发病，必头目眩，胁痛肢满，手足青；其为七情所害：肝气虚则恐，实则怒，怒则魂门驰张，木气奋激，肺金乘之，故曰怒气伤肝；其有不内外因而病者：疲剧筋痛，肝气不调也。

舌见青色，肝胆病也（紫色同）。不拘所见何症，但看青而舌坚敛苍老，肝胆两经邪气盛也，泻火清肝饮。青而浮胖娇嫩者，肝胆两经精气虚也，滋水生肝饮。青而干燥者，非胆腑阴虚火郁，即肝脏血虚火旺也，但干而不燥者，专责阴虚，如干而且燥，则阴虚而火旺矣。各脏腑仿此。胆腑阴虚者逍遥散，火郁加生地、薄荷；肝脏血虚者逍遥散，火旺，加丹皮、山栀。

郁是气抑，抑则气不透，不透则热而为火也。第从来俱以郁火属之肝，而予独责之胆者，盖胆属少阳，其气尚稚，胆为甲木，其质尚嫩，所以最易被抑，一抑则其气闷而不舒矣。若肝则为厥阴，于木属乙，其气已盛，其质已坚，而其火易动而易旺，一有所触，则即发而不可遏，其而不可遏者怒也，非郁也。郁主凝滞于中，而怒则发扬于外者也。本方统治肝胆阴虚，而于胆腑火郁，则加薄荷、生地者，以木喜风摇，而郁火非生地不能凉也。于肝脏火旺，则加丹皮、山栀者，盖肝血既虚，则肝火易旺，则肝血益虚，自非泻其火，难以滋其阴，非藉屈曲下行以通之，无以泄其火也。惟是血为火迫，变成燥症，则当重加熟地，以润其燥，丹山两味，固可不必，而亦非宜矣。

青而滑润者，非胆腑气怯，即肝脏气虚也。胆腑气怯者，十味温胆汤，去枳实，加酒煎服，其应更捷。盖以酒入胆经，而最壮胆气也。肝脏气弱者，当归建中汤去胶饴。建中之所以异于桂枝者，在加胶饴一味耳。今恐甘先入脾，而去胶饴，则仍与桂枝无别。故用当归建中，则与肝脏气虚乃合。如干燥而形色反见胖嫩者，肝胆阴阳两虚也。七味饮倍肉桂，滑润而形色又兼胖嫩者，肝胆木气虚寒也，养荣汤加枸杞。凡左关脉细紧如刀口者，其舌不拘何色必胖而滑，其病不拘何症必虚而寒。予每投以养荣无不立应。临症者切勿畏之，重生者切勿疑之。

上方（归脾汤去木香加丹皮山栀方）主治思虑伤心脾，郁怒伤肝胆，以致三经血少而燥，渐至心口有块如拳，或左肋下有块如手掌，或右肋下有块如镰刀，且时作痛，及健忘怔忡、惊悸不寐等症。《内经》所谓"二阳之病发心脾"。在男子则隐曲不利，在女子则月事不来，其传为风消，其传为息贲者，不治。正此症也。

舌之屈伸上下者，筋脉之柔和也。筋司于肝，肝气郁则筋脉短缩，而舌卷不能言。

若舌謇语声迟重者，脾窍在舌，湿邪阻窍也，亦有舌无故常自痹者，由心血不足，不可作风热，治宜理中汤，加附子当归，或归脾汤，加炮姜服之。

五、辨经络

《素问·诊要经终论篇第十六》

阳明终者，口目动作，善惊，妄言，色黄。其上下经盛，不仁，则终矣。

厥阴终者，中热，嗌干，善溺，心烦，甚则舌卷、卵上缩而终矣。

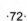

郁病

《素问·四时刺逆从论篇第六十四》

阳明有余病脉痹身时热，不足病心痹，滑则病心风疝，涩则病积时善惊。

《灵枢·邪气脏腑病形第四》

心脉急甚者为瘛疭；微急，为心痛引背，食不下。缓甚，为狂笑；微缓，为伏梁，在心下，上下行，时唾血。大甚，为喉吤；微大，为心痹引背，善泪出。

肺脉急甚为癫疾；微急，为肺寒热，怠惰，咳唾血，引腰背胸，若鼻息肉不通。缓甚，为多汗；微缓，为痿瘘，偏风，头以下汗出不可止。大甚，为胫肿；微大，为肺痹，引胸背，起恶日光。

肝脉急甚者为恶言；微急为肥气在胁下，若覆杯。缓甚为善呕，微缓为水瘕痹也。大甚为内痈，善呕衄；微大为肝痹，阴缩，咳引小腹。小甚为多饮；微小为消瘅。

脾脉急甚为瘛疭；微急为膈中，食饮入而还出，后沃沫。缓甚为痿厥；微缓为风痿，四肢不用，心慧然若无病。大甚为击仆；微大为疝气，腹里大脓血在肠胃之外。小甚为寒热；微小为消瘅。滑甚为癫（tuí）癃；微滑为虫毒蛔蝎腹热。涩甚为肠癀；微涩为内癀，多下脓血。

肾脉急甚为骨癫疾；微急为沉厥奔豚，足不收，不得前后。缓甚为折脊；微缓为洞，洞者，食不化，下嗌还出。大甚为阴痿；微大为石水，起脐以下至小腹腄腄（chuí，坚硬）然，上至胃脘，死不治。

《灵枢·经脉第十》

是主肺所生病者，咳，上气，喘渴，烦心，胸满，臑臂内前廉痛厥，掌中热。……盛者寸口大三倍于人迎，虚者则寸口反小于人迎也。

胃足阳明之脉……是动则病洒洒振寒，善伸数欠，颜黑，病至则恶人与火，闻木声则惕然而惊，心欲动，独闭户塞牖而处，甚则欲上高而歌，弃衣而走，贲响腹胀，是为骭厥。是主血所生病者，狂疟温淫，汗出，鼽衄，口喎，唇胗，颈肿，喉痹，大腹水肿，膝膑肿痛，循膺、乳、街、气街、股、伏兔、骭外廉、足跗上皆痛，中指不用。气盛则身以前皆热，其有余于胃，则消谷善饥，溺色黄。气不足则身以前皆寒栗，胃中寒则胀满。……盛者人迎大三倍于寸口，虚者人迎反小于寸口也。

是主脾所生病者，舌本痛，体不能动摇，食不下，烦心，心下急痛，溏，瘕泄，水闭，黄疸，不能卧，强立股膝内肿厥，足大指不用。……盛者寸口大三倍于人迎，虚者寸口反小于人迎也。

膀胱足太阳之脉……是主筋所生病者，痔疟狂癫疾，头囟项痛，目黄泪出鼽衄，项背腰尻腘踹脚皆痛。小指不用。……盛者人迎大再倍于寸口，虚者人迎反小于寸口也。

肾足少阴之脉……是动则病饥不欲食，面如漆柴，咳唾则有血，喝喝而喘，坐而欲起，目䀮䀮如无所见，心如悬若饥状。气不足则善恐，心惕惕如人将捕之，是为骨厥。是主肾所生病者，口热，舌干，咽肿，上气，嗌干及痛，烦心，心痛，黄疸，肠澼，脊股内后廉痛，痿厥，嗜卧，足下热而痛。

心主手厥阴心包络之脉……是动则病手心热，臂肘挛急，腋肿，甚则胸胁支满，心中澹澹大动，面赤目黄，喜笑不休。是主脉所生病者，烦心，心痛，掌中热。……盛者寸口大一倍于人迎，虚者寸口反小于人迎也。

胆足少阳之脉……是动则病口苦，善太息，心胁痛不能转侧，甚则面微有尘，体无膏泽，足外反热，是为阳厥。……盛者人迎大一倍于寸口，虚者人迎反小于寸口也。

为此诸病，盛则泻之，虚则补之，热则疾之，寒则留之，陷下则灸之，不盛不虚，以经取之。

东汉·张仲景《伤寒论·辨少阴病脉证并治》

少阴病，恶寒而蜷，时自烦，欲去衣被者，可治。

晋·王叔和《脉经·卷六·肾足少阴经病证第九》

足少阴之脉……是动则病饥而不欲食，面黑如炭色—作地色，咳唾则有血，喉鸣而喘，坐而欲起，目䀮䀮无所见，心悬若饥状，气不足则善恐，心惕惕若人将捕之，是为骨厥—作痿。

隋·杨上善《黄帝内经太素·卷第二十三·九针之三·量缪刺》

厥阴之脉入眼，故伤厥阴，虚而善悲及不乐也。志主惊惧，故伤少阴之脉，令人惊喜。

明·薛己《口齿类要·舌症》

若思虑过度，口舌生疮，咽喉不利，为脾经血伤火动；若恚怒过度，寒热口苦，而舌肿痛，为肝经血伤火动。病因多端，当临时制宜。

明·楼英《医学纲目·卷之二十七·肺大肠部·善悲》

悲有二：其一取心。经云：邪在心，则病心痛善悲，时眩仆，视有余不足而调其输也。其二取厥阴。经云：厥阴根于大敦，结于玉英，络于膻中。厥阴为阖，阖折即气绝而喜悲，悲者取之厥阴，视有余不足虚实寒热陷下而取之也。

清·汪宏《望诊遵经·下卷·诊舌形容条目》

舌纵涎下，烦悗者，足少阴之证也。痫病喜扬目吐舌者，羊痫也。舌出不能收，及不能语者，心绝也。吐舌伸长而收缓，面红烦躁，口渴溺赤者，心经有热也。

言声忧惧，舌本卷缩者，木克土也。……舌卷，而烦满囊缩者，厥阴病也。喉痹舌卷，口干烦心，心痛，臂内廉痛，不可及头者，邪客于手少阳之络也。舌卷不能言者，手少阴之经病也。语声忧惧，舌本卷缩，嗔喜无度，惛（hūn，迷乱，糊涂）闷恍惚胀满者，脾寒受风也。

清·蔡贻绩《医会元要·十二经穴脉筋主病图注·手厥阴心包络脉主病》

包络代心行事，气舒则喜乐，不舒则悲愁。膻中为气海，胞膻间痛。包络，心之宫城也，手心热，臂肘挛急，腋肿，外因也。胸胁支满，心中澹澹大痛，目黄，喜笑不休，有余也。

清·管玉衡《诊脉三十二辨·十一·辨肝胆脉》

其支者别足跗上，循大指本节之后，岐骨内出其端，还贯爪甲，出爪甲后三毛，故胆病胫膝至外踝及大指诸节皆痛。又胆汁味苦，为口苦。胆气不舒为善太息。少阳气郁为面有尘气，体无膏泽。少阳有火为汗出。胆之大略如此。

清·管玉衡《诊脉三十二辨·卷中·十三辨心胞络三焦脉》

脉受足少阴之交，故肾脉终于胸中，胞络脉即起于胸中，出属心胞络，下膈历络三焦。故病为心中澹澹动，为烦心，为心痛，心赤色为面赤。

民国·曹炳章《辨舌指南·第二十章　舌病证治之鉴别》

余如心之本脉系于舌根，脾之络脉系于舌旁，故主舌强舌纵；肝脉循阴器络舌本，故为舌痹舌麻舌短，七情气郁，则舌不能言，为舌暗，少阴厥气上逆为啮舌。

第二节
情志类病症

此类病症的选择，以郁、愁、忧、不乐、忧恚等作为愁忧类病症；以啼哭、悲伤、啼泣等作为善悲类病症；以惊、惊悸、惊气、恐、畏、怯等作为惊恐类病症；以烦、烦躁、燥闷作为烦躁类症状。但各类之间存在交叉。

一、愁忧

1. 阳虚阴盛

《灵枢·口问第二十八》

黄帝曰：人之唏（xī，叹息）者，何气使然？岐伯曰：此阴气盛而阳气虚，阴气疾而阳气徐，阴气盛而阳气绝，故为唏。

清·汪宏《望诊遵经·上卷·黑色主病条目》

妇人羸瘦弱甚，肢体烦痛，面目瘀黑，忧恚不乐者，久虚不能食，冷结脐下也。面枯槁而略带黑者，血质有坏而然也。

清·周学海《脉义简摩·卷七　妇科诊略·脏躁脉证》

此病（脏躁）盖始于忧思郁结伤脾，脾伤不能统血，错出下行，有若崩漏，实名脱营，治宜大补急固。

2. 肝气郁结

明·王肯堂《证治准绳·杂病·第二册》

治因求谋不遂，或横逆之来，或贫窘所迫，或暴怒所伤，或悲哀所致，或思念太过，皆为气郁。其状胸满胁痛，脉沉而涩者是也。

明·李中梓《诊家正眼·卷一·闻声》

诊时吁气者，郁结。

明·周之干《慎斋遗书·卷之八·郁》

郁证，乃地气不升，天气不降，致浊气上行而清阳反下陷也。宜保肺以行下降之令，固肾以助生胃之机，疏肝以转少阳之枢，则天地位而中焦平矣。应用逍遥散以达之。

清·陈士铎《脉诀阐微·洞垣全书脉诀阐微·第五篇》

又曰：妇人之病最难治者，以其性情多郁耳。郁则气血即不流通，经辄闭塞，而左关随现涩脉矣。故看妇人之脉，贵切肝脉，辨其涩与不涩是第一秘法，虽各经皆有涩脉，而左关不涩，其郁未甚也。

清·程国彭《医学心悟·首卷·火字解》

养子火有四法。一曰达：肝经气结，五郁相因，当顺其性而升之，所谓木郁则达之，如逍遥散之类是也。此以一方治木郁而诸郁皆解也。

清·沈金鳌《杂病源流犀烛·卷十八·内伤外感门》

此外又有忧愁思虑之郁，先富后贫曰失精，先贵后贱曰脱荣，此郁开之极难，然究不外木达火发之义。赵献可则又谓东方生生之气，在木治木，诸郁自散，加味逍遥散最妙，柴胡、薄荷能升能清，逆无不达，兼以陈皮、川芎、白芍损肝之过，丹皮、山栀泻肝之实。木盛土衰，甘、术扶之。木伤血病者，当归养之。木实火燥，茯神宁之。少加吴萸为反佐，取其气燥入肝，辛热疏利。散剂之后，继以六味丸加柴胡、白芍。前之用逍遥散者，风以散之也。继之用六味丸者，雨以润之也。献可之法，虽进一步，然消息得宜，亦有至理。

清·吴瑭《医医病书·肝郁用逍遥散论》

今人见肝郁，佥（qiān，皆也）用逍遥散，效者半，不效者半，盖不知有仲景新绛旋覆花汤、缪仲淳苏子降香汤之妙也。盖经主气，直行，属阳，逍遥散中之柴胡，直行，为纵；络主血，横行，属阴，新绛等汤专走络，横行，为横。治肝宜横而不宜纵，盖肝之怒气直冲上行，岂可再以柴胡直性上行者助其势乎？其间有见功者，肝喜条达故也，或有阴邪伏陷故也。肝主血，络亦主血，同类相从，顺其势而利导之，莫如宣络。再肝郁久则血瘀，瘀者必通络，岂逍遥散气药所能治乎！

清·程文囿《医述·卷七·郁》

郁证，多缘于志虑不伸，气先受病，故越鞠、四七，始而立也。郁之既久，火邪耗血，岂苍术、香附辈能久服乎？是逍遥、归脾继而设也。然郁证多患于妇人，经谓二阳之病发心脾，及思想无穷，所愿不得，皆能致病。为证不一：或发热头痛者有之，喘嗽气乏者有之，经闭不调者有之，狂癫失志者有之，火炎失血者有之，骨蒸劳瘵者有之，䘌（nì，虫咬之病）疽生虫者有之。治法总不离乎逍遥、归脾、左金、越鞠、四七等方，参究新久虚实选用。

清·汪宏《望诊遵经·下卷·诊鼻形容条目》

引息鼻张，呼吸急促，惕惕闷闷无痰声者，忧思气郁也。

3. 中气郁滞

明·张介宾《类经·十二卷·形志若乐，病治不同》

形苦志苦，必多忧思。忧则伤肺，思则伤脾。脾肺气伤，则虚而不行，气必滞矣。脾肺之脉上循咽嗌，故病生于咽嗌。如人之悲忧过度，则喉咙哽咽，食饮难进；思虑过度，则上焦否隔，咽中核塞；即其征也。

清·李用粹《证治汇补·内因门·郁症》

治郁之法，多以调中为要者，无他。盖脾胃居中，心肺在上，肾肝处下，四脏所受之邪过于中者，中常先受之。况乎饮食不节，寒暑不调，停痰积饮，而脾胃亦先受伤，所以中焦致郁恒多也。治宜开发运动，鼓舞中州，则三阴三阳之郁，不攻自解矣。

清·周学海《读医随笔·脉法类·止脉形势吉凶辨》

忧愁、抑郁、大怒、久思久坐、夜深不寐，与夫因病过服凉泄，胃气遏伏不通，妇人月闭妊娠，脉皆常有停止。有停一二至者，有停二三十至而复来者，即仲景所谓厥脉也。

4. 心气血亏

唐·孙思邈《备急千金要方·平脉·扁鹊华佗察声色要诀第十》

忧恚思虑，心气内索，面色反好，急求棺椁。

明·李梴《医学入门·卷五·妇人门》

忧郁因先富后贫，先顺后逆，心事不足，郁火旺于血脉之中，宜四物汤加香附、白术各一钱，地榆、黄芪、人参各五分，升麻二分，甚者加棕榈灰，酒调服。

清·李延昰《脉诀汇辨·卷三·微脉》

微脉模糊，气血大衰。左寸微者，心虚忧惕。

清·张登《诊宗三昧·师传三十二则》

如平人脉来细弱，皆忧思过度，内戕真元所致。

清·周学海《形色外诊简摩·卷上·形诊病形类》

脱营失精，精气外浮，其内愈竭，而毛发面色愈美，此为病在心。心华在面，精气并于心故也。所谓并者，虚而相并也。故凡坐伤于忧愁思虑者，即肌肉消瘦，肢节痿软，而毛发面色自美也。凡男女爱慕，功名抑郁者，多有此候。

二、善悲

1. 阳虚阴盛

明·皇甫中《明医指掌·卷九·妇人科》

白带腥臭，多悲不乐者，寒也，阳气极虚，桂附汤。

郁
病

明·楼英《医学纲目·卷之二十五·狂》

经云：悲哀动中则伤魂，魂伤则狂妄不精，不精则不正，此悲哀伤魂而狂，当用温药补魂之阳，仲景方以地黄汤、《本事》惊气丸之类即是也。

明·李梴《医学入门·卷五·妇人门》

寒始因亡血，复亡其阳，阳气虚极，带下腥臭，多悲不乐，附桂汤；腹痛阴冷者，四物汤加桂、附。

明·王肯堂《证治准绳·杂病·第一册》

悲愁不乐，情惨意悲，健忘，或善嚏，此风热大损寒水，燥金之复也。如六脉细弦而涩，按之空虚，此大寒证也，亦伤精气，以辛甘温热润之剂，大泻西北二方则愈。

清·尤怡《金匮翼·卷七·咳嗽》

面白悲嚏，胁急胀痛，脉沉细弦迟者，寒痰在胸腹，宜以辛热去之。

清·汪蕴谷《杂症会心录·上卷·眩晕》

悲哀痛楚，大呼大叫而伤阳，其症面色青惨，神倦气乏，畏寒厥冷，身面浮气，大便泄而小便清，其脉或沉细而微，或弦细而迟，或浮大而空，无非元阳被耗，气虚为病。盖禀厚则真火归脏，脏亏则气逆上奔，此阳虚之运也。

清·王邦博《脉诀乳海·卷二·肾脉见于三部歌》

三部俱迟，肾脏寒，皮肤燥涩发毛干，梦见神魂时入水，觉来情思即无欢。肾主水，水之性也。寒迟脉为寒，三部俱迟，则知其为肾脏寒也。肾主五液，肾病则无津液以荣养皮毛，故皮肤燥涩，发毛干也。水阴寒之物也，梦入水，从其类也。经云：肾病者虚，则意不乐，故觉来情思即无欢也。

2. 肺阴津亏

金·李杲《脉诀指掌·辨五志脉》

凡悲则伤肺，故肺脉自虚。经曰：悲则气消。脉虚心火来乘，金气自虚，故悲则泪下。或因风寒饮食之气上逆留于胸中，留而不去，久为寒中；或曰肺金乘肝木而为泪，故悲则右寸脉虚。

明·李梴《医学入门·卷四·杂病提纲》

悲哀火起于肺，则气上贲郁，泻白散加黄芩、葶苈，单黄芩丸，单苦参丸。

清·陈士铎《辨证录·卷之十·自笑门》

人有无故自悲，涕泣不止，人以为魅凭之也，谁知为脏躁之故乎？夫脏躁者，肺燥也。《内经》曰：悲属肺，肺之志为悲。又曰：精气并于肺则悲。是悲泣者，肺主之也。肺经虚则肺气干燥，无所滋润，哀伤欲哭之象生。自悲出涕者，明是肺气之匮乏也。

清·冯兆张《冯氏锦囊秘录·杂证大小合参·卷十七》

故妊娠无故悲伤，属肺病脏躁者，肺之脏燥也，胎前气血壅养胎元，则津液不能充润，而肺为之燥。

3. 肝气郁结

《灵枢·根节第五》

厥阴根于大敦，结于玉英，络于膻中。太阴为关，厥阴为阖，少阴为枢。……阖折即气绝而喜悲，悲者取之厥阴，视有余不足。

清·邵杏泉《邵氏方案·卷之御·七、泄泻》

素体阴虚内热，屡经悲郁，肝脾失调，时有腹痛便泄。拟扶正和脾，佐以利气。

4. 五脏气虚

《灵枢·五邪第二十》

邪在心，则病心痛，喜悲，时眩仆。视有余不足而调之其腧也。

《金匮要略·妇人杂病脉证并治第二十二》

妇人脏躁，喜悲伤欲哭，象如神灵所作，数欠伸，甘麦大枣汤主之。

隋·杨上善《黄帝内经太素·补泻·虚实所生》

夫人悲者，则心系急，肺布叶举，两焦不通，营卫不行，热气在中，故正气消散，经络空虚也。又因寒饮寒食，寒气熏脏，脏之血泣，其气移去，故为虚也。

郁
病

明·马莳《黄帝内经灵枢注证发微·卷之三·五邪第二十》

此言心邪诸病而有刺之之法也。邪在心，故心必痛，且善悲。《本神篇》云：心气虚则悲，然实则亦然。时或眩仆，或邪气有余，或正气不足，皆病如是也。当视其有余不足而调之，实则泻而虚则补，皆取其神门之为输穴者以刺之耳。

清·徐大椿《徐批叶天士晚年方案真本·卷下·案三二一》

张（四十三岁），思虑悲忧，由心肺二脏，不宜攻劫峻利。盖手经例以轻药，谓二脏处位最高。问饮酒过量，次日必然便溏。盖湿聚变痰，必伤阳阻气，痰饮由阳微气弱而来，悲忧又系内起情怀之恙。务以解郁理气，气顺即治痰矣。

徐评：解郁理气不用辛燥，转多辛润之品，以郁气之人必有郁火，阳气虽薄，不可辛燥，以助火耳。心极细矣。

三、惊恐

明·李中梓《诊家正眼·卷二·动脉》

动脉主痛，亦主于惊。左寸得动，惊悸可断。

清·李延昰《脉诀汇辨·卷四·动脉》

阴阳不和，气搏击则痛，气撺进（此处形容气机逆乱）则惊。动居左寸，心主受侮，惊悸至矣。

1. 心脾气虚

《素问·痹论篇第四十三》

心痹者，脉不通，烦则心下鼓，暴上气而喘，嗌干、善噫，厥气上则恐。

宋·赵佶《圣济总录·卷第一十四·诸风门》

夫风惊悸者，以心不足为风邪所乘，神魂惊怖不已，则悸动不宁。其证目睛不转，不能呼是也。或因恐惧忧迫，致损心气惊悸者，亦缘风邪搏之故尔。诊其脉动而弱，动则为惊，弱则为悸，不可不察。

明·龚廷贤《寿世保元·卷五·惊悸》

一论七情六欲相感而心虚，夜多梦寐，睡卧不宁，恍惚惊怖痰痴，属心气虚者。益气安神汤。

明·王绍隆《医灯续焰·卷一·内外因第九》

若忧思悲恐，久积沉郁，脉应之而沉，以无虚浮风象，故《直指》曰气耳。

明·张太素《订正太素脉秘诀·卷上·定心脉主惊忧》

心者，五脏之主也，其中浮而大，是旺相之脉也。忽然无脉，是心中有惊疑，须见精神恍惚，沉细者，是不顺之脉，主心中有不明之事，兼心腹有毒害，如荆林之棘，主有惊忧之事也。

清·张登《诊宗三昧·口问十二则·问高章纲㥆卑损诸脉》

㥆（dié，恐惧）者，寸口微滑，而按之软弱，举指瞥瞥，似数而仍力微。以卫气主表，表虚不能胜邪，故有似乎心中怵惕之状，因以㥆字喻之。

清·叶桂《叶天士晚年方案真本·卷下·桂苓甘味汤》

惊恐悲哀，伤于情怀内因，络病当以血药宣润，不必苦辛气燥。

清·黄琳《脉确·虚》

寸虚自汗多惊悸。心藏神，血虚则神失所养，故多惊。火气冲心，故跳动而多悸。关主中宫胀不舒。血虚肝郁则胀；脾胃虚，中气不足亦胀。

清·周学海《脉义简摩·妇科诊略·产后杂病脉证》

产后心虚中风，心中战栗，惊动不安，如人将捕。大腑伤冷，六脉微，而肝心脉偏沉细。又产后只缘肾气虚寒，风邪所中，肾脉细而搏以沉。肾既受病，肾属水，得寒气则水愈横。传其所胜，心感肾邪，不时惊悸，如人将捕。

2. 肝肾精虚

宋·施发《察病指南·卷之下·五脏虚实外候》

肝实则目赤胁疼，多怒颊肿，头旋耳聋，宜泻之；虚则目暗，筋挛胁拘，多悲恐，爪甲枯，不得大息，宜补之。

明·李中梓《医宗必读·卷之十·惊》

经曰：东方色青，入通于肝，其病发惊骇。肝应东方，于卦为震，于象为风，风木多振动，故病为惊骇。又曰：足阳明之脉病，恶人与火，闻木音则惕然而惊者，土恶木也。阳明多气多血，血气壅则易热，热则恶火，阳明气厥，则为忧惊，故恶人之烦扰也。

愚按：外有危险，触之而惊，心胆强者，不能为害；心胆怯者，触而易惊。气郁生涎，涎与气搏，变生诸证，或短气或自汗，并温胆汤，呕则以人参代竹茹。眠多异梦，随即惊觉，温胆汤加枣仁、莲子，以金银煎下，或镇心丹、远志丸、妙香散、琥珀养心丹、定志丸。卧多惊魇，口中有声，珍珠母丸、独活汤。外物卒惊，宜行镇重，密陀僧细末，茶调一钱，或黄连安神丸。或热郁生痰，寒水石散。或气郁生痰，加味四七汤。丹溪曰：惊则神出于舍，舍空得液，痰涎永系于胞络之间。控涎丹加辰砂、远志。

明·李中梓《医宗必读·卷之十·恐》

经曰：在脏为肾，在志为恐。又云：（精气）并于肾则恐。恐者，肾之情志，下章之言他脏者，亦莫不系于肾也。肝藏血。血不足则恐。肝者，肾之子也，水强则胆壮，水薄则血虚而为恐矣。胃为恐。胃属土，肾属水，上邪伤水，则为恐也。心怵惕思虑则伤神，神伤则恐惧自失。心藏神，神伤则心怯，所以恐惧自失，火伤畏水之故。

郁
病

按：经文论恐，有肾、肝、心、胃四脏之分。而肝胆于肾，乙癸同源者也；胃之于肾，侮所不胜者也；心之于肾，畏其所胜者也。故恐之一证，属肾之本志，而旁及于他脏，治法则有别焉。治肾伤者，宜味厚，枸杞、远志、地黄、山茱萸、茯苓、牛膝、杜仲之属。治肝胆者，宜养阴，枣仁、山茱萸、牡丹皮、白芍药、甘草、龙齿之属。治阳明者，壮其气，四君子汤倍用茯苓。治心君者，镇其神，朱砂、琥珀、金银箔、犀角、龙齿之属。

人参散 治肝肾虚而多恐，不能独卧。

人参 枳壳 五味子 桂心 甘菊花 茯神 山茱萸 枸杞子各七钱半 柏子仁一两 熟地黄一两

上为细末，每服二钱，温酒调下。

茯苓散 治胆胃不足，心神恐怯。

茯苓一两 远志 防风 细辛 白术 前胡 人参 桂心 熟地黄 甘菊花各七钱半 枳壳半两

上为粗末，每服三钱，水一钟，姜三片，煎至六分，温服。

补胆防风汤 治胆虚目暗眩冒，梦见闻讼，恐惧面色变。

防风一钱 人参七分 细辛 芎䓖 甘草 茯神 独活 前胡各八分

为末，每服四钱，水钟半，枣二枚，煎八分服。

3. 肝郁化火

《素问·大奇论篇第四十八》

肝脉骛暴，有所惊骇。

肾、肝并沉，为石水；并浮，为风水；并虚，为死；并小、弦，欲惊。

二阴急为痫厥。二阳急为惊。

脉至如数，使人暴惊。三四日自已。

脉至如华者，令人善恐，不欲坐卧，行立常听，是小肠气予不足也，季秋而死。

清·周学海《形色外诊简摩·卷下·色诊面色应病类》

青主惊，青而脱色，惊恐也。青而赤者为肝火，青赤而晦滞者为郁火。

四、烦躁

1. 火热内盛

东汉·张仲景《伤寒论·辨太阳病脉证并治中第六》

发汗吐下后，虚烦不得眠，若剧者，必反复颠倒，心中懊侬，栀子豉汤主之。

栀子十四枚，擘　香豉四合，绵裹

上二味，以水四升，先煮栀子，得二升半，内豉，煮取一升半，去滓，分为二服，温进一服。得吐者，止后服。

东汉·张仲景《伤寒论·辨太阳病脉证并治中第六》

发汗吐下后，虚烦不得眠，若剧者，必反复颠倒，心中懊侬，少气。栀子甘草豉汤主之。

栀子十四枚，擘　甘草二两，炙　香豉四合，绵裹。

上三味，以水四升，先煮栀子、甘草，得二升半，内豉，煮取一升半，去滓，分为二服，温进一服。得吐者，止后服。

东汉·张仲景《金匮要略·百合狐惑阴阳毒病脉证治第三》

病者脉数，无热，微烦，默默但欲卧，汗出，初得之三四日，目赤如鸠眼；七八日，目四眦黑。若能食者，脓已成也，赤豆当归散主之。

东汉·张仲景《金匮要略·妇人产后病脉证治第二十一》

妇人乳中虚，烦乱呕逆，安中益气，竹皮大丸主之。

生竹茹二分　石膏二分　桂枝一分　甘草七分　白薇一分。

上五味，末之，枣肉和丸弹子大，以饮服一丸，日三夜二服。有热者，倍白薇；烦喘者加柏实一分。

元·杜清碧《敖氏伤寒金镜录·第四·生斑舌》

舌有红色而有小黑点者，热毒乘虚入胃，蓄热则发斑，宜用玄参升麻葛根汤、化斑汤解之。舌苔纯红起刺者，外证必有烦躁不宁，耳聋颧红，胸前发斑，甚则神昏谵语，治宜清少阳之热，解营分之邪；或舌如芒刺，斑见紫色，目赤面红，神呆不语，治宜犀角地黄汤（犀角、生地、丹皮、芍药）去芍药，加焦山栀、银花、菖蒲等味，以解包络之热。

明·王绍隆《医灯续焰·卷二·沉脉主病第十七》

病势之来，则胸腹间如有二气交纽，噎塞烦郁，有如烟火上冲，头面烘热，眼花耳鸣，痰涎涕泪，并从肺胃间涌起，凛然毛竖，喷嚏千百，然后遍身烦躁，则去衣冻体，稍止片时。或春秋乍凉之时，多加衣衾，亦得暂缓。或顿饮冰水而定，或痛饮一醉而宁，终不能逐去病根。

清·张登《伤寒舌鉴·紫色舌总论·紫上赤肿干焦舌》

舌边紫而中心赤肿。足阳明受邪，或已下，便食酒肉，邪热复聚所致。若赤肿津润，大柴胡微利之。若烦躁厥逆脉伏，先用枳实理中，次用小承气。

清·张登《伤寒舌鉴·霉酱色苔舌总论·纯霉酱色舌》

舌见霉色。乃饮食填塞于胃，复为寒邪郁遏，内热不得外泄，湿气熏蒸，罨（yǎn，覆盖）而变此色也。其脉多沉紧。其人必烦躁腹痛，五七日下之不通者，必死。太阴少阴气绝也。

清·林之翰《四诊抉微·卷之二·紫色舌》

舌紫且肿厚者，此酒毒，而又饮冷，壅遏其热也。外证烦躁、四逆，先进以理中丸，彻其在上之寒，次以承气汤下之，微有脉者，可治。

清·黄琳《脉确·洪》

寸洪身热兼肤痛，咳唾烦心亦可穷。阳盛，故生热，火不得泄，故肤痛。火伤肺，故咳唾。心恶热，故烦。

清·王邦傅《脉诀乳海·卷二·心脉歌》

溢关骨痛心烦躁，更兼头面赤骍骍（xīng，毛皮红色的）。

溢上出鱼际也，关下入关中也。烦出于肺，躁出于肾。诊得左寸上出于鱼，而下入于关，则为心火炽盛，而成燎原之势。上出于鱼，则炎上而灼肺。下入于关，则风火交加。炎上灼肺，故面赤而烦，风火交加，则水涸而躁矣。

清·王邦傅《脉诀乳海·卷四·结脉指法主病》

又按刘守真曰：结脉者，迟缓而时一止为阴也。主阴盛发躁烦满，乃阳厥极深，以致身冷脉微欲绝而缓弱。时一止者，亦胸烦躁，此止为热极而非寒也，皆须以标本明之。

民国·曹炳章《辨舌指南·观舌总纲·辨舌之颜色》

如舌形胖嫩，而色淡红者，外症必见烦躁不宁，六脉迟微，或动气内发，腹寒畏冷；或初起吐利，手足逆冷；或格阳躁狂，六脉洪数无根，此肾气大亏，坎中火衰，宜益火之原，人参八味汤主之。

民国·曹炳章《辨舌指南·杂论方案·辨舌杂论补遗》

若阳邪传里，胃中有热，则舌苔不滑而涩，宜栀子豉汤之属以清之。若烦躁欲饮数升者，白虎汤加人参之类主之。大多舌上黄苔而焦涩者，胃腑有邪热也，或清之或微下之。

龚子才曰：一人舌青黑有刺，乃热剧也，欲以舌贴土壁上稍可。良由思虑过度，怒气所得。为制一方，名清心散，服之即效。方用赤茯神、枣仁、麦冬、胡麻仁、黄连各一钱，远志五分，木通、连翘各八分，甘草三分，清水煎服。

民国·曹炳章《辨舌指南·观舌总纲·辨舌之颜色》

黄兼红。凡热时舌色干红，热退舌色黄腻者，为湿遏热炽，将燥未燥也。又阴液已伤而湿热犹盛也。

四边色红，中心干或黄，并烦渴烦热者，乃上焦气热烁津，急用凉膈散，散其无形之热，勿用血药。

2. 阳虚烦躁

东汉·张仲景《伤寒论·辨太阳病脉证并治中第六》

下之后，复发汗，昼日烦躁，不得眠，夜而安静，不呕不渴，无表证，脉沉微，身无大热。干姜附子汤主之。

干姜一两　附子一枚，生用，去皮，破八片

上二味，以水三升，煮取一升，去滓，顿服。

东汉·张仲景《伤寒论·辨太阳病脉证并治中第六》

火逆下之，因烧针烦躁者，桂枝甘草龙骨牡蛎汤主之。

桂枝一两，去皮　甘草二两，炙　牡蛎二两，熬　龙骨二两

上四味，以水五升，煮取二升半，去滓，温服八合，日三服。

明·徐春甫《古今医统大全·卷之十四·伤寒补遗》

若病初起，无头痛，身微热，面赤戴阳，烦躁，脉来沉微无力，欲坐卧凉水中，乃因寒极而发躁，即是阴症似阳，当用热药温之，此为阴躁。

明·龚廷贤《寿世保元·卷五·虚烦》

夫虚烦者，心胸烦扰而不宁也。多是体虚，摄养有乖，营卫不调，使阴阳二气皆有所偏胜也。或阴虚而阳盛，或阴盛而阳虚。《内经》曰：阳虚则外寒，阴虚则内热，阳盛则外热，阴盛则内寒，令人虚烦，多是阴虚生内热所致。虚劳之人，肾水有亏，心火内蒸，其烦必躁，吐泻之后，津液枯竭，烦而有渴，惟伤寒及大病后，虚烦之症，却无霍乱，临病宜审之。巢氏《病源》曰：心烦不得眠者，心热也。但虚烦不得寐者，胆冷也。

一论病后虚烦不得眠，及心胆虚怯，触事易惊，短气悸乏，或复自汗等症。

温胆汤

半夏汤泡，七钱　竹茹　枳实麸炒。各三钱　陈皮四钱半　白茯苓去皮，二钱五分　甘草炙，二钱五分

上锉，分二剂，姜、枣煎服。一方，加酸枣仁炒、远志去心、五味子、熟地黄、人参各等分。

3. 阴虚火盛

东汉·张仲景《金匮要略·百合狐惑阴阳毒病证治第三》

百合病，发汗后者。百合知母汤主之。

百合七枚，擘　知母三两，切。

上先以水洗百合，渍一宿，当白沫出，去其水，更以泉水二升，煎取一升，去滓；别以泉水二升，煎知母，取一升，去滓；后合和，煎取一升五合，分温再服。

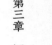

一论大病后表里俱虚，内无津液，烦渴心躁，及诸虚烦热，与伤寒相似，但不恶寒，身不痛，不可汗吐下，宜服竹叶石膏汤。方见《伤寒》。

清·王孟英《温热经纬·卷三·叶香岩外感温热篇》

雄按：更有阴虚而黑者，苔不甚燥，口不甚渴，其舌甚赤。或舌心虽黑，无甚苔垢，舌本枯而不甚赤。证虽烦渴，便秘，腹无满痛，神不甚昏，俱宜壮水滋阴，不可以为阳虚也。

4. 瘀血内停

西晋·王叔和《脉经·卷九·平产后诸病郁冒中风发热烦呕下利证第三》

师曰：产妇腹痛，烦满不得卧，法当枳实芍药散主之。假令不愈者，此为腹中有干血着脐下，与下瘀血汤。妇人产后七八日，无太阳证，少腹坚痛，此恶露不尽，不大便四五日，趺阳脉微实，再倍其人发热，日晡所烦躁者，不能食，谵语，利之则愈，宜承气汤。以热在里，结在膀胱也，方在《伤寒》中。

清·周学海《伤寒补例·卷下·男妇伤寒温病舌黑异治》

男子气壮，血不易瘀，舌黑耳聋，血络痹也，为热入血室。舌卷囊缩，血痹之甚，筋失养也。亦有未及化热，两肋血络先痹者，其证舌苔忽黄忽白，必带灰黑，小便忽闭忽通，烦躁不能安眠。或有一边不良于眠，其脉忽长忽短，忽洪忽紧，全无定象。必得明医，善攻其血，乃可治之，未有瘀不化黑不退而病能愈者也。

第三节
神志类病症

神志类病症，包括神志错乱、神志恍惚、健忘等。神志错乱以妄言妄语妄行、不知人、狂惑、邪祟等为主要记载症状；神志恍惚以癫、邪祟、恍惚、神魂不定、神志不宁、魂魄散乱等为主要记载症状；健忘以善忘、多忘、强志、强记等为主要记载症状。

一、神志错乱

清·周学海《读医随笔·脉法类·止脉形势吉凶辨》

更察其证，有病之人，必痰塞气逼，不得宣畅，神识昏迷，谵妄躁扰，狂越可骇者，吉也；若气高不下，时时眩冒，及神识清明而静者，凶也。无病之人，必胸膈不清，肋胀腹痛，气闷不舒，心中惊惕，寐中肢掣，夜梦纷纭，及见恶物入暗洞者，吉也；若四肢无力，稍动即喘，气高不能吸纳，胸中时时如饥，而又不欲食，二便清利频数者，凶也。

1. 阳热亢盛

《灵枢·癫狂第二十二》

狂始生，先自悲也，喜忘，苦怒，善恐者，得之忧饥，治之取手太阴、阳明，血变而止，及取足太阴、阳明。

狂始发，少卧不饥，自高贤也，自辩智也，自尊贵也，善骂詈，日夜不休，治之取手阳明、太阳、太阴、舌下少阴，视之盛者皆取之，不盛释之也。

狂、惊、善笑、好歌乐、妄行不休者，得之大恐，治之取手阳明、太阳、太阴。

狂，目妄见、耳妄闻、善呼者，少气之所生也，治之取手太阳、太阴、阳明、足太阴、头、两颥。

狂者多食，善见鬼神，善笑而不发于外者，得之有所大喜，治之取足太阴、太阳、阳明，后取手太阴、太阳、阳明。

狂而新发,未应如此者,先取曲泉左右动脉,及盛者见血,有顷已;不已,以法取之,灸骨骶二十壮。

《灵枢·海论第三十三》

血海有余,则常想其身大,怫然不知其所病;血海不足,亦常想其身小,狭然不知其所病。……髓海有余,则轻劲多力,自过其度;髓海不足,则脑转耳鸣,胫酸眩冒,目无所见,懈怠安卧。黄帝曰:余已闻逆顺,调之奈何?岐伯曰:审守其输,而调其虚实,无犯其害,顺者得复,逆者必败。

金·李杲《内外伤辨惑论·卷上·辨证与中热颇相似》

若是外中热之病,必到日晡之际,大作谵语,其热增加,大渴饮水,烦闷不止,其劳役不足者,皆无此证,尤易为分解。

元·杜清碧《敖氏伤寒金镜录·结语》

若蓝色而有苔者,是脏腑被热伤气分,以致经不行血,其症则癫狂怒骂,时哭时笑,大热大渴,捶胸惊怪不等。治宜十全苦寒救补汤倍生石膏、黄连急投之。

十全苦寒救补汤

生石膏八两研粉　生知母六钱去毛　黄柏四钱　黄芩六钱　黄连　大黄　芒硝各三钱　生陈　厚朴一钱　生枳实钱半　犀角尖四钱

清·汪宏《望诊遵经·下卷·诊唇气色条目》

笑而伸,伸而反忧,热而且狂,闷乱冒昧。言多谬误者,此心已伤,若口唇正赤可疗,青黄白黑,不可疗也。

2. 血热互结

东汉·张仲景《伤寒论·辨太阳病脉证并治中第六》

太阳病不解,热结膀胱,其人如狂,血自下,下者愈。其外不解者,尚未可攻,当先解其外;外解已,但少腹急结者,乃可攻之,宜桃核承气汤。

太阳病六七日,表证仍在,脉微而沉,反不结胸,其人发狂者,以热在下焦,少腹当鞕满,小便自利者,下血乃愈。所以然者,以太阳随经,瘀热在里故也,抵当汤主之。

元·杜清碧《敖氏伤寒金镜录·结语》

若蓝色而有苔者,是脏腑被热伤气分,以致经不行血,其症则癫狂怒骂、时哭时笑、大热大渴、捶胸惊怪不等,治宜十全苦寒救补汤见前,倍生石膏、黄连急投之。

清·周学海《脉义简摩·妇科诊略·经水适来适断热入血室误汗误触房室诸脉证》

热入血室,则心液枯干,神机不灵,故证见谵妄,脉多洪散也。亦有因津液不滑,血结而气亦郁。脉来滑动搏击见于中沉之分,或细小数疾见于中沉之分者,气郁,故膈满如结胸也。此脉多见于左手寸关,而右手多见浮大,与温热病相似。凡洪散者,治宜生津以活血;细滑者,宜理气以活血。叶天士于此证不用柴胡,谓耗肝阴,不为无见,徐灵胎斥之,何耶?又热入血室,多恐发斑疹，慎用清凉，勿闭其邪，大法以凉散轻扬为主。

清·周学海《重订诊家直诀·卷下·外诊撮要》

凡见灰、黑二苔，总宜兼用行血，其证寒热甚者，必神昏谵语；无寒热者，必胸肋有一块结热，内烦而夜不安眠也。若僵缩言语不利，或身重不能转侧，及一边不能眠，乃凶。

民国·曹炳章《辨舌指南·卷五·红舌类诊断鉴别法》

辨证：红中双灰干舌，乃脏腑皆热而脾胃尤甚也。伤寒邪入胃腑，发热谵语，循衣摸床，神昏撮空者有此舌；实热人饮食郁结者亦有之。不论何脉，宜十全苦寒救补汤，分二剂先大承气汤，后三黄白虎，不次急投，循环连服，将黑粪下净则愈。《舌鉴》谓下黑粪者死，谬甚。

二、神志恍惚

1. 心气亏虚

《灵枢·大惑论第八十》

心有所喜，神有所恶，卒然相惑，则精气乱，视误，故惑，神移乃复。是故间者为迷，甚者为惑。

汉·张仲景《金匮要略·妇人杂病脉证并治第二十二》

妇人脏躁，喜悲伤欲哭，象如神灵所作，数欠伸，甘麦大枣汤主之。

清·王邦傅《脉诀乳海·卷四·九道脉》

恍惚心中多悸惊，三关定息脉难成。血虚脏腑生烦热，补益三焦便得宁。

心主血脉，心中恍惚而多惊悸，血虚可知矣。及候其脉，则寸关尺部三关之内，寻按俱虚，而不成息数，自非一脏一腑之虚，乃三焦之虚也。

隋·巢元方《诸病源候论·卷四十·与鬼交通候》

妇人与鬼交通者，脏腑虚，神守弱，故鬼气得病之也。其状不欲见人，如有对忤，独言笑，或时悲泣，是脉来迟伏或如鸟啄，皆邪物病也。又脉来绵绵不知度数，而颜色不变，此亦病也。

2. 肺阴不足

东汉·张仲景《金匮要略·百合狐惑阴阳毒病证治第三》

论曰：百合病者，百脉一宗，悉治其病也。意欲食复不能食，常默默，欲卧不能卧，欲行不能行，饮食或有美时，或有不用闻食臭时，如寒无寒，如热无热，口苦，小便赤，诸药不能治，得药则剧吐利，如有神灵者，身形如和，其脉微数。每尿时头痛者，六十日乃愈；若尿时头不痛，淅然者，四十日愈；若尿快然，但头眩者，二十日愈。其证或未病而预见，或病四五日而出，或病二十日或一月微见者，各随证治之。

百合病，见于阴者，以阳法救之；见于阳者，以阴法救之。见阳攻阴，复发其汗，此为逆；见阴攻阳，乃复下之，此亦为逆。

百合病，不经吐、下、发汗，病形如初者，百合地黄汤主之。

金·李杲《脉诀指掌·辨七表脉病证》

浮滑紧疾为百合病。

明·王绍隆《医灯续焰·卷六·癫狂脉证第五十八》

今癫云重阴者，谓偏重于阴也，邪入于阴而阴实也。五脏为阴，神志舍于五脏，亦为阴。设或抑郁不伸，谋思不遂，悲哀不置，侘傺（chàchì，失意的样子）无聊，久久藏神凝结，情识昏迷，灵明何有，此癫之成于神志者也。宜灵苑辰砂散、归脾汤、人参琥珀丸之类。

3. 痰热内扰

明·龚廷贤《寿世保元·卷五·惊悸》

一论小儿大人被惊，神不内守，痰迷心窍，恍惚健忘，诸痫、痴风、心风等症。

安神醒心丸

南星末，五两　　川连末，一两五钱，先以姜汁拌浸半日，入南星末调，和匀，成饼，于饭甑内蒸半日　　人参末，一两五钱
制远志末，一两五钱　　飞过辰砂研，七钱五分　　琥珀七钱五分　　酸枣仁炒，研末，一两

上用雄猪心三个，入竹沥，打面糊为丸，如梧桐子大，金箔为衣，每服五十丸，食远白汤送下，小者二三十丸。

清·江泽之《江泽之医案·痰饮》

肝旺胆虚，痰热内扰，喉间不利，胸中懊恼，多疑善虑，梦寐不安，神思恍惚，脉象弦滑。速当自开怀报，与药饵兼功。

清·周学海《形色外诊简摩·卷下·色诊杂法类》

若呻而好恚，恚而善忘，恍惚有所思，此为土克水，阳击阴，阴气伏而阳气起。起则热，热则实，实则怒，怒则忘，耳听无闻，四肢满急，小便赤黄，言音口动而不出，笑而看人，此为邪热伤肾，甚则不可治。若面黑黄耳不应，亦可治。

三、健忘

1. 心气虚衰

宋代·陈无择《三因极一病证方论·卷之九·健忘证治》

脾主意与思，意者记所往事，思则兼心之所为也。故论云，言心未必是思，言思则必是心，破外人议思心同时，理甚明也。今脾受病，则意舍不清，心神不宁，使人健忘，尽心力思量不来者是也。或曰：常常喜忘，故谓之健忘，二者通治。

小定志圆

治心气不定，五脏不足，甚者忧忧愁愁不乐，忽忽喜忘，朝差暮剧，暮差朝发。及因事有所大惊，梦寐不祥，登高涉险，致神魂不安，惊悸恐怯。

菖蒲炒　远志去心，姜汁淹，各二两　茯苓　茯神　人参各三两　辰砂为衣

上为末，蜜圆如梧子大。每服五十圆，米汤下。一方，去茯神，名开心散，饮服二钱匕，不以时。

菖蒲益智圆

治喜忘恍惚，破积聚，止痛，安神定志，聪明耳目。

菖蒲炒　远志去心，姜汁淹，炒　人参　桔梗炒　牛膝酒浸，各一两一分　桂心三分　茯苓一两三分　附子炮，去皮脐，一两

上末，蜜圆如梧子大。每服三十圆，温酒、米汤下，食前服。

明·孙一奎《赤水玄珠·第十卷·虚怯虚损痨瘵门》

凡心虚者，恍惚忧烦，少颜色，或惊悸多汗，宜人参养营汤、归神丹、养心丸之类。

明·李中梓《诊家正眼·卷二·濡脉》

濡主阴虚，髓绝精伤。左寸见濡，健忘惊悸。

明·李中梓《诊家正眼·卷二·弱脉》

弱为阳陷，真气衰弱。左寸心虚，惊悸健忘。

清·汪必昌《医阶辨证·虚损劳伤极辨》

心损，惊悸健忘、色不荣。

2. 脾肾阳虚

清·周学海《脉义简摩·妇科诊略·脏躁脉证》

李东垣曰：悲愁不乐，情常惨惨，健忘，或善嚏，此风热大损，寒水燥金之复也。六脉中之下得弦细而涩，按之空虚无力，此大寒证，亦精气伤。宜辛甘温热滑润之剂，泻西方北方，姜附汤主之，与理中丸间服。叶天士案曰：悲惊不乐，神志伤也。心火之衰，阴气乘之，则多惨戚，主大建中汤。此亦火衰金亢之义也，与李案同。

四、不寐、梦魇

《灵枢·大惑论第八十》

黄帝曰：病而不得卧者，何气使然？岐伯曰：卫气不得入于阴，常留于阳。留于阳则阳气满，阳气满则阳跷盛，不得入于阴则阴气虚，故目不瞑矣。

元·赵以德《金匮方论衍义·惊悸吐衄下血胸满瘀血脉证并治第十六》

悸者，心中惕惕然动，怔忡而不安也。悸有三种：《伤寒》有正气虚而悸者，有水停而悸者，又有汗下后，正气内虚，邪气交击而悸者，病邪不同，治法亦异。正气虚者，小建中汤、四逆散加桂治之；饮水多而悸者，心属火而恶水，不自安而悸也；汗下后正气内虚，邪气交击而悸者，与气虚而悸又甚焉，治宜镇固，或化散之，皆须定其气浮也。《原病式》又谓：是病皆属水衰热旺，风火燥动于胸中，故怔忡也。若惊悸，亦以火暴制金，不能平木，风火相搏而然。欲究心悸

之邪，则非一言可尽也。或因形寒饮冷得之，夫心主脉，寒伤荣则脉不利，饮冷则水停，水停则中气不宣，脉不利，由是心火郁而悸动。

明·龚廷贤《寿世保元·卷五·不寐》

不寐有二种，有疾后虚弱及年高人阳衰不寐者，有痰在胆经，神不守舍，亦令不寐。虚者用六君子汤，加炒酸枣仁、黄芪；痰者用温胆汤，减竹茹一半，加南星、炒酸枣仁。伤寒不寐者，当求之本门。

一论心胆虚弱，昼夜不眠，百方无效，服此如神。

高枕无忧散

人参五钱　软石膏三钱　陈皮　半夏姜炒　白茯苓去皮　枳实麸炒　竹茹　麦门冬去心　酸枣仁炒　甘草各一钱五分

上锉一剂，龙眼五个，水煎服。

一论勤政劳心，痰多少睡，心神不足。

养心汤

人参　麦门冬去心　黄连微炒　白茯苓去皮　白茯神去木　当归酒洗　白芍酒炒　远志去心　陈皮　柏子仁　酸枣仁　甘草各等分

上锉，莲肉五个去心，水煎温服。

安神复睡汤

当归　川芎　白芍酒炒　熟地黄　益智仁　酸枣仁炒　远志甘草水泡，去心　山药　龙眼肉各等分

上锉，姜、枣煎服。

一论心气不足，恍惚多忘，或劳心胆冷，夜卧不睡，此药能安神定志。

加味定志丸

人参三两　白茯神去皮木，二两　远志甘草水泡，去心　石菖蒲各二两　酸枣仁炒，二两　柏子仁炒，去壳，二两

上为细末，炼蜜为丸，如梧桐子大，朱砂、乳香为衣，每服五十丸，临卧枣汤送下。

附睡法

睡不厌踧（cù，蜷缩），觉不厌舒。踧者，曲膝蜷腹，以左右肋侧卧，修养家所谓狮子眠是也，如此则气海深满，丹田常暖，肾水易生，益人多宏。舒体而卧，则气宣而寡蓄，神散而不潜，故卧惟觉时可舒体耳。西山蔡季通引《千金方·睡诀》云：睡则必侧，觉正而伸，早晚以时，先睡心，后睡眼。晦庵以为此古今未发之妙。

一论胆虚，睡卧不安，心多惊悸，酸枣仁一两，炒令香熟，为末，每服二钱，不拘时服，竹叶汤调下。

一治心下怔忡，睡倒即大声打鼾睡，醒即不寐，余以羚羊角、乌犀角，各用水磨浓汁，入前所用养心汤或复睡汤内，服之立效。盖打鼾睡者，心肺之火也。

一治胆虚常多畏恐，不能独卧，如人捕状，头目不清。

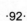

郁
病

人参　枳壳　五味子　桂心各三分　柏子仁一钱　甘菊花　白茯苓　枸杞子各三分　山茱萸五分
熟地黄一钱

上为末，每服二钱，温酒调下。

明·张介宾《景岳全书·妇人规·带浊遗淋类》

凡妇人之梦与邪交，其证有二：一则由欲念邪思，牵扰意志而为梦者，此鬼生于心，而无所外干也；一则禀赋非纯，邪得以入，故妖魅敢于相犯，此邪之自外至者亦有之矣。……凡治此者，所因虽有不同，而伤精败血，其病则一。故凡病生于心者，当先以静心为主，然后因其病而药之，神动者安其神、定其志；精滑者固其精、养其阴，尤当以培补脾肾，要约门户，以助生气为主。

明·李中梓《诊家正眼·卷二·细脉》

细主气衰，诸虚劳损。细居左寸，怔忡不寐。

明·李中梓《医总必读·卷之十·不得卧》

经曰：卫气不得入于阴，常留于阳，留于阳则阳气满，阳气满则阳跷盛，不得入于阴，则阴气虚，故目不瞑矣。行阳则寤，行阴则寐，此其常也。失其常则不得静而藏魂，所以目不得瞑。胃者六腑之海，其气下行，阳明逆不得从其道，故不卧。《下经》曰：胃不和则卧不安。此之谓也。寤从阳而主上，寐从阴而主下，胃气上逆，则壅于肺而息有音，不得从其降之道，故卧不安也。又曰：卧则喘者，水气之客也。夫水者，循津液而流，肾者水脏，主津液，主卧与喘也。卧则喘者，亦不得卧也，水病者，其本在肾，其末在肺，故为不得卧，卧则喘者，标本俱病也。

愚按：《内经》及前哲诸论详考之，而知不寐之故，大约有五：一曰气虚，六君子汤加酸枣仁、黄芪。一曰阴虚，血少心烦，酸枣仁一两、生地黄五钱、米二合，煮粥食之。一曰痰滞，温胆汤加南星、酸枣仁、雄黄末。一曰水停，轻者六君子汤加菖蒲、远志、苍术，重者控涎丹。一曰胃不和，橘红、甘草、石斛、茯苓、半夏、神曲、山楂之类。大端虽五，虚实寒热，互有不齐，神而明之，存乎其人耳！

六君子汤　见虚痨。

温胆汤　控涎丹　俱见惊。

酸枣汤　治虚痨，虚烦不得眠。

酸枣仁一两　甘草一钱　知母　茯苓　芎劳各二钱

水二钟，煎八分服。

鳖甲丸　治四肢无力，胆虚不眠。

鳖甲　酸枣仁　羌活　牛膝　黄芪　人参　五味子各等分

为末，蜜丸，梧子大，每服三钱，温酒送下。

羌活胜湿汤　治卧而多惊，邪在少阳、厥阴。

羌活　独活　藁本　防风各一钱　蔓荆子三钱　川芎二分　甘草炙，五分

水二钟，煎一钟，食后服。

明·王绍隆《医灯续焰·卷八·心腹痛脉证第六十三》

悸者，心中动悸也。中气空虚，乍有所触，不能持定，故痛。兼见心慌、心悸、恍惚等证，其脉虚微，痛而欲按，宜黄芪建中汤、补中益气汤、六君子汤之类。

明·王绍隆《医灯续焰·卷十八·悸、怔忡》

《准绳》云：悸即怔忡。今历观病状，则二证少有分别。悸则心中微动，如恐如惊。怔忡则心胸振筑，莫知其来；忽尔宁寂，莫知其去。甚则头目眩晕，神气若浮，盖悸之重者也。大抵因痰积饮停，气冲火击所致。宜导痰汤、温胆汤、茯苓甘草汤、姜术汤之类。亦有中气虚而忡悸者。宜补中益气汤、四君子汤、六君子汤、小建中汤、黄芪建中汤之类。亦有心经气血不足，火不定，神不安而忡悸者。宜四物汤、朱雀丸、当归补血汤、经验定心丹之类。有心液过耗，汗多亡阳，脉代而忡悸者。宜炙甘草汤。

清·汪必昌《医阶辨证·寐瞑卧安四证辨》

不寐，夜常长寤也。阴虚神清不寐，痰扰神昏不寐。不瞑，夜目不闭也。卫气不入于阴，目不瞑，阳邪入于阴，烦躁不得瞑；汗后虚烦不得瞑。不得卧，身不得卧也。水气，卧则喘喘，故不得卧。卧不安，反侧不得安卧也。邪热在阳明。

郁
病

清·江泽之《江泽之医案·痰饮》

胸中懊侬嘈杂，头目眩晕，舌蹇便数，少腹膨胀。痰甚上阻于喉，睡卧不安，上实下虚，脉象沉滑。总由体虚痰热内扰，心肾不交，肝胆不和所致。速当戒怒远烦，庶免类中之虞。

清·江泽之《江泽之医案·虚损》

先后天向属不足，经营操劳过度，心脾两虚。此因悲郁伤中，致中气不振，心悸肉瞤，食入易汗，卧不安眠。脉象虚弦，情志两伤之病。

清·王九峰《王九峰医案·下卷·情志》

忧思抑郁，最损心脾。神不安舍，惊悸多疑少寐，肢战食减，容色萧然，脉见双弦，殊为可虑。

清·沈又彭、俞震《沈俞医案合钞·郁》

心热汗出即不得寐，舌苔黄厚，又不作渴，脉细左弦，是心肝郁火症，病始齿痛。

清·周学海《脉义简摩·名论汇编·王汉皋论老人脉病证治》

怔忡头晕，二便有热者。肺不生津，阴不足以养阳，膻中小肠脉皆上行，故不能眠也。若二便无热，乃元阳已亏，血不养心，故怔忡。髓不实脑，故头晕。

老人不眠，头晕，怔忡心烦，干咳咯血，粪干，屎赤，痰稠等证，皆宜养阴生津，固气益血，如白芍、二冬、石斛、乌梅、三仁、芝麻、蜂蜜、梨汁、萝葡汁、饴糖、北沙参、苁蓉，一切清润之味为妙。若作实热治之，如新受外感，或可不坏，若系宿疾，则大误矣。若泥执虚寒，而常用温补，如龙眼、益智仁等味，必生上热胸满诸证。若利气化痰，而用二陈、沉香、南星、礞石，定伤中气。若发汗，必上脱。若攻下，必下脱。老人日久思虑伤脾，故少食也。津液涸，故咽干便燥也。不眠者，肝热也。胸烦怔忡心跳者，胃热肺燥也。噎食者，三阳经郁热也。烦渴多饮者，胃燥也。下身肿者，脾湿不能摄水也。能食不能消，胃热脾虚也。果系实热，大便结而润之不下者，须稍加人参，或潞党参。盖气盛乃能使下，气弱不足转运，虽攻亦不下矣。小便涩而欲利水者，同法。盖清气未能上升，则淤浊皆下陷，水道仍阻耳。_{按：老人上盛下虚，气都于上，而下元不能接引，则不能顺降，补足其气，自能周流矣。塞因塞用也。}

清·周学海《脉简补义·卷下·经义丛谈》

心火自衰，寒水侵凌，阳气不伸，其脉累累如珠，应指无力，其病为怔忡、嘈杂之证，故曰悸也，是痰饮淫泆膻中之所致也。二者皆谓之心痹。其兼证，必面色黧黑，夜寐梦魇。治宜温宣心阳，散化水饮，三焦之气通利，膻中之位廓然，气化无格拒，脉象自无断续矣。窃尝综纪临诊以来所见动脉主证：在左寸，为惊悸，为梦魇；在右寸，为咳嗽，为喘促。

清·管玉衡《诊脉三十二辨·辨风食气脉》

惟肝脉细而不续，胸中有时迷闷，有时清爽，此气郁也。

清·杨云峰《临症验舌法·下卷·方略》

上方（养心汤）主治心虚血少，神气不宁，怔忡惊悸等症。凡舌见赤色干燥而属小肠阴虚火旺者，滋水清肝饮去柴胡，加生地、木通主之。

民国·曹炳章《辨舌指南·辨舌总论·辨舌明体质禀赋之鉴别》

男子气壮，血不易瘀，舌黑耳聋，血络痹也。如热入血室，舌卷囊缩，血痹之甚，筋失养也。亦有未及化热，两肋血络先痹者，其证舌苔忽黄忽白，必带灰黑。小便忽闭忽通，烦躁不能安眠。或有一边不良于眠，其脉忽长忽短，忽洪忽紧，系全无定象，必须攻血通瘀，方可治之。未有瘀不化、黑不退而病能愈者也。

民国·曹炳章《辨舌指南·观舌总纲·辨舌之颜色》

舌黑咽燥烦渴不寐者，热入心营而血液受劫也。

第四节
躯体化症状

躯体化症状包括不寐、梦魇、心悸、怔忡、倦怠乏力、梅核气、奔豚气、胸腹痞满、不欲食、躯体疼痛等内容，其中不寐的归属存在一定的争议，现根据现代精神病学将失眠归属于躯体化症状。此部分内容作为郁病的兼症收入，对临床伴随此类症状者的治疗有一定意义，同时考虑多数症状皆可作为独立病症存在，如失眠、心悸、胸腹痞满、头痛等。为与独立病症相区分，此部分症状，不作细致的证型划分。

一、心悸、怔忡

汉·张仲景《金匮要略·惊悸吐衄下血胸满瘀血病脉证治第十六》

寸口脉动而弱，动即为惊，弱则为悸。

元·朱震亨《脉因证治·卷下·惊悸》

悸因失志气郁，涎聚在心脾经，治宜定志丸。失志者，或事不如意，久思所爱。

明·李时珍《濒湖脉学·散脉（阴）》

心脉软散，怔忡。

明·李梴《医学入门·卷之一·诊脉》

脚气之脉，浮弦而风，濡湿迟寒，热数且洪，紧则因怒，散则忧冲，细乃悲过，结为气攻。两尺不应，医必无功。

左尺不应难痊，寸口无常不治。

痞满滑大，痰火作孽。弦伏中虚，微涩衰劣。

胸痞多有痰火，故寸滑且大。右关弦迟或伏者，肝乘脾虚生涎，气郁不舒。微反在上，涩反在下者，气血虚也。微则气衰多烦，涩则血少多厥。

惊悸怔忡，寸动而弱。寸紧胃浮，悸病仍作。饮食痰火，伏动滑搏。浮微弦濡，忧惊过却。健忘神亏，心虚浮薄。

寸口动而弱，动为惊，弱为悸。寸口脉紧，趺阳脉浮，胃气虚，是以惊悸。趺阳脉微而浮，浮为胃气虚，微则不能食，此恐惧之脉，忧迫所致也。

两胁疼痛，脉必双弦。紧细弦者，多怒气偏；沉涩而急，痰瘀之愆。

明·龚廷贤《寿世保元·卷五·惊悸》

寸口脉动而弱，动为惊，弱为悸。心中惊悸，脉必大结。饮食之悸，沉伏动滑。

夫惊悸，即动悸也，动之为病，惕然而惊，悸之为病，心下怯怯，如恐人捕，皆心虚胆怯之所致也。又曰：惊者，恐怖之谓，悸者，怔忡之谓。怔忡、惊悸、健忘三证，名异而病同。又云：惊悸者，蓦然而跳跃惊动，如有欲厥之状，有时而厥者是也，属血虚，时觉心跳者，亦是血虚。盖人之所主者心，心之所养者血，心血虚，神气不守，此惊悸之肇端也。

一论惊悸怔忡，健忘不寐，属心血虚者。

补心汤主方

当归一钱二分　川芎七分　白芍炒，一钱　生地黄三钱二分　白术去芦，一钱　远志去心，八分　白茯神一钱二分　酸枣仁炒，八分　麦门冬去心，一钱　黄连姜汁炒，一钱　元参五钱　甘草炙，三分

上锉一剂，水煎温服。一方，加柏子仁。

一论血虚，心神不安，惊悸怔忡不寐，并治。

安神镇惊丸

当归酒洗，一两　贝母去心，一两　川芎七钱　生地黄酒洗，一两半　麦门冬去心，一两　酸枣仁炒，二两　白芍酒炒，一两　远志去心，七钱　陈皮去白，一两　白茯神去皮木，七钱　黄连姜汁炒，五钱　甘草三钱　朱砂研末，水飞，为衣，一两

上为末，炼蜜为丸，如绿豆大，每服五十丸，食远枣汤送下。

明·龚廷贤《寿世保元·卷五·怔忡》

夫怔忡者，心中不安，惕惕然如人将捕是也，属血虚。有虑便动，属虚。时作时止者，痰因火动。瘦人多是血少，肥人属痰。怔忡者，心胸躁动，谓之怔松，此心血不足也。多因汲汲富贵，戚戚贫贱，不遂所愿而成。

一论血虚火盛，怔忡，心慌，恍惚，烦躁不宁。

养血清心汤

当归酒洗，一钱　川芎七分　白芍酒炒，一钱　生地黄酒洗，一钱　黄连姜汁炒，一钱　甘草三分　片芩去朽，八分　栀子炒，八分　酸枣仁炒　远志去心　麦门冬去心。各一钱

上锉一剂，生姜煎服。

一论心烦懊恼，惊悸怔忡，胸中气乱，此血虚而火盛也。

朱砂安神丸

朱砂另研，水飞，滤过，五钱　当归酒洗，二钱五分　黄连酒洗，六钱　生地黄酒洗，一钱五分　甘草炙，二钱五分

一方加人参、白术、茯神、酸枣仁炒、麦门冬去心，各等分，为末，炼蜜为丸，如黍米大，

每服五十丸，食远米汤送下。

一论思虑即心跳者，是心中无气少血，故作怔忡也。

四物安神汤

当归酒洗　白茯神去皮木　白芍酒炒　熟地黄　黄连姜汁炒　人参　白术去芦　辰砂研末，临服调入　竹茹　酸枣仁炒　麦门冬去心　乌梅一个　栀子　生地黄酒洗

上锉一剂，煎服。

一论心气怔忡，而自汗者，不过一二服而愈。

参归腰子

人参五钱　当归身五钱　猪腰子一对

上，先以腰子，用水二碗，煮至一碗半，将腰子细切，入二味药，同煎至八分，吃腰子，以药汁送下。如吃不尽腰子，同上二味药渣焙干，为细末，山药糊为丸，如梧桐子大，每服三五十丸，米汤送下。

一论精神虚怯，恍惚不宁，心思不定，气不足，健忘怔忡。

加味宁志丸

人参　白茯苓去皮　远志甘草水泡，去心　石菖蒲米泔浸　酸枣仁炒　黄连去毛　柏子仁各一两　当归酒洗，八钱　生地黄酒洗，八钱　木香四钱　朱砂研，水飞，一两二钱半，一半入药，一半为衣

上为细末，炼蜜为丸，如绿豆大。半饥时麦门冬去心煎汤送下五六十丸。

明·李中梓《医宗必读·卷之十·悸》

心忪也，筑筑然跳动也。

经曰：心痹者脉不通，烦则心下鼓。闭而不通，病热郁而为涩，涩成则烦，心下鼓动。鼓者，跳动如击鼓也，五痹汤加茯神、远志、半夏。

愚按：经文及《原病式》云：水衰火旺，心胸躁动，天王补心丹主之。《伤寒论》曰：心为火而恶水，水停心下，筑筑然跳动不能自安，半夏麻黄丸、茯苓饮子。亦有汗吐下后，正气虚而悸不得卧者，温胆汤。丹溪责之虚与痰，辰砂远志丸，有饮者控涎丹。证状不齐，总不外于心伤而火动，火郁而生涩也。若夫虚实之分，气血之辨，痰与饮，寒与热，外伤天邪，内伤情志，是在临证者详之。

五痹汤　见痹。

控涎丹　温胆汤　俱见惊。

明·李中梓《诊家正眼·卷下·涩脉》

涩为血少，亦主精伤。寸涩心痛，或为怔忡。

明·李中梓《诊家正眼·卷下·虚脉》

虚主血虚，又主伤暑。左寸心亏，惊悸怔忡。

清·陈士铎《脉诀阐微·第三篇》

左寸见大，心经血燥而怔忡。

左寸见小，惊悸时生。

怔忡者，心下跳动不安，即惊有触而动曰惊悸不触而动曰悸之类也。健忘之治法亦同。皆肾水虚而不能上升，以致心火不能下降之病。宜大剂归脾汤去木香，加麦冬、五味子、枸杞，吞都气丸。如挟心包一种有余之火兼痰者，加贝母、黄连、生地以清之。又有水气凌心，轻则用小半夏汤，倍加茯苓以泄之；重则用桂枝茯苓大枣甘草汤以安之；再重则用真武汤以镇之。若奔豚以桂枝汤加桂主之。《金匮》有奔豚汤甚妙，若小麦、生龙骨、生牡蛎，皆可加入。此条多引高鼓峰。

清·蔡贻绩《医会元要·十二经穴脉筋主病图注（各经药性并列）·手少阴心脉主病》

口干，心烦，心之热也。惊悸怔忡，心神不安也。发狂昏冒，心实而热乘之也。

民国·曹炳章《辨舌指南·卷五·红舌类诊断鉴别法》

薛生白云：舌光如镜，外证口大渴，胸闷欲绝，干呕不止，此乃胃液受劫，胆火上冲，宜西瓜汁、金汁水、鲜生地汁、甘蔗汁，磨服木香、郁金、香附、乌药等味。章虚谷云：此营阴素亏，肝火素旺者，肝火乘胃，耗其津液，故舌光无苔，实津枯非浊壅，胸闷欲绝者，肝胆气上逆也，故以诸汁滋胃液，辛香散逆气。凡治阴虚气滞者，可以仿此用药。

元·赵以德《金匮方论衍义·惊悸吐衄下血胸满瘀血脉证并治第十六》《明理论》云：悸者，心中惕惕然动，怔忡而不安也。悸有三种：《伤寒》有正气虚而悸者，有水停而悸者，又有汗下后，正气内虚，邪气交击而悸者。病邪不同，治法亦异，正气虚者，小建中汤、四逆散加桂治之；饮水多而悸者，心属火而恶水，不自安而悸也；汗下后正气内虚，邪气交击而悸者，与气虚而悸又甚焉，治宜镇固，或化散之，皆须定其气浮也。《原病式》又谓：是病，皆属水衰热旺，风火燥动于胸中，故怔忡也。若惊悸，亦以火暴制金，不能平木，风火相搏而然。欲究心悸之邪，则非一言可尽也。或因形寒饮冷得之，夫心主脉，寒伤荣则脉不利，饮冷则水停，水停则中气不宣，脉不利，由是心火郁而致动。脉必不弱，非弦即紧。岂脉弱心气不足者，犹得用此药乎？

清·徐彬《金匮要略论述·惊悸吐衄下血胸满瘀血病脉证治第十六卷·半夏麻黄汤》悸与惊，大不同矣，惊有结邪，神明不能堪，故脉动。悸则为阴邪所困，而心气不足，故脉但弱。阴邪者，痰饮也，故以半夏主之，而合麻黄，老痰非麻黄不去也。每服三丸，日三服，以渐去之，静伏之痰，非可骤却耳。然悸有虚损而悸者，此无别虚证，故专责痰，此正《痰饮门》所谓微者短气，甚者则悸也。

二、倦怠乏力

清·杨云峰《临症验舌法·下卷·方略》

上方（附子养荣汤）主治劳役过度，饥饱失时，思虑太甚，郁结尤多，以致脾肺气虚，荣血不足，畏寒发热，食少无味，四肢无力，懒动怠惰，嗜卧身倦，饥瘦色枯，气短惊悸，怔忡健忘少寐。

三、梅核气

东汉·张仲景《金匮要略·妇人杂病脉证并治第二十二》

妇人咽中如有炙脔（zhìluán，干肉），半夏厚朴汤主之。

清·王九峰《王九峰医案·下卷·情志》

情怀屈抑不伸，肝木横乘脾胃，脾肺两伤，脾为生痰之源，肺为贮痰之器，脾虚不能运化水谷之精微，津液凝结成痰，上注于肺，喉为肺系，是以痰塞喉间，咯不能上，咽不能下，胸次不舒，饮食减少。痰随气以流行，痰自脾经入肺，经过胞络，神形外驰，莫能自主，悲不能止，涕泣沾襟，非癫狂可比。脉来弦数无神，有三阳结病之虑。法当宁中州为主。

清·汪必昌《医阶辨证·六郁为病辨》

痰郁生病，痰厥，声在咽间，或喘息，喉中有痰声，或为梅核气，咽嗌不利，咯不出，咽不下，或吞酸，或嘈杂，或呕，或哕，或嗳气。

清·周学海《脉义简摩·妇科诊略·咽中如有炙腐脉证》

《灵枢·邪气脏腑病形》曰：心脉大甚，为喉吤。又曰：胆病者，咽中吤吤然，数唾。《中藏经》曰：大肠虚，则咽喉中如核妨矣。《脉经》又曰：右手气口以前脉，阴实者，肺实也，咽中塞，如欲呕状；阳实者，大肠实也，咽喉中如核状。又曰：尺部小滑者，厥也。足下热，烦满，逆上抢心，上至喉中，状如恶肉，脾伤也。而史载之又谓：病本于肝。盖肝气郁结，滞于血分，久而上逆，肺胃从之，故痰涎常逆于咽中而不通利也。治法，不但理气，并宜理血。

按曰：心脉大，曰肺实，曰大肠实，皆脉见两寸者也。又《积聚篇》曰：脉来细而附骨者，积也。寸口，积在胸中；微出寸口，积在喉中。夫喉中何积？炙腐是也。细而附骨，形必弦劲，可知矣。又曰：横关入寸口中者，膈中不通，喉中咽难，刺关元。盖气之上逆皆由于下不容纳，且咽喉诸病多关少阴也。《金匮·水气篇》曰：寸口脉沉而紧，沉为水，紧为寒，沉紧相搏，结在关元。荣卫相干，阳损阴盛，肾气上冲，咽中窒塞，状如炙肉，胁下急痛，此所谓时著男子，非止女身者也。治法详《金匮·痰饮篇》中，桂苓味甘加干姜细辛也。又少阴脉络咽，肾阴不能上朝，络中燥急，遂觉咽中窒碍矣，故虚劳多见此证，时时似咳，但不必尽如炙肉。《素问·咳论》：心咳之状，喉中介介如梗状。王汉皋亦谓：始觉如树皮草叶一片附于喉内，而滞涩不疼，俗名梅核气。因事不遂心，肝郁脾伤，三焦火结，上炎于喉也。男妇皆有之，其脉两关或浮或沉，必细数而促，尺寸亦因之不扬，上下各见热证，每用逍遥散、阳和汤加减愈之。

人有病肝脏风壅，积涎所聚伏膈间，口干而胶，食即恶心，全恶肉味，心躁不安，夜卧不得，咽喉隔塞，如物抵筑，多喘，或是唾。诊其脉，六脉皆大而沉伏，重手取之，隐隐然骨间乃得，再再寻之，来疾去迟，宜用治涎药。荆芥穗、天南星、防风、羌活、僵蚕、连翘、麻黄、荷叶、干蝎、半夏，等分细末，每以三钱，水煎，食远服之。

郁
病

四、奔豚气

《灵枢·邪气脏腑病形第四》

肾脉急甚为骨癫疾；微急为沉厥奔豚，足不收，不得前后。

东汉·张仲景《金匮要略·奔豚气病脉证治第八》

师曰：病奔豚，有吐脓，有惊怖，有火邪，此四部病，皆从惊发得之。

师曰：奔豚病从少腹起，上冲咽喉，发作欲死，复还止，皆从惊恐得之。

奔豚气上冲胸，腹痛，往来寒热，奔豚汤主之。

发汗后，烧针令其汗，针处被寒，核起而赤者，必发奔豚。气从少腹上至心，灸其核上各一壮，与桂枝加桂汤主之。

发汗后，脐下悸者，欲作奔豚，茯苓桂枝甘草大枣汤主之。

东汉·张仲景《金匮要略·水气病脉证并治第十四》

师曰：寸口脉沉而紧，沉为水，紧为寒，沉紧相抟，结在关元。始时当微，年盛不觉。阳衰之后，营卫相干，阳损阴盛，结寒微动，肾气上冲，喉咽塞噎，胁下急痛。医以为流饮而大下之，气击不去，其病不除。后重吐之，胃家虚烦，咽燥欲饮水，小便不利，水谷不化，面目手足浮肿。又与葶苈丸下水，当时如小瘥，食饮过度，肿复如前，胸胁苦痛，象若奔豚，其水扬溢，则浮咳喘逆。当先攻击冲气，令止，乃治咳，咳止，其喘自瘥。先治新病，病当在后。

隋·巢元方《诸病源候论·卷之十三·气病诸候》

若气满支心，心下闷乱，不欲闻人声，休作有时，乍瘥乍极，吸吸短气，手足厥逆，内烦结痛，温温欲呕，此忧思贲豚之状。

明·张介宾《景岳全书·脉神章·通一子脉义》

脉有七情之伤，而为九气之列。怒伤于肝者，其脉促而气上冲；惊伤于胆者，其气乱而脉动掣。过于喜者伤于心，故脉散而气缓；过于思者伤于脾，故脉短而气结。忧伤于肺兮，脉必涩而气沉；恐伤于肾兮，脉当沉而气怯。若脉促而人气消，因悲伤而心系掣。

清·徐彬《金匮要略论注·奔豚气病脉证治第八卷·茯苓桂枝甘草大枣汤方》

注曰：此言即无惊发而有君火虚极，肾邪微动，亦将凌心而作奔豚也。谓汗乃心液，发汗后则虚，可知使非因汗时余邪侵肾，何至脐下悸，至于悸而肾邪动矣。故知欲作奔豚，乃以茯苓合桂甘专伐肾邪，单加大枣以安胃，似不复大顾表邪。谓发汗后，表邪已少，且但欲作，则其力尚微。故渗其湿，培其土，而阴气自衰，用甘澜水，助其息下之势也。

论曰：仲景论证，每合数条以尽其变，故如奔豚一证，由于惊发，则合四部，见其因同而证异，庶知奔豚之所自来，又即言其气从少腹冲至咽喉，以见此病之极。则又即言其兼腹痛，而往来寒热，以见此证必从表未清来，而有在半表里者，则于内为多。又即言其兼核起，而无他病者，以见此证有只在太阳而未杂他经者，则于表为多。又即言汗后脐下悸，欲作奔豚而未成者，以见此证有表去之后，余邪侵肾者，则水气为多。故曰冲咽喉，曰冲胸，曰冲心，曰脐下悸，而浅深了然。用和解，用伐肾，用桂不用桂，而酌治微妙，奔豚一证，病因证治，无复剩义。苟不会仲景立方之意，则峻药畏用，平剂寡效，岂真古方不宜于今耶。

清·尤怡《静香楼医案·上卷·神志门》

骤惊恐惧，手足逆冷，少腹气冲即厥，阳缩汗出。下元素亏，收摄失司。宜乎助阳以镇纳。第消渴心悸，忽然腹中空洞。此风消肝厥见象，非桂附刚剂所宜。

炒黑杞子　舶茴香　当归　紫石英　细辛　桂枝

诒按：风消肝厥之证，当于温养中佐以滋阴。方中细辛一味，不识何意。愚意再加牛膝、白芍、牡蛎。

肝火挟痰上逆，为厥癫疾。

半夏　钩藤　茯苓　枳实　广皮　竹茹　郁金　羚羊角

诒按：方极清稳。

清·黄元御《四圣心源·卷六·杂病解中》

奔豚者，肾家之积也。平人君火上升而相火下蛰，火分君相，其实同气，君相皆蛰，则肾水不寒。火之下蛰，实赖土气，胃气右降，金水收藏，则二火沉潜，而不飞扬。土败胃逆，二火不降，寒水渐洹，阴气凝聚，久而坚实牢硬，结于少腹，是谓奔豚。《难经》：肾之积，曰奔豚是也。

悸者，风木之郁冲，惊者，相火之浮宕。火不胜水，五行之常，所恃者，子土温燥，制伏阴邪，培植阳根，蛰于坎府，根本不拔，则胆壮而神谧。土湿阳衰，不能降蛰相火，阳根泄露，飘越无依，寒水下凝，阴邪无制，巨寇在侧，而身临败地，故动惕慌悬，迄无宁宇。凡惊悸一生，即为奔豚欲发之兆，不可忽也。

茯苓桂枝甘草大枣汤

茯苓一两　桂枝四钱　甘草二钱　大枣十五枚

甘澜水四杯，先煎茯苓，减二杯，入诸药，煎大半杯，温服，日三剂。

作甘澜水法：大盆置水，以勺扬之千百遍，令水珠散乱，千颗相逐，乃取用之。

治汗后亡阳，脐下悸动，奔豚欲作者。

桂枝加桂汤

桂枝五钱　芍药三钱　甘草二钱　生姜三钱　大枣四枚

煎大半杯，温服。

治奔豚方作，气从少腹上冲心部者。

奔豚汤

甘草二钱　半夏四钱　芍药二钱　当归二钱　黄芩二钱　生姜四钱　芎藭三钱　生葛五钱　甘李根白皮三钱

煎大半杯，温服。

治奔豚盛作，气上冲胸，头疼腹痛，往来寒热者。

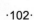

奔豚之生，相火升泄，肾水下寒，不能生木。风木郁冲，相火愈逆，故七窍皆热。少阳经气，被阴邪郁迫，故有往来寒热之证。芎、归疏肝而滋风木，芩、芍泻胆而清相火，奔豚既发，风热上隆，法应先清其上。

龙珠膏

川椒五钱　附子五钱　乌头五钱　巴豆三钱，研，去油　桂枝五钱　茯苓八钱　牡蛎五钱　鳖甲五钱

芝麻油、黄丹熬膏，加麝香、阿魏，研细，布摊，贴病块。

奔豚已结，气块坚硬，本属寒积。但阴邪已盛，稍服附子温下，寒邪不伏，奔豚必发，以邪深药微，非附子之过也。不治，则半年一载之间，必至殒命。此宜温燥脾胃，去其中焦湿寒。土燥阳回，力能制水，然后以此膏贴之。寒消块化，悉从大便而出，滑白黏联，状如凝脂浊瘀后泄，少腹松软，重用附子暖水，然后乃受。

五、胸腹痞满

隋·巢元方《诸病源候论·卷之十三·气病诸候》

忧膈之病，胸中气结，烦闷，津液不通，饮食不下，羸瘦不为气力。恚膈之为病，心下苦实满，噫辄酢心，食不消，心下积结，牢在胃中，大小便不利。气膈之为病，胸胁逆满，咽塞，胸膈不通，噫闻食臭。

明·张介宾《景岳全书·杂证谟·虚损》

然思生于心，脾必应之，故思之不已则劳伤在脾。……凡此为病，脾气结则为噎膈，为呕吐，而饮食不能运，食不运则血气日消，肌肉日削，精神日减，四肢不为用，而生胀满泄泻等证，此伤心脾之阳也。

清·尤怡《静香楼医案·上卷·诸郁门》

中年脘闷，多嗳多咳，此气郁不解也。纳谷已减，未可破泄耗气，宜从胸痹例，微通上焦之阳。

薤白　瓜蒌　半夏　桂枝　茯苓　姜汁

诒按：方法轻灵。

郁气凝聚喉间，吞不下，吐不出，梅核气之渐也。

半夏　厚朴　茯苓　苏梗　旋覆花　橘红　枇杷叶　姜汁

诒按：此于《金匮》成方中，加旋覆、杷叶，最有巧思。

清·沈镜《删注脉诀规正·卷之下·诊杂病生死脉症歌》

中恶腹胀紧细生，若得浮大命逡巡（徘徊）。中恶者，乃人平素调摄失宜，精神衰弱，以致鬼邪恶气卒中也。令人心腹胀满刺痛，闷乱欲死，脉得紧细而微者生，紧大而浮者死。《脉经》曰：中恶之候，脉亦不等。有卒中恶毒吐血数升，脉沉数者死，浮大疾快者生。亦有卒中腹大肢满，脉缓大者生，紧大而浮者死。

明·张介宾《景岳全书·十九卷·郁证》

忧郁内伤之治，若初郁不开，未至内伤而胸膈痞闷者，宜二陈汤、平胃散，或和胃煎、六

君子汤之类以调之。若忧郁伤脾，而吞酸呕恶者，宜温胃饮、神香散。

清·叶桂《临证指南医案·卷六·郁》

悲泣，乃情怀内起之病，病生于郁，形象渐大，按之坚硬，正在心下。用苦辛泄降，先从气结治。

清·沈金鳌《杂病源流犀烛·卷十八·内伤外感门》

悲泣乃情怀内起之病，病生于郁，形象渐入，按之坚硬，正在心下，用苦辛降，当先从气结治，宜黄连、干姜、半夏、姜汁、茯苓、连皮瓜蒌。

清·汪必昌《医阶辨证·水胀气胀血胀谷胀四证辨》

气胀，腹独大，四肢不肿，胸肋满，频叹气。

气胀，七气脐郁而成胀，即臓胀也。

清·汪必昌《医阶辨证·郁风血三痛辨》

郁气痛，其状胸膈满闷，气不得升降，痛在气分。

清·沈菊人《沈菊人医案·卷上·郁》

怒则气郁，郁则生火，木火横逆。胁胀、脘痞、噎塞、鼻燥，舌黄、口腻、脉弦数。阳明胃精不降，木郁不达，治在肝胃。

六、不欲食

明·张介宾《景岳全书·杂证谟·郁证》

若忧郁伤脾肺而困倦、怔忡、倦怠、食少者，宜归脾汤或寿脾煎；若忧思伤心脾，以致气血日消，饮食日减，肌肤日削者，宜五福饮、七福饮，甚者大补元煎。

清·何梦瑶《医碥·杂症·血》

凡忧思损伤心脾，以致吐血，证见气短形悴，或胸怀郁然，食饮无味，或饥不欲食，或魂魄惊困而卧不安，是皆中气亏损，不能摄血所致，速宜救本，不宜治标，宜归脾汤。

清·黄宫绣《脉理求真·卷一·新著脉法心要》

涩为气血俱虚之候。故症多见拘挛麻木，忧郁，失血伤精，厥逆少食等症。然亦须分寒涩、枯涩、热涩之殊耳。若涩见呕吐泄泻，则为属虚属寒；涩见伤精失血，拘挛麻木，则为枯涩不和；涩见便结不解，则为热邪内闭，或寒滞不通。总在因症考求，岂可概指血虚，而不分别审顾乎。

清·江泽之《江泽之医案·虚损》

操劳郁怒太过，肝气内横日久。不独下侮土位，且上不畏金。致胸胁胀闷，谷食减纳，时而咽燥呛咳。营卫延防，逼虚外露。速当澄心息虑，冀其转损为益。

七、躯体疼痛

《素问·脏气法时论篇第二十二》

肝病者，两胁下痛引少腹，令人善怒，虚则目肮肮无所见，耳无所闻，善恐如人将捕之，取其经，厥阴与少阳。气逆，则头痛耳聋不聪，颊肿。取血者。

《素问·刺腰痛篇第四十一》

阳明令人腰痛，不可以顾，顾如有见者，善悲，刺阳明于骭前三痏，上下和之出血，秋无见血。

厥阴之脉令人腰痛，腰中如张弓弩弦，刺厥阴之脉，在腨踵鱼腹之外，循之累累然，乃刺之，其病令人善言默默然不慧，刺之三痏。

解脉令人腰痛如引带，常如折腰状，善恐，刺解脉，在郄中结络如黍米，刺之血射以黑，见赤血而已。

飞阳之脉令人腰痛，痛上拂拂然，甚则悲以恐，刺飞阳之脉，在内踝上五寸，少阴之前，与阴维之会。

散脉令人腰痛而热，热甚生烦，腰下如有横木居其中，甚则遗溲，刺散脉，在膝前骨肉分间，络外廉，束脉为三痏。

《灵枢·厥病第二十四》

厥头痛，面若肿起而烦心，取之足阳明、太阴。

厥头痛，头脉痛，心悲善泣，视头动脉反盛者，刺尽去血，后调足厥阴。

厥头痛，意善忘，按之不得，取头面左右动脉，后取足太阴。

厥心痛，与背相控，善瘛，如从后触其心，伛偻者，肾心痛也，先取京骨、昆仑，发狂不已，取然谷。

厥心痛，色苍苍如死状，终日不得太息，肝心痛也，取之行间、太冲。

东汉·张仲景《金匮要略·五脏风寒积聚病脉证并治第十一》

肝中寒者，两臂不举，舌本燥，喜太息，胸中痛，不得转侧，食则吐而汗出也。

唐·孙思邈《备急千金要方·卷第二十七养性·调气法第五》

肝脏病者，忧愁不乐，悲思，喜头眼疼痛。

元·朱丹溪《丹溪治要心法·卷四·胁痛四十四》

肝火盛，木气实，有痰流注，有死血。若肝急木气实，用川芎、苍术、青皮，水煎，下龙荟丸。肝火盛，用生姜汁下当归龙荟丸，此泻火要药也。

当归龙荟丸　蜜丸，治胁痛行痰；曲丸，降肝火，行迟，治杂证。

当归　草龙胆　山栀仁　黄柏　黄芩　黄连各一两　大黄　芦荟各半两　木香一钱半　麝香五分

一方有柴胡、青皮各半两；一方有青黛者，又治湿热，两胁痛尤妙。先以琥珀膏贴痛处，又以生姜汁吞此丸，痛甚者，须炒令热服之；一方入青黛，每服三十丸，姜汤下。

又方小龙荟丸

当归　草龙胆　山栀　黄连　黄芩　柴胡　川芎各半两　芦荟三钱

死血用桃仁、红花、川芎；痰流注者，用二陈汤加南星、川芎、苍术，实用控涎丹下痰。

肝苦急巳见《医要》，急食辛以散之，抚芎、苍术。胁痛甚者，用生姜汁下龙荟丸，肝火盛故也。咳嗽胁痛者已见《医要》，二陈加南星、香附、青皮、青黛、姜汁。

左金丸 治肝火。

黄连六两　茱萸五钱

又方**推气散** 治右胁痛甚不可忍。

片姜黄　炒枳壳　炒桂心各半两　炙甘草三钱

上末，每服二钱，酒服下。

控涎丹治一身气痛及胁走痛，痰夹死血，加桃仁泥丸。治心胁痛：干姜微炒　芫花醋炒，各等分，蜜丸，每服十二丸，大效。气弱人，胁下痛，脉细紧或弦，多从劳役怒气得之，**八物汤**：人参、白术、白茯苓、甘草、当归、熟地黄、川芎、白芍药，加木香、官桂、青皮。

胁痛，大便秘实，脉实者，**木香槟榔丸**。

木香五钱　青皮二钱　陈皮二钱　枳壳一钱　槟榔二钱　川连二钱　黄柏四钱　大黄四钱　香附一钱
牵牛头末八钱

上为末，滴水为丸，如桐子大，每服六七十丸，空心姜汤下。

明·薛己《正体类要·上卷·扑伤之症治验》

有一患者，患处胀痛，发热欲呕，两胁热胀，肝脉洪大。余曰：肝火之症也，但令饮童便，并小柴胡汤加黄连、山栀、归梢、红花，诸症果退。此症若左关脉浮而无力，以手按其腹，反不胀者，此血虚而肝胀也，当以四物、参、苓、青皮、甘草之类治之。若左关脉洪而有力，胸胁胀痛者，按之亦痛，此怒气伤肝之症也，以小柴胡、芎、归、青皮、芍药、桔梗、枳壳主之。盖此症不必论其受责之轻重，问其患处去血之曾否，但被人扭按甚重，努力恚怒，以伤其气血，瘀血归肝，多致前症。甚则胸胁胀满，气逆不通，或血溢口鼻，卒至不救。

明·薛己《正体类要·上卷·扑伤之症治验》

有一患者，患处胀痛，悲哀忿怒。此厥阴之火，为七情激之而然耳。遂砭去瘀血，以小柴胡汤加山栀、黄连、桔梗而安。后用生肝血、养脾气之药，疮溃而敛。

明·王绍隆《医灯续焰·卷八·心腹痛脉证第六十三》

胆痛，引胸膈胁肋、口苦、善太息、振寒，宜二陈汤、温胆汤、小柴胡汤之类。

明·王绍隆《医灯续焰·卷九·腰痛脉证第六十五》

内因者，恐惧失志、恚怒忿恨、抑郁忧思也。恐惧失志则伤肾，恚怒忿恨则伤肝，抑郁忧思则伤脾。此言情志不得其所，三阴脏气自伤也。亦各从其类也。……脾伤腰痛，肌肉濡溃，痹而不仁，饮食不化，肠胃胀满，闭坠腰胁。宜平胃散，《局方》普贤正气散之类。

明·王绍隆《医灯续焰·卷九·脚气脉证第六十六》

少阳则往来寒热，口苦，胁痛，面垢，头目眩痛，腋下马刀肿痛，髀膝外至胻及外踝诸指节皆痛。宜小柴胡汤、半夏左经汤之类。

清·李延昰《脉诀汇辨·卷七　望、闻、问三诊·声诊》

前轻后重，壮厉有力，乃为外感。倦不欲言，声怯而低，内伤不足。攒眉呻吟，必苦头痛。

郁病

叫喊呻吟，以手扪心，为中脘痛。呻吟身重，转即作楚，乃为腰痛。呻吟摇头，攒眉扪腮，乃为齿痛。呻吟不起，为腰脚痛。诊时吁气，为属郁结。凡人吁则气郁得以少伸也。摇头而言，乃为里痛。喉中有声，谓之肺鸣；火来乘金，不得其平。形羸声哑，咽中有疮，肺被火囚。肺主声故耳，声音暴哑，风痰伏火。曾系喊伤，不可断病。声嘶色败，久病不治。气促喉声，痰火哮喘。中年声浊，痰火之殃。独言独语，言谈无绪，思神他寄，思虑伤神。伤寒坏证，哑为狐惑，上唇有疮，虫食其脏；下唇有疮，虫食其肛。

　　清·陈士铎《辨证录·卷之二·胁痛门》

　　人有两胁作痛，终年累月而不愈者，或时而少愈，时而作痛，病来之时，身发寒热，不思饮食，人以为此肝经之病也。然肝经之所以成病，尚未知其故，大约得之气恼者为多。因一时拂抑，欲怒而不敢，一种不平之气，未得畅泄，肝气郁而胆气亦郁，不能取决于心中，而心中作热，外反变寒，寒热交蒸，则肝经之血停住于两胁而作痛矣。倘境遇顺适，则肝气少舒，其痛不甚。及夫听恶声，值逆境，又触动其从前之怒气，则前病顿兴，而痛更重矣。

　　清·陈士铎《辨证录·卷之二·胁痛门》

　　人有贪色房劳，又兼恼怒，因而风府胀闷，两胁作痛，人以为色欲损肾，怒气伤肝，理当兼治，而不知兼治之中尤当治肾也。……肾水不足，非大用补肾之味，则水不能生。然则房劳之后胁痛，其亏于精者更多，乌可重治肝而轻治肾哉。

　　清·尤怡《金匮翼·卷六·胁痛》

　　悲哀烦恼，肝气致郁，枳壳能通三焦之气，故以为君；肝欲散，故细辛、川芎、桔梗之辛以散之；肝苦急，故用甘草之甘以缓之。其用防、葛者，悲则气敛，借风药以张之也。

　　肝郁胁痛者，悲哀恼怒，郁伤肝气，两胁骨疼痛，筋脉拘急，腰脚重滞者是也。

　　清·尤怡《静香楼医案·上卷·诸郁门》

　　寒热无期，中脘少腹遽痛，此肝脏之郁也。郁极则发为寒热，头不痛，非外感也。以加味逍遥散主之。

加味逍遥散

　　诒按：此木散达之之法。

　　病从少阳，郁入厥阴，复从厥阴，逆攻阳明，寒热往来，色青，颠顶及少腹痛，此其候也。泄厥阴之实，顾阳明之虚，此其治也。

　　人参　柴胡　川连　陈皮　半夏　黄芩　吴萸　茯苓　甘草

　　诒按：此从左金、逍遥化裁而出。若再合金铃子散，似更周到。

　　此血郁也，得之情志，其来有渐，其去亦不易也。

　　旋覆花　薤白　郁金　桃仁　代赭石　红花

　　诒按：此必因血郁，而络气不通，有胸膈板痛等见证，故立方如此。

　　清·汪蕴谷《杂症会心录·下卷·胁痛》

　　今夫古书论胁痛一证，不徒责在肝胆，而他经亦累及之。有寒热虚实之不同，痰积、瘀血之各异……尝考经旨，谓肝脉挟胃络胆，上贯膈，布胁肋。胆脉贯膈络肝，循胁里，其直者循胸过季胁，是两胁之痛，皆属肝胆为病。内伤者，不外气血两端；外感者，责在少阳一经而已。盖肝为将军之官，其性暴怒。非怫意交加，则忧郁莫解；非酒色耗扰，则风寒外袭，痛之所由生也。使其人而虚寒也者，则内脏亏而痛矣；使其人而虚热也者，则隧道塞而痛矣；使其人而实热也者，或邪气入而痛，或郁火发而痛矣。

清·沈金鳌《杂病源流犀烛·卷十八·诸郁源流》

如求谋横逆，贫窘暴怒，悲哀思虑，皆致胸满胁痛，脉必沉涩，是气郁宜气郁汤，内香附、川芎、木香是要药，又木香调气散。胸胁痛者，兼血郁，盛怒叫呼，挫闪，饥饱劳役，致胸胁间常如针刺痛，或能食，小便淋，大便红，脉沉芤而涩，是血郁宜血郁汤，内桃仁、红花、香附，并加青黛、川芎为要药。

清·汪必昌《医阶辨证·郁风血三痛辨》

郁气痛，其状胸膈满闷，气不得升降，痛在气分；血气痛，经行腹内痛，产后少腹痛，痛在血分。

清·汪必昌《医阶辨证·外痛证辨》

滞气痛，延上下，郁闷不安，日重夜轻。

清·汪必昌《医阶辨证·内痛证辨》

郁气痛，如针刺，攻走上下。

清·蔡贻绩《医学指要·卷六·调经扼要》

未行而先腰腹疼痛者，由七情忧郁所致，必两寸沉涩有力，宜七制香附丸，或香苏饮合芎归汤加丹参、淮膝，或茯苓补心汤除地黄加香附，或四七汤，或小温经汤最妙。

五心烦热者，由心火陷于脾家，忧思抑郁于内，必左肝脉弦紧，两尺微弱，宜逍遥散加丹参、丹皮、麦冬，或柴芍地黄汤加丹参、麦冬。

清·马培之《马培之医案·漫心痛》

悲哀伤中，气凝血结，脐上脘下结硬作痛，已成漫心痰。寒热泻黄，脉弦，夹有暑邪，殊非小恙。姑拟宣畅气血，散结化痰之治。

清·管玉衡《诊脉三十二辨·辨肝胆脉·胆脉》

故胆病胫膝至外踝及大指诸节皆病。又胆汁味苦，为口苦。胆气不舒，为善大息。少阳气郁，为面有尘气，体无膏泽。少阳有火，为汗出。胆之大略如此。

八、痰核瘰疬

明·薛己《女科撮要·卷上·瘰疬》

妇人瘰疬，或因胎产血崩，亏损肾肝；或因忧思郁怒，伤损肝脾；或因恚怒风热，肝胆血燥；或因水涸，血虚筋挛则累累然如贯珠，故多生于耳前后、项侧、胸胁间。若寒热肿痛，乃肝经气动而为病，用柴胡栀子散以清肝火为主，而佐以逍遥散以养肝血。若寒热既止，而核不消，乃肝经之血亦病，用加味四物汤以养肝血为主，而佐以柴胡栀子散以清肝火。若初生如豆粒，附着于筋，肉色不变，内热口干，精神倦怠，久不消溃，乃肝脾亏损，用逍遥散、归脾汤、六味丸健脾土，培肝木，切不可轻用散坚追毒之剂。《外台秘要》云：肝肾虚热则生疬矣。《病机》云：瘰疬不系膏粱丹毒，因虚劳气郁所致。补形气，调经脉，其疮当自消散。若误下之，先犯病禁、经禁。若久溃脉浮大，邪火盛也；面色㿠白，金克木也，皆不治。若赤脉贯瞳子，有几条则几年死。

明·孙志宏《简明医彀·卷之五·结核》

经曰：瘤气结核，皆属于热。盖由气郁成火，结滞坚硬，如果之核，不须溃发，气散自消。结于颈项臂胁，多在皮里膜外。湿痰流注，七情过伤，皆致斯患。妇女常感者，因富贵贫贱多有郁也。若卧枕动悲苦忿怒乃成。项中不散，则变瘰疬；腋下不消，则为马刀。必宜早治。日积月累而得，服药亦须久长。最忌鲜猪肉、热毒物。

清·魏之琇《续名医类案·卷三十一·乳痈乳岩》

王洪绪曰：凡乳岩初起，或乳中，或乳旁，生一小块，不痛不痒，皮色不变，与瘰疬恶核相似，是乃阴寒结痰，总因悲哀忧愁患难惊恐所致。初起以犀黄丸，每服三钱，酒送下，十服即愈。或以阳和汤加土贝母五钱煎服，数日可消。

清·陈修园《女科要旨·卷四·外科》

瘰疬者，颈上项侧结聚成核，累累相连。或生于胸胁之间，重者形如马刀，更重者聚成一片，坚硬如铁，俗名铁板疬，必死。凡疬，多起于耳之前后，乃少阴之部位也。女子善怀，每多忧郁，宜逍遥散加贝母、夏枯草、牡蛎、瓜蒌子、青皮之类常服；虚者加味归脾汤最妙。必须灸肩髃二穴、曲池二穴、命门一穴、气海一穴、足三里二穴，方能除根。又取大虾蟆一个，去肠洗净，覆于疬上，以艾如大豆样，灸虾蟆皮上，至热气透疬，再灸别处。如虾蟆皮焦，移易灸之。三五日灸一次，重者三次可愈。服消疬汤：瓜蒌一个捣，甘草汁三钱，皂角一片去弦子，大黄三钱，五味子一岁一粒，水煎服；下秽物愈，未下再服。常服丸方：玄参蒸、牡蛎醋煮、川贝母各半斤，为末，以夏枯草二斤，长流水熬膏半碗，入熟蜜为丸，如梧子大，每服三钱，一日两服，开水送下。此症忌刀针及敷溃烂之药。有丹方用羚羊角，以磁片刮下为末，可用旧明角琉璃刮下为末，尤良。每斤入贝母四两，全蝎三两，蜜丸，空腹服三钱。外用皂角入鲫鱼腹中，煅炭存性，蜜和醋调涂，无不应效。

第五节

郁病杂症

郁病杂症多系隐形抑郁，系情志内伤继发的脏腑、形体、官窍的病变，是古代临床患者就诊的主要原因。情志影响气机运行，可以引发人体各个部位病变，病症极为广泛。现限于文献内容，仅罗列部分病症作为代表。

一、咳嗽

清·蔡贻绩《医学指要·卷五·诸血指要》

忧思抑郁伤肺，则胸前膨胀，面无光泽，血来少而或淡红，入水必浮，右寸脉必浮涩而芤也。如火盛烁金，则干咳无痰，痰中时带血星，或如脓臭，或如肉屑，或如红丝，右寸脉必浮数而芤也。

清·通意子《贯唯集·失音》

病由悲郁伤肺，急怒伤肝，火邪乘机上冒，气扰肝窍，以致顿见声哑，咳痒继作，并无吐血、寒热等症，其无外邪可知，刻诊脉细数带滑，喉间内外作肿。此喉癣之渐也。法宜清养太阴，兼理少厥二阴，若能慎真调理，可望向安。

清·管玉衡《诊脉三十二辨·辨肺大肠脉》

其为七情亦害，忧或悲则魄户不闭，金气郁塞，心火乘之，其有不内外因而病者，叫呼损气，则伤肺也。……肺脉贯膈布胸中，故病为咳、为上气、为喘、为渴、为烦心、为胸满，从膈属肺。

二、月经紊乱

明·薛己《校注妇人良方·卷一·月水不调方论第五》

一妇人性善怒，产后唇肿内热，或用清热败毒散，唇口肿胀，日晡热甚，月水不调。再用降火化痰，遂令食少作呕，大便不实，唇出血水。又用理气消导，胸膈痞满，头目不清，唇肿经闭。又用清胃行血，肢体倦怠，发热烦躁，涎水涌出。又欲用通经之剂。余曰：病本七情，肝脾亏损，又数行攻伐，故元气之益虚耳，法当补阴益阳。遂以济生归脾汤、加味逍遥散、补中益气汤调治，元气渐复，诸症悉愈。

明·张介宾《景岳全书·杂证谟·郁证》

若思郁动火，以致崩淋失血，赤带内热，经脉错乱者，宜保阴煎（见于《景岳全书》：生地、熟地、芍药、山药、续断、黄芩、黄柏、生甘草）。若思郁动火，阴虚肺热，烦渴，咳嗽见血，或骨蒸夜热者，宜四阴煎（见于《景岳全书》：生地、麦冬、百合、白芍、沙参、生甘草、茯苓），或一阴煎（见于《景岳全书》：生地、熟地、麦冬、白芍、甘草、牛膝、丹参）酌宜用之。

清·王九峰《王九峰医案·妇人》

月不及期，腹痛腿酸，饮食减少，胸胁瘕块。气郁伤肝，悲哀动中，胸中作闷，腰如束带，病在至阴，肝脾俱病。

三、舌肿

民国·曹炳章《辨舌指南·辨舌证治·舌病证治之鉴别》

又有一症，舌肿生舌根下，状如白枣，有紫筋，不能速愈。初起不疼，不发寒热，渐渐肿大，速治可愈，皆由忧郁所发。窦汉卿曰：木舌证，硬如穿山甲，见人舌做一拳，外证憎寒壮热，语言蹇涩，此心经受热。治法以小刀点紫黑处，出紫黑血盏许，内服外搽，治法同前。

重舌乃舌下生一小舌，其色鲜红，外证颔下浮肿，有硬核。此因心经热毒，或由心经遏郁，忧思过度，心脾郁而生热，其状附舌下而近舌根，形如舌而微短小。当以针刺点患处上，出恶血，内服黄连泻心汤，或一味黄连汤。

舌肿一症，皆由心火旺盛，逼血挟痰上壅所致。内必烦躁闷乱，甚则不能出声。有舌卒肿如猪胞者，有肿硬如木石者，有胀寒满口不能通声者，有舌下形如蝼蛄形，或如卧蚕形者，皆宜急将肿突处砭去，其血仍用釜底煤以盐醋调厚傅之。

四、寒热

明·薛己《女科撮要·卷上·师尼寡妇寒热》

宋褚氏疗师尼寡妇，别制方药，谓独阴无阳，致血气交争，乍寒乍热如疟，或腰背作痛而寒热，其肝脉弦出寸口，是其症也。若室女出嫁，愆期而寒热亦然。盖男子精盛，则思室，女子血盛以怀胎，此天地自然之理也。治以小柴胡加生地；久而血虚，佐以四物。若兼怒动肝火而寒热者，佐以加味逍遥散；若兼亏损肝经而寒热者，佐以八珍汤；若兼亏损元气而寒热者，佐以补中益气汤；若兼郁伤脾气而寒热者，佐以济生归脾汤。此症多兼经候不调，当详孰为缓急而治之。

五、积聚

隋·巢元方《诸病源候论·卷之十三·气病诸候》

七气者，寒气、热气、怒气、恚气、忧气、喜气、愁气。凡七气积聚，牢大如杯。若拌在心下、腹中，疾痛欲死，饮食不能，时来时去，每发欲死，如有祸状，此皆七气所生……恚气则积聚在心下，不可饮食；忧气则不可极作，暮卧不安席；喜气即不可疾行，不能久立；愁气则喜忘，不识人，置物四方，还取不得去处，若闻急，即手足筋挛不举。

（日）丹波元坚《杂病广要·诸气病》

忧伤肺者，心系急，上焦闭，荣卫不通，夜卧不安，故经曰忧则气聚。思伤脾者，气留不行，积聚在中脘，不得饮食，腹胀满，四肢怠惰，故经曰思则气结。悲伤心胞者，善忘，不识人，置物在处，还取不得，筋挛，四肢浮肿，故经曰悲则气急。恐伤肾者，上焦气闭不行，下焦回还不散，犹豫不决，呕逆恶心，故经曰恐则精却。惊伤胆者，神无所归，虑无所定，说物不竟而迫，故经曰惊则气乱。七者虽不同，本乎一气。

六、噎膈

明·王绍隆《医灯续焰·卷十八·噎膈》

噎者，食入不利，或捱塞而下，或负痛而纳，其病在喉。膈者，食虽入膈，或气逆，或满闷，或隐痛，或得噯少宽，或得吐反快，其病在膈。二疾多并见，噎者必膈，膈者必噎也。即翻胃之先驱，积郁沉忧，气结不散，久久成此。《张鸡峰方论》曰：此病不在外，不在内，不属冷，不属热，不是实，不是虚，所以药难取效。多缘忧思恚怒，动气伤神，气积于内，动则诸证见。气静疾平，手扪之而不得疾之所在，目视之而不知色之所因，耳听之而不知音之所发，故针灸药石皆不获效，乃神意间病也，旨哉言乎！宜生姜半夏汤、香砂宽中汤、五膈宽中散、谷神嘉禾散、统旨补气运脾汤、代抵当丸之类选用。

清·王旭高《王旭高临证医案·卷之三·噎膈反胃门》

右关及寸滑搏，为痰为火，肺胃之气失降，肝木之火上逆，将水谷津液蒸酿为痰，阻塞气道，故咽喉胸膈若有阻碍，纳食有时呕噎也。夫五志过极，多从火化，哭泣无泪，目涩昏花，皆属阳亢而阴不上承。目前治法，不外顺气降火，复入清金平木。

清·张聿青《张聿青医案·卷十·噎膈》

肺络被灼，所以脏躁乃生悲感。再化痰泄热以治其标，润养津液以治其本。

五脏主五志，在肺为悲，在脾为忧，今无端悲感交集，亦属脏躁之征。再开展气化，兼进润养之品。

七、眩晕

明·孙一奎《赤水玄珠·第十一卷·郁证门》

又有素虚之人，一旦事不如意，头目眩晕，精神短少，筋痿，气急，有似虚证。先当开郁顺气，其病自愈。

清·王士雄《王氏医案·卷二》

张氏妇患气机不舒，似喘非喘，似逆非逆，似太息非太息，似虚促非虚促，似短非短，似

郁病

闷非闷，面赤眩晕，不饥不卧。补虚清火，行气消痰，服之不应。孟英诊之曰：小恙耳，旬日可安，但须惩忿是嘱。与黄连、黄芩、栀子、楝实、鳖甲、羚羊角、旋覆、赭石、海蛇、地栗为大剂，送当归龙荟丸。未及十日汛至，其色如墨，其病已若失。后与养血和肝，调理而康。

评述

郁病临床证候表现同其病机属性类似，皆存在相当的复杂性。这种复杂性表现为以下几种情况的并存：即症状的单一性与多样性并存，情志类症状与躯体化症状并存，显性郁病与隐性郁病并存，单一脏腑系统与多个脏腑系统、单个经脉系统与多个经脉系统并存等等。从证候归类上，虽然八纲辨证、气血辨证、脏腑辨证、经脉辨证同样适用于郁病，但其证候特征又有别于一般内伤病，一般内伤病以阴阳辨证为总纲，而郁病则以虚实为核心。

一、八纲辨证中"虚实"辨证为郁病之总纲

由于郁病在其发病因素与致病转归上存在"因虚致郁"和"因郁致虚"的规律，因此，其证候之虚实辨证贯穿所有郁病的始终，虚实辨证可以统摄、涵盖阴阳辨证、寒热辨证、气血辨证、五脏辨证、经脉辨证，即阴阳、寒热、气血、脏腑、经脉皆可以分为虚实，由此又会导致治疗原则与方法的差异性。

1. 内源性郁病——先虚后郁

郁病患者，以先天禀赋不足、脏腑精气薄弱为基础，或由于后天劳伤过度，包括思虑太过、体劳失节等，皆可导致人体气血的耗伤，即《素问·举痛论》所谓"劳则气耗。"这种气血阴阳的偏衰、五脏精气的不足，皆会引发神气失养而出现情志的异常。临床所见，无明显情志致病因素，自发形成郁、悲、惊、悸、恐等情志异常者，或者其精神刺激程度较轻、与其病变程度不吻合者，多属于"因虚致郁"的范畴，或者称之为"内因性郁病"。在不同的病机与病症表现上，亦存在不同的规律性，阳虚、气虚者，多致抑郁，以情绪低落、缺乏兴趣、不喜见人、倦怠乏力为主；阴虚、血虚者，多致焦虑，以烦躁不安、多思多虑、失眠不寐为主，即《金匮要略》之百合病、脏躁症；心气虚者，多致惊悸，以心悸、怔忡、心神不安为主；肾气虚、肾阳虚者，多致恐惧，以惊恐不安、强迫症状为主。但气郁日久，则导致人体津液的布散、血液的运行受阻，则出现气、湿、痰、热、血、食郁滞不通，即朱丹溪所谓的"六郁"。在这种内在机制下，临床所见病症，以烦躁易怒、神志狂乱、失眠、梅核气、胁肋胀痛、心下痞满、全身疼痛等偏于阳性、实性的症状特征为主。

2. 外源性郁病——先郁后虚

外源性郁病，系以情志过极为病因，先导致气机郁结，继而导致脏腑精气耗伤，躯体功能、

形态组织发生病变者。有部分郁病患者，体质禀赋本不甚薄弱，但后天生活经历不良伤害过多，恶性刺激程度过大，诸如情感的多次或严重挫败、家庭巨大变故、职场重度受挫等，属于"外因性郁病"，则一般先出现情志异常、思维紊乱，临床见到诸如情绪低落、嬉笑无常、妄言妄语、言行乖戾、神志恍惚等，病机上多系气郁在前，继发饮食不化之食郁，气机郁而化热之热郁，水液代谢阻滞之湿郁，水液凝滞之痰郁，气郁不能行血之血瘀等诸多病理变化，临床出现心下胃脘痞闷、厌食，胁肋胀满疼痛，烦躁不安，身体困倦，咽部、乳房阻塞不通，身体各部出现不明原因之疼痛等，临床可见患者单纯出现实证、热证，或者虚实夹杂证。这种外源性刺激引起的气郁，日久则气郁化热，内热耗伤人体精气，则最终呈现脏腑精气亏损、气血津液不足的虚证。

3. 怒烦多实，忧恐多虚

郁病临床表现具有多样性，如情志类症状有怒、烦躁、狂乱、忧郁、悲伤、恐惧、惊悸等，神志类症状有神志错乱、神志恍惚、健忘等。对这些症状与病机进行归类提炼，则怒、烦、狂等多属于阳性症状，其病机以阳热偏盛、扰动神气为主，虽有部分烦躁、狂乱存在阴虚不能制阳，或阳虚不能养神的虚证，但总体是以实为主；忧郁、悲伤、恐惧、惊悸多为阴性症状，其病机多阳虚阴盛，以虚为主，且心肺气虚多致惊悸、悲忧，肝肾精亏者，多致多思、多虑；哭笑无常，时哭时笑，则为虚实夹杂症，本有气虚，又有痰热，郁结于心胃之间而为躁狂。

4. 痛满多实，奔豚多虚

气郁日久，多会影响饮食的消化、血液的运行、水液的布散，而形成食停、瘀血、痰凝等病理变化，呈现为躯体化症状，临床可见梅核气、心下痞满、胁痛、头痛、奔豚气等。在躯体化症状中，梅核气多为痰气结滞，以实为主；心下痞满多为食气结滞，胁肋疼痛则或为肝气郁滞，或为瘀血内停，或为肝脾有火，皆多为实证；奔豚发则恐慌不安，一为水气上犯，一为虚热上扰，多为阳虚或阴虚。

二、症状常态的多样性

郁病的临床症状，虽然有时会存在以单一性突出症状为主要特征的情况，但多数则呈现多样性兼见的情况，体现为情志性病症的多样性、情志性症状与思维紊乱症状的并存、情志性症状与躯体化症状的并存等不同。

1. 情志性症状的多样性

情志性症状在临床表现方面多样性强，比如抑郁、忧愁、悲哀、恐惧、烦躁、焦虑、精神恍惚等。患者有可能以单一的某一症状为主要表现，但更主要的为多种症状兼见，在抑郁的同时，出现悲泣、烦躁等。

郁
病

2. 情志类症状与神志症状的并存

情志类症状以怒、忧、思、悲、恐、惊为常见症状，但神志类则以认知障碍为主导，如自语、妄言、妄见、妄语、不识人、狂乱、谵语、健忘等，相对于情志的病症，伴有神志异常症状多是郁病较为严重的证候。

3. 情志性症状与躯体化症状的并存

情志紊乱导致气机运行失常，继而出现血液运行瘀滞、津液布散障碍、脏腑功能紊乱等病机，出现食郁、血瘀、痰郁、热郁等证候。而临床则可以见到躯体化感觉障碍，其表现则为感觉、行为的异常，如百合病之"欲食复不能食，常默默欲卧不能卧，欲行不能行"，奔豚气之"奔豚病从少腹起，上冲咽喉，发作欲死，复还止"，梅核气之"妇人咽中如有炙脔"，以及胸腹胀满痞闷，头目、肢体疼痛等症状。这些躯体化症状时常与情志性症状兼见，出现二者并存之复杂情况。但亦存在患者以躯体化症状为主、情志性症状不明显的情况。

4. 显性症状与隐性症状的并存

郁病的各种表现中，显性症状是指患者能够明显感受、体认到的症状，成为患者就诊的主要原因。但亦有患者虽然存在长期的情志郁结，但自我体认不清晰，感知不明确，常以脏腑病症、躯体感觉异常等就诊，如头痛、胸痛、胃痛、腹痛、痛经、肢体疼痛等疼痛类，食欲不振、倦怠乏力、失眠等，而这些病症，实则皆源自情志的郁结、气机的郁滞，我们可以将其称为隐性郁滞，在治疗时充分兼顾。

总之，郁病作为常见的内伤性疾病，具有虚实夹杂、证候多样、体认困难等特征，需要我们细致体察。

第四章

治则治法

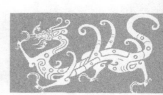

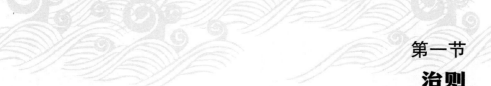

郁病作为典型的内伤性疾病，涉及病症复杂、广泛、多样，其治疗总则与《黄帝内经》对疾病治疗的总原则相同，包括因势利导、补虚泻实、因病施治等。

《素问·阴阳应象大论篇第五》

形不足者，温之以气；精不足者，补之以味；其高者，因而越之；其下者，引而竭之；中满者，泻之于内；其有邪者，渍形以为汗。

《素问·血气形志篇第二十四》

形乐志苦，病生于脉，治之以灸刺。形乐志乐，病生于肉，治之以针石。形苦志乐，病生于筋，治之以熨引。形苦志苦，病生于咽嗌，治之以百药。形数惊恐，经络不通，病生于不仁，治之以按摩醪药。是谓五形志也。

《素问·至真要大论篇第七十四》

寒者热之，热者寒之……劳者温之，结者散之，留者攻之，燥者濡之，急者缓之，散者收之，损者温之，逸者行之，惊者平之，上之下之，摩之浴之，薄之劫之，开之发之，适事为故。

《灵枢·邪气脏腑病形第四》

诸小者，阴阳形气俱不足，勿取以针而调以甘药也。

清·吴谦《医宗金鉴·杂病心法要诀·诸气治法》

寒热热寒结者散，上抑下举惊者平，喜以恐胜悲以喜，劳温短少补皆同。

（日）丹波元坚《杂病广要·诸气病》

愚谓喜乐恐惊，耗散正气，怒忧思悲，郁结邪气，结者行之，散者益之，此治七情之要法也。

第二节
治法

郁病的病机涉及气血津液的郁滞、脏腑气机的紊乱，因此，其具体治法当据所病部位、涉及的机理采用具有针对性的治疗方法。

一、疏肝解郁法

明·赵献可《医贯·主客辨疑·郁病论》

盖人身之胆木，乃甲木少阳之气，气尚柔嫩，象草穿地始出而未伸，此时如被寒风一郁，即萎软抑遏，而不能上伸，不上伸则下克脾土，而金水并病矣。唯得温风一吹，郁气即畅达，盖木喜风，风摇则舒畅，寒风则畏，温风者，所谓吹面不寒杨柳风也，木之所喜，柴胡薄荷辛而温者，辛也故能发散，温也故入少阳。

清·尤怡《金匮翼·卷四·积聚》

气滞成积也，凡忧思郁怒，久不得解者，多成此疾。故王宇泰云：治积之法，理气为先，气既升降，津液流畅，积聚何由而生。

清·程国彭《医学心悟·首卷·火字解》

养子火有四法。一曰达：肝经气结，五郁相因，当顺其性而升之，所谓木郁则达之，如逍遥散之类是也。此以一方治木郁而诸郁皆解也。

二、理气化痰法

清·尤怡《金匮翼·卷三·膈噎》

痰膈，因七情伤于脾胃，郁而生痰，痰与气搏，升而不降，遂成噎膈。……治法宜调阴阳，化痰下气，阴阳平均，气顺痰下，病斯已矣。

清·叶桂《临证指南医案·卷四·噎膈反胃》

忧思郁结，凝痰阻碍，已属噎塞之象，当怡情善调。

清·叶桂《临证指南医案·卷六·郁》

悲泣，乃情怀内起之病，病生于郁，形象渐大，按之坚硬，正在心下。用苦辛泄降，先从气结治。

（日）丹波元坚《杂病广要·内因类·痰涎》

盖曰忧思损志，气郁涩凝，气治则痰散也。然而痰因气结，气因痰滞，理气则其如痰何。余故用滚痰丸，逐去滞碍恶物，如用兵讨叛，新民也。况有禀赋痰证者，婴儿出腹，啼声初出，已有痰涎。又有大善知识，忘形忘骸，无思无虑者，顿抱痰疾，此岂唯因气而然乎，故学者不可固执一端而不通。

三、散火开郁法

清·汪必昌《医阶辨证·嘈杂懊恹烦躁三证辨》

嘈杂之状，心下扰扰不安，思食，得食暂止。懊恹之状，心下热，如火灼不宁，得吐则止。烦躁之状，心中扰乱而愤激，兀兀不安，得吐则止。嘈杂由肝木乘土，得食以禀之。懊恹、烦躁，由邪热内陷，心火不宁，得吐以安之。

清·周学海《脉义简摩·名论汇编·内因外因脉》

此为郁脉，法当疏之发之，如火在下，而以湿草盖之，则闷而不宣，必至烧干而自尽。疏之发之，使火气透，则可以自存，何也？郁是气抑，抑则气不透，不透则热，热则为火矣。

四、活血化瘀法

清·张璐《张氏医通·卷三·诸气门上》

有痰夹瘀血居窠（kē）囊作痞，脉沉涩，日久不愈，多郁。人悲哀过度有之，宜从血瘀治。

五、补气养血法

明·张介宾《景岳全书·杂证谟·郁证》

凡妇人思郁不解，致伤冲任之源，而血气日亏，渐至经脉不调，或短少渐闭者，宜逍遥饮，或大营煎。

清·李用粹《证治汇补·卷之二·内因门》

盖郁则气涩血耗，故用当归随参补血，白芍随术解郁，复用炒黑山栀，取其味清气浮，能升能降，以解五脏热，益少阴血。

六、温阳散郁法

明·楼英《医学纲目·卷之二十九·梦遗》

〔垣〕面色白而不泽。《难经》云：肺太过则令人面白善嚏，悲愁不乐欲哭。面色白为寒，脉沉厥急，按之空虚，色白脱气，又为脱血，又为脱津，又为脱液，又为脱精，又为脱神，是元神漂浮乎外，将离体之象也。其脉按之不鼓，犹为亡阳，况虚空者乎？病乃阴寒极矣。若脉或盛大而涩，犹为中寒之病也，况虚空者乎？宜峻补之。

清·叶桂《临证指南医案·卷三·淋浊》

悲忧惊恐，内伤情志，沐浴熏蒸，外泄阳气，络中不宁，血从漏出。盖冲脉动，而诸脉皆动，任脉遂失担任之司，下元真气，何以固纳，述小便欲出，有瘦楚如淋之状，诊脉微小涩，最宜理阳通补。

七、滋补脾肺法

明·王肯堂《证治准绳·杂病·第六册》

治忧思太过，脾气结而不能升举，陷入下焦而成泄泻者，开其郁结，补其脾胃，使谷气升发也。

清·陈士铎《辨证录·卷之十·自笑门》

肺经虚则肺气干燥，无所滋润，哀伤欲哭之象生。自悲出涕者，明是肺气之匮乏也。肺虚补肺，又何疑乎？然而肺乃娇脏，补肺而肺不能遽（jù，立即）受益也，必须补其肺金之母，土旺而金自旺矣。虚则补母，正善于补肺耳。

清·罗国纲《罗氏会约医镜·卷十四·胎孕门》

妊妇脏躁，无故悲伤，像如神鬼所凭，此属肺病。脏躁者，肺之脏燥也。胎前气血，壅养胎元，则津液不能充周，而肺为之燥，当补母，以脾为肺之母也。若作实证治，一刻危亡。

清·赵濂《医门补要·卷中·病似痨怯》

男女幼年过劳，壮时心境不遂，至老来未有他病，只微寒不发热，胸闷常不思食，神安力怯，少食腹便胀。此向来精气衰微，今加中宫生化之源欲绝，不过久延而已。

八、肝肾同补法

明·张介宾《景岳全书·妇人规·带浊遗淋类》

妇人之梦与邪交……凡治此者，所因虽有不同，而伤精败血，其病则一。故凡病生于心者，当先以静心为主，然后因其病而药之，神动者安其神、定其志；精滑者固其精、养其阴，尤当以培补脾肾，要约门户，以助生气为主。

清·陈士铎《辨证录·卷之二·胁痛门》

人有贪色房劳，又兼恼怒，因而风府胀闷，两胁作痛，人以为色欲损肾，怒气伤肝，理当兼治，而不知兼治之中尤当治肾也。盖肝为肾之子，肾足而肝气易平，肾亏而肝血多燥，肝恶急，补血以制其急，不若补水以安其急也。况肝血易生，而肾水难生，所以肝血不足，轻补肝而木得其养矣。肾水不足，非大用补肾之味，则水不能生。然则房劳之后胁痛，其亏于精者更多，乌可重治肝而轻治肾哉。

九、情志疗法

《素问·阴阳应象大论篇第五》

怒伤肝，悲胜怒；

喜伤心，恐胜喜；

思伤脾，怒胜思；

忧伤肺，喜胜忧；

恐伤肾，思胜恐。

《素问·移精变气论篇第十三》

往古人居禽兽之间，动作以避寒，阴居以避暑，内无眷慕之累，外无伸宦之形，此恬惔之世，邪不能深入也。故毒药不能治其内，针石不能治其外，故可移精祝由而已。

《灵枢·师传第二十九》

人之情，莫不恶死而乐生，告之以其败，语之以其善，导之以其所便，开之以其所苦，虽有无道之人，恶有不听者乎？

《灵枢·贼风第五十八》

黄帝曰：其祝而已者，其故何也？岐伯曰：先巫者，因知百病之胜，先知其病之所从生者，可祝而已也。

金·张子和《儒门事亲·卷三·九气感疾更相为治衍二十六》

故悲可以治怒，以怆恻苦楚之言感之；喜可以治悲，以谑浪亵狎之言娱之；恐可以治喜，以恐惧死亡之言怖之；怒可以治思，以污辱欺罔之言触之；思可以治恐，以虑彼志此之言夺之。凡此五者，必诡诈谲怪，无所不至，然后可以动人耳目，易人听视。若胸中无材器之人，亦不能用此五法也。

明·张介宾《景岳全书·杂证谟·郁证》

然以情病者，非情不解，其在女子，必得愿遂而后可释，或以怒胜思，亦可暂解；其在男子，使非有能屈能伸，达观上智者，终不易却也。

明·孙志宏《简明医彀·卷之三·诸气》

如悲甚属肺金，宜心火胜之，当以谑浪亵狎之言娱之。恐甚属肾水，宜脾土胜之，当以虑彼忘此之言奋之。思甚属脾土，宜肝木胜之，当以污辱诬罔之言怒之。……郁结诸病，必令自遣，但以药饵助之。……郁结诸病，必令自遣，但以药饵助之。

第三节
治禁

郁
病

明·李梴《医学入门·外集·卷四》

凡火盛不可猛用凉药，必酒炒过，或兼温散甘缓。又有可发汗者，风寒生冷郁也。

明·袁班《证治心传·辨证订方必先审四诊记》

郁结者宜宣达不宜涩滞。

郁结之病，治从轻宣柔润，不宜苦重大热补涩之品，非徒无效，而反增病也。

清·叶桂《临证指南医案·卷六·郁》

悒郁动肝致病，久则延及脾胃。中伤不纳，不知味。火风变动，气横为痛为胀，疏泄失职，便秘忽泻，情志之郁，药虽霍然，数年久病，而兼形瘦液枯，若再香燥劫夺，必变格拒中满，与辛润少佐和阳。

清·叶桂《叶天士晚年方案真本》

思虑悲忧，由心肺二脏，不宜攻劫峻利。

清·沈金鳌《杂病源流犀烛·内伤外感门·诸郁源流》

总之，凡治诸郁，均忌酸敛滞腻，宜开发志意，调气散结，和中健脾，如是止耳，否则非其治也。

清·刘恒瑞《经历杂论·正名论·气郁徒用攻散禁》

凡人敢怒而不敢言之事谓之郁。……予观郁症初起者，气结而不通畅，尚可稍用芳香借舒阳气，其郁之久者，非特气虚且阴血因之暗耗矣。……夫郁本于七情，人之阳气不能舒畅耳，有兼感六淫者，有不兼六淫者。不兼六淫，治之较易；若兼六淫，治之较难。全在医者明白，寓攻于补、寓补于攻调治得宜耳！治不得法，耗伤气血，病中生病，更难支持矣。

清·柳宝诒《柳选四家医案·评选爱庐医案·内伤杂病门案二条》

竟日悲思，半载纳减。询非恼怒感触所致，在病人亦不知悲从何来。一若放声号泣，乃能爽快，睡醒之际特甚，余如默坐亦然。韩昌黎云：凡人之歌也有思，哭也有怀，出于口而为声者，其皆有不平者乎！夫悲哀属肺，寝则气窒，醒则流通。想其乍醒之际，应通而犹窒焉，是以特甚。揆之脉象，右寸细数而小滑，伏火挟痰有诸。或更有所惊恐，惊则气结，结则成痹，痹则升降失常，出纳呆钝，胃气所以日馁耳。拟以开结通痹为先，毋急急于补也。

评述

郁病的治疗，在总体原则上与一般疾病相同，即根据辨证，采用补虚、泻实、清热、温寒的基本治疗，但鉴于郁病自身有其发病、发展规律，因此，在通行法则之外，又有以下几个方面需要关注。

一、治疗早期以祛实为主

郁病的早期治疗，特别是有明确外源性致病因素的患者，多数以气郁为主，兼有痰阻、食停、火郁的征象，此阶段当以祛实为主要治法。涉及的方法，包括疏肝解郁、行气化痰、清火化痰、活血化瘀等具体治法，如柴胡疏肝散以解肝郁为主，二陈汤、平胃散、半夏厚朴汤、四七汤以化痰阻为主，温胆汤、礞石滚痰丸则祛痰热为主，血府逐瘀汤、桃核承气汤则以化瘀为主，越鞠丸则可解六郁之滞，包括气郁、血郁、痰郁、火郁、食郁、湿郁等。

但祛实治疗需要注意的问题是，解郁、化痰之品，多数辛烈耗散，故仅可暂用，不可久图，正如程杏轩《医述》所言："郁证，多缘于志虑不伸，气先受病，故越鞠、四七，始而立也。郁之既久，火邪耗血，岂苍术、香附辈能久服乎？"

二、治疗后期以补虚为主

根据前文对郁病病因病机的阐述，郁病以虚为本，以实为标，多数郁病患者，存在先天五脏精气禀赋不足，或后天劳伤太过等情况，且气郁日久，最易化火，耗精伤血，因此，郁病的治疗，治本之法当为补虚。正如张介宾《景岳全书》所论甚为精辟，言"第自古言郁者，但知解郁顺气，通作实邪论治，不无失矣。……若初病而气结为滞者，宜顺宜开；久病而损及中气者，宜修宜补。……又若忧郁病者，则全属大虚，本无邪实……凡此之辈，皆阳消证也，尚何实邪？使不知培养真元，而再加解散，真与鹭鸶脚上割股者何异？"

补虚之法，是温阳抑或滋阴，补益心脾抑或滋补肝肾，则基于辨证进行。

1. 情绪郁结者以温阳为主

郁病患者，以情绪低落为主，伴对事物缺乏兴趣、倦怠乏力、闭门独处、思维迟钝等症者，若同时有喜温恶寒、手脚冰凉等症，则多为阳虚，系阳虚不能养神之故。《素问·生气通天论》言："阳气者，精则养神，柔则养筋。"阳气虚，则神气失养，难以振奋。这种郁病，与西医学临床抑郁症患者相对应。明代李梴《医学入门》言："寒始因亡血，复亡其阳，阳气虚极，带下腥臭，多悲不乐，附桂汤；腹痛阴冷者，四物汤加桂、附。"清代李用粹则在《证治汇补》中言："男子属阳，得气易散。女子属阴，得气多郁。故男子气病少，女子气病多。"虽所论为男女气郁病罹患的差异，但从阴阳进行阐述，亦说明阳气充足者，不易罹患气郁；阳气不足者，易患气郁。温阳之剂，多以最为经典的四逆汤为基本方，佐以桂枝、菟丝子、巴戟天、仙茅、仙灵脾等药物。

2. 多思多虑以清热滋阴为主

思虑过度者，最易心火暗起，耗伤阴精。素体阴血不足者，亦易于多思多虑，烦躁不安。如更年期女性，虽然抑郁、焦虑二者兼有，但临床多以焦虑、烦躁、坐卧不宁、失眠为主要表现。此症对应的疾病，即仲景《金匮要略》之"欲卧不得卧，欲行不得行"之百合病，与西医学临床之更年期综合征、焦虑症相对应。治疗的典型方药为百合系列方，包括百合地黄汤、百合知母汤、防己地黄汤等为主，以及介宾之保阴煎、一阴煎等，药物则以百合、地黄、麦冬、玉竹等滋补阴精之品为主。

3. 惊悸怔忡以补益心脾为主

心主藏神，主血脉，心气虚或心血不足，皆易导致患者出现心神不安，使患者在气郁的同时，出现惊悸、怔忡、恐惧不安，甚或胸闷、憋气、夜寐不宁、噩梦纷纭等症状。治疗此类患者，一般两补心脾，在直接补益心气、心血的同时，补益脾胃，增加化源。最常用的方药为归脾汤、人参定志丸、炙甘草汤等，以党参、黄芪、龙眼肉、白术等补心脾，以茯神、茯苓、木香、龙齿、柏子仁、炒枣仁、石菖蒲、远志等安神定志。

4. 悲忧欲哭以补益肺脾为主

肺在志为忧，在声为哭，因此，临床表现为悲伤、易于哭泣者，多属于肺阴虚，或心肺两虚症。此症即仲景《金匮要略》之"脏躁症"，原文言："妇人脏躁，喜悲伤欲哭，象如神灵所作，数欠伸，甘麦大枣汤主之。"因此，治疗郁病兼有善哭泣者，需在综合治疗气郁症的基础上，配伍滋补肺阴之品，典型的方药即为甘麦大枣汤。

5. 共同指归为补益脾肾

肾为先天之本，脾为后天之本，针对五脏精气亏损、气血不足之核心病机，虽然根据辨证有补心、养脾、滋养肺阴等各种治法，但考虑五脏之虚，多源自肾气、肾精衰惫，因此，临床治疗，在早期辨证治疗的基础上，需要以补益肾气、肾精为根本治法，如张介宾在《景岳全书》中所言："凡治此者，所因虽有不同，而伤精败血，其病则一。故凡病生于心者，当先以静心为主，然后因其病而药之，神动者安其神、定其志；精滑者固其精、养其阴，尤当以培补脾肾，要约门户，以助生气为主。"陈士铎《辨证录》言："盖肝为肾之子，肾足而肝气易平，肾亏而肝血多燥，肝恶急，补血以制其急，不若补水以安其急也。"临床多以六味地黄丸、大补阴丸补肾精，以金匮肾气丸等补肾气，大剂量之地黄、山萸肉为用药特征。同时，亦有部分医家重视脾胃的后天之本的作用，强调郁病治疗以补益中宫、强健脾胃之气为主，如清·程文圃《医述》所言："治郁之法，多以调中为要者，盖脾胃居中，心肺在上，肾肝处下，四脏所受之邪过于中者，中先受之。况饮食不节，寒暑不调，停痰积饮，而脾胃亦先受伤，所以中焦致郁恒多也。治宜开发运动，鼓舞中州，则三阴三阳之郁，不攻自解矣。"

三、祛实、补虚并用为常法

郁病起病潜在、隐匿，存在慢性、长期、不易觉察之属性，临床所见患者，阶段难以确定、病证虚实夹杂为常态，患者既可以因单纯一种情志病症，如抑郁、焦虑、惊悸、恐惧等就诊，又可以出现多种情志症状混杂的情况；既可以因单纯的情志症状就诊，又可以因情志症状与思维混乱混杂，如气郁伴随健忘、失眠、注意力不集中等就诊；或者情志症状与躯体感觉障碍混杂，如气郁伴有梅核气、心下痞、头痛、胁下胀痛、乳房胀痛等症状就诊。因此，临床治疗，多数需要祛实与补虚并行，在疏肝解郁、化痰、活血的同时，伍以补养心脾、滋补肝肾之品。常用的补泻间施之剂，如逍遥散，在以柴胡、薄荷、生姜疏肝之时，合以健脾之茯苓、白术，养血之当归等；柴胡桂枝汤，以柴胡疏肝，黄芩清热，又以半夏化痰，人参、桂枝、白芍、大枣等补虚。温胆汤，在以半夏、陈皮化痰，竹茹清热，枳实行气的同时，又以茯苓补脾健脾，临床使用时多加人参补益五脏，等等。

四、郁病需结合情志疗法

郁病属于情志、心理性疾病，早期多存在一定的情志不遂病因，并且，这种情感刺激如不解除，会作为致病因素持续存在，导致患者郁病的难以治疗。因此，情志心理疗法，可以作为主要的疗法单独使用，以解除患者的疾病，即使在药物治疗中，亦当以此为主，药物疗法作为辅助，正如明代孙志宏《简明医彀》所言："郁结诸病，必令自遣，但以药饵助之。"

1. 以情胜情法

以情胜情是《黄帝内经》阐述的最为系统的疗法，其原理即根据情志的五行归属以及五行之间的相胜关系，来制约情志的过极导致的疾病，《素问·阴阳应象大论》表述为："怒伤肝，悲胜怒；喜伤心，恐胜喜；思伤脾，怒胜思；忧伤肺，喜胜忧；恐伤肾，思胜恐。"在《黄帝内经》大量关于情志性疗法的阐述基础上，后世医家又有发展与应用。金元张子和对情志疗法最为擅长，记载案例最多，且对其如何进行临床应用有自己的发挥与阐释，在《儒门事亲》中言："故悲可以治怒，以怆恻苦楚之言感之；喜可以治悲，以谑浪亵狎之言娱之；恐可以治喜，以恐惧死亡之言怖之；怒可以治思，以污辱欺罔之言触之；思可以治恐，以虑彼志此之言夺之。凡此五者，必诡诈谲怪，无所不至，然后可以动人耳目，易人听视。若胸中无材器之人，亦不能用此五法也。"不仅对其使用方法进行了细致阐述，而且指出，并非所有的患者皆可使用这一方法，需要有一定的认知能力方可，可谓对《内经》以情胜情的最好发挥。

2. 开导劝慰法

开导劝慰疗法，是指针对患者在认知方面的心理症结进行劝说、开导，在《黄帝内经》亦有明确记载，《灵枢·师传》："人之情，莫不恶死而乐生，告之以其败，语之以其善，导之以其所便，开之以其所苦，虽有无道之人，恶有不听者乎？"类似现代心理治疗的内容，在中医临证时皆可以使用。

3. 情志随顺支持法

情志随顺法，实则为情志心理支持疗法，即考虑患者发病原因为情志不遂、心愿悖离，因此，尽可能通过各种方法，满足患者的情感、心理需求，以从根本上解除致病因素的方法，即解除患者的心理症结。临床中，尤其需要对其加以关注，张介宾在《景岳全书》中言："然以情病者，非情不解，其在女子，必得愿遂而后可释，或以怒胜思，亦可暂解；其在男子，使非有能屈能伸，达观上智者，终不易却也。"指出以情胜情法，只能作为暂时的缓解方法，为治标之法，如果最核心的致病原因无法解除，或者认知上无法超越，会导致疾病难以根除。李杲在《脾胃论》中提出了多种支持疗法，言："善治斯疾者，惟在调和脾胃，使心无凝滞，或生欢忻，或逢喜事，或天气暄和，居温和之处，或食滋味，或眼前见欲爱事，则慧然如无病矣，盖胃中元气得舒伸故也。"其中包括以其他的欢愉之事调整患者心情，让患者居住在温暖充满阳光的环境中，给予患者平素所喜欲之物、事等，这些对郁病的缓解皆具有重要意义。

总之，郁病的病情复杂，病因或明或隐，病机交叉叠加，病症繁复多样，在治疗时，不仅要进行仔细的辨证，分清其虚实寒热、脏腑所在、气血所郁等的不同，而且要善于多种方法结合治疗，不仅以药物调治，更要施以心理抚慰，这样方可取得良好疗效。

郁病

第五章

中药拾贝

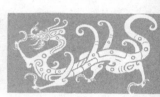

综合类药物

综合类药物，涵盖了历代本草文献中概括性描述对精神类症状有治疗作用者，以及对三种以上症状类别均有治疗作用者。鉴于郁病临床症状存在交叉和裹挟，在处方时可优先考虑综合类药物。

一、补益类药

1. 人参

别名与出处：又名黄参、土精、神草等。出自《神农本草经》。

性味与功效文献记载：

东汉《神农本草经》

味甘，微寒。主补五脏，安精神，定魂魄，止惊悸，除邪气，明目，开心益智。久服轻身、延年。

明·兰茂《滇南本草》

[性]微温。无毒。主治补五脏，安精神，定魂魄，止惊悸，除邪气，明目，开心益智。久服，轻身延寿。疗肠胃中冷，心腹鼓痛，胸胁逆满，霍乱吐逆，调中，止消渴，通血脉，破坚积，令人不忘。……虚梦纷纭者加之。止烦燥。

使用禁忌：

宋·唐慎微《证类本草》

恶溲疏。反藜芦。……恶卤咸。

明·李中梓《雷公炮制药性解》

肺热者火炎气逆，血脉激行，参主上升，且能浚血，故肺受伤也。性本疏通，人多泥其作饱，不知少服则壅，多则反宣通矣。

2. 干地黄

别名与出处： 又名地髓、干生地等。出自《神农本草经》。

性味与功效文献记载：

五代·日华子《日华子本草》

干地黄，助心胆气，安魂定魄，治惊悸劳劣，心肺损，吐血鼻衄，妇人崩中血运，助筋骨，长志。

明·李中梓《雷公炮制药性解》

生地黄，味甘、苦，性寒，无毒，入心、肝、脾、肺四经。凉心火之烦热，泻脾土之湿热，止肺经之衄热，除肝木之血热。……熟地黄，味甘、苦，性温，无毒，入心、肝、肾三经。活血气，封填骨髓，滋肾水，补益真阴。伤寒后胫股最痛，新产后脐腹难禁，利耳目，乌须发，治五劳七伤，能安魂定魄。

明·张景岳《本草正》

生地黄，味苦甘，气凉。气薄味厚，沉也，阴也。鲜者更凉，干者微凉。能生血补血，凉心火，退血热，去烦躁骨蒸、热痢下血，止呕血衄血、脾中湿热，或妇人血热而经枯，或上下三消而热渴。

使用禁忌：

南北朝·雷敩《雷公炮炙论》

勿令犯铜、铁器，令人肾消，并白髭（zī，嘴上边的胡子）发，男损荣，女损卫也。

明·李时珍《本草纲目》

恶贝母。畏芜荑。忌葱、蒜、萝卜、诸血。

3. 山药

别名与出处： 又名山芋、薯蓣等。出自《神农本草经》。

性味与功效文献记载：

唐·甄权《药性论》

能补五劳七伤，去冷风，止腰疼，镇心神，安魂魄，开达心孔，多记事，补心气不足，患人体虚羸，加而用之。

明·李中梓《雷公炮制药性解》

味甘，性温，无毒，入脾、肺、肾三经。补阴虚，消肿硬，健脾气，长肌肉，强筋骨，疗干咳，止遗泄，定惊悸，除泻痢。

明·李中梓《本草征要》

薯蓣一名山药，味甘，平，无毒。入心、脾、肾三经。蒸透用，益气长肌，安神退热。补脾除泻痢，补肾止遗精。

使用禁忌：

梁·陶弘景《名医别录》

恶甘遂。

宋·唐慎微《证类本草》

此物贵生干，方入药……所以用干之意，盖生湿则滑，不可入药。熟则只堪啖，亦滞气。

4. 丹参

别名与出处：又名赤参、木羊乳、逐马等。出自《神农本草经》。

性味与功效文献记载：

东汉《神农本草经》

味苦，微寒。主心腹邪气，肠鸣幽幽如走水，寒热积聚，破癥除瘕，止烦满，益气。

明·李中梓《雷公炮制药性解》

味苦，性微寒，无毒，入心经。养神定志，破结除癥，消痈散肿，排脓止痛，生肌长肉，治风邪留热、眼赤狂闷、骨节疼痛、四肢不遂。

明·陈嘉谟《本草蒙筌》

味苦，气微寒。无毒。……辟精魅鬼祟，养正驱邪。

使用禁忌：

明·陈嘉谟《本草蒙筌》

畏寒水石也，反藜芦。

清·汪昂《本草备要》

畏咸水。忌醋。反藜芦。

清·张璐《本经逢原》

然其性长于行血，妊娠无故勿服。大便不实者忌之。

5. 甘草

别名与出处：又名甜草根、红甘草等。出自《神农本草经》。

性味与功效文献记载：

五代·日华子《日华子本草》

安魂定魄，补五劳七伤，一切虚损，惊悸、烦闷、健忘，通九窍，利百脉，益精养气，壮筋骨，解冷热。

明·李时珍《本草纲目》

主腹中冷痛，治惊痫，除腹胀满，补益五脏，养肾气内伤，令人阴不痿，主妇人血沥腰痛，凡虚而多热者，加用之甄权。

使用禁忌：

梁·陶弘景《名医别录》

恶远志，反大戟、芫花、甘遂、海藻。

明·缪希雍《神农本草经疏》

忌猪肉，令人阴痿……甘能缓中，故中满者忌之。呕家忌甘，酒家亦忌甘。诸湿肿满，及胀满病咸不宜服。

6. 石菖蒲

别名与出处： 又名昌阳、尧韭、水剑草。出自《神农本草经》。

性味与功效文献记载：

东汉《神农本草经》

味辛，温。主风寒湿痹，咳逆上气，开心孔，补五脏，通九窍，明耳目，出声音。久服轻身、不忘、不迷惑、延年。

明·缪希雍《神农本草经疏》

不迷惑，益心智，高志者，心窍开利也。

清·王秉衡《重庆堂随笔》

石菖蒲舒心气，畅心神，怡心情，益心志，妙药也。

使用禁忌：

清·汪昂《本草备要》

又曰：芳香利窍，心脾良药，能佐地黄、天冬之属，资其宣导，若多用、独用，亦耗气血而为殃。

7. 龙眼

别名与出处： 又名益智、比目等。出自《神农本草经》。

性味与功效文献记载：

东汉《神农本草经》

味甘，平。主五脏邪气，安志厌食。久服强魂、聪明、轻身、不老、通神明。

明·倪朱谟《本草汇言》

龙眼肉补血气，壮精神之药也。李时珍曰：食品以荔枝为贵，而药品则龙眼为良。盖荔枝性热而龙眼性和平也。夫心为君主之官，藏神而主血。此药甘温而润，能补血气，补血气则君主强而精神壮，精神壮则神明可通。故前古有久服养魂魄，聪明智慧之说。而严用和《济生方》入归脾汤，治思虑伤心脾，为惊悸，为怔忡，为健忘，为失心丧志之疾者，屡用获效，特取甘味归脾，能安益心智之义耳。

郁病

使用禁忌：

明·倪朱谟《本草汇言》

但甘温而润，恐有滞气，如胃热有痰有火者，肺受风热咳嗽有痰有血者，又非所宜也。

明·贾所学《药品化义》

但甘甜助火，亦能作胀，若心肺火盛，中满呕吐及气膈郁结者，皆宜忌用。

8. 玄参

别名与出处：又名重台、正马、玄台。出自《神农本草经》

性味与功效文献记载：

梁·陶弘景《名医别录》

味咸，无毒。主治暴中风、伤寒，身热支满，狂邪、忽忽不知人，温疟洒洒，血瘕，下寒血，除胸中气，下水，止烦渴，散颈下核，痈肿，心腹痛，坚癥，定五脏。久服补虚，明目，强阴，益精。

清·闵钺《本草详节》

《活人》治伤寒阳毒，汗下后毒不散及心懊憹，烦不得眠，心神颠倒欲绝者，用其能治胸中氤氲之气、无根之火也。

使用禁忌：

明·缪希雍《神农本草经疏》

血少目昏，停饮寒热支满，血虚腹痛，脾虚泄泻。并不宜服。

清·汪绂《医林纂要》

虚寒则忌，反藜芦。

9. 肉苁蓉

别名与出处：又名肉松蓉、纵蓉等。出自《神农本草经》。

性味与功效文献记载：

东汉《神农本草经》

味辛，微温。主治五劳七伤，补中，除茎中寒热痛，养五脏，强阴，益精气，多子，妇人癥瘕。

清·张志聪、高世栻《本草崇原》

马为火畜，精属水阴，苁蓉感马精而生，其形似肉，气味甘温，盖禀少阴水火之气，而归于太阴坤土之药也。土性柔和，故有苁蓉之名。五劳者，志劳、思劳、烦劳、忧劳、恚劳也。七伤者，喜、怒、忧、悲、思、恐、惊，七情所伤也。水火阴阳之气，会归中土，则五劳七伤可治矣。得太阴坤土之精，故补中。

使用禁忌：

明·陈嘉谟《本草蒙筌》

忌经铁器，切勿犯之。

明·缪希雍《神农本草经疏》

泄泻禁用。肾中有热，强阳易兴而精不固者，忌之。

清·严西亭等《得配本草》

忌铜、铁。……大便滑，精不固，火盛便秘，阳道易举，心虚气胀，皆禁用。

10. 麦门冬

别名与出处： 又名不死药、马韭等。出自《神农本草经》。

性味与功效文献记载：

梁·陶弘景《名医别录》

微寒，无毒。主治身重目黄，心下支满，虚劳、客热，口干、燥渴，止呕吐，愈痿蹶，强阴，益精，消谷调中，保神，定肺气，安五脏，令人肥健，美颜色，有子。

五代·日华子《日华子本草》

治五劳七伤，安魂定魄，止渴；肥人，时疾热狂，头痛止嗽。治肺痿吐脓。

明·缪希雍《神农本草经疏》

味甘，平，微寒，无毒。主治心腹结气，伤中伤饱，胃络脉绝，羸瘦短气，久服轻身，不老不饥。

使用禁忌：

宋·唐慎微《证类本草》

恶款冬、苦瓠，畏苦参、青蘘。

明·缪希雍《神农本草经疏》

麦门冬性寒，虽主脾胃，而虚寒泄泻及痘疮虚寒作泄，产后虚寒泄泻者，咸忌之。

11. 远志

别名与出处： 又名葽绕、蕀蒬、棘菀等。出自《神农本草经》。

性味与功效文献记载：

东汉《神农本草经》

味苦，温。主咳逆，伤中。补不足，除邪气，利九窍，益智慧，耳目聪明，不忘，强志，倍力。久服轻身，不老。

梁·陶弘景《名医别录》

无毒。主利丈夫，定心气，止惊悸，益精，去心下隔气，皮肤中热、面目黄。久服好颜色，延年。

郁
病

唐·甄权《药性论》

治心神健忘，安魂魄，令人不迷，坚壮阳道，主梦邪。

使用禁忌：

清·张璐《本经逢原》

一切阴虚火旺，便浊遗精，喉痹肿痛，慎用。

清·吴仪洛《本草从新》

不可多用独用。纯虚无滞者忌。

12. 沙参

别名与出处： 又名苦心、志取、虎须、白参、识美、文希等。出自《神农本草经》。

性味与功效文献记载：

东汉《神农本草经》

味苦，微寒。主血积，惊气，除寒热，补中，益肺气。

五代·日华子《日华子本草》

补虚，止惊烦，益心肺，并一切恶疮疥癣及身痒，排脓，消肿毒。

使用禁忌：

明·缪希雍《神农本草经疏》

脏腑无实热，肺虚寒客之作嗽者，勿服。

明·陈嘉谟《本草蒙筌》

反藜芦，恶防己。

13. 茯苓

别名与出处： 又名茯菟、茯兔、松苓等。出自《神农本草经》。

性味与功效文献记载：

东汉《神农本草经》

味甘，平。主胸胁逆气，忧恚，惊邪恐悸，心下结痛，寒热烦满，咳逆，止口焦舌干。利小便。久服安魂魄、养神、不饥、延年。

明·李中梓《本草征要》

味甘淡，性平，无毒。……益脾胃而利小便，水湿都消；止呕吐而定泄泻，气机咸利。下行伐肾，水泛之痰随降；中守镇心，忧惊之气难侵。保肺定咳嗽，安胎止消渴。

清·汪讱庵《本草易读》

甘，平，无毒。入足阳明、太阴、少阴、膀胱经。开心益志，健胃暖脾，利水燥湿，泄饮消痰。善安惊悸，最解烦满。退胸胁之逆气，除心腹之结痛，消气水之肿胀，止水饮之燥渴。淋癃泄利神品，呕吐遗带妙剂。治奔豚必用，安胎孕亦良。

使用禁忌：

明·李梴《医学入门》

恶白蔹。畏牡蒙、地榆、雄黄、秦艽、龟甲。忌醋及酸物。

明·缪希雍《神农本草经疏》

病人肾虚，小水自利，或不禁，或虚寒精清滑，皆不得服。

清·严西亭等《得配本草》

上热阳虚虚阳上浮，故热，气虚下陷，心肾虚寒，汗多血虚，水涸口干，阴虚下陷，痘疹贯浆，俱禁用。

14. 茯神

别名与出处： 又名茯菟、茯神木等。出自《名医别录》。

性味与功效文献记载：

梁·陶弘景《名医别录》

味甘，平。主辟不祥，治风眩、风虚、五劳、七伤，口干，止惊悸，多恚怒，善忘，开心益智，安魂魄，养精神。

明·李中梓《雷公炮制药性解》

抱根而生者名茯神，主补心安神，除惊悸，治健忘。

清·陈士铎《本草新编》

茯神抱松木之根而生者也，犹有顾本之义，故善补心气，止恍惚惊悸，尤治善忘，其余功用，与茯苓相同。

使用禁忌：

梁·陶弘景《名医别录》

恶白蔹，畏牡蒙、地榆、雄黄、秦艽、龟甲。

15. 紫菀

别名与出处： 又名紫茜、青菀等。出自《神农本草经》。

性味与功效文献记载：

东汉《神农本草经》

味苦，温。主咳逆上气，胸中寒热结气，去蛊毒，痿躄，安五脏。

五代·日华子《日华子本草》

调中及肺痿吐血，消痰止渴，润肌肤，添骨髓。

宋·唐慎微《证类本草》

紫菀，臣，味苦，平。能治尸疰，补虚，下气及胸胁逆气，治百邪鬼魅，劳气虚热。

使用禁忌：

梁·陶弘景《本草经集注》

恶天雄、瞿麦、雷丸、远志。畏茵陈蒿。

明·张景岳《本草正》

劳伤肺肾、水亏金燥而咳喘者非所宜。

16. 蜂蜜

别名与出处：又名石饴、石蜜、白蜜等。出自《神农本草经》。

性味与功效文献记载：

东汉《神农本草经》

味甘，平。主心腹邪气、诸惊痫痉（zhì，痉挛），安五脏，诸不足，益气补中，止痛，解毒，除众病，和百药。久服强志、轻身、不饥、不老。

梁·陶弘景《本草经集注》

味甘，平，微温，无毒。……养脾气，除心烦，食饮不下，止肠澼，肌中疼痛，口疮，明耳目。

使用禁忌：

明·缪希雍《神农本草经疏》

然生者性寒滑，能作泄。大肠气虚完谷不化者，不宜用。呕家、酒家，不宜用。中满蛊胀不宜用。湿热脚气不宜用。生者有小毒，尤不宜食。……不可与生葱同食，害人。若与莴苣同食，令人利下。食蜜饱后，不可食鲊（zhǎ，一种用盐和红曲腌的鱼），令人暴亡。

17. 酸枣仁

别名与出处：又名枣仁、酸枣核。出自《神农本草经》。

性味与功效文献记载：

明·缪希雍《神农本草经疏》

味酸，平，无毒。……烦心不得眠，脐上下痛，血转久泄，虚汗烦渴，补中益肝气，坚筋骨，助阴气，能令人肥健。久服安五脏，轻身延年。

明·倪朱谟《本草汇言》

敛气安神，荣筋养髓，和胃运脾之药也孙思邈。……如心气不足，惊悸怔忡，神明失守，或腠理不密，自汗盗汗，肺气不足，气短神怯。……得酸枣仁之酸甘而温，安平血气，敛而能运者也。

清·张秉成《本草便读》

入肝脏藏魂镇摄，用疗胆怯无眠；走心家敛液固虚，可治表疏有汗。性颇平滑，味属甘酸。

第五章 中药拾贝

·139·

使用禁忌：

明·缪希雍《神农本草经疏》

凡肝、胆、脾三经，有实邪热者勿用，以其收敛故也。

清·严西亭等《得配本草》

肝旺烦躁，肝强不眠服之肝气敛，火益盛，心阴不足，致惊悸者血本不足，敛之益增烦躁，俱禁用。

清·黄宫绣《本草求真》

但仁性多润，滑泄最忌。

18. 藕

别名与出处： 又名藕实茎，莲藕等。出自《神农本草经》。

性味与功效文献记载：

东汉《神农本草经》

味甘，平。主补中养神，益气力，除百疾。久服，轻身、耐老、不饥、延年。

梁·陶弘景《名医别录》

藕，主热渴，散血，生肌。久服令人心欢。

明·缪希雍《神农本草经疏》

藕禀土气以生，其味甘，生寒熟温。入心、脾、胃三经。生者甘寒，能凉血止血，除热清胃，故主消散瘀血，吐血，口鼻出血，产后血闷，罯金疮伤折，及止热渴，霍乱烦闷，解酒等功。熟者甘温，能健脾开胃，益血补心，故主补五脏，实下焦，消食止泄，生肌，及久服令人心欢止怒也。本生于污泥之中，而体至洁白，味甚甘脆，孔窍玲珑，丝纶内隐，疗血止渴，补益心脾，真水果中之嘉品也。又能解蟹毒。

二、泻实类药

1. 大黄

别名与出处： 又名将军、黄良、火参等。出自《神农本草经》。

性味与功效文献记载：

东汉《神农本草经》

味苦，寒。主下瘀血、血闭、寒热，破癥瘕积聚，留饮宿食，荡涤肠胃，推陈致新，通利水谷，调中化食，安和五脏。

梁·陶弘景《名医别录》

大寒，无毒。平胃下气，除痰实，肠间结热，心腹胀满，女子寒血闭胀，小腹痛，诸老血留结。

清·黄宫绣《本草求真》

故凡伤寒邪入胃府，而见日晡潮热、谵语斑狂、便秘硬痛手不可近，及瘟热瘴疟、下痢赤

郁
病

白、腹痛里急、黄疸水肿、积聚留饮宿食、心腹痞满、二便不通、与热结血分、一切癥瘕血燥、血秘实热等症，用此皆能推陈致新，定乱致治，故昔人云有将军之号。

使用禁忌：

明·缪希雍《神农本草经疏》

故凡血闭由于血枯，而不由于热积；寒热由于阴虚，而不由于瘀血；癥瘕由于脾虚胃弱，而不由于积滞停留；便闭由于血少肠燥，而不由于热结不通；心腹胀满由于脾虚中气不运，而不由于饮食停滞；女子少腹痛由于厥阴血虚，而不由于经阻老血瘀结；滞下初起即属胃虚，当以补养胃气，清消湿热为本，而不可以妄加推荡；疟病伤于暑气，而不由于山岚湿热；吐衄血由于阴虚火起于下，炎铄乎上，血热妄行溢出上窍，而不由于血分实热；腰脚风气由于下元先虚，湿热下流，因兹致病，而不专由于风湿外侵；骨蒸积热本于阴精不足，而非实热所致；偏坠由于肾虚，湿邪乘虚客之而成，而不由于湿热实邪所犯；乳痈肿毒由于肝家气逆郁抑不舒，以致荣气不从，逆于肉里，乃生痈肿，而不本于膏粱之变，足生大疔，血分积热所发，法咸忌之。以其损伤胃气故也。

2. 石膏

别名与出处：又名细石、软石膏等。出自《神农本草经》。

性味与功效文献记载：

东汉《神农本草经》

味辛，微寒。主中风寒热，心下逆气惊喘，口干苦焦，不能息，腹中坚痛，除邪鬼，产乳，金创。

明·倪朱谟《本草汇言》

治忧忿抑郁之人，痰涎沃心，以致心气不舒，渐成健忘，惊悸，怔忡，不寐，后成心风，语言错谬，人事不明，用高枕无忧散。用石膏、半夏各五钱，茯苓、陈皮、竹茹、龙眼肉、人参、麦冬各二钱，枳实、甘草各一钱，生姜三片，水煎服。治多睡及不睡。用石膏煅，二钱，酸枣仁炒，三钱，白术、茯苓各一钱，水煎，如要睡冷服，如不要睡热服。

使用禁忌：

元·徐彦纯《本草发挥》

能伤胃气，令人不食，非腹有极热者不可轻用。

明·李中梓《医宗必读》

恶莽草、巴豆，畏铁。

3. 茗

别名与出处：又名苦茶、茶茗等。出自《神农本草经》。

性味与功效文献记载：

东汉《神农本草经》

味苦，寒。主五脏邪气，厌谷，胃痹。久服安心益气，聪察少卧，轻身、耐老。

清·卢之颐《本草乘雅半偈》

【气味】苦甘，微寒，无毒。【主治】主悦志有力，令人少睡，止渴，利小便，去痰热，治瘘疮。……苦茗，久食益意思。……【糁】（cān，同参）曰：……故尝食令人瘦，去人脂，倍人力，悦人志，益人意思，开人聋瞽（gǔ，瞎眼），畅人四肢，舒人百节，消人烦闷，使人能诵无忘，不寐而惺寂也。

使用禁忌：

明·陈嘉谟《本草蒙筌》

热服宜，冷服忌冷则聚痰。多服少睡，久服消脂令人瘦。

附：普洱茶

别名与出处：又名普雨茶、普茶、大叶茶。出自《本经逢原》。

性味与功效文献记载：

清·张璐《本经逢原》

产滇南者名曰普洱茶，则兼消食辟瘴止痢之功。

使用禁忌：

清·赵学敏《本草纲目拾遗》

味苦性刻，虚人禁用。

郁
病

4. 厚朴

别名与出处：又名厚皮，重皮，赤朴，烈朴等。出自《神农本草经》。

性味与功效文献记载：

东汉《神农本草经》

味苦，温。主中风，伤寒，头痛，寒热，惊悸，气血痹，死肌，去三虫。

梁·陶弘景《名医别录》

大温，无毒。主温中，益气，消痰，下气，治霍乱及腹痛，胀满，胃中冷逆，胸中呕逆不止，泄痢，淋露，除惊，去留热，止烦满，厚肠胃。

使用禁忌：

明·缪希雍《神农本草经疏》

故凡呕吐不因寒痰冷积，而由于胃虚火气炎上；腹痛因于血虚脾阴不足，而非停滞所致；泄泻因于火热暴注，而非积寒伤冷；腹满因于中气不足，气不归元，而非气实壅滞；中风由于阴虚火炎，猝致僵仆，而非西北真中寒邪；伤寒发热头疼而无痞塞胀满之候；小儿吐泻乳食，将成为慢惊；大人气虚血槁见发膈证；老人脾虚不能运化，偶有停积；娠妇恶阻，水谷不入；娠妇胎升眩晕；娠妇伤食停冷；娠妇腹痛泻痢；娠妇伤寒伤风；产后血虚腹痛；产后中满作喘；产后泄泻反胃，以上诸证，法所咸忌。若误投之，轻病变重，重病必危。

明・李中梓《雷公炮制药性解》

恶泽泻、寒水石、硝石，忌食豆。

5. 砂仁

别名与出处： 又名缩砂仁、缩砂蜜等。出自《本草拾遗》。

性味与功效文献记载：

唐・陈藏器《本草拾遗》

味酸。主上气咳嗽，奔豚鬼疰，惊痫邪气。

明・倪朱谟《本草汇言》

治男子妇人一切七情之气不和，多因忧愁思虑，忿怒伤神；或临食忧戚，或事不遂意，使抑郁之气，留滞不散，停于胸隔之间，不能流畅，致心胸痞闷，胁肋虚胀，噎塞不通，吞酸噫气，呕哕恶心，头目昏眩，四肢困倦，面色痿黄，口苦舌干，饮食减少，日渐羸瘦；或大胀虚闭，或因病之后，胸中虚痞，不思饮食，并皆治之。用砂仁、茯苓、半夏、白术、桑皮、大腹皮、青皮、紫苏叶、肉桂、乌药、木香、赤芍药各二钱，甘草五分，生姜三片，黑枣三个，水煎服。如面目浮肿，加猪苓、泽泻、车前、葶苈各一钱。气块耕痛，加三棱、莪术各一钱五分。

使用禁忌：

明・缪希雍《神农本草经疏》

凡腹痛属火，泄泻得之暑热，胎动由于血热，咽痛由于火炎，小儿脱肛由于气虚，肿满由于湿热，上气咳逆由于火冲迫肺，而不由于寒气所伤，皆须详察简别，难以概用。

清・严西亭等《得配本草》

孕妇气虚，血热胎动，肺热咳嗽，气虚肿满，四者禁用。

6. 犀角

别名与出处： 又名乌犀角、香犀角、低密等。出自《神农本草经》。

性味与功效文献记载：

东汉《神农本草经》

味苦，寒。主百毒虫注邪鬼障气，杀钩吻鸩羽蛇毒，除不迷或厌寐。

宋・唐慎微《证类本草》

能辟邪精鬼魅，中恶毒气，镇心神。……烦闷，毒入心中，狂言妄语。日华子云：犀角，味甘、辛。治心烦，止惊，安五脏，补虚劳。

使用禁忌：

南北朝・雷敩《雷公炮炙论》

妇人有妊，勿服，能消胎气。

明·李时珍《本草纲目》

升麻为之使。恶乌头、乌喙。

明·缪希雍《神农本草经疏》

痘疮，气虚无大热者不宜用。

郁
病

情志类病症治疗药物

此类药物的选择以"证治条辩"所涉及的情志类症状作为标准，包括愁忧、善悲、惊恐、烦躁等。

一、愁忧

1. 贝母

别名与出处： 又名空草、勤母、苘等。出自《神农本草经》。

性味与功效文献记载：

明·陈嘉谟《本草蒙筌》

味辛、苦，气平、微寒，无毒。……有瓣如聚贝子，故人以贝母名。黄白轻松者为良，油黑重硬者勿用。去心咀片，入肺行经。消膈上稠痰，久咳嗽者立效；散心中逆气，多愁郁者殊功。

明·李时珍《本草纲目》

忧郁不伸，胸膈不宽。贝母去心，姜汁炒研，姜汁面糊丸。每服七十丸，征士锁甲煎汤下。

使用禁忌：

梁·陶弘景《名医别录》

恶桃花，畏秦艽、矾石、莽草，反乌头。

明·缪希雍《神农本草经疏》

寒湿痰及食积痰火作嗽，湿痰在胃恶心欲吐，痰饮作寒热，脾胃湿痰作眩晕，及痰厥头痛，中恶呕吐，胃寒作泄，法应以辛温燥热之药，如南星、半夏、天麻、苍白术、茯苓之类治之者，并禁用。

2. 乌药

别名与出处： 又名天台乌、台乌、矮樟等。出自《开宝本草》。

性味与功效文献记载：

明·李中梓《本草通玄》

辛温。理七情郁结，气血凝停，霍乱吐泻，痰食稽留，肿胀喘急，脚气疝气，止小便频，去腹中虫。大抵辛温香窜，为散气神药，故百病咸宜。

清·黄宫绣《本草求真》

功与木香、香附同为一类，但木香苦温，入脾爽滞，每于食积则宜；香附辛苦，入肝、胆二经，开郁散结，每于忧郁则妙。此则逆邪横胸，无处不达，故用以为胸腹逆邪要药耳。

使用禁忌：

明·李梴《医学入门》

乌药疏散宣通甚于香附，不可多服。

明·缪希雍《神农本草经疏》

乌药辛温散气，病属气虚者忌之。……以故妇人月事先期，小便短赤，及咳嗽内热，口渴口干舌苦，不得眠，一切阴虚内热之病，皆不宜服。

清·陈士铎《本草新编》

产妇虚而胎气不顺者，切不可用，用则胎立堕。

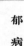

3. 甘松

别名与出处：又名香松、甘松香。出自《本草拾遗》。

性味与功效文献记载：

明·李时珍《本草纲目》

理元气，去气郁好古。……时珍曰：甘松芳香能开脾郁，少加入脾胃药中，甚醒脾气。

清·汪讱庵《本草易读》

甘，温，无毒，性芳香。开脾气之郁结，洗脚气之浮肿。止心腹卒中之痛病，除皮肤黑黯之黵黚（zènggǎn，脸上的黑斑）。

清·陈其瑞《本草撮要》

味甘温芳香，入足太阴经，功专理气开郁，治腹卒满痛。

使用禁忌：

清·吴仪洛《本草从新》

毕竟辛香伐气，夹虚者忌之。

4. 艾叶

别名与出处：又名艾、艾蒿、家艾。出自《名医别录》。

性味与功效文献记载：

明·缪希雍《神农本草经疏》

艾叶禀天地之阳气以生，故味苦微温，熟则大热。可升可降，其气芳烈，纯阳之草也，故无毒。入足太阴、厥阴、少阴三经。烧则热气内注，通筋入骨，故灸百病。性能通窍，辟恶杀鬼精，故止鬼击吐血。

明·倪朱谟《本草汇言》

暖血温经，行气开郁之药也*李东垣集*。……开关窍，醒一切沉痼伏匿内闭诸疾，若气血痰饮，积聚为病，哮喘逆气，骨蒸痞结，瘫痪痛疽，瘰疬结核等疾，灸之立起沉疴。

使用禁忌：

清·张璐《本经逢原》

惟阴虚火旺，血燥生热，及宿有失血病者为禁。

清·严西亭等《得配本草》

久服多服，热气上冲，并发内毒。

5. 合欢皮

别名与出处：又名合昏皮、夜台皮、合欢木皮。出自《神农本草经》。

性味与功效文献记载：

东汉《神农本草经》

味甘，平。主安五脏，利心志*《艺文类聚》作和心志，《御览》作和心气*。令人欢乐无忧。久服轻身、明目，得所欲。

明·倪朱谟《本草汇言》

蠲（juān，除去）忿忘忧，安五脏，和心志之药也*《本经》*。……久服轻身明目，令人欢乐无忧，得所欲*即孔子从心所欲之意*，乃甘温平补，有开达五神，消除五志之妙应也。

清·凌奂《本草害利》

甘平安五脏，和心志，令人欢乐无忧，和血止痛，明目消肿，续筋骨，长肌肉，杀虫，和调心脾，得酒良。

6. 合欢花

别名与出处：又名夜合花、乌绒。出自《本草衍义》。

性味与功效文献记载：

明·李梴《医学入门》

主安五脏，利心志，耐风寒，令人欢乐无忧，久服轻身明目。

明·缪希雍《神农本草经疏》

心气躁急则遇事拂郁多忧。……甘可以缓，心气舒缓则神明自畅而欢乐无忧，神明畅达则觉照圆通，所欲咸遂矣。

明·倪朱谟《本草汇言》

如阴阳、营卫、血气，咸得安常，则五神之心神、肺魄、肝魂、脾意、肾智，亦咸得其和矣。五神既和，安有肝之怒，脾之悲，肺之忧，肾之恐也耶。……血气经隧既调，则五神自安，五神既安，则五情亦无复妄动。五情不复妄动，故令人欢乐无忧。

7. 驴肉

别名与出处： 出自《备急千金要方》。

性味与功效文献记载：

唐·孙思邈《备急千金要方》

驴肉：味酸、平，无毒。主风狂，愁忧不乐，能安心气。

宋·唐慎微《证类本草》

日华子云：驴肉，凉，无毒。解心烦，止风狂。……又，主风狂，忧愁不乐，能安心气。驴肉一斤，切，于豉汁内煮，五味和，腌腊食之。作粥及煮并得。

使用禁忌：

唐·孙思邈《备急千金要方》

病死者不任用。

元·贾铭《饮食须知》

与荆芥茶相反，同食杀人。同凫茈（fúcí，荸荠）食，令人筋急。多食动风，脂肥尤甚。屡试屡验。凡驴无故自死者、疫死者、力乏病死者并有毒，忌食。疥癞及破烂瘦损者，食之生疔肿。……妊妇食之，令子难产。勿同猪肉食，伤气。

8. 郁金

别名与出处： 又名马蒁、黄郁等。出自《新修本草》。

性味与功效文献记载：

明·缪希雍《神农本草经疏》

单用亦治女人宿血气心痛，冷气结聚。温醋磨服之，入心凉血，故洁古用以凉心。

明·陈嘉谟《本草蒙筌》

味苦，气寒。纯阴。属土与金，有水。无毒。……倘或入药难求，采山茶花可代。_{烧灰存性，}研细调服。凉心经下气，消阳毒生肌。禁尿血，除血淋，兼驱血气作痛。破恶血，止吐血，仍散积血归经。因性轻扬上行，又治郁遏殊效。名由此得，曾载《本经》。

明·李中梓《医宗必读》

郁金味辛苦，寒，无毒，入肺、肝、胃三经……能开肺金之郁，故名郁金。

使用禁忌：

明·缪希雍《神农本草经疏》

凡病属真阴虚极，阴分火炎，薄血妄行，溢出上窍，而非气分拂逆，肝气不平，以致伤肝吐血者，不宜用也。即用之亦无效。

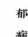

郁病

明·倪朱谟《本草汇言》

如胀满，如膈逆，如疼痛，关乎胃虚血虚者，亦不宜用也。

9. 荆芥

别名与出处： 又名假苏、鼠蓂、姜苏等。出自《神农本草经》。

性味与功效文献记载：

唐·甄权《药性论》

治恶风贼风，口面㖞斜，遍身顽痹，心虚忘事，益力添精，主辟邪毒气，除劳。

明·李时珍《本草纲目》

此方诸书盛称其妙。姚僧坦《集验方》以酒服，名如圣散，云药下可立待应效。陈氏方名举卿古拜散。萧存敬用古老钱煎汤服，名一捻金。王贶《指迷方》加当归等分，水煎服。许叔微《本事方》云：此药委有奇效神圣之功。一妇人产后睡久，及醒则昏昏如醉，不省人事。医用此药及交加散，云：服后当睡，睡中必以左手搔头。用之果然。昝殷《产宝方》云：此病多因怒气伤肝，或忧气内郁，或坐草受风而成，急宜服此药也。戴原礼《证治要诀》名独行散。贾似道《悦生随抄》呼为再生丹。产后迷闷，因怒气发热迷闷者，独行散：用荆芥穗，以新瓦半炒半生为末，童子小便服一二钱。若角弓反张，以豆淋酒下。或锉散，童尿煎服极妙。盖荆芥乃产后要药，而角弓反张，乃妇人急候，得此证者，十存一二而已。戴原礼《要诀》

使用禁忌：

唐·甄权《药性论》

荆芥久服动渴疾。

明·李时珍《本草纲目》

凡服荆芥风药，忌食鱼。

明·缪希雍《神农本草经疏》

病人表虚有汗者忌之。血虚寒热，而不因于风湿风寒者勿用。阴虚火炎面赤，因而头痛者，慎勿误入。

10. 香附

别名与出处： 又名莎草根、香附子、雷公头等。出自《名医别录》。

性味与功效文献记载：

宋·唐慎微《证类本草》

单服疗肺风。又云：其药疗丈夫心肺中虚风及客热，膀胱间连胁下时有气妨，皮肤瘙痒瘾疹，饮食不多，日渐瘦损，常有忧愁，心忪少气等。

明·李时珍《本草纲目》

煎饮散气郁，利胸膈，降痰热。时珍

明·张景岳《本草正》

味苦辛微甘，气温。气味俱厚，阳中有阴，血中气药也。专入肝胆二经，兼行诸经之气。用此者，用其行气血之滞。童便炒，欲其下行；醋炒，则理气痛，开六郁，散寒邪，利三焦，行结滞，消饮食痰涎，痞满腹胀，胕肿脚气，止心腹肢体头目齿耳诸痛，疗霍乱吐逆，气滞泄泻，及吐血下血溺血，妇人崩中带下，经脉不调，胎前产后气逆诸病。因能解郁，故曰妇人之要药。

使用禁忌：

明·缪希雍《神农本草经疏》

香附香躁，苦温带辛，凡月事先期者，血热也，法当凉血，禁用此药。误犯则愈先期矣。

明·倪朱谟《本草汇言》

然性燥而苦，独用、多用、久用，反能耗气损血。

11. 萱草

别名与出处： 又名忘忧、疗愁等。出自《吴普本草》。

性味与功效文献记载：

唐·苏敬《本草图经》

味甘无毒。主安五脏，利心志，令人好欢乐无忧，轻身明目。五月采花，八月采根用。今人多采其嫩苗及花，跗作菹（zū，酸菜、腌菜），云利胸膈，甚佳。

清·黄宫绣《本草求真》

味甘而气微凉，能以去湿利水，除热通淋，止渴消烦，开胸宽膈，令人心平气和，无有忧郁，是以命名。

使用禁忌：

清·张璐《本经逢原》

其花起层者，有毒勿食。

12. 紫苏叶

别名与出处： 又名苏、苏叶、紫菜。出自《名医别录》。

性味与功效文献记载：

明·贾所学《药品化义》

取其辛香，以治抑郁之气停滞胸膈，入分心气饮开心胸郁热，神妙。

清·黄元御《长沙药解》

苏叶辛散之性，善破凝寒而下冲逆，扩胸腹而消胀满，故能治咽中瘀结之证，而通经达脉，发泻风寒，双解中外之药也。

清·张山雷《本草正义》

中则开胸膈，醒脾胃，宣化痰饮，解郁结而利气滞。

使用禁忌：

明·缪希雍《神农本草经疏》

病属阴虚，因发寒热，或恶寒及头痛者，慎毋投之，以病宜敛宜补故也。火升作呕者，亦不宜服，惟可用子。

明·李中梓《本草通玄》

久服泄人真气。

13. 番红花

别名与出处：又名西红花、泊夫蓝、撒法郎等。出自《本草纲目》。

性味与功效文献记载：

明·李时珍《本草纲目》

【气味】甘，平，无毒。【主治】心忧郁积，气闷不散，活血。久服令人心喜。又治惊悸。

时珍

元·忽思慧《饮膳正要》

主心忧郁积，气闷不散，久食令人心喜。

使用禁忌：

明·缪希雍《神农本草经疏》

过用能使血行不止而毙，世人所不知者。

14. 辣椒

别名与出处：又名番椒、辣茄、辣虎等。出自《食物本草》。

性味与功效文献记载：

明·姚可成《食物本草》

味辛，温，无毒。消宿食，解结气，开胃口，辟邪恶，杀腥气诸毒。

清·赵学敏《本草纲目拾遗》

《食物宜忌》云：性辛苦大热，温中下气，散寒除湿，开郁去痰消食，杀虫解毒。治呕逆，疗噎膈，止泻痢，祛脚气。

清·龙柏《药性考》

温中散寒，除风发汗，去冷癖，行痰逐湿。

使用禁忌：

清·龙柏《药性考》

多食眩旋，动火故也。久食发痔，令人齿痛咽肿。

清·赵学敏《本草纲目拾遗》

食之走风动火，病目发疮痔，凡血虚有火者忌服。

15. 薄荷

别名与出处： 又名升阳菜、蕃荷等。出自《新修本草》。

性味与功效文献记载：

宋·唐慎微《证类本草》

味辛、苦，温，无毒。主贼风伤寒发汗，恶气，心腹胀满，霍乱，宿食不消，下气。煮汁服，亦堪生食。人家种之，饮汁发汗，大解劳乏。……臣禹锡等谨按药性论云：薄荷，使。能去愤气，发毒汗，破血，止痢，通利关节。

清·陈士铎《本草新编》

薄荷，味辛、苦，气温，浮而升，阳也，无毒。入肺与包络二经，又能入肝、胆。下气冷胀满，解风邪郁结，善引药入营卫，又能退热，但散邪而耗气，与柴胡同有解纷之妙。然世人止知用柴胡，不知薄荷者，以其入糕饼之中，轻其非药中所需也。不知古人用入糕饼中，正取其益肝而平胃，况薄荷功用又实奇乎。惟前人称其退骨蒸之热，解劳乏之困，乃未免虚张其辞。余尝遇人感伤外邪，又带气郁者，不肯服药，劝服薄橘茶立效。方用薄荷一钱、茶一钱、橘皮一钱，滚茶冲一大碗服。存之，以见薄荷之奇验也。

或问薄荷实觉寻常，子誉之如此，未必其功之果效也？曰：余通薄荷之实耳。薄荷不特善解风邪，尤善解忧郁。用香附以解郁，不若用薄荷解郁更神也。

或问薄荷解风邪郁结，古人之有用之否？昔仲景张夫子尝用之，以解热入血室之病，又用之以治胸腹胀满之症，子未知之耳。夫薄荷入肝、胆之经，善解半表半里之邪，较柴胡更为轻清。木得风乃条达，薄荷散风，性属风，乃春日之和风也。和风，为木之所喜，故得其气，肝中之热不知其何以消，胆中之气不知其何以化。世人轻薄荷，不识其功用，为可慨也。

使用禁忌：

清·张璐《本经逢原》

多服久服，令人虚冷。瘦弱人多服，动消渴病。阴虚发热，咳嗽自汗者勿施。

清·吴仪洛《本草从新》

辛香伐气，多服损肺、伤心，虚者远之每见小儿多食薄荷糕者，汗多体弱。

二、善悲

1. 小麦

别名与出处： 又名来、麳等。出自《本草经集注》。

性味与功效文献记载：

梁·陶弘景《本草经集注》

味甘，微寒，无毒。主除热，止燥渴咽干，利小便，养肝气，止漏血、唾血。以作曲，温，消谷，止痢；以作面，温，不能消热止烦。

清·严西亭等《得配本草》

甘，微寒。入手少阴、足太阴经气分。养心补脾，助五脏，厚肠胃。除烦渴咽燥，止吐血漏血。利小便，收虚汗。治心热不睡，阴虚骨蒸。敷痈肿损伤。

民国·耿鉴庭《重订本草征要》

味甘，性平。益心神，养胃气。以淮产者为佳，无壅滞生热之虑，有凉心润燥之功。故能治妇人脏燥。浮麦，即水淘浮起者。除虚热，敛心津。汗乃心之津液，养心退热，津血不为火扰，则可无自汗盗汗之虑矣。

使用禁忌：

唐·苏敬等《新修本草》

小麦汤用，不许皮坼，云坼则温，明面不能消热止烦也。

明·缪希雍《神农本草经疏》

小麦寒气全在皮，故面去皮则热，热则壅滞动气，发渴助湿，令人体浮，皆其害也。凡大人脾胃有湿热，及小儿食积疳胀，皆不宜服。

2. 百合

别名与出处：又名白百合、蒜脑薯等。出自《神农本草经》。

性味与功效文献记载：

五代·日华子《日华子本草》

安心定胆，益志，养五脏，治癫邪啼泣，狂叫，惊悸，杀蛊毒气，㿀（xié）乳痈，发背及诸疮肿并治产后血狂运。

明·李时珍《本草纲目》

【气味】甘，平，无毒。［权曰］有小毒。【主治】百邪鬼魅，涕泣不止，除心下急满痛，治脚气热咳。甄权　安心定胆益志，养五脏，治癫邪狂叫惊悸，产后血狂运，杀蛊毒气，胁痈乳痈发背诸疮肿。大明　心急黄，宜蜜蒸食之。孟诜　治百合病。宗奭

明·李中梓《雷公炮制药性解》

味甘，性平，无毒，入心、肺、大小肠四经。主鬼魅邪气，热咳吐血，润肺宁心，定惊益志，攻发背，消痈肿，除胀满，利二便。

明·陈嘉谟《本草蒙筌》

白花者，养脏益志，定胆安心。逐惊悸狂叫之邪，消浮肿痞满之气。止遍身痛，利大小便。辟鬼气，除时疫咳逆；杀蛊毒，治外科痈疽。乳痈喉痹殊功，发背搭肩立效。

使用禁忌：

清·张璐《本经逢原》

然性专降泄，中气虚寒、二便滑泄者忌之。

但初嗽不宜遽用。

3. 穿山甲

别名与出处：又名鲮鲤甲、山甲等。出自《名医别录》。

性味与功效文献记载：

梁·陶弘景《名医别录》

微寒。主五邪惊啼，悲伤，烧之作灰，以酒或水和方寸匕，疗蚁瘘。

明·李中梓《雷公炮制药性解》

味甘咸，性微寒，有毒，不载经络。主五邪惊悸、妇人鬼魅悲伤、山岚瘴疟、恶疮疥癣、蚁瘘痔漏，亦能去风。炙黄用。

使用禁忌：

明·缪希雍《神农本草经疏》

痈疽已溃，不宜服。痘疮元气不足不能起发者，不宜服。

4. 徐长卿

别名与出处：又名石下长卿、鬼督邮、别仙踪等。出自《神农本草经》。

性味与功效文献记载：

东汉《神农本草经》

味辛，温。主鬼物百精，蛊毒疫疾，邪恶气，温疟。久服强悍，轻身。

梁·陶弘景《本草经集注》

味咸，平，有毒。主治鬼疰，精物，邪恶气，杀百精，蛊毒，老魅注易，亡走，啼哭，悲伤，恍惚。

使用禁忌：

梁·陶弘景《本草经集注》

云母……恶徐长卿。

三、惊恐

1. 天竺黄

别名与出处：又名天竹黄、竹黄、竹膏等。出自《蜀本草》。

性味与功效文献记载：

明·李中梓《雷公炮制药性解》

味甘，性寒，无毒，入心经。主清心明目，除惊解烦，驱邪逐痰及小儿惊痫天吊、风热诸证。

明·张景岳《本草正》

味甘辛，性凉，降也，阴中有阳。善开风痰，降热痰，治中风失音，痰滞胸膈，烦闷癫痫。清心火，镇心气，醒脾疏肝。明眼目，安惊悸。疗小儿风痰急惊客忤，其性和缓，最所宜用。

清·凌奂《本草害利》

甘寒入心经，祛风痰，解风热，镇心肝，安五脏，泻热豁痰、利窍养心。治大人中风不语，小儿客忤惊痫。其气味与竹沥同功而性稍和缓，无寒滑之患。

清·严西亭等《得配本草》

甘，凉。入手少阴经。凉心热，镇肝风，利关窍，辟邪恶。除昏昧谵妄，病后痰郁。

使用禁忌：

清·凌奂《本草害利》

性寒凉，久用亦能寒中。

2. 牛黄

别名与出处： 又名丑宝等。出自《神农本草经》。

性味与功效文献记载：

东汉《神农本草经》

味苦，平。主惊痫寒热，热盛狂痉，除邪逐鬼。

宋·唐慎微《证类本草》

牛黄，君。……味甘。能辟邪魅，安魂定魄，小儿夜啼，主卒中恶。

使用禁忌：

梁·陶弘景《本草经集注》

恶龙骨、地黄、龙胆、蜚蠊，畏牛膝。

明·缪希雍《神农本草经疏》

惟伤乳作泻、脾胃虚寒者，不当用。

3. 玳瑁

别名与出处： 又称玳瑁甲、明玳瑁等。出自《开宝本草》。

性味与功效文献记载：

五代·日华子《日华子本草》

破癥结，消痈毒，止惊痫等疾。

明·李时珍《本草纲目》

疗心风，解烦热。……解痘毒，镇心神，急惊客忤，伤寒热结狂结。……玳瑁解毒清热之功，同于犀角。

使用禁忌：

明·倪朱谟《本草汇言》

如诸病虚寒无火毒者勿用。

清·张璐《本经逢原》

但虚寒而陷者勿用。

4. 桔梗

别名与出处： 又名符蔰、白药、利如等。出自《神农本草经》。

性味与功效文献记载：

东汉《神农本草经》

味辛，微温。主胸胁痛如刀刺，腹满，肠鸣幽幽，惊恐悸气。

明·缪希雍《神农本草经疏》

其主惊恐悸气者，心脾气血不足则现此证，诸补心药中藉其升上之力，以为舟楫胜载之用，此佐使之职也。

明·李中梓《本草征要》

桔梗为舟楫之剂，引诸药上至高之分以成功，肺经要药也。风证、郁证、肺证，皆不可缺。

使用禁忌：

明·缪希雍《神农本草经疏》

桔梗之性属阳而升，凡病气逆上升，不得下降，及邪在下焦者勿用。凡攻补下焦药中勿入。

清·王秉衡《重庆堂随笔》

若下焦阴虚而浮火易动者，即当慎之。

5. 黄柏

别名与出处： 又名黄檗、柏木等。出自《神农本草经》。

性味与功效文献记载：

梁·陶弘景《名医别录》

无毒。主治惊气在皮间，肌肤热赤起，目热赤痛，口疮。久服通神。根，名檀桓，治心腹百病，安魂魄，不饥渴。久服轻身，延年通神。

清·张璐《本经逢原》

黄柏苦燥，为治三阴湿热之专药。详《本经》主治，皆湿热伤阴之候，即漏下赤白，亦必因热邪伤阴，火气有余之患，非崩中久漏之比。其根治心腹百病，魂魄不安，皆火气内亢之候。

使用禁忌：

清·卢之颐《本草乘雅半偈》

恶干漆，伏硫黄。

6. 蛇蜕

别名与出处： 又名蛇皮、蛇符、子衣等。出自《神农本草经》。

性味与功效文献记载：

东汉《神农本草经》

味咸，平。主小儿百二十种惊痫、瘛疭、癫疾、寒热、肠痔、虫毒、蛇痫。火熬之良。

明·李时珍《本草纲目》

入药有四义：一能辟恶，取其变化性灵也，故治邪僻、鬼魅、蛊疰诸疾；二能去风，取其属巽性窜也，故治惊痫、瘛疭、喉舌诸疾；三能杀虫，故治恶疮、痔漏、疥癣诸疾，用其毒也；四有蜕义，故治翳膜、胎产、皮肤诸疾，会意从类也。

使用禁忌：

明·李时珍《本草纲目》

孕妇忌用。

明·缪希雍《神农本草经疏》

小儿惊痫癫疾，非外邪客忤，而由于肝心虚者，不效。

7. 羚羊角

别名与出处： 又名泠角、高鼻羚羊角等。出自《神农本草经》。

性味与功效文献记载：

东汉《神农本草经》

味咸温。主青盲，明目，杀疥虫，止寒泄，辟恶鬼虎狼，止惊悸。久服安心、益气、轻身。

明·倪朱谟《本草汇言》

安神志，治惊惕《药性论》，却鬼魅不祥之药也。白尚之曰：羚羊，兽之至灵，而筋骨之精所注在角，其质至坚，其性至神。又角内有木胎，乃厥阴风木之剂焉。故前人治肝虚内热，惊惕梦魇，为狂怒，为搐搦。如大人中风，小儿惊风，是所必需者也。此四句出缪仲醇又如伤寒时气，温风注毒，留在肌肤；邪热厥气，伏在骨髓；或心惊狂动，烦乱不宁；或谵语无伦，人情颠倒，悉属厥阴风木为眚，投此即定，有以类相感之效也。已上诸病，若心肝二经虚而有热者宜之，倘虚而无热者勿用也。

使用禁忌：

明·缪希雍《神农本草经疏》

虚而无热者不宜用。

清·陈士铎《本草新编》

实治邪而不补正气，不可误也。终不可据之，以望其滋补也。

清·黄宫绣《本草求真》

但此虽能清肝及肺，若使过用久用，则更有伐生之气耳。

8. 磁石

别名与出处： 又名玄石、磁君、吸针石等。出自《神农本草经》。

性味与功效文献记载：

东汉《神农本草经》

味辛，寒。……除大热烦满及耳聋。

明·李中梓《本草征要》

味辛，温，无毒，入肾经。……治肾虚之恐怯，镇心脏之怔忡。镇心益肾，故磁朱丸用之，可暂用之，不可久也。

使用禁忌：

梁·陶弘景《本草经集注》

柴胡为之使，恶牡丹、莽草，畏黄石脂，杀铁毒。

清·吴仪洛《本草从新》

重镇伤气，可暂用，而不可久。

四、烦躁

1. 川楝子

别名与出处： 又名楝实、练实、金铃子等。出自《神农本草经》。

性味与功效文献记载：

东汉《神农本草经》

味苦，寒。主温疾伤寒，大热烦狂，杀三虫、疥疡，利小便水道。

唐·甄权《药性论》

主人中大热狂，失心躁闷，作汤浴，不入汤服。

明·缪希雍《神农本草经疏》

其主温疾，伤寒大热烦狂者，总因寒邪郁久，至春变为温病，邪在阳明也。苦寒能散阳明之邪热，则诸证自除。

使用禁忌：

明·倪朱谟《本草汇言》

此剂但苦寒行散之物，以上诸证，非内热气结者勿用。如脾胃虚寒之人亦勿用。

2. 地骨皮

别名与出处： 又名枸杞根、杞根、红榴根皮等。出自《神农本草经》。

性味与功效文献记载：

东汉《神农本草经》

味苦，寒。主五内邪气，热中消渴，周痹。久服坚筋骨、轻身、不老《御览》作耐老。

明·倪朱谟《本草汇言》

清心莲子饮：治思虑忧愁抑郁，心中烦躁，以致小便赤浊，或成沙石血膏淋证，或夜梦遗精，淋沥涩痛，或黄赤白浊，色如米泔，或酒色过度，上盛下虚，心火炎上，口苦咽干，渐成消渴。用地骨皮、石莲子、车前子、生地黄、茯苓、黄耆、麦门冬、黄芩、知母、黄柏各二钱，人参、白芍各一钱，水煎服。

使用禁忌：

明·倪朱谟《本草汇言》

如虚劳火旺而脾胃薄弱，食少泄泻者，宜减之。

明·张景岳《本草正》

假热者勿用。

3. 青黛

别名与出处：又名靛花、靛沫、蓝靛等。出自《药性论》。

性味与功效文献记载：

明·李中梓《医宗必读》

青黛味咸，寒，无毒。入肝经清肝火，解郁结，幼稚惊疳，大方吐血。

明·李中梓《雷公炮制药性解》

味苦甘，性寒，无毒，入肝、脾二经。除郁火，解热毒，止下痢，杀诸虫，治小儿疳虫消瘦，惊痫邪气，唇焦口渴，上膈稠痰，疗伤寒赤斑，面黄鼻赤。

使用禁忌：

明·李中梓《医宗必读》

青黛性凉，中寒者勿使。

明·缪希雍《神农本草经疏》

青黛既禀阴寒之气而生，解毒除热固其所长，古方多有用之于诸血证者。使非血分实热，而病生于阴虚内热，阳无所附，火气因之上炎，发为吐衄咯唾等证，用之非宜。血得寒则凝，凝则寒热交作，胸膈或痛，愈增其病矣。

4. 珍珠母

别名与出处：又称珠母、珠牡、蚌等。出自《本草图经》。

性味与功效文献记载：

宋·苏颂等《本草图经》

蚌蛤之类最多，蚌肉压丹石毒，壳为粉以傅痈肿，又可制石庭脂，烂壳研饮，主翻胃及胃中痰。

宋·唐慎微《证类本草》

冷，无毒。明目，止消渴，除烦，解热毒，补妇人虚劳，下血并痔瘘，血崩带下，压丹石药毒。

使用禁忌：

清·张璐《本经逢原》

《本事方》珍珠母丸，与龙齿同用，取散肝经之积热，须与养血药同用。不宜久服，令人寒中，非其性寒，乃消乏过当耳。

5. 栀子

别名与出处： 又名木丹、鲜支、厄子等。出自《神农本草经》。

性味与功效文献记载：

东汉《神农本草经》

味苦，寒。主五内邪气，胃中热气，面赤、酒疱、皶（zhā，鼻子上的小红疱）鼻、白癞、赤癞、疮疡。

梁·陶弘景《名医别录》

大寒，无毒。主治目热赤痛，胸心大小肠大热，心中烦闷，胃中热气。

明·李中梓《医宗必读》

治胸中懊憹而眠卧不宁，疏脐下血滞而小便不利，清太阴肺，轻飘而上达；泻三焦火，屈曲而下行。

使用禁忌：

明·倪朱谟《本草汇言》

凡脾胃虚弱者，忌之；血虚发热者，忌之；心肺虚而无邪热者，忌之；吐血、衄血，非阳火暴发者，忌之；小便不通，由于膀胱虚而无气以化，而非热结小肠者，忌之。

清·严西亭等《得配本草》

邪在表，虚火上升，二者禁用。

6. 菊花

别名与出处： 又名节华、日精、女节等。出自《神农本草经》。

性味与功效文献记载：

梁·陶弘景《名医别录》

味甘，无毒。主治腰痛去来陶陶，除胸中烦热，安肠胃，利五脉，调四肢。

清·张山雷《本草正义》

故凡花皆主宣扬疏泄，独菊则摄纳下降，能平肝火、熄内风、抑木气之横逆。

使用禁忌：

明·倪朱谟《本草汇言》

气虚胃寒，食少泄泻之病，宜少用之，与温补之类同用无伤也。

7. 淡竹叶

别名与出处： 又名竹叶。出自《名医别录》。

性味与功效文献记载：

明·张景岳《本草正》

味甘淡，气平微凉，阴中微阳，气味俱轻……解热狂，退虚热烦躁不眠，壮热头痛，止吐血。专凉心经，亦清脾气。却风热，止烦渴，生津液，利小水，解喉痹，并小儿风热惊痫。

清·黄宫绣《本草求真》

据书皆载凉心缓脾，清痰止渴，为治上焦风邪烦热，咳逆喘促，呕哕吐血，一切中风惊痫等症。……无非因其轻能解上，辛能散郁，甘能缓脾，凉能入心，寒能疗热故耳。

使用禁忌：

明·刘文泰等《本草品汇精要》

孕妇禁服。

8. 淡豆豉

别名与出处： 又名香豉、豉、淡豉等。出自《名医别录》。

性味与功效文献记载：

梁·陶弘景《名医别录》

味苦，寒，无毒。主治伤寒、头痛、寒热、瘴气、恶毒、烦躁、满闷、虚劳、喘吸、两脚疼冷，又杀六畜胎子诸毒。

明·倪朱谟《本草汇言》

治天行时疾，疫疠瘟瘴之药也《药性论》。王氏绍隆曰：此药……乃宣郁之上剂也。凡病一切有形无形，壅胀满闷，停结不化，不能发越致疾者，无不宜之。故统治阴阳互结，寒热迭侵，暑湿交感，食饮不运，以致伤寒寒热头痛，或汗吐下后虚烦不得眠，甚则反复颠倒心中懊憹，一切时灾瘟瘴、疟痢斑毒、伏痧恶气，及杂病科，痰饮、寒热头痛、呕逆、胸结、腹胀逆气喘吸、蛊毒、脚气、黄疸、黄汗，一切沉滞浊气抟聚胸胃者，咸能治之。

使用禁忌：

明·缪希雍《神农本草经疏》

凡伤寒传入阴经，与夫直中三阴者，皆不宜用。

第三节
神志类病症治疗药物

神志类病症药物，治疗范围包括神志错乱、神志恍惚、健忘等病症。但本部分与其他类别的药物，尤其是综合类药物，有较大交叉。

一、神志错乱

1. 升麻

别名与出处：又名周升麻、周麻等。出自《神农本草经》。

性味与功效文献记载：

东汉《神农本草经》

味甘，辛《大观本》作甘，平。主解百毒，杀百老物殃鬼，辟温疾、障、邪、毒蛊。久服不夭

《大观本》作：主解百毒，杀百精老物殃鬼，辟瘟疫瘴气、邪气蛊毒。此用《御览》文。

唐·甄权《药性论》

主治小儿风惊痫，时气热疾，能治口齿风肿疼，牙根浮烂恶臭，热毒脓血，除心肺风毒热，壅闭不通，口疮烦闷，疗痈肿豌豆疮。水煎绵沾拭疮上，主百邪鬼魅。

使用禁忌：

明·缪希雍《神农本草经疏》

凡吐血、鼻衄、咳嗽多痰，阴虚火动，肾经不足，及气逆呕吐，惊悸怔忡，癫狂等病，法咸忌之。

明·李中梓《雷公炮制药性解》

若下元不足者用此升之，则下虚而元气益亏矣。药性乃曰：元气不足者，用此于阴中升阳，恐非，惟阳气有余而下陷者宜之。若初病太阳证，便服升麻以发阳明汗，是引贼入门，亦非所宜也。

清·张璐《本经逢原》

升麻葛根汤乃阳明发散药，若初病太阳便服之，发动其邪，必传阳明，反成其害也。又升麻葛根能发痘，惟初发热时可用，见点后忌服，为其气升发动热毒于上，为害莫测，而麻疹尤为切禁，误投喘满立至。

2. 白薇

别名与出处： 又名白幕、薇草、骨美等。出自《神农本草经》。

性味与功效文献记载：

东汉《神农本草经》

味苦，平。主暴中风，身热肢满，忽忽不知人，狂惑，邪气，寒热酸疼，温疟洗洗发作有时。

梁·陶弘景《本草经集注》

方家用，多疗惊邪、风狂、痓病。

使用禁忌：

梁·陶弘景《本草经集注》

恶黄芪、大黄、大戟、干姜、干漆、大枣、山茱萸、大枣。

明·缪希雍《神农本草经疏》

白薇苦咸大寒之药，凡伤寒及天行热病，或汗多亡阳，或内虚不思食，食亦不消，或下后内虚，腹中觉冷，或因下过甚，泄泻不止，皆不可服。

清·吴仪洛《本草从新》

血虚则忌。

3. 安息香

别名与出处： 又名拙贝罗香。出自《新修本草》。

性味与功效文献记载：

唐·苏敬《新修本草》

味辛、苦，平，无毒。主心腹恶气鬼痓。

明·陈嘉谟《本草蒙筌》

味辛、苦，气平。无毒。……烧烟鬼惧神欢，研服邪驱恶逐。鬼胎能下，虫毒可消。

清·张璐《本经逢原》

安息香乃外番入贡之物，香而不燥，窜而不烈。烧之去鬼来神，令人神清。服之辟邪除恶，令人条畅，能通心腹诸邪气，辟恶蛊毒，理霍乱，止卒然心痛呕逆，治妇人为邪祟所凭，夜与鬼交，烧烟熏丹田穴，永断。故传尸劳瘵咸用之。

使用禁忌：

明·缪希雍《神农本草经疏》

病非关邪恶气侵犯者，不宜服。

清·张璐《本经逢原》

凡气虚少食，阴虚多火者禁用，为其能耗气也。

4. 蚕退

别名与出处： 又名蚕蜕皮、马鸣退等。出自《本草图经》。

性味与功效文献记载：

宋·唐慎微《证类本草》

蚕退纸不计多少，烧成灰存性，上炼蜜和，丸如鸡头大。含化咽津。……凡狂发欲走，或自高贵称神，皆应备。诸火灸，乃得永瘥耳。若或悲泣呻吟者，此为邪祟。以蚕纸作灰，酒水任下，瘥。疗风癫也。

明·李时珍《本草纲目》

蚕退纸癫狂乱走，悲泣妄言，及风痫病，烧灰酒服。

明·缪希雍·《神农本草经疏》

妇人血虚无风湿者，不宜用。

清·严西亭等《得配本草》

酒水调服，治邪祟，止崩带，除痢疾，祛肠风。

5. 桃仁

别名与出处： 又名桃核仁、桃核人。出自《神农本草经》。

性味与功效文献记载：

明·李中梓《医宗必读》

破诸经之血瘀，润大肠之血燥。肌有血凝而燥痒堪除，热入血室而谵言可止。苦重于甘，气薄味厚，沉而下降，为阴中之阳。苦以推陈，甘以生新，故血疾恒需之。桃为五木之精，故能辟邪杀鬼，亦可杀虫。桃枭是桃实在树，经冬不落者，正月采之，主辟邪祛祟。

明·倪朱谟《本草汇言》

行血活血之药也《日华子》。……或伤寒太阳随经瘀热在里，血蓄成狂……或妇人经行未尽，偶感寒热邪气，热入血室，谵语见鬼，皆从足厥阴肝经受病。……又桃为金木之精，故又能镇辟不祥，祛除邪魅恶气。

使用禁忌：

明·李梴《医学入门》

血燥虚者慎之。

凡经闭不通由于血枯，而不由于瘀滞；产后腹痛由于血虚，而不由于留血结块；大便不通由于津液不足，而不由于血燥秘结，法并忌之。

6. 海狗肾

别名与出处： 又名腽肭脐、腽肭兽、海熊。出自《药性论》。

性味与功效文献记载：

宋·唐慎微《证类本草》

味咸，无毒。主鬼气尸疰，梦与鬼交，鬼魅，狐魅，心腹痛，中恶邪气，宿血结块，痃癖羸瘦等。

明·陈嘉谟《本草蒙筌》

辟鬼气禁梦与鬼交，逐魅邪止睡被魅魇。除冷积，益元阳。

明·缪希雍《神农本草经疏》

所主鬼气尸疰，梦与鬼交，鬼魅狐魅，心腹痛，中恶邪气者，盖因真阳虚则神明不振，幽暗易侵，故诸邪恶缠疰为病。此药专补阳气则阴邪自辟，所以能疗如上等证也。

使用禁忌：

明·缪希雍《神农本草经疏》

然而阴虚火炽，强阳不倒，或阳事易举，及骨蒸劳嗽等候，咸在所忌。

清·黄宫绣《本草求真》

但脾胃夹有寒湿者亦忌，以湿遇湿故耳，恐相碍也。

7. 硫黄

别名与出处： 又名石留黄、昆仑黄、黄牙等。出自《神农本草经》。

性味与功效文献记载：

元·王好古《汤液本草》

气温，大热，味酸，有毒。……硫黄亦号将军，功能破邪归正，返滞还清，挺出阳精消阴，化魄生魂。

明·张景岳《本草正》

味苦微酸，性热，有毒。疗心腹冷积冷痛，霍乱咳逆上气，及冷风顽痹寒热，腰肾久冷，脚膝疼痛、虚寒久痢滑泄。壮阳道，补命门不足，阳气暴绝，妇人血结，小儿慢惊，尤善杀虫，除疥癣恶疮。老人风秘，用宜炼服。亦治阴证伤寒、厥逆烦躁、腹痛脉伏将危者，以硫黄为末，艾汤调服二三钱，即可得睡，汗出而愈。

使用禁忌：

明·缪希雍《神农本草经疏》

苟非真病虚寒，胡可服此大热毒药，假令果系虚寒证，法当补气以回阳，亦何须藉此毒石哉？世人徒知其取效良捷，而不知其为害之酷烈也。戒之！戒之！"

清·张璐《本经逢原》

久服伤阴，大肠受伤，多致便血。

民国·耿鉴庭《重订本草征要》

然须制炼得宜，断房者，方可用之，一有不当，贻祸非轻，故极少用。外治疥疮，收效甚速。然同时须服利湿解毒之剂，庶不致疮毒内攻，而生浮肿难治。

8. 雄黄

别名与出处： 又名黄食石、熏黄、黄金石等。出自《神农本草经》。

性味与功效文献记载：

东汉《神农本草经》

味苦，平、寒。主寒热，鼠瘘恶创，疽痔死肌，杀精物、恶鬼、邪气、百虫毒，胜五兵。炼食之，轻身、神仙。

梁·陶弘景《本草经集注》

味苦，甘，平，寒，大温，有毒。主治寒热，鼠瘘恶疮，疽痔死肌。治疗虫蠹（nì，小虫）疮，目痛，鼻中息肉，及绝筋破骨，百节中大风，积聚癖气，中恶腹痛，鬼疰，杀精物恶鬼，邪气，百虫毒，胜五兵，杀诸蛇虺毒，解藜芦毒，悦泽人面。炼食之轻身神仙。饵服之皆飞入人脑中，胜鬼神，延年益寿，保中不饥。

清·汪讱庵《本草易读》

辛，温，有毒。杀百毒而辟邪，治惊痫而杀虫。散百节之大风，解伏暑之泻痢。开痰澼而搜风，止腹痛而破积。除头风之眩运，退疟疾之寒热，化腹中之瘀血。兼杀痨虫疳虫，并除鼻中息肉，除恶疮䑏疮。鼠瘘最良，疥癣最易。

使用禁忌：

明·缪希雍《神农本草经疏》

然而性热有毒，外用易见其所长，内服难免其无害。凡在服饵，中病乃已，毋尽剂也。

明·李中梓《本草通玄》

血虚大忌用之。

二、神志恍惚

1. 龙齿

别名与出处： 出自《神农本草经》。

性味与功效文献记载：

东汉《神农本草经》

味甘，平。主小儿大人惊痫，癫疾狂走，心下结气，不能喘息，诸痉。

梁·陶弘景《本草经集注》

疗小儿五惊，十二痫，身热不可近人，大人骨间寒热，又杀蛊毒。

宋·许叔微《普济本事方》

龙齿虎睛，今人例作镇心药，殊不知龙齿安魂，虎睛定魄，各言类也。……予谓治魄不宁者，宜以虎睛，治魂飞扬者，宜以龙齿。

清·陈士铎《本草新编》

龙齿，定心安魂，男妇邪梦纷纭者，尤宜急服。

使用禁忌：

明·缪希雍《神农本草经疏》

畏石膏。忌鱼及铁。

2. 龙骨

别名与出处：又名白龙骨、土龙骨、花龙骨等。出自《神农本草经》。

性味与功效文献记载：

东汉《神农本草经》

味甘，平。主心腹鬼注，精物老魅，咳逆，泄利脓血。女子漏下，癥瘕坚结，小儿热气惊痫。

梁·陶弘景《名医别录》

微寒，无毒。主治心腹烦满，四肢痿枯，汗出，夜卧自惊，恚怒，伏气在心下，不得喘息，肠痈内疽阴蚀，止汗，小便利，溺血，养精神，定魂魄，安五脏。

使用禁忌：

明·缪希雍《神农本草经疏》

畏石膏。忌鱼及铁。

3. 朱砂

别名与出处：又名丹砂、辰砂等。出自《神农本草经》。

性味与功效文献记载：

东汉《神农本草经》

味甘，微寒。主身体五脏百病，养精神，安魂魄，益气，明目，杀精魅邪恶鬼。久服，通神明不老。

唐·孙思邈《千金翼方》

味甘，微寒，无毒。主身体五脏百病，养精神，安魂魄，益气明目，通血脉。止烦满消渴，益精神，悦泽人面。杀精魅邪恶鬼，除中恶腹痛，毒气、疥瘘，诸疮。

清·陈士铎《本草新编》

味甘，气微寒，生饵无毒，炼服杀人。入心经。镇养心神，通调血脉，杀鬼崇精魅，扫疥瘘疮疡，止渴除烦恼，安魂定魄。

使用禁忌：

魏·吴普《吴普本草》

畏磁石，恶咸水。

清·吴仪洛《本草从新》

独用多用，令人呆闷。

4. 牡蛎

别名与出处： 又称左牡蛎、海蛎子壳、左壳。出自《神农本草经》。

性味与功效文献记载：

东汉《神农本草经》

味咸，平。主伤寒寒热，温疟洒洒，惊恚怒气，除拘缓鼠瘘，女子带下赤白。久服强骨节，杀邪鬼，延年。

清·黄元御《长沙药解》

牡蛎咸寒降涩，秘精敛神，清金泻热，安神魂而保精液，凡心悸神惊，遗精盗汗之证皆医，崩中带下，便滑尿数之病俱疗。善消胸胁痞热，缘少阳之经，逆而不降，则胸胁硬满，而生瘀热，牡蛎降摄君相之火，甲木下行，经气松畅，硬满自消。一切痰血癥瘕、瘿瘤瘰疬之类，得之则化，软坚消痞，功力独绝。粉身止汗最良。

使用禁忌：

元·王好古《汤液本草》

恶麻黄、吴茱萸、辛夷。

明·缪希雍《神农本草经疏》

虚而有寒者忌之。肾虚无火，精寒自出者非宜。

5. 琥珀

别名与出处： 又名血琥珀、光珀等。出自《名医别录》。

性味与功效文献记载：

梁·陶弘景《本草经集注》

味甘，平，无毒。主安五脏，定魂魄，杀精魅邪鬼，消瘀血，通五淋。

清·汪讱庵《本草易读》

甘，平，无毒。安神散瘀，通淋破瘕，壮心明目，清肺利尿。治金疮止血生肌，定魄魂辟

郁
病

邪杀魅。磨目翳而去儿枕，去蛊毒而平癫痫。

使用禁忌：

明·缪希雍《神农本草经疏》

凡阴虚内热，火炎水涸，小便因少而不利者，勿服琥珀以强利之，利之则愈损其阴。

6. 甘蔗

别名与出处：又名竿蔗、糖梗等。出自《本草经集注》。

性味与功效文献记载：

梁·陶弘景《本草经集注》

味甘，平，无毒。主下气，和中，补脾气，利大肠。

明·兰茂《滇南本草》

汁，治心中恍惚，神魂不定，中风失音，头发黑晕。冲开水下。又熬饧（táng）食，和胃更佳。

使用禁忌：

明·缪希雍《神农本草经疏》

惟胃寒呕吐，中满滑泄者忌之。

明·倪朱谟《本草汇言》

不知多食久食善发湿火，为病痰胀呕嗽之疾。

7. 珍珠

别名与出处：又名蚌珠、真珠、真珠子等。出自《本草拾遗》。

性味与功效文献记载：

五代·日华子《日华子本草》

珍珠子，安心，明目，驻颜色也。

明·李时珍《本草纲目》

【气味】咸，甘，寒，无毒。【主治】镇心。……合知母，疗烦热消渴。……除小儿惊热宗奭。安魂魄。……【发明】[时珍曰]真珠入厥阴肝经，故能安魂定魄，明目治聋。

明·倪朱谟《本草汇言》

镇心定志，安魂养魄。……黄正旸曰：珠生于蚌，而得中秋明月映之乃孕，得中天太阴之精，水土至阴之清气也。故寇氏方用此治惊悸怔忡，癫狂恍惚，神志不宁，魂魄散乱，及小儿血气未定，精神不足，尝多惊恐。以此神光宝足之物，而惊乱可镇，神明自安矣。

使用禁忌：

五代·李珣《海药本草》

为药，须久研如粉面，方堪服饵。研之不细，伤人脏腑。

宋·陈衍《宝庆本草折衷》

妊妇忌服。

明·缪希雍《神农本草经疏》

病不由火热者勿用。

三、健忘

1. 牛乳

别名与出处： 又名黄牛乳等。出自《本草经集注》。

性味与功效文献记载：

宋·唐慎微《证类本草》

日华子云：黄牛乳、髓，冷。润皮肤，养心肺，解热毒。……乌牛乳酪，寒。主热毒，止渴，除胸中热。《圣惠方》：主小儿烦热哕方。以牛乳二合，姜汁一合，银器中慢火煎过五六沸，一岁儿饮半合，量儿大小加减服之。

明·武之望《济阳纲目》

黄牛乳，最宜老人，惟平补血脉，益心气长肌肉，令人身体康强，润泽面目，悦志不衰。故人常须供之以为常食，或为乳饼，或作乳饮等，恒使恣意充足为度，此物胜肉多矣。

使用禁忌：

唐·陈藏器《本草拾遗》

与酸物相反，令人腹中癥结。

明·缪希雍《神农本草经疏》

脾湿作泄者不得服。

明·倪朱谟《本草汇言》

膈中有冷痰积饮者，忌之。

2. 仙茅

别名与出处： 又名仙茅参、独茅根、茅爪子等。出自《海药本草》。

性味与功效文献记载：

宋·唐慎微《证类本草》

味辛，温，有毒。主心腹冷气不能食，腰脚风冷挛痹不能行，丈夫虚劳，老人失溺，无子，益阳道。久服通神强记，助筋骨，益肌肤，长精神，明目。

明·张景岳《本草正》

味辛，温，有小毒，阳也。能助神明，强筋骨，益肌肤，培精血，明耳目，填骨髓，开胃消食，助益房事，温利五脏，补暖腰脚。

仙茅主益阳道，润宗筋、束骨崦利关机，为力甚易。阴平阳秘人，久服助筋骨，益肌肤，长精神，耳目聪明，通神强记，诚驻形久视所必需物耳。

使用禁忌：

南北朝·雷敩《雷公炮炙论》

勿犯铁，斑人须鬓。

明·缪希雍《神农本草经疏》

凡一概阴虚发热，咳嗽，吐血，衄血，齿血，溺血，血淋，遗精，白浊，梦与鬼交，肾虚腰痛，脚膝无力，虚火上炎，口干咽痛，失志阳痿，水涸精竭，不能孕育，老人孤阳无阴，遗溺失精，血虚不能养筋，以致偏枯痿痹，胃家邪热不能杀谷，胃家虚火，嘈杂易饥，三消五疸，阴虚内热，外寒阳厥，火极似水等证，法并禁用。

3. 芡实

别名与出处： 又名鸡头实、雁啄实等。出自《神农本草经》。

性味与功效文献记载：

东汉《神农本草经》

味苦，平。主湿痹，腰脊膝痛，补中，除暴疾，益精气，强志，令耳目聪明。久服轻身、不饥、耐老、神仙。

明·张景岳《本草正》

味甘，气平，入脾肾两脏。能健脾养阴止渴，治腰膝疼痛，强志益神，聪明耳目，补肾固精，治小便不禁，遗精白浊带下，延年耐老。或散丸，或煮食皆妙。但其性缓，难收奇效。

使用禁忌：

清·王士雄《随息居饮食谱》

凡外感前后，疟、疸、疳、痔、气郁痞胀、溺赤便秘、食不运化及新产后，皆忌之。

4. 桑葚

别名与出处： 又名桑椹、乌椹、黑椹等。出自《本草图经》。

性味与功效文献记载：

唐·苏敬《本草图经》

又采椹，曝干。和蜜食之，并令人聪明，安魂镇神。

清·汪昂《本草备要》

甘凉，色黑入肾而补水，利五脏关节，安魂镇神，聪耳明目，生津止渴，炼膏，治服金石药热渴。利水消肿，解酒乌髭。

使用禁忌：

明·缪希雍·《神农本草经疏》

脾胃虚寒作泄者勿服。

5. 淫羊藿

别名与出处：又名刚前、仙灵脾、仙灵毗等。出自《神农本草经》。

性味与功效文献记载：

东汉《神农本草经》

味辛，寒。主阳痿绝伤，茎中痛，利小便，益气力，强志。

明·缪希雍《神农本草经疏》

入手厥阴，为补命门之要药，亦入足少阴、厥阴。可升可降，阳也。辛以润肾，甘温益阳气，故主阴痿绝阳，益气力，强志。

清·张山雷《本草正义》

益气力，强志，坚筋骨，皆元阳振作之功，然虚寒者固其所宜，而阴精不充、真阳不固者，万不可为揠苗之助长也。

使用禁忌：

明·缪希雍《神农本草经疏》

虚阳易举，梦遗不止，便赤口干，强阳不痿，并忌之。

四、不寐

1. 木香

别名与出处：又名蜜香、云木香、广木香等。出自《神农本草经》。

性味与功效文献记载：

东汉《神农本草经》

味辛。主邪气，辟毒疫、温鬼、强志，主淋露《御览》引云：主气不足。《大观本》作黑字。久服，不梦寤魇寐《御览》引云：一名密青。又云：轻身，致神仙。

清·张山雷《本草正义》

然虽曰辛苦气温，究与大辛大热不同。则气火郁结者，亦得用之以散郁开结，但不可太多。

使用禁忌：

明·缪希雍《神农本草经疏》

肺虚有热者，慎毋犯之。元气虚脱，及阴虚内热，诸病有热，心痛属火者禁用。

清·王逊《药性纂要》

若阴虚血燥而内热，如咳嗽吐血者，虽气滞不可用也。

2. 半夏

别名与出处： 又名守田、示姑、和姑等。出自《神农本草经》。

性味与功效文献记载：

明·缪希雍《神农本草经疏》

又治气痰咳嗽，面白气促，洒淅恶寒，愁忧不乐，脉涩者，玉粉丸：用半夏、南星各一两，官桂半两，为末，糊丸梧子大。每服五十丸，姜汤下。

清·张秉成《本草便读》

性温体滑，入阳明并走心脾；质燥味辛，治呕吐专消痰饮。通阴阳而和胃，不寐堪医；散逆气以调中，郁邪可解。痰厥头疼当取服，中风暴卒急宜求。辛润通肠，半硫主津凝虚闭；温宣消痞，制法系姜汁青盐。半夏，味辛，质滑，性温，有小毒。善劫痰水，导大便，痰水去则土燥，脾喜燥而恶湿，故宜之。味辛善散逆结之气，故能解郁调中，为治呕吐、蠲饮邪之圣药。总之，脾有湿邪者宜用。

使用禁忌：

梁·陶弘景《本草经集注》

恶皂荚，畏雄黄、生姜、干姜、秦皮、龟甲，反乌头。

唐·甄权《药性论》

忌羊血、海藻、饴糖……有大毒。汤淋十遍去涎方尽，其毒以生姜等分制而用之。

清·张秉成《本草便读》

若阴虚血燥之人当为禁服。

3. 竹茹

别名与出处： 又名竹皮、淡竹皮茹、青竹茹等。出自《名医别录》。

性味与功效文献记载：

清·刘若金《本草述》

除胃烦不眠……疗妊娠烦躁。

清·冯兆张《冯氏锦囊秘录》

退虚热，烦躁不眠，阳明客热发渴，专凉心经，并清肺胃，利水消痰。

清·叶桂《本草再新》

泻火除烦，润肺开郁，化痰凉血，止吐血，化瘀血，消痈痿肿毒。

使用禁忌：

明·缪希雍《神农本草经疏》

胃寒呕吐，及感寒夹食作吐，忌用。

清·冯兆张《冯氏锦囊秘录》

有走无守，不能益人，孕妇忌服。

4. 苏合香

别名与出处：又名帝膏、苏合油、苏合香油等。最早见于《名医别录》。

性味与功效文献记载：

梁·陶弘景《名医别录》

味甘，温，无毒。主辟恶，杀鬼精物，温疟，蛊毒，痫痓，去三虫，除邪，令人无梦魇，久服通神明，轻身，延年。

明·缪希雍《神农本草经疏》

味甘，温，无毒。主辟恶，杀鬼精物，温疟、蛊毒、痫痓痓作痓，去三虫，除邪，令人无梦魇。久服通神明，轻身长年。疏：苏合香，聚诸香之气而成，故其味甘气温无毒。凡香气皆能辟邪恶，况合众香之气而成一物者乎？其走窍逐邪，通神明，杀精鬼，除魇梦、温疟、蛊毒，宜然矣。亦能开郁。

使用禁忌：

清·张璐《本经逢原》

但性燥气窜，阴虚多火人禁用。

郁
病

5. 夜交藤

别名与出处：又名首乌藤、棋藤。最早见于《本经逢原》。

性味与功效文献记载：

清·张山雷《本草正义》

今以治夜少安寐，盖取其入夜交缠之义，能引阳入阴耳。……但止堪供佐使之助，固是调和阴阳者，故亦有利无害。

民国·王一仁《饮片新参》

养肝肾，止虚汗，安神催眠。

6. 秫米

别名与出处：又名众、秫、糯秫等。出自《名医别录》。

性味与功效文献记载：

明·兰茂《滇南本草》

日夜寒热不得眠者宜用。

明·李时珍《本草纲目》

甘，微寒，无毒。……治肺疟，及阳盛阴虚，夜不得眠。

使用禁忌：

明·李时珍《本草纲目》

不可常食，拥五脏气，动风，迷闷人。……按《养生集》云：味酸性热，黏滞，易成黄积病。小儿不宜多食。

7. 鹿角胶

别名与出处：又名白胶、鹿胶等。出自《神农本草经》。

性味与功效文献记载：

五代·日华子《日华子本草》

鹿角，疗患疮、痈肿、热毒等，醋磨傅。脱精、尿血、夜梦鬼交，并治之，水磨服。小儿重舌，鹅口疮，炙熨之。

清·汪昂《本草备要》

鹿角咸温。……辟邪，治梦与鬼交。酒服一撮，鬼精即出。能逐阴中邪气恶血。

清·姚澜《本草分经》

鹿角，咸，温。熬胶炼霜，功专滋补。益肾强骨，生精血，能通督脉。生用散热，行血辟邪，能逐阴中邪气恶血，治梦与鬼交。

使用禁忌：

明·倪朱谟《本草汇言》

肠胃有郁火者，阳有余阴不足者，诸病因血热者，俱忌用之。苟非精寒血冷，阳衰命门无火者，不可概用。

清·黄宫绣《本草求真》

然惟平脏服之得宜，若使纯阴无阳，服此反能泥膈，先不免有腹胀饱满之弊矣。

8. 蕨菜

别名与出处：又名龙爪菜、锯菜等。出自《证类本草》。

性味与功效文献记载：

明·李时珍《本草纲目》

甘，寒，滑，无毒。……去暴热，利水道，令人睡。藏器补五脏不足，气壅经络筋骨间，毒气。孟诜

明·李中梓《本草征要》

味甘，性寒，质滑，无毒。入心、脾二经。泄阳气，利水道。降而不升，静而止燥。令人入睡，消除烦恼。饥年代谷，可以免夭。气壅经络，用之多效。难以入睡或睡而不实，多虑者，常食此物有效。

使用禁忌：

元·忽思慧《饮膳正要》

动气发病，不可多食。

明·李时珍《本草纲目》

［诜曰］久食，令人目暗、鼻塞、发落。又冷气人食，多腹胀。小儿食之，脚弱不能行。

［思邈曰］久食成瘕。

9. 蕤仁

别名与出处：又名蕤核、蕤子、白桵仁等。出自《神农本草经》。

性味与功效文献记载：

魏晋·吴普《吴普本草》

补中强中，强志，明耳目，久服不饥。

明·李时珍《本草纲目》

生治足睡，熟治不眠。藏器

使用禁忌：

明·缪希雍《神农本草经疏》

目病非关风热，而因于肝肾两虚者，不宜用。

郁
病

躯体化症状治疗药物

此类药物，主治范围包括不寐、心悸、怔忡、倦怠乏力、梅核气、奔豚气、胸腹痞满、不欲食、胁肋疼痛、头疼、躯体疼痛等症状。

一、心悸怔忡

1. 柏子仁

别名与出处：又名柏实。出自《神农本草经》。

性味与功效文献记载：

东汉·《神农本草经》

味甘，平。主惊悸，安五脏，益气，除湿痹。久服令人悦泽美色，耳目聪明，不饥不老，轻身延年。生山谷。

明·李中梓《雷公炮制药性解》

味甘辛。性平，无毒，入肺、脾、肾三经。主安五脏，定惊悸，补中气，除风湿，兴阳道，暖腰膝，去头风，辟百邪，润皮肤，明耳目。

清·汪讱庵《本草易读》

甘，平，无毒。养心神而润肾，安魂魄而益智。疗惊痫而除风湿，息头风而暖腰冷。益血止汗，聪耳明目，兴阳补虚，驱邪润肝。最润肌发，亦治痒癣。

使用禁忌：

梁·陶弘景《本草经集注》

牡蛎、桂、瓜子为使。恶菊花、羊蹄、诸石及面。

明·缪希雍《神农本草经疏》

柏子仁，体性多油，肠滑作泻者勿服，膈间多痰者勿服。阳道数举，肾家有热，暑湿作泻，法咸忌之。

清·严西亭等《得配本草》

痰多，肺气上浮，大便滑泄，胃虚欲吐，四者禁用。

2. 紫石英

别名与出处：又名萤石。出自《神农本草经》。

性味与功效文献记载：

梁·陶弘景《本草经集注》

味甘、辛，温，无毒。主治心腹咳逆邪气，补不足，女子风寒在子宫，绝孕十年无子，治上气心腹痛，寒热邪气结气，补心气不足，定惊悸，安魂魄，填下焦，止消渴，除胃中久寒，散痈肿，令人悦泽。久服温中，轻身延年。

清·汪讱庵《本草易读》

甘，温，无毒。镇心补肝。祛血海之虚寒，除心神之不安。

使用禁忌：

梁·陶弘景《本草经集注》

畏扁青、附子，不欲鳝（Shàn，同"鳝"，黄鳝）甲、黄连、麦句姜。

明·缪希雍《神农本草经疏》

妇人绝孕由于阴虚火旺不能接受精气者忌用。

清·严西亭等《得配本草》

血热者忌用。

3. 紫河车

别名与出处：又名胞衣、胎衣、混沌衣等。出自《本草蒙筌》。

性味与功效文献记载：

明·张景岳《本草正》

味甘咸，性温。能补男妇一切精血虚损，尤治癫痫失志，精神短少，怔忡惊悸，肌肉羸瘦等证。

清·汪昂《本草备要》

甘咸性温。本人之血气所生，故能大补气血，治一切虚劳损极虚损：一损肺，皮槁毛落；二损心，血脉衰少；三损脾，肌肉消脱；四损肝，筋缓不收；五损肾，骨痿不起。六极曰气极、血极、筋极、肌极、骨极、精极，恍惚失志癫痫。

使用禁忌：

明·缪希雍《神农本草经疏》

然而阴虚精涸，水不制火，发为咳嗽、吐血、骨蒸、盗汗等证，此属阳盛阴虚，法当壮水

郁
病

之主以制阳光，不宜服此并补之剂，以耗将竭之阴也。胃火齿痛，法亦忌之。

二、倦怠乏力

1. 大枣

别名与出处：又名红枣、美枣、良枣等。出自《神农本草经》。

性味与功效文献记载：

东汉《神农本草经》

味甘，平。主心腹邪气，安中养脾，助十二经，平胃气，通九窍，补少气、少津液、身中不足，大惊，四肢重，和百药。久服轻身、长年。

梁·陶弘景《名医别录》

无毒。补中益气，强力，除烦闷，治心下悬、肠澼。久服不饥，神仙。

使用禁忌：

明·缪希雍《神农本草经疏》

然而味过于甘，中满者忌之。小儿疳病不宜食，齿痛及患痰热者不宜食。生者尤不利人，多食致寒热。

明·倪朱谟《本草汇言》

如中满者，齿痛者，痰火者，胃痛气闭者，小儿热疳腹大者，蛔结腹痛及一切诸虫为病者，咸忌之。

清·王士雄《随息居饮食谱》

多食皆能生虫、助热、损齿、生痰。凡小儿、产后，及温热、暑湿诸病前后、黄疸、肿胀、疳积、痰滞，并忌之。

2. 女贞子

别名与出处：又名冬青子、女贞实等。出自《神农本草经》。

性味与功效文献记载：

东汉《神农本草经》

味苦，平。主补中，安五脏，养精神，除百疾。久服肥健、轻身、不老。

明·李中梓《雷公炮制药性解》

味甘苦，性平，无毒，入心、脾二经。主安五脏，养精神，补阴分，益中气，黑须发，强筋力，去风湿，除百病，久服可延年。

使用禁忌：

明·缪希雍《神农本草经疏》

当杂保脾胃药，及椒红温暖之类同施。否则恐有腹痛作泄之患。

3. 五味子

别名与出处： 又名元及、会及等。出自《神农本草经》。

性味与功效文献记载：

东汉《神农本草经》

味酸，温。主益气，咳逆上气，劳伤羸瘦，补不足，强阴，益男子精。

唐·日华子《日华子本草》

明目，治风，下气，消食，霍乱转筋，痃癖，贲豚冷气，消水肿，反胃，心腹气胀，止渴除烦热，解酒毒，壮筋骨。暖水脏，除烦热。

明·李时珍《本草纲目》

生津止渴，治泻痢，补元气不足，收耗散之气，瞳子散大。李杲

使用禁忌：

梁·陶弘景《本草经集注》

恶萎蕤，胜乌头。

明·缪希雍《神农本草经疏》

瘀疹初发，及一切停饮，肝家有动气，肺家有实热，应用黄芩泻热者，皆禁用。

4. 水芹

别名与出处： 又名水蕲（qín）、水英、水芹菜等。出自《神农本草经》。

性味与功效文献记载：

东汉《神农本草经》

味甘，平。主女子赤沃，止血养精，保血脉，益气，令人肥健，嗜食。

唐·孟诜《食疗本草》

寒。神益力，令人肥健。杀石药毒。

使用禁忌：

唐·孟诜《食疗本草》

于醋中食之，损人齿，黑色。

5. 佩兰

别名与出处： 又称兰草、水香等。出自《神农本草经》。

性味与功效文献记载：

东汉《神农本草经》

味辛，平。主利水道，杀蛊毒，辟不祥。久服，益气、轻身、不老、通神明。

郁病

兰草禀天地清芬之气以生，故其味辛气平无毒。入手太阴、足阳明经。肺主气，肺气郁结则上窍闭，而下窍不通。胃主纳水谷，胃气郁滞，则水谷不以时化，而为痰癖蛊毒。不祥之气，亦胃中受病。辛平能散结滞，芬芳能除秽恶，则上来诸证自瘳。大都开胃除恶，清肺消痰，散郁结之圣药也。久服等语，亦言其效之极功。

6. 荞麦

别名与出处：又名乌麦、荍麦、花荞等。出自《备急千金要方》。

性味与功效文献记载：

宋·唐慎微《证类本草》

味甘，平、寒，无毒。实肠胃，益气力。久食动风，令人头眩。和猪肉食之，患热风，脱人眉须，虽动诸病，犹挫丹石，能炼五脏滓秽，续精神。作饭与丹石人食之良。其饭法可蒸，使气馏于烈日中，曝令口开，使舂取仁作饭。叶作茹，食之下气，利耳目，多食即微泄。烧其穰作灰，淋洗六畜疮，并驴、马躁蹄。

使用禁忌：

唐·孙思邈《备急千金要方》

荞麦食之难消，动大热风。

清·严西亭等《得配本草》

脾胃虚寒者禁用。

7. 莲子

别名与出处：又名薂、藕实、水芝丹等。出自《神农本草经》。

性味与功效文献记载：

东汉《神农本草经》

味甘，平。主补中养神，益气力，除百疾。久服轻身、耐老、不饥、延年。

明·高濂《遵生八笺》

能补中益气，壮心神，消水谷，除惊悸，实肌肤。

明·李中梓《本草通玄》

补中，养神清心，固精止泻，除崩带赤白浊，安靖上下君相火邪，使心肾交而成既济之妙。

使用禁忌：

唐·陈藏器《本草拾遗》

食之宜蒸，生则胀人腹。中薏，令人吐，食当去之。

清·汪昂《本草备要》

大便燥者勿服。

清·王士雄《随息居饮食谱》

凡外感前后，疟、疸、疳、痔，气郁痞胀，溺赤便秘，食不运化及新产后皆忌之。

8. 薤白

别名与出处：又名薤根、藠（jiào）头等。出自《神农本草经》。

性味与功效文献记载：

五代·日华子《日华子本草》

轻身，耐寒，调中，补不足。食之能止久痢，冷泻，肥健人。

明·倪朱谟《本草汇言》

如孟氏《本草》云：服之可通神明，安魂魄，益中气，续筋力。

使用禁忌：

明·倪朱谟·《本草汇言》

但温辛性热，如阴虚发热病，不宜食也。

清·吴仪洛《本草从新》

滑利之品，无滞勿用。

清·王士雄《随息居饮食谱》

多食发热，忌与韭同食。

郁
病

9. 覆盆子

别名与出处：又名蓬藟、覆盆、乌藨子等。出自《神农本草经》。

性味与功效文献记载：

东汉《神农本草经》

味酸平。主安五脏，益精气，长阴令坚，强志，倍力有子。久服轻身不老。一名覆盆，生平泽。

明·缪希雍《神农本草经疏》

味甘，平，无毒。主益气轻身，令发不白。……大明：主安五脏，益颜色，养精神，长发，强志。

使用禁忌：

明·缪希雍《神农本草经疏》

强阳不倒者忌之。

明·倪朱谟《本草汇言》

如肾热阴虚，血燥血少之证，戒之。

清·吴仪洛《本草从新》

小便不利者勿服。

三、梅核气

1. 代代花

别名与出处： 又名玳玳花、枳壳花、酸橙花。出自《开宝本草》。

性味与功效文献记载：

民国·耿鉴庭《重订本草征要》

《致富全书》云："花细而香，闻之破郁结。"急症关下喉痹，嗅其芳香之气有益。

民国·王一仁《饮片新参》

理气宽胸，开胃止呕。

2. 杏仁

别名与出处： 又名苦杏仁、杏核仁、木落子。出自《神农本草经》。

性味与功效文献记载：

东汉《神农本草经》

味甘，温。主咳逆上气，雷鸣，喉痹，下气，产乳，金疮，寒心，奔豚。

梁·陶弘景《名医别录》

惊痫，心下烦热，风气去来，时行头痛，解肌，消心下急，杀狗毒。

清·汪绂《医林纂要》

泻心火，除烦热，泻肺邪，泄气逆，攻坚。杀虫，辟毒。

使用禁忌：

宋·苏颂《本草图经》

然杏仁能使人血溢，少误之必出血不已，或至萎顿。

明·缪希雍《神农本草经疏》

第阴虚咳嗽，肺家有虚热、热痰者忌之。风寒外邪，非壅逆肺分，喘急息促者，不得用。产乳、金疮无风寒击袭者，不得用。惊痫，喉痹，亦非必须之药，用者详之。双仁者能杀人，《本经》言有毒，盖指此耳。

明·张景岳《本草正》

元气虚陷者勿用，恐其沉降太泄。

3. 枸橘叶

别名与出处： 又名臭橘叶等。出自《本草纲目》。

性味与功效文献记载：

明·李时珍《本草纲目》

气味辛，温，无毒。主治下痢脓血后重，同草薢等分炒存性研，每茶调二钱服。又治喉瘘，

消肿导毒。……咽喉怪症：咽喉生疮，层层如叠，不痛，日久有窍出臭气，废饮食。用臭橘叶煎汤连服，必愈。夏子益《奇病方》

民国·耿鉴庭《重订本草征要》

味辛、苦，性温。其臭导毒，其宣解郁。疗咽喉怪症生瘘，治后重下痢脓血。

使用禁忌：

清·张璐《本经逢原》

血热妄行，色紫浓厚，脉实便秘者禁用。

清·吴仪洛《本草从新》

痈疽溃后，诸疮脓多，及阴虚火盛，俱不宜用。

4. 桂枝

别名与出处： 又名柳桂等。出自《神农本草经》。

性味与功效文献记载：

东汉《神农本草经》

味辛，温。主上气咳逆，结气，喉痹，吐吸。利关节，补中益气。久服通神，轻身不老。

清·叶桂《本草经解》

桂枝气温，禀天春和之禾气，入足厥阴肝经；味辛无毒，得地西方润泽之金味，入手太阴肺经。气味俱升，阳也。……结气喉痹吐吸者，痹者闭也，气结于喉，闭而不通，但吐而不能吸也。桂枝辛温，散结行气，则结者散而闭者通，不吐而能吸也。……久服通神轻身，不老者，久服则心温助阳。阳气常伸而灵明，阳盛而身轻不老也。

使用禁忌：

清·吴仪洛《本草从新》

阴虚之人，一切血证，不可误投。

清·严西亭等《得配本草》

阴虚血乏，素有血症，外无寒邪，阳气内盛，四者禁用。

5. 梅花

别名与出处： 又名白梅花、绿萼梅、绿梅花。出自《本草纲目》。

性味与功效文献记载：

明·李中梓《本草征要》

味微酸、涩，性平，无毒。入肝、肺二经。开郁和中、生津除渴。止口燥饮而不解，治咽干如有异物。躁烦易怒多疑，酸以柔之可择。

清·王逊《药性纂要》

（白梅花）味微酸涩，气清凉而芳香。能助胃中生发之气，清肝经郁结之热。

郁
病

清·赵学敏《本草纲目拾遗》

安神定魂，解先天痘毒、凡中一切毒。

民国·王一仁《饮片新参》

红梅花清肝解郁，治头目痛；绿萼梅平肝和胃，止脘痛、头晕，进饮食。

6. 橙皮

别名与出处： 又名理皮、黄果皮、理陈皮等。出自《滇南本草》。

性味与功效文献记载：

明·李时珍《本草纲目》

消痰下气，同生姜、檀香、甘草作饼服。

明·兰茂《滇南本草》

味辛苦，性温。入脾、肺、肝三经。主降气宽中，破老痰，结痰如胶者效。化痰定喘，止咳。下气功甚于广陈皮，补胃和中力不及广陈皮。昔李姓男子患积痰，结核于咽喉中，与梅核相似。喉中有碍，吐咯不出，咽之不下，似有似无，有时阻滞。注补：此因肝气不舒，忧思气郁，结成梅核者，着气动怒即发。李姓患此十余年，用药不效，后得此方治好。理皮、土白芍、苏子、桔梗、竹叶，水煎服效。

四、奔豚气

1. 肉桂

别名与出处： 又名大桂、玉桂等。出自《药性论》。

性味与功效文献记载：

元·王好古《汤液本草》

《心》云：桂枝气味俱轻，故能上行发散于表。内寒则肉桂，补阳则柳桂。桂辛热散经寒，引导阳气。若正气虚者，以辛润之，散寒邪，治奔豚。

清·陈士铎《本草新编》

养精神，和颜色，兴阳耐老，坚骨节，通血脉，疗下焦虚寒，治秋冬腹痛、泄泻、奔豚，利水道，温筋暖脏，破血通经，调中益气，实卫护营，安吐逆疼痛。此肉桂之功用也，近人亦知用之，然而肉桂之妙，不止如斯。其妙全在引龙雷之火，下安于肾脏。

使用禁忌：

明·缪希雍《神农本草经疏》

然大忌于血崩，血淋，尿血，阴虚吐血，咯血，鼻衄，齿衄，汗血，小便因热不利，大便因热燥结，肺热咳嗽，产后失血过多，及产后血虚发热，小产后血虚寒热，阴虚五心烦热，似中风口眼歪斜、失音不语、语言謇涩、手足偏枯，中暑昏晕，中热腹痛，妇人阴虚少腹痛，一切温病、热病头疼口渴，阳证发斑发狂，小儿瘿疹，腹痛作泻，痘疮血热干枯黑陷，妇人血热经行先期，妇人阴虚内热经闭，妇人阴虚寒热往来、口苦舌干，妇人血热经行作痛，男妇阴虚内热外寒，中暑泻利，暴注如火热，一切滞下纯血由于心经伏热，肠风下血，脏毒便血，阳厥似阴，梦遗精滑，虚阳数举，脱阴目盲等三十余证，法并忌之。

清·严西亭等《得配本草》

痰嗽咽痛，血虚内燥，孕妇，产后血热，四者禁用。

清·黄宫绣《本草求真》

精亏血少，肝盛火起者切忌。

2. 李根白皮

别名与出处：又名李根皮。出自《本草经集注》。

性味与功效文献记载：

梁·陶弘景《本草经集注》

大寒，主消渴，止心烦逆奔气。

清·汪讱庵《本草易读》

大寒，无毒。入足厥阴肝经。下肝气之奔冲，清风木之郁热。止消渴而除烦逆，断痢疾而收带下。

清·严西亭等《得配本草》

甘，大寒。止消渴心烦，解暴热丹毒，治奔豚气，疗赤白痢。

3. 绿豆

别名与出处：又名青小豆。出自《开宝本草》。

性味与功效文献记载：

宋·刘翰、马志等《开宝本草》

主丹毒烦热，风疹，热气奔豚，生研绞汁服。亦煮食，消肿下气，压热解毒。

宋·唐慎微《证类本草》

味甘，寒，无毒。主丹毒，烦热，风疹，药石发动，热气奔豚，生研绞汁服。亦煮食，消肿，下气，压热，解石。用之勿去皮，令人小壅，当是皮寒肉平。……臣禹锡等谨按孟诜云：绿豆，平。诸食法：作饼炙食之佳。谨按：补益，和五脏，安精神，行十二经脉，此最为良。今人食皆挞去皮，即有少壅气。若愈病，须和皮，故不可去。又，研汁煮饮服之，治消渴。又，去浮风，益气力，润皮肉，可长食之。日华子云：绿豆，冷。益气，除热毒风，厚肠胃，作枕明目，治头风头痛。

使用禁忌：

明·缪希雍《神农本草经疏》

脾胃虚寒滑泄者，忌之。

五、胸腹痞满

1. 五灵脂

别名与出处： 又名寒雀粪，寒号虫粪等。出自《开宝本草》。

性味与功效文献记载：

宋·卢多逊《开宝本草》

味甘，温，无毒。主疗心腹冷气，小儿五疳，辟疫，治肠风，通利气脉，女子月闭。

明·李时珍《本草纲目》

五灵脂，足厥阴肝经药也。气味俱厚，阴中之阴，故入血分。肝主血，诸痛皆属于木，诸虫皆生于风。故此药能治血病，散血和血而止诸痛。治惊痫，除疟痢，消积化痰，疗疳杀虫，治血痹、血眼诸症，皆属肝经也。失笑散，不独治妇人心痛血痛；凡男女老幼，一切心腹、胁肋、少腹痛，疝气，并胎前产后，血气作痛，及血崩经溢，百药不效者，俱能奏功，屡用屡验，真近世神方也。

使用禁忌：

明·缪希雍《神农本草经疏》

血虚腹痛，血虚经闭，产妇去血过多发晕，心虚有火作痛，病属血虚无瘀滞者，皆所当忌。

2. 白豆蔻

别名与出处： 又名多骨、壳蔻、白蔻。出自《开宝本草》。

性味与功效文献记载：

金·张元素《医学启源》

《主治秘要》云：性大温，味辛，气味俱薄，轻清而升，阳也。其用有五：肺经本药一也；散胸中滞气二也；治感寒腹痛三也；温暖脾胃四也；赤眼暴发，白睛红者五也。

元·李杲《珍珠囊补遗药性赋》

其用有四：破肺中滞气；退口中臭气；散胸中冷气；补上焦元气。

明·张景岳《本草正》

味辛，气温，味薄气厚，阳也。入脾肺两经，别有清爽之气。散胸中冷滞，温胃口止疼，除呕逆翻胃，消宿食膨胀，治噎膈，除疟疾，解酒毒，祛秽恶，能退翳膜，亦消痰气。欲其速效，嚼咽甚良，或为散亦妙。

使用禁忌：

明·缪希雍《神农本草经疏》

故凡火升作呕，因热腹痛，法咸忌之。

明·倪朱谟《本草汇言》

凡喘嗽呕吐，不因于寒，而因于火者，疟疾不因于瘴邪，而因于阴阳两虚者，目中赤脉白翳，不因于暴病寒风，而因于久眼血虚血热者，皆不可犯。

清·汪昂《本草备要》

肺胃火盛及气虚者禁用。

清·岳昶《药性集要》

津枯忌。

3. 兰花

别名与出处： 幽兰、蕙、兰蕙等。出自《食物本草》。

性味与功效文献记载：

明·姚可成《食物本草》

主利水道，杀蛊毒。久服益气，除胸中痰癖，生血，调气养荣，可入面脂。

清·赵学敏《本草纲目拾遗》

素心建兰花，干之可催生，除宿气，解郁。蜜渍青兰花点茶饮，调和气血，宽中醒酒。

4. 延胡索

别名与出处： 又名玄胡索、元胡等。出自《雷公炮炙论》。

性味与功效文献记载：

南北朝·雷敩《雷公炮炙论》

心痛欲死，速觅延胡。

明·张景岳《本草正》

味苦，微辛，气微温。入肝、脾二经。善行滞气，破滞血，血中气药。故能止腹痛，通经，调月水淋滞，心气疼痛，破癥瘕跌仆凝瘀，亦善落胎、利小便及产后逆血上冲，俱宜以酒煮服，或用酒磨服亦可。

使用禁忌：

明·张景岳《本草正》

然性惟破气逐血，必真有血逆气滞者方可用。若产后血虚，或经血枯少不利，气虚作痛者，皆大非所宜。

清·张璐《本经逢原》

若经事先期，虚而崩漏，产后血虚而晕，咸非所宜。

清·黄宫绣《本草求真》

气虚血热切忌。

5. 吴茱萸

别名与出处： 又名吴萸、茶辣、漆辣子等。出自《神农本草经》。

性味与功效文献记载：

梁·陶弘景《名医别录》

大热，有小毒。主去痰冷，腹内绞痛，诸冷、实不消，中恶，心腹痛，逆气，利五脏。根白皮，杀蛲虫，治喉痹咳逆，止泄注，食不消，女子经产余血，疗白癣。

明·倪朱谟《本草汇言》

开郁化滞，逐冷降气之药也《日华子》。方龙潭曰：凡患小腹、少腹阴寒之病，或呕逆恶心而吞酸吐酸，或关格痰聚而隔食隔气，或脾胃停寒而泄泻自利，或肝脾郁结而胀满逆食，或疝瘕弦气而攻引小腹，或脚气冲心而呕哕酸苦，是皆肝、脾、肾经之证也。吴茱萸皆可治之。

清·张秉成《本草便读》

吴茱萸，辛苦而温，芳香而燥，本为肝之主药，而兼入脾胃者，以脾喜香燥，胃喜降下也。其性下气最速，极能宣散郁结，故治肝气郁滞，寒浊下踞，以致腹痛疝瘕等疾，或病邪下行极而上，乃为呕吐吞酸胸满诸病，均可治之。

使用禁忌：

明·陈嘉谟《本草蒙筌》

肠虚泄者尤忌。

明·缪希雍《神农本草经疏》

呕吐吞酸，属胃火者不宜用，咳逆上气，非风寒外邪及冷痰宿水所致，不宜用。腹痛属血虚有火者，不宜用。赤白下痢，病名滞下，因暑邪入于肠胃，而非酒食生冷，停滞积垢者，不宜用。小肠疝气，非骤感寒邪，及初发一二次者，不宜用。霍乱转筋，由于脾胃虚弱冒暑所致，而非寒湿生冷干犯肠胃者，不宜用。一切阴虚之证，及五脏六腑有热无寒之人，法所咸忌。

6. 佛手

别名与出处： 又名佛手柑、佛手香橼、蜜罗柑等。出自《滇南本草》。

性味与功效文献记载：

明·兰茂《滇南本草》

味甘微辛，性温。入肝胃二经。补肝暖胃，止呕吐。消胃家寒痰，治胃气疼，止面寒疼，和中行气。

清·叶桂《本草再新》

治气舒肝，和胃化痰，破积，治噎膈反胃，消癥瘕瘰疬。

使用禁忌：

清·陈其瑞《本草撮要》

独用损气，宜与参术并行。陈久者良。

7. 陈皮

别名与出处： 又名橘皮、贵老、红皮等。出自《神农本草经》。

性味与功效文献记载：

东汉《神农本草经》

味辛，温。主胸中瘕热逆气，利水谷。久服去臭、下气、通神。

明·倪朱谟《本草汇言》

理气散寒，宽中行滞，健运肠胃，畅利脏腑《日华子》，为脾胃之圣药也。顾朽匏方龙潭抄曰：此药总属理气之珍。若霍乱呕吐，气之逆也；泄泻下利，气之寒也；关格中满，气之闭也；食积痰涎，气之滞也；风寒暑湿，气之传也；七情六郁，气之结也，橘皮统能治之。

明·缪希雍《神农本草经疏》

橘皮花开于夏，成实于秋，得火气少，金气多，故味辛苦，气温无毒。味薄气厚，降多升少，阳中之阴也。入手足太阴、足阳明经。其主胸中瘕热逆气，气冲胸中呕咳者，以肺主气，气常则顺，气变则逆，逆则热聚于胸中而成瘕。瘕者，假也，如痞满郁闷之类也。辛能散，苦能泄，温能通行，则逆气下，呕咳止，胸中瘕热消矣。脾为运动磨物之脏，气滞则不能消化水谷，为吐逆霍乱，泄泻等证。苦温能燥脾家之湿，使滞气运行，诸证自瘳矣。

使用禁忌：

明·倪朱谟《本草汇言》

亡液之证，自汗之证，元虚之人，吐血之证不可用。

清·吴仪洛《本草从新》

无滞勿用。

清·严西亭等《得配本草》

痘疹灌浆时禁用。

8. 茉莉花

别名与出处： 又名白末利、小南强、柰花等。出自《本草品汇精要》。

性味与功效文献记载：

明·姚可成《食物本草》

味辛，热，无毒。主温脾胃，利胸膈。

民国·王一仁《饮片新参》

平肝解郁，理气止痛。

9. 荜茇

别名与出处： 又名荜拨、荜拨梨等。出自《雷公炮炙论》。

性味与功效文献记载：

清·张秉成《本草便读》

荜拨，大辛大热，味类胡椒，入胃与大肠，阳明药也。温中散寒，破滞气，开郁结，下气除痰，又能散上焦之浮热，凡一切牙痛、头风、吞酸等症，属于阳明湿火者，皆可用此以治之。

使用禁忌：

北宋·寇宗奭《本草衍义》

多服走泄真气，令人肠虚下重。

明·李时珍《本草纲目》

辛热耗散，能动脾肺之火，多用令人目昏，食料尤不宜之。

10. 韭

别名与出处： 又名草钟乳、起阳草、壮阳草等。出自《名医别录》。

性味与功效文献记载：

梁·陶弘景《名医别录》

韭，味辛、微酸，温，无毒。归心，安五脏，除胃中热，利病人，可久食。子，主梦泄精，溺白。根，主养发。

明·缪希雍《神农本草经疏》

韭禀春初之气而生，兼得金水木之性，故其味辛，微酸，气温而无毒。生则辛而行血，熟则甘而补中、益肝、散滞、导瘀，是其性也。以其微酸，故入肝而主血分。辛温能散结，凡血之凝滞者，皆能行之，是血中行气药也。心主血，专理血分，故曰归心。五脏之结滞去，则气血条畅而自安矣。胃中热，乃胃中有瘀滞而发热也，瘀血行，热自除矣。病人之气抑郁者多。凡人气血，惟利通和，韭性行而能补，故可久食。

明·倪朱谟《本草汇言》

治抑郁忧闷之人，胃脘有痰饮恶血，或胀或痛者。用韭菜白一把，白滚汤略菹（zū，腌菜，指焯水后韭菜失水干瘪宛如腌菜的样子），不可过熟，和酱油、姜、醋拌，日食之，一月愈。

使用禁忌：

明·缪希雍《神农本草经疏》

胃气虚而有热者勿服。

明·倪朱谟《本草汇言》

疮毒食之，愈增痛痒，疔肿食之，令人转剧。

清·黄宫绣《本草求真》

火盛阴虚，用之为最忌。

11. 香橼

别名与出处：又名枸橼、香圆。出自《本草图经》。

性味与功效文献记载：

清·叶桂《本草再新》

平肝舒郁，理肺气，通经利水，治腰脚气。

清·汪绂《医林纂要》

治胃脘痛，宽中顺气，开郁。

使用禁忌：

明·李中梓《本草通玄》

香圆性虽中和，单用、多用亦损正气。

清·赵其光《本草求原》

痢久气虚勿服。

清·张秉成《本草便读》

香圆皮，虽无橘皮之温，而究属香燥之品，阴虚血燥之人仍当禁用耳。

12. 姜黄

别名与出处：又名黄姜、宝鼎香。出自《新修本草》。

性味与功效文献记载：

唐·苏敬《新修本草》

味辛、苦，大寒，无毒。主心腹结积，疰忤，下气破血，除风热，消痈肿，功力烈于郁金。

明·缪希雍《神农本草经疏》

姜黄得火气多，金气少，故其味苦胜辛劣，辛香燥烈，性不应寒，宜其无毒。阳中阴也，降也。入足太阴，亦入足厥阴经。苦能泄热，辛能散结，故主心腹结积之属血分者，兼能治气，故又云下气。总其辛苦之力，破血，除风热，消痈肿，其能事也。……察其气味治疗，乃介乎京三棱、郁金之药也。

清·张璐《本经逢原》

姜黄、郁金、蓬术三物形状功用皆相近，但郁金入心，专治心胞之血。姜黄入脾兼治血中之气。蓬术入肝兼治气中之血，为不同耳。

使用禁忌：

明·缪希雍《神农本草经疏》

凡病人因血虚臂痛，血虚腹痛，而非瘀血凝滞，气逆上壅作胀者，切勿误用。误则愈伤血分，令病转剧。

虚弱之人忌用。

13. 莪术

别名与出处：又名蓬药、蓬莪术等。出自《本草拾遗》。

性味与功效文献记载：

北宋·唐慎微《证类本草》

味苦、辛，温，无毒。主心腹痛，中恶疰忤鬼气，霍乱冷气，吐酸水，解毒，饮食不消，酒研服之。又疗妇人血气，丈夫奔豚。

明·陈嘉谟《本草蒙筌》

色黑属在血分，气中之血。专驱破痃癖，止心疼，通月经，消瘀血。治霍乱积聚，理恶疰邪伤。入气药仍发诸香，在女科真为要剂。凡求速效，摩酒单尝。

清·张璐《本经逢原》

蓬莪茂入肝破血，治妇人血气结积痛，痰癖冷气，跌仆损痛，下血及内损恶血，通肝经聚血，盖此药专破气中之血也。

使用禁忌：

清·太医院《药性通考》

乃攻坚之药，可为佐使，而不可久用。

清·凌奂《本草害利》

凡经事先期，及一切血热为病者忌之。

清·张璐《本经逢原》

蓬莸诚为磨积之药，但虚人得之，积不去，而真已竭，更可虞也。须得参、术健运、补中寓泻，乃得力耳。

14. 海藻

别名与出处：又名薄、落首等。出自《神农本草经》。

性味与功效文献记载：

五代·李珣《海药本草》

主宿食不消，五鬲，痰壅，水气浮肿，脚气，贲豚气，并良。

唐·甄权《药性论》

味咸，有小毒。主辟百邪鬼魅，治气疾急满，疗疝气下坠疼痛，核肿，去腹中雷鸣，幽幽作声。

使用禁忌：

梁·陶弘景《本草经集注》

反甘草。

明·缪希雍《神农本草经疏》

脾家有湿者勿服。

明·倪朱谟《本草汇言》

如脾虚胃弱，血气两亏者，勿用之。

15. 紫苏子

别名与出处： 又名苏子、黑苏子、铁苏子。出自《名医别录》。

性味与功效文献记载：

明·张景岳《本草正》

性润而降，能润大便，消痰喘，除五膈，定霍乱，顺气滞。

清·汪昂《本草备要》

苏子与叶同功。润心肺，尤能下气定喘，止嗽消痰，利膈宽肠，温中开郁。

清·汪讱庵《本草易读》

辛，温，无毒。与叶同功。降气开郁，消痰定喘。利二便而破症结，止霍乱而定呕吐。

使用禁忌：

明·李梴《医学入门》

脾胃气虚常泄者禁用。

明·薛己《本草约言》

散气甚捷，气虚而胸满者宜慎用，或参补剂兼用可也。

清·张璐《本经逢原》

但性主疏泄，气虚久嗽，阴虚喘逆，脾虚便滑者，皆不可用。

六、不欲食

1. 山楂

别名与出处： 又名鼠查、棠梂（qiú）子等。出自《本草图经》。

性味与功效文献记载：

宋·苏颂《本草图经》

彼土人用治痢疾及腰疼，皆效。

明·李中梓《雷公炮制药性解》

味甘酸，性平，无毒，入脾经。主健脾消食，散结气，行滞血，理疮疡。

按：山楂之甘宜归脾脏，消食积而不伤于刻，行气滞而不伤于荡，产科用之，疗儿枕疼，小儿尤为要药。

郁病

使用禁忌：

清·王士雄《随息居饮食谱》

多食耗气、损齿、易饥，空腹及羸弱人，或虚病后，忌之。

2. 白檀香

别名与出处： 又名白檀。出自《本草拾遗》。

性味与功效文献记载：

唐·陈藏器《本草拾遗》

主心腹霍乱，中恶，鬼气，杀虫。

清·黄宫绣《本草求真》

逐冷除郁，引胃气上行。白檀香专入肺、胃、脾，兼入肾气味辛温，熏之清爽可爱形容殆尽。凡因冷气上结，饮食不进，气逆上吐，抑郁不舒，服之能引胃气上升。

使用禁忌：

明·倪朱谟《本草汇言》

如阴虚火盛，有动血致嗽者，勿用之。

3. 谷芽

别名与出处： 又称蘖米、谷蘖、稻蘖。出自《名医别录》。

性味与功效文献记载：

梁·陶弘景《名医别录》

味苦，无毒。主寒中，下气，除热。

明·倪朱谟《本草汇言》

消宿食，行滞气之药也。

清·汪昂《本草备要》

甘温。开胃快脾，下气和中，消食化积。

4. 草果

别名与出处： 又名草果仁、草果子、老蔻。出自《太平惠民和剂局方》。

性味与功效文献记载：

明·刘文泰等《本草品汇精要》

草果温脾胃，止呕吐、霍乱、恶心，消宿食，导滞逐邪，除胀满，去心腹中冷痛。

明·倪朱谟《本草汇言》

草果气味香辛而热，香能达脾，辛能破滞，热能散寒与湿，故凡湿郁于中，胸满腹胀，湿积于脾，吞酸吐酸，湿聚于胃，呕吐恶心，湿蒸于内，黄疸黄汗，是皆湿邪之为病也。

清·张璐《本经逢原》

除寒燥湿，开郁化食，利膈上痰，解面食鱼肉诸毒。

使用禁忌：

明·陈嘉谟《本草蒙筌》

大耗元阳，老弱虚赢，切宜戒之。

明·李中梓《雷公炮制药性解》

草果辛温发散，与草蔻同功，故经络亦同，多食亦损脾胃，虚弱及胃火者亦忌之。

5. 枳壳

别名与出处：又名酸橙枳壳、只壳。出自《雷公炮炙论》。

性味与功效文献记载：

五代·日华子《日华子本草》

健脾开胃，调五脏，下气，止呕逆，消痰，治反胃，霍乱，泻痢，消食，破癥结痃癖，五膈气，除风，明目及肺气水肿，利大小肠，皮肤痒，痔肿可炙熨。

明·倪朱谟《本草汇言》

行滞气，开胸结之药也张元素。凡病中膈不清费五星稿，隧道痞塞，痰涎壅盛，气食留中，至若癥瘕有形之物，痰饮有形之气，用二陈以清之可也，然无枳壳，则不获效。六郁气、血、饮、食、痰、湿结而不散，五气风、寒、暑、湿、燥胀而不行，用二陈以理之可也，然无枳壳则不能通，大抵枳壳之性专于平气，气平则痰喘止，气平则痞胀消，气平则刺痛安，气平则后重除。

使用禁忌：

明·缪希雍《神农本草经疏》

肺气虚弱者忌之。脾胃虚，中气不运，而痰壅喘急者忌之。咳嗽不因于风寒入肺气壅者，服之反能作剧。咳嗽阴虚火炎者，服之立致危殆。一概胎前产后，咸不宜服。

明·倪朱谟《本草汇言》

如肝肾阴亏，血损营虚，胁肋隐痛者，勿用也。下痢日久，中气虚陷，愈下愈坠、愈后重急迫者，勿用也。

清·汪昂《本草备要》

孕妇及气虚人忌用。

七、胁下疼痛

1. 三棱

别名与出处：又名京三棱、红蒲根、光三棱。出自《本草拾遗》。

郁
病

性味与功效文献记载：

明·李时珍《本草纲目》

三棱能破气散结，故能治诸病。其功可近于香附而力峻，故难久服。

清·张锡纯《医学衷中参西录》

三棱气味俱淡，微有辛意；莪术味微苦，气微香，亦微有辛意，性皆微温，为化瘀血之要药。以治男子痃癖，女子癥瘕，月闭不通，性非猛烈而建功甚速。其行气之力，又能治心腹疼痛、胁下胀疼，一切血凝气滞之证。若与参、术、耆诸药并用，大能开胃进食，调血和血。若细核二药之区别，化血之力三棱优于莪术，理气之力莪术优于三棱。

清·汪讱庵《本草易读》

散一切血瘀，开诸般气结。有通经坠胎之能，擅止痛消肿之权。积聚固结，非此莫疗；疮肿坚硬，少此无力。

使用禁忌：

金·张元素《医学启源》

破气损真，气虚人不用。

明·刘文泰等《本草品汇精要》

妊娠不可服。

清·严西亭等《得配本草》

素有血症者禁用。

2. 青皮

别名与出处： 又名小青皮、青橘皮、青柑皮。出自《珍珠囊补遗药性赋》。

性味与功效文献记载：

明·倪朱谟《本草汇言》

青橘皮，破滞气，削坚积之药也。凡病郁怒气逆而胁肋刺痛，或疝气冲筑而小腹牵弦，二者乃肝气不和之病也；或温疟痞闷而寒热不清，或下痢痛甚而小腹胀满，或小儿食疳诸积而肚大肢瘦，三者乃脾气不和之病也。此剂苦能泄，辛能散，芳香能辟邪消瘴，运行水谷，诚专功也。

明·张景岳《本草正》

味苦、辛、微酸。味厚，沉也。阴中之阳。苦能去滞，酸能入肝，又入少阳、三焦、胆腑。削坚癖，除胁痛，解郁怒，劫疝疏肝破滞气，宽胸消食。老弱虚羸，戒之勿用。

清·汪讱庵《本草易读》

苦，辛，温，无毒。入肝胆经。下滞气而消食，破坚癖而祛胀。治两胁之郁痛，降胸膈之气逆。疏肝胆而除疝气，泻肺气而平乳痈。

使用禁忌：

南宋·杨士瀛《仁斋直指方》

有汗者不可用。

明·陈嘉谟《本草蒙筌》

老弱虚羸，尤宜全戒。

明·缪希雍《神农本草经疏》

青皮性最酷烈，削坚破滞是其所长。然误服之，立损人真气，为害不浅。凡欲使用，必与人参、术、芍药等补脾药同用，庶免遗患，必不可单行也。肝脾气虚者，概勿施用。

3. 侧柏叶

别名与出处： 又名柏叶、丛柏叶等。出自《名医别录》。

性味与功效文献记载：

明·缪希雍《神农本草经疏》

《圣惠方》治忧恚吐血，烦满少气，胁中疼痛。柏叶为散，米饮调服二方寸匕。

使用禁忌：

清·刘若金《本草述》

多食亦能倒胃。

4. 柴胡

别名与出处： 又名地熏、茈胡等。出自《神农本草经》。

性味与功效文献记载：

东汉《神农本草经》

味苦，平。主心腹，去肠胃中结气，饮食积聚，寒热邪气，推陈致新。久服轻身、明目、益精。

民国·耿鉴庭《重订本草征要》

味苦，性微寒，无毒。入肝、胆二经。恶皂荚，畏藜芦，忌见火。少阳经药，性主升腾。理肝胆，善和解。祛时疾内外热不解，治邪气半表复半里。寒热往来，伤寒疟疾。胸胁满痛，热入血室。

使用禁忌：

明·缪希雍·《神农本草经疏》

柴胡性升而发散，病人虚而气升者忌之。呕吐及阴虚火炽炎上者，法所同忌。

八、头痛

1. 川芎

别名与出处： 又名芎䓖、台芎、西芎等。出自《神农本草经》。

郁病

性味与功效文献记载：

梁·陶弘景《本草经集注》

味辛，温，无毒。主中风入脑头痛，寒痹筋挛缓急，金疮，妇人血闭无子。除脑中冷动，面上游风去来，目泪出，多涕唾，忽忽如醉，诸寒冷气，心腹坚痛，中恶，卒急肿痛，胁风痛，温中内寒。

明·李中梓《本草通玄》

味辛性温，肝家药也。主一切风、一切气、一切血，血虚及脑风头痛，面上游风，目泪多涕，昏昏如醉。除湿止泻，行气开郁，去瘀生新，调经种子，排脓长肉。苏颂云：蜜丸，夜服，治风痰殊效。弘景云：止齿中出血。东垣云：头痛必用川芎。加引经药：太阳羌活，阳明白芷，少阳柴胡，太阴苍术，厥阴吴茱萸，少阴细辛。寇氏云：川芎不可久服，令人暴亡，单服既久，则辛喜归肺，肺气偏胜，金来贼木，肝必受邪，久则偏绝，是以暴夭。若药具五味，备四气，君臣佐使配合得宜，宁有此患哉？小者，名抚芎，专主开郁。

使用禁忌：

明·陈嘉谟《本草蒙筌》

恶黄芪、山茱、狼毒，畏硝石、滑石、黄连。反藜芦，使白芷。

明·缪希雍《神农本草经疏》

凡病人上盛下虚，虚火炎上，呕吐，咳嗽，自汗，易汗，盗汗，咽干口燥，发热作渴烦躁，法并忌之。

清·严西亭等《得配本草》

气升痰喘，火剧中满，脾虚食少，火郁头痛，皆禁用。

2. 生姜

别名与出处： 又名姜根、百辣云等。出自《名医别录》。

性味与功效文献记载：

梁·陶弘景《名医别录》

生姜，味辛，微温。主治伤寒头痛，鼻塞，咳逆上气，止呕吐。

明·缪希雍《神农本草经疏》

味辛，微温。主伤寒头痛鼻塞，咳逆上气，止呕吐。久服去臭气，通神明。疏：生姜所禀与干姜性气无殊。第消痰止呕，出汗散风，祛寒止泄，疏肝导滞，则功优于干者。

使用禁忌：

明·李时珍《本草纲目》

食姜久，积热患目，珍屡试有准。凡病痔人多食兼酒，立发甚速。痈疮人多食，则生恶肉。

清·王士雄《随息居饮食谱》

内热阴虚，目赤喉患，血证疮痛，呕泻有火，暑热时症，热哮大喘，胎产痧胀及时病后、痧痘后均忌之。

3. 白蒺藜

别名与出处：又名蒺藜子、旁通、屈人、止行等。出自《神农本草经》。

性味与功效文献记载：

东汉《神农本草经》

苦，温。主恶血，破癥结积聚，喉痹，乳难。久服，长肌肉，明目、轻身。

明·李中梓《雷公炮制药性解》

味苦辛，性温，无毒，入肺、肝、肾三经。主恶血块，癥结喉痹，产难乳闭，小儿头疮，皮肤风痒，头痛，咳逆肺痿，除烦下气，明眼目，去燥热，疗肿毒，止遗泄。其叶可作浴汤治风。

使用禁忌：

明·缪希雍《神农本草经疏》

同州蒺藜性能固精，命门火炽，阳道数举，交媾精不得出者，勿服。

明·刘文泰等《本草品汇精要》

妊娠服之即堕胎。

清·严西亭等《得配本草》

肝虚，受孕，二者禁用。以破血故也。

4. 防风

别名与出处：又称铜芸、回云、百枝、屏风等。出自《神农本草经》。

性味与功效文献记载：

东汉《神农本草经》

味甘，温，无毒。主大风，头眩痛，恶风，风邪，目盲无所见。风行周身，骨节疼痹，烦满。久服轻身。

五代·日华子《日华子本草》

治三十六般风，男子一切劳劣，补中益神，风赤眼，止泪及瘫缓，通利五脏关脉，五劳七伤，羸损，盗汗，心烦体重，能安神定志，匀气脉。

清·冯兆张《冯氏锦囊秘录》

防风杀乌头大毒，足太阳本经药，又通行脾胃二经，职居卒伍卑贱之流，听命即行，随引竟至。尽治一身之痛，为风药之润剂也。治风通用，散湿亦易，身去身半已上风邪，梢去身半已下风疾，收滞气面颊，尤泻肺实有余，驱眩晕头颅，开目盲无见，搜肝顺气，四体挛急，开腠理，托痈疽。大风、恶风、风邪周痹，头面游风，眼赤多泪，除上焦风邪要药。倘或误服，反泻人上焦元气。疮药中用之者，以风能除湿热，且宣扬药势也。必兼荆芥者，以防风入气分，荆芥入血分也。

郁
病

使用禁忌：

梁·陶弘景《本草经集注》

恶干姜、藜芦、白蔹、芫花。

明·缪希雍《神农本草经疏》

诸病血虚痉急，头痛不因于风寒，溏泄不因于寒湿，二便秘涩，小儿脾虚发搐、慢惊、慢脾风，气升作呕，火升发嗽，阴虚盗汗，阳虚自汗等病，法所同忌。

清·严西亭等《得配本草》

元气虚，病不因风湿者禁用。

5. 细辛

别名与出处： 又名小辛、细草、少辛等。出自《神农本草经》。

性味与功效文献记载：

东汉《神农本草经》

味辛，温。主咳逆，头痛，脑动，百节拘挛，风湿痹痛，死肌。久服明目，利九窍，轻身长年。

梁·陶弘景《名医别录》

温中下气，破痰，利水道，开胸中，除喉痹，齆（wèng，鼻道阻塞，发音不清）鼻，风痫癫疾，下乳结，汗不出，血不行，安五脏，益肝胆，通精气。

唐·甄权《药性论》

治咳逆上气，恶风风头，手足拘急，安五脏六腑，添胆气，去皮风湿痒，能止眼风泪下，明目，开胸中滞，除齿痛，主血闭，妇人血沥腰痛。

使用禁忌：

明·缪希雍《神农本草经疏》

凡病内热，及火升炎上，上盛下虚，气虚有汗，血虚头痛，阴虚咳嗽，法皆禁用。

清·陈士铎《本草新编》

细辛，止可少用而不可多用，亦止可共用而不能独用。多用则气耗而痛增，独用则气尽而命丧。

清·严西亭等《得配本草》

风热阴虚禁用。

九、躯体疼痛

1. 天仙藤

别名与出处： 又名都淋藤、三百两银、兜铃苗等。出自《本草图经》。

性味与功效文献记载：

明·倪朱谟《本草汇言》

天仙藤，流气活血，治一切诸痛之药也李时珍。人身之气萬风寒稿，顺则和平，逆则痛闷作矣，如《杨氏直指方》天仙藤治痰注臂痛，气留疝痛、瘕聚、奔豚腹痛、产后血气腹痛，他如妊娠水肿，面浮气促，男子风劳，久嗽不愈，悉以此药治之，无不寝安，盖谓其善于流行血气故也。

清·张山雷《本草正义》

宣通经隧，导达郁滞，疏肝行气，止心胃痛。

使用禁忌：

明·倪朱谟《本草汇言》

诸病属虚损者勿用。

清·严西亭等《得配本草》

气血虚者禁用。

2. 木蝴蝶

别名与出处：又名千层纸、千张纸、破布子等。最早见于《滇南本草》。

性味与功效文献记载：

明·兰茂《滇南本草》

入肺经，定喘，消痰；入脾胃经，破蛊积，通行十二经气血，除血蛊、气蛊之毒，又能补虚，宽中，进食。

清·赵学敏《本草纲目拾遗》

治心气痛，肝气痛，下部湿热。项秋子云：凡痈毒不收口，以此贴之，即敛。

民国·萧步丹《岭南采药录》

味微苦，入肝经。清痰火，除眼热。治心气痛。

3. 芍药

别名与出处：又名将离、离草、婪尾春等。出自《神农本草经》。

性味与功效文献记载：

五代·日华子《日华子本草》

治风补劳，主女人一切病并产前后诸疾，通月水，退热，除烦，益气，天行热疾，瘟瘴，惊狂，妇人血运及肠风泻血，痔瘘。发背疮疥，头痛，明目，目赤努肉。赤色者多补气，白者治血。

清·陈士铎《本草新编》

芍药，味苦、酸，气平、微寒，可升可降，阴中之阳，有小毒。入手足太阴，又入厥阴、少阳之经。能泻能散，能补能收，赤白相同，无分彼此。其功全在平肝，肝平则不克脾胃，而脏腑各安，大小便自利，火热自散，郁气自除，痈肿自消，坚积自化，泻痢自去，痢痛自安矣。

或问郁症利用芍药，亦可多用之乎？曰：芍药不多用，则郁结之气，断不能开。世人用香附以解郁，而郁益甚，一多用芍药，其郁立解，其故何也？盖郁气虽成于心境之拂抑，亦终因于肝气之不足，而郁气乃得而结也。用芍药以利其肝气，肝气利，而郁气亦舒。但肝因郁气之结，则虚者益虚，非大用芍药以利之，则肝气未易复，而郁气亦未易解也。批：郁成于肝气之虚，芍药解郁，妙在益肝也。故芍药必须宜多用以平肝，而断不可少用以解郁耳。

或问芍药虽是平肝，其实乃益肝也。益肝则肝木过旺，不畏肝木之克土乎？曰：肝木克土者，乃肝木之过旺也。肝木过旺，则克土，肝木既平，何至克土乎。因肝木之过旺而平肝，则肝平而土已得养。土得养，则土且自旺，脾胃既有旺气，又何畏于肝木之旺哉。况肝木因平而旺，自异于不平而自旺也，不平而自旺者，土之所畏；因平而旺者，土之所喜。盖木旺而土亦旺，土木有相得之庆，又何畏于肝木之克哉。批：古有青莲，谈皆玉屑。

或又问曰：肝木之旺，乃肝木之衰，自当用芍药以益肝矣，不识肝木不衰，何以亦用芍药？曰：子何以见肝木之不衰也。或人曰：胁痛而至手不可按，目疼而至日不可见，怒气而血吐之不可遏，非皆肝木之大旺而非衰乎。嗟乎！子以为旺，而我以为衰也。夫胁痛至手不可按，非肝血之旺，乃肝火之旺也，火旺由于血虚；目痛至日不可见，非肝气之旺，乃肝风之旺也，风旺由于气虚怒极；至血之狂吐，非肝中之气血旺也，乃外来之事，触动其气，而不能泄，使血不能藏而外越，然亦因其平日之肝木素虚，而气乃一时不能平也。三症皆宜用芍药以滋肝，则肝火可清，肝风可去，肝气可舒，肝血可止。否则，错认为旺，而用泻肝之味，变症蜂起矣。总之，芍药毋论肝之衰旺、虚实，皆宜必用，不特必用，而更宜多用也。批：灼有至理，非同剿袭。

或疑芍药赤、白有分，而先生无分赤、白，又何所据而云然哉。夫芍药之不分赤、白，非创说也，前人已先言之矣。且世人更有以酒炒之者，皆不知芍药之妙也。夫芍药正取其寒，以凉肝之热，奈何以酒制，而使之温耶。既恐白芍之凉，益宜用赤芍之温矣，何以世又尚白而尚赤也？总之，不知芍药之功用，而妄为好恶，不用赤而用白，不用生而用熟也，不大可哂也哉。批：说来真可哂。

使用禁忌：

明·缪希雍《神农本草经疏》

凡中寒腹痛，中寒作泄，腹中冷痛，肠胃中觉冷等证忌之。

清·严西亭等《得配本草》

脾气虚寒，下痢纯血，产后，三者禁用。

附：赤芍

别名与出处： 又名赤芍药、红芍药等。出自《神农本草经》。

性味与功效文献记载：

明·倪朱谟《本草汇言》

泻肝火，消积血，散疮疡之药也方氏本草。凡目痛赤肿韦心庵，血脉缠睛，痈疡肿溃，疮疹痛痒，或妇人癥瘕腹痛，月经阻滞，或痢疾瘀积，红紫不清，均可用之。或云能行血中之滞，止痛不减当归，原其气性酸寒，疏肝通滞，解毒气，散郁火于血分也。

明·缪希雍《神农本草经疏》

赤者主破散，主通利，专入肝家血分，故主邪气腹痛。其主除血痹，破坚积者，血瘀则发寒热，行血则寒热自止。血痹疝瘕，皆血凝滞而成，破凝滞之血，则痹和而疝瘕自消。凉肝故通顺血脉。肝主血，入肝行血，故散恶血，逐贼血。荣气不和则逆于肉里，结为痈肿，行血凉血则痈肿自消。妇人经行属足厥阴肝经，入肝行血，故主经闭。肝开窍于目，目赤者，肝热也，酸寒能凉肝，故治目赤。肠风下血者，湿热伤血也，血凉则肠风自止矣。

使用禁忌：

明·缪希雍《神农本草经疏》

赤芍药破血，故凡一切血虚病及泄泻，产后恶露已行，少腹痛已止，痈疽已溃，并不宜服。

郁
病

4. 花椒

别名与出处：又名大椒、秦椒、南椒等。出自《神农本草经》。

性味与功效文献记载：

东汉《神农本草经》

味辛，温。主邪气、咳逆，温中，逐骨节皮肤死肌，寒湿痹痛，下气。久服之，头不白、轻身、增年。生川谷。

明·李时珍《本草纲目》

解郁结，其性下行，通三焦。凡人食饱气上，生吞一二十枚即散。

使用禁忌：

梁·陶弘景《名医别录》

多食令人乏气，口闭者杀人。

唐·孙思邈《备急千金要方》

久食令人乏气失明。

5. 苍术

别名与出处：又名赤术、仙术等。出自《神农本草经》。

性味与功效文献记载：

东汉《神农本草经》

味苦，温。主风寒湿痹，死肌，痉，疸，止汗，除热，消食。

民国·耿鉴庭《重订本草征要》

味苦、辛，性温，无毒，入脾经。畏恶同白术。产茅山者佳。泔浸，蒸晒。燥湿消痰，发汗解郁。除山岚瘴气，弭灾沴恶疾。苍术为湿家要剂，痰与气俱化，辛温快气，汗与郁并解。芳气辟邪，得天地之正气者欤。

使用禁忌：

唐·甄权《药性论》

忌桃、李、雀肉、菘菜、青鱼。

明·缪希雍《神农本草经疏》

凡病属阴虚血少、精不足，内热骨蒸，口干唇燥，咳嗽吐痰、吐血，鼻衄，齿衄，咽塞，便秘滞下者，法咸忌之。术燥肾而闭气，肝肾有动气者勿服。

明·张景岳《本草正》

内热阴虚，表疏汗出者忌服。

6. 沉香

别名与出处： 又名蜜香、沉水香等。出自《名医别录》。

性味与功效文献记载：

梁·陶弘景《名医别录》

沉香、薰陆香、鸡舌香、藿香、詹糖香、枫香并微温。悉治风水毒肿，去恶气。薰陆、詹糖去伏尸。鸡舌、藿香治霍乱、心痛。枫香治风瘾疹痒毒。

明·缪希雍《神农本草经疏》

同人参、菖蒲、远志、茯神、酸枣仁、生地黄、麦门冬，治思虑伤心，心气郁结不舒者。

清·汪昂《本草备要》

重，宣，调气，补阳。辛苦性温。诸木皆浮，而沉香独沉，故能下气而坠痰涎怒则气上，能平则下气。能降亦能升，气香入脾，故能理诸气而调中东垣曰：上至天，下至泉，用为使，最相宜。其色黑、体阳，故入右肾命门，暖精助阳。行气不伤气，温中不助火。治心腹疼痛，噤口毒痢，癥癖邪恶，冷风麻痹，气痢气淋。色黑、沉水者良。香甜者性平，辛辣者热。入汤剂，磨汁用；入丸散，纸裹置怀中，待燥碾之。

使用禁忌：

明·缪希雍《神农本草经疏》

中气虚，气不归元者忌之。心经有实邪者忌之。非命门真火衰者，不宜入下焦药用。

明·倪朱谟《本草汇言》

阴虚气逆上者切忌。

清·吴仪洛《本草从新》

气虚下陷，阴亏火旺者切勿沾唇。

7. 玫瑰花

别名与出处： 又名徘徊花、笔头花、湖花等。出自《食物本草》。

性味与功效文献记载：

明·姚可成《食物本草》

味甘、微苦，温，无毒。主利肺脾，益肝胆，辟邪恶之气，食之芳香甘美，令人神爽。

清·叶桂《本草再新》

舒肝胆之郁气，健脾降火。治腹中冷痛，胃脘积寒，兼能破血。

民国·曹炳章《增订伪药条辨》

玫瑰花，色紫，气香，味甘，性微温。入脾、肝二经。和血调气，平肝开郁。

使用禁忌：

民国·周志林《本草用法研究》

阴虚有火者勿用。

8. 松子

别名与出处： 又名海松子、松子仁、新罗松子。出自《开宝本草》。

性味与功效文献记载：

宋·刘翰、马志等《开宝本草》

味甘，小温，无毒。主骨节风，头眩，去死肌，变白，散水气，润五脏，不饥。

明·李中梓《本草通玄》

益肺止嗽，补气养血，润肠止渴，温中搜风，润皮肤，肥五脏。阴虚多燥者，珍为神丹。

清·徐大椿《药性切用》

甘温气香，醒脾开胃，解郁润肠，为芳香解郁润燥良药。其油可通津枯肠结，无火最宜。

使用禁忌：

清·吴仪洛《本草从新》

便溏精滑者勿与；有湿痰者亦禁。

9. 泽兰

别名与出处： 又名虎兰、龙枣、水香等。出自《神农本草经》。

性味与功效文献记载：

五代·日华子《日华子本草》

通九窍，利关脉，养血气，破宿血，消癥瘕。产前产后百病。通小肠，长肉生肌。消扑损瘀血，治鼻洪吐血，头风目痛，妇人劳瘦，丈夫面黄。

明·李中梓《本草通玄》

泽兰芳香悦脾，可以快气，疏利悦肝，可以行血，流行营卫，畅达肤窍，遂为女科上剂。

使用禁忌：

清·吴仪洛《本草从新》

性虽和缓，终是破血之品，无瘀者勿轻用古方泽兰丸甚多，近今禀赋渐薄，不可常用。

清·严西亭等《得配本草》

血虚枯秘者禁用。

10. 荔枝核

别名与出处： 又名荔仁、枝核、荔核等。出自《本草衍义》。

性味与功效文献记载：

明·倪朱谟《本草汇言》

疏肝郁，行滞气之药也寇宗奭。钟春吾曰：故时珍方治癫疝肿痛及小肠气痛，妇人血逆气刺痛等证，以一枚煨存性，为末酒调服立效，有述类象形之义云。

清·汪昂《本草备要》

甘涩而温。入肝肾。散滞气，辟寒邪。治胃脘痛，妇人血气痛煨存性五钱，香附一两，为末，每服二钱，盐汤或米饮下，名蠲痛散。单服醋汤下亦效。其实双结，核似睾丸睾音皋，肾子也，故治癫疝卵肿，有述类象形之义煨存性，酒调服，加茴香、青皮，各炒为末，酒服亦良。壳发痘疮。烧存性用。荔枝连壳煅研，止呃逆生荔枝多食则醉，以壳浸水解之。此即食物不消，还以本物解之之义。

清·陈其瑞《本草撮要》

味甘温涩，入足太阴厥阴经，功专散滞气，辟寒邪。得香附治胃脘痛，妇人血气痛。得茴香、青皮治癫疝卵肿，加酒服尤妙。无寒湿滞气者勿服。烧存性用。荔枝甘酸热，连皮核烧存性为末，白汤调下，治呃逆。壳发痘疮，并解荔枝热。

使用禁忌

清·吴仪洛《本草从新》

无寒湿滞气者勿服。

清·陈其瑞《本草撮要》

荔核多吃损齿。有火者忌。

11. 烟

别名与出处： 又名烟叶、烟草、野烟等。出自《滇南本草》。

性味与功效文献记载：

明·张景岳《本草正》

味辛气温，性微热，升也，阳也。烧烟吸之，大能醉人，用时惟吸一口或二口，若多吸之，令人醉倒，久而后苏，甚者以冷水一口解之即醒；若见烦闷，但用白糖解之即安，亦奇物也。吸时须开喉长吸咽下，令其直达下焦。其气上行则能温心肺，下行则能温肝脾肾。服后能使通身温暖微汗，元阳陡壮。用以治表，善逐一切阴邪寒毒、山岚瘴气、风湿邪闭腠理、筋骨疼痛，诚顷刻取效之神剂也；用以治里，善壮胃气，进饮食，祛阴浊寒滞，消膨胀宿食，止呕哕霍乱，除积聚诸虫，解郁结，止疼痛，行气停血瘀，举下陷后坠，通达三焦，立刻见效。……然此物性属纯阳，善行善散，惟阴滞者用之如神；若阳盛气越而多躁多火，及气虚气短而多汗者，皆不宜用。或疑其能顷刻醉人，性必有毒，今彼处习服既久，初未闻其妨人者，抑又何耶？盖其阳气强猛，人不能胜，故下咽即醉，既能散邪，亦必耗气，理固然也。然烟气易散，而人气随复，阳性留中，旋亦生气，此其耗中有补，故人多喜服而未见其损者以此。

使用禁忌：

明·倪朱谟·《本草汇言》

阴虚吐血，肺燥劳瘵之人，勿用。

清·汪昂《本草备要》

然火气熏灼，耗血损年，人自不觉耳。

清·赵学敏《本草纲目拾遗》

凡患咳嗽喉痛一切诸毒肺病皆忌之。……若阳盛气越，而多躁多火，及气虚气短而多汗者，皆不宜用。

郁
病

12. 酒

别名与出处： 又名杜康、米酒等。出自《名医别录》。

性味与功效文献记载：

宋·唐慎微《证类本草》

臣禹锡等谨按陈藏器云：酒，本功外，杀百邪，去恶气，通血脉，厚肠胃，润皮肤，散石气，消忧发怒，宣言畅意。

清·汪讱庵《本草易读》

苦，甘，辛，热，有小毒。消忧发怒，宣言畅意。通血脉而厚肠胃，润皮肤而散风湿。行诸药势，杀百邪毒。

清·蒋介繁《本草择要纲目》

米酒行药势，杀百邪恶毒气，通血脉，厚肠胃，润皮肤，养脾扶肝，止腰膝疼痛。但其味辛者能散，苦者能下，甘者能居中而缓，用为导引，可以通行一身，而能达极高之分。淡者则利小便而速下，然少饮则能和血气，壮神御寒，消愁遣兴，痛饮则伤神耗血。

使用禁忌：

唐·孙思邈《备急千金要方》

黄帝云：暴下后饮酒者，膈上变为伏热；食生菜饮酒，莫炙腹，令人肠结。扁鹊云：久饮酒者，腐肠烂胃，溃髓蒸筋，伤神损寿；醉当风卧，以扇自扇，成恶风；醉以冷水洗浴，成疼痹；大醉汗出，当以粉粉身，令其自干，发成风痹。……饱食讫，多饮水及酒，成痞澼。

唐·陈藏器《本草拾遗》

米酒不可合乳饮之，令人气结。凡酒忌诸甜物。

清·蒋介繁《本草择要纲目》

痛饮则伤神耗血。

13. 葛根

别名与出处： 又名鹿藿、黄斤、鸡齐根等。出自《神农本草经》。

性味与功效文献记载：

东汉《神农本草经》

味甘，平。主消渴，身大热，呕吐，诸痹，起阴气，解诸毒。

梁·陶弘景《名医别录》

无毒。主治伤寒中风头痛，解肌发表出汗，开腠理，疗金疮，止痛，胁风痛。生根汁，大寒，治消渴，伤寒壮热。

唐·日华子《日华子本草》

冷。治胸膈热，心烦闷，热狂，止血痢，通小肠，排脓破血，傅蛇虫啮，罯（ǎn，覆盖）毒箭伤。干者力同。

使用禁忌：

明·张景岳《本草正》

但其性凉，易于动呕，胃寒者所当慎用。

清·陈士铎《本草新编》

虽君药而切戒过用，恐耗散人真气也。

14. 橘络

别名与出处： 又名橘丝、橘筋。出自《本草征要》。

性味与功效文献记载：

清·赵其光《本草求原》

辛，温，无毒。通经络，舒气、化痰，燥胃去秽，和血脉。

清·陈其瑞《本草撮要》

味淡微苦，入足少阴经。功专通经络滞气脉胀，驱皮里膜外积痰。

民国·耿鉴庭《重订本草征要》

金御乘称之为橘丝，谓其专能宣通经络滞气。赵学敏谓其驱皮里膜外积痰，活血。

评述

一、综合类药物

此类药物对郁病的各种症状作用广泛，在郁病临床证候复杂、各种症状相互裹挟的情况下，是首选的组方药物。此类药物，根据药物的特质与功效，分为三类。

一是补益类药物。具有补益作用的药物占据综合类药物的主体。人参为补气药的代表，其对精神、神志性疾病作用甚强。其他则涉及甘平补益心气的茯苓、茯神，兼具辛温化痰、行气开窍作用的菖蒲、远志，具有活血作用的丹参等。但多数综合类药物以滋阴填精为主，如地黄、山药、玄参、龙眼、麦冬、枣仁、蜂蜜、藕等。这些药物，皆是历代治疗郁病的常用药。这说明填补脏腑阴精对治疗诸多郁病具有根本性作用。

二是泻实类药物。此类药物，涉及几种不同的具体功效。大黄为历代治疗实热、瘀血等证候的必用药，功能泻下逐瘀，开窍醒神，以桃核承气汤、抵挡汤为代表方剂，对于精神错乱、烦躁不安等疗效较好。石膏则性辛凉，看似仅有散热去烦之效，实则在精神情志类病证中作用广泛，可以用于愁忧、烦躁、惊悸、怔忡、不寐、健忘等症的治疗，其作用环节不仅仅限于清热。厚朴、砂仁为辛苦温之性，为醒脾祛湿、行气化痰之品。因为郁病多有气郁导致痰阻、湿停、食积等病理机制，故厚朴、砂仁对治疗气郁、食阻、痰湿凝滞的实证类郁病极为重要。

三是安神定志类药物。此类药物，多为矿石类，具有重镇安神之性。临床上对于各种郁病，无论虚证、实证，如惊悸、怔忡、失眠、多梦、烦躁不安等，安神定志之品皆可使用，系针对症状治疗的药物。

二、情志类病症药物

治疗情志愁忧类的药物一般具有行气解郁之功效。一是以辛散行气为主的药物，如常用的贝母、乌药、郁金、香附、甘松、薄荷等。需要根据其药性的寒热温凉，选择适用的病证，如痰热、郁热者，以贝母、薄荷、郁金等为首选；阳虚者，以甘松、乌药、香附、艾叶、辣椒为首选。但需注意的是，辛散之品，虽多见效快捷，但使用日久则耗气伤正。因此，需要同时使用补益气阴之品，如人参、熟地、百合、麦冬等。二是甘平和缓类药物，如合欢皮、合欢花、驴肉、萱草、番红花等，因其无寒热之偏，且药性甘缓补益，故可应用于所有的郁病。

治疗善悲类药物，多为补益肺脾气阴之品，以仲景甘麦大枣汤、百合系列方为代表方，其所用炙甘草、小麦、大枣、百合等皆为甘缓滋补之剂，为补肺养脾之药味。此类药中，徐长卿又名"鬼督邮"，督邮为汉时郡守属吏，掌监属官，位轻权重，凡传达教令、督察属吏、案验刑狱、检核非法等，无所不管。以"鬼督邮"名之，言其所治疗精神类病证之多、作用之广。虽将其归入治疗善悲类药物中，但实则精神、情志类病证无所不治。穿山甲为临床治疗癥瘕积聚类病证的常用药，但鉴于其药品贵重、临床使用受限，故较少应用其治疗悲伤类情志病证。

郁
病

治疗惊恐类药物，以对症治疗药物为主。从药物性质上看，以清热镇静为主，如天竺黄、牛黄、羚羊角、磁石、玳瑁等，皆性寒凉而重镇，为临床治疗高热、惊悸、惊厥的常用药，同时可用于郁病的精神类症状。另外，桔梗善于行气解郁，蛇蜕为祛邪气、安神志之药物。但从临床来看，惊恐类病证多以虚证尤其是心肾气虚为主要病机。因此，治疗惊恐类病证，需要在辨证的基础上，配伍补益类药物，如常用的人参、黄芪、茯神等。

烦躁多为热邪所致，但临床有实热、虚热之分。肝胆之火、痰热扰心为常见实热；阴虚阳亢、虚阳上越等为常见虚热。因此，此类药物以寒凉清热类药物为主，其中青黛、炒栀子、地骨皮、淡竹叶、川楝子等为寒性，石膏、甘蔗、菊花、淡豆豉为凉性。在临床应用时可根据病性之寒热虚实，斟酌用药。

三、神志类病症药物

神志类病证包括神志错乱、恍惚及健忘等。其中，神志错乱类病证临床多表现为神志狂惑、思维错乱、妄言妄行等，为抑郁症合并精神病证激越性障碍的情况。神志错乱的中医证型以实证、热证、瘀血证为多，因此治疗药物多为清热散火、安神定志之品。其中升麻、白薇为清热散火药；安息香、硫黄、雄黄为树脂、矿石类药物，辛温走窜、通窍安神之力强，为对症治疗药物。

神志恍惚与健忘临床多兼见，属于抑郁症伴有的精神迟滞性障碍，为阴性症状，中医证型以虚证为多。故治疗药物基本为温阳补肾、养阴填精之品，如仙茅、仙灵脾为温阳药，甘蔗、牛乳、桑葚、覆盆子、龙眼肉、芡实、蜂蜜等为养阴填精药，其他如茯神、远志、石菖蒲等亦皆为改善记忆力、治疗神志恍惚、健忘之佳品。

不寐即失眠，其形成之病因病机最为复杂，证型之虚、实、寒、热皆可见于临床。因此，清热泻火、祛痰行气、温阳散寒、补益气血等各类药物均可治疗不寐。清热泻火类如竹茹、竹叶、石膏、栀子、淡豆豉、黄连、夏枯草等，祛湿化痰行气类如木香、半夏、薏苡仁、苏合香等，温阳散寒类如夜交藤、鹿角胶、桂枝等，补益气血类如炒枣仁、柏子仁、龙眼肉、茯苓、阿胶、鸡子黄等。临床不仅需要仔细辨证，而且考虑到病机的复杂性，往往需要配伍使用。

四、躯体化症状药物

郁病的躯体化症状具有多样性、隐匿性。诸多内伤性疾病与情志郁结性郁病有关。在中药的摘录与文献的处理时，我们仅选择临床最常见的郁病躯体化症状。

心悸、怔忡多属于心肾气虚。从用药属性进行分类，一是补心气、养心血类药物，如龙眼肉、酸枣仁、柏子仁、紫河车、人参、地黄、茯苓、山药、百合、莲子等；二是重镇安神类药物，如紫石英、磁石、牡蛎、龙齿、龙骨等。

治疗倦怠乏力的药物以子类、果实类药物为主。此类药物多含油脂，具有补益肾精之用，如五味子、女贞子、大枣、荞麦、莲子、覆盆子等。另外，部分行气解郁的药物亦有一定的治疗乏力之功用，如石菖蒲、佩兰、薤白、花椒、细辛等。

治疗梅核气，以行气化湿类药物为主。代代花、梅花、橘叶、橙皮皆属于健脾燥湿、行气化痰的药物，半夏、厚朴、陈皮、青皮、草豆蔻等亦皆具备此种功用，为后世医家组方所常用。但需要关注的是，在桂枝的功效描述中，"结气，喉痹"皆为梅核气类症状，说明温阳通阳、行气祛湿法亦能治疗梅核气。

奔豚为气从少腹上冲胸咽，现代精神医学认为其系自主神经功能紊乱性疾病。从证候特征上看，可分为阳虚水泛和肝热上冲两种。肉桂、桂枝、茯苓、莪术、天仙藤、砂仁等，可以治疗阳虚水泛之奔豚；李根白皮、绿豆、葛根等，则可治疗肝郁化热的冲逆之气；部分宣通肺脾之气的药物，如杏仁、陈皮、青皮等，亦可治疗奔豚气逆。故临床需要根据证候特征选用不同的药物。

胸腹痞满涉及胸闷、胃脘痞塞、腹部胀满等，其主要病机为中焦气机阻滞、湿浊留滞。因此，治疗此类症状的药物，以健脾化湿、下气消痞类为主，如枳壳、白豆蔻、佛手、陈皮、草荳、香橼、莪术、紫苏子、厚朴等。但瘀血亦可导致气阻水停，部分胸闷腹胀源自血瘀，故部分活血祛瘀药如五灵脂、片姜黄、延胡索、韭菜等皆可通过活血化瘀而消胀。另有部分温阳散寒之品，如吴茱萸；疏肝理气之品，如薄荷、淡豆豉等，亦有消胀除满之功。

郁
病

不欲食为郁病常见症状。处方时，多在治疗郁病主体的基础上，佐以消食化积、健脾益胃之品。除本部分罗列之山楂、檀香、谷芽、枳壳、草果外，炒鸡内金、焦三仙、肉豆蔻等皆有改善食欲之功效。

由郁病所发的各部疼痛，如头痛、胁下痛、躯体肌肉痛、关节疼痛等，一则源自气滞，二则源自血瘀。因此，临床多从行气、活血入手治疗，所用药物亦可归为此两类。以行气为主者，如柴胡、青皮、防风、沉香、花椒、荔枝核、莪术、天仙藤、防风等；以活血为主者，如川芎、三棱、白蒺藜、泽兰、玫瑰花、芍药等；部分药物散寒温阳之细辛、吴茱萸、羌活、独活、威灵仙、小茴香等，亦通过温阳而活血，起到良好的治疗疼痛的作用。

总之，人体诸多内伤性病证，多与郁病密切关联。郁病症状波及广泛，证候复杂。因此，多数内伤性病证皆需在辨证的基础上，佐以行气解郁之品。

第六章
方剂撷英

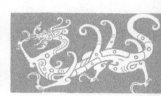

　　古代医籍所载方药浩如烟海，数量极为庞大，不仅专门的方书如《太平圣惠方》《太平惠民和剂局方》等载有数量可观的方剂，而且在众多的医家医论中，亦有大量的方剂记载。诸多方药，从名称、组成药味、功效描述，到用药剂量等，既存在一定的前后承接关系，又有一定的加减、拓展等变化。因此，方剂的文献处理甚为烦琐，故设定其处理原则如下：在某方名于多部方书中皆有记载的情况下，选择出处最早的文献；方名不同而药味组成和功效描述相同的，仅保留最早的方名；功效记载，以郁病类情志内伤性症状描述为主，去除外感、饮食所致精神情志症状者，如外感所致烦躁、失眠、胸腹痞满等，但对后世广泛应用于情志性疾病的方药，如除烦之栀子豉汤，治疗狂妄之桃核承气汤等进行一定保留；鉴于女性妊娠及产后处于特殊的生理病理状态，且亦为郁病高发时期，其治疗又有一定的特殊性，故将其分别单列。

综合类方剂

鉴于郁病的临床表现复杂多样，对郁病临床表现进行绝对划分存在一定困难，因此，只能选择其核心症状进行相对的分类。同样，基于方剂的特质，在对其适应病症进行划分时，边界亦存在一定的模糊性。有的方子针对某一症状具有专一性功效，有的则适应于诸多郁病症状，范围甚广。因此，设立的综合类方剂，是指功效较为广泛、主治郁病的临床表现多样的方剂。

一、补虚类方剂

1. 定志小丸

出处：《备急千金要方·小肠腑·风虚惊悸第六》

组方： 人参　茯苓各三两　菖蒲　远志各二两

上四味为末，蜜丸，如梧子大，饮服七丸，日三。加茯神为茯神丸，散服亦佳。

适应证： 治心气不定，五脏不足，甚者忧愁悲伤不乐，忽忽善忘，朝瘥暮剧，暮瘥朝发，狂眩方。

2. 五膈丸

出处：《备急千金要方·肺脏·积气第五》

组方： 麦门冬　甘草各五两　蜀椒　远志　桂心　细辛各三两　附子一两半　人参四两　干姜二两

上九味，末之，蜜和丸。微使淖，先食含如弹丸一枚，细细咽之，喉中、胸中当热，药力稍尽，复含一丸，日三夜二，服药十日愈。

适应证： 治忧膈、气膈、食膈、饮膈、劳膈。五病同药服，以忧恚、思虑、食饮得之，若冷食及生菜便发。其病苦心满，不得气息，引背痛如刺之状，食即心下坚，大如粉絮，大痛欲吐，吐即瘥，饮食不得下，甚者及手足冷，上气咳逆，喘息短气方。

3. 白术散

出处：《备急千金要方·肺脏·飞尸鬼疰第八》

组方： 白术_{十四枚} 附子 秦艽 人参 牡蛎 蜀椒 细辛 黄芩 川芎 牛膝_{各三分} 干姜 桂心 防风_{各五分} 独活 柴胡 桔梗 茯苓 当归_{各四分} 乌头 天雄 甘草 莽草 麻黄 石南 杜仲 栝楼根_{各二分}

上二十六味，治下筛。平旦酒服五分匕，讫（qì，结束），如人行七里久，热欲解，更饮酒五合为佳。

适应证： 治风入脏腑，闷绝，常自躁痛，或风疰入身，令疰鬼疰，飞尸恶气，肿起，或左或右，或前或后，或内或外，针灸流移，无有常处。惊悸，腹胀，气满叉心，头痛，或恍惚悲惧，不能饮食，或进或退，阴下湿痒，或大便有血，小便赤黄，房中劳极方。

4. 大建中汤

出处：《备急千金要方·肾脏·补肾第八》

组方： 饴糖_{半斤} 黄芪 远志 当归《千金翼》无 泽泻_{各三两} 芍药 人参 龙骨 甘草_{各二两} 生姜_{八两} 大枣_{二十枚}

上十一味，㕮咀，以水一斗，煮取二升半，汤成纳糖令烊。一服八合，消息又一服。《深师》无饴糖、远志、泽泻、龙骨，有桂心六两，半夏一升，附子一枚。

适应证： 治五劳七伤，小腹急，脐下彭亨，两胁胀满，腰脊相引，鼻口干燥，目眦眦，愦愦不乐，胸中气急，逆不下食饮；茎中策策痛，小便黄赤，尿有余沥，梦与鬼神交通去精，惊恐虚乏方。

5. 石斛散

出处：《备急千金要方·肾脏·补肾第八》

组方： 石斛_{十分} 牛膝_{二分} 杜仲 附子_{各四分} 柏子仁 松脂 石龙芮 云母粉 芍药 山茱萸肉 菟丝子 萆薢 泽泻 防风 细辛 桂心_{各三分}

上十六味，治下筛。酒服方寸匕，日再。阴不起，倍菟丝子、杜仲；腹中痛，倍芍药；膝中痛，倍牛膝；背痛，倍萆薢；腰中风，倍防风；少气，倍柏子仁；躄不能行，倍泽泻；随病所在倍三分。亦可为丸，以枣膏丸如梧子，酒服七丸。

适应证： 治大风，四肢不收，不能自反覆，两肩中疼痛，身重胫急筋肿，不可以行，时寒时热，足腨如似刀刺，身不能自任。此皆得之饮酒，中大风露，卧湿地，寒从下入，腰以下冷，不足无气，子精虚，众脉寒，阴下湿，茎消，令人不乐，恍惚时悲。此方除风、轻身、益气、明目、强阴、令人有子，补不足方。

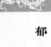

郁病

6. 补肾茯苓丸

出处：《外台秘要·卷第十七·〈素女经〉四季补益方七首》

组方：茯苓二两，食不消，加一倍　附子二两，炮，有风，三分加一　山茱萸三两，身痒，三分加一　杜仲二两，腰痛，三分加一　牡丹二两，腹中游气，三分加一　泽泻三两，有水气，三分加一　薯蓣三两，头风，加一倍　桂心六两，颜色不足，三分加一　细辛三两，目视眈眈，三分加一　石斛二两，阴湿痒，三分加一　苁蓉三两，身痿，三分加一　黄芪四两，体疼，三分加一

上十二味，捣筛，蜜和丸如梧桐子，先食服七丸，日二服。忌生葱、生菜、猪肉、冷水、大酢、胡荽等物。

适应证：疗男子内虚，不能食饮，忽忽喜忘，悲忧不乐，恚怒无常，或身体浮肿，小便赤黄，精泄淋沥，痛绞膀胱，胫疼冷痹，伸不得行，渴欲饮水，心腹胀满，皆犯七忌，上已其记，当疗之法，随病度量。

7. 垂命茯苓丸

出处：《外台秘要·卷第十七·〈素女经〉四季补益方七首》

组方：茯苓二两　白术二两　泽泻二两　牡蒙二两　桂心二两　牡蛎二两，熬　牡荆子二两　薯蓣二两　杜仲二两　天雄二两，炮　人参二两　石长生二两　附子二两　干姜二两　菟丝子二两　巴戟天二两　苁蓉二两　山茱萸二两　甘草二两，炙　天门冬二两，去心

上二十味，捣筛，以蜜和丸如梧子，先食服五丸，酒饮皆得。忌海藻、菘菜、鲤鱼、生葱、猪肉、酢物等。

适应证：疗男子五劳七伤，两目眈眈，得风泪出，头项急强，不得回顾。心腹胀满，上支胸胁，下引腰脊，表里疼痛，不得喘息，饮食咳逆，面目痿黄，小便淋沥，清精自出，阴痿不起，临事不对，足胫酸疼，或五心烦热，身体浮肿，盗汗流离，四肢拘挛，或缓或急，梦寤惊恐，呼吸短气，口干舌燥，状如消渴，忽忽喜忘，或悲忧呜咽，此药主之，补诸绝，令人肥壮，强健气力，倍常饮食，百病除愈方。

8. 薯蓣散方

出处：《太平圣惠方·卷第二十六·治五劳六极七伤通用诸方》

组方：薯蓣二两　白茯苓二两　远志半两，去心　泽泻一两　黄芪二两，锉　人参一两，去芦头　龙骨一两半　白芍药一两　五味子一两　山茱萸一两　沉香一两　枳壳三分，麸炒微黄，去瓤

上件药，捣粗罗为散。每服四钱，以水一中盏，入生姜半分、枣三枚，煎至六分，去滓，内白砂糖如栗大，更煎一两沸，食前温服。

适应证：治五劳六极七伤，脐下膨膪，两胁胀满，腰脊相引痛，鼻中干燥，目暗眈眈，愤愤不乐，胸中气逆，不下饮食，小便赤黄余沥，梦与鬼交，失精惊恐虚乏，宜服薯蓣散方。

9. 菟丝子圆

出处：《太平惠民和剂局方·卷五·治诸虚》

组方：菟丝子净洗，酒浸　泽泻　鹿茸去毛，酥炙　石龙芮去土　肉桂去粗皮　附子炮，去皮。各一两
石斛去根　熟干地黄　白茯苓去皮　牛膝酒浸一宿，焙干　续断　山茱萸　肉苁蓉酒浸，切，焙　防风去苗
杜仲去粗皮，炒　补骨脂去毛，酒炒　荜澄茄　沉香　巴戟去心　茴香炒。各三分　五味子　桑螵蛸酒浸，炒
芎䓖　覆盆子去枝、叶、萼。各半两

上为细末，以酒煮面糊为圆，如梧桐子大。每服二十圆，温酒或盐汤下，空心服。如脚膝
无力，木瓜汤下，晚食前再服。又方用龙齿三分，远志去苗、心，半两，黑豆煮，不用石龙芮、
泽泻、肉苁蓉。

适应证：治肾气虚损，五劳七伤，少腹拘急，四肢酸疼，面色黧黑，唇口干燥，目暗耳鸣，
心忪气短，夜梦惊恐，精神困倦，喜怒无常，悲忧不乐，饮食无味，举动乏力，心腹胀满，脚膝
痿缓，小便滑数，房室不举，股内湿痒，水道涩痛，小便出血，时有余沥，并宜服之。久服填骨
髓，续绝伤，补五脏，去万病，明视听，益颜色，轻身延年，聪耳明目。

10. 小菟丝子圆

出处：《太平惠民和剂局方·卷五·吴直阁增诸家名方》

组方：石莲肉二两　菟丝子酒浸，研，五两　白茯苓焙，一两　山药二两，内七钱半打糊

上为细末，用山药糊搜和为圆，如梧桐子大。每服五十圆，温酒或盐汤下，空心服。如脚
膝无力，木瓜汤下，晚食前再服。

适应证：治肾气虚损，五劳七伤，少腹拘急，四肢酸疼，面色黧黑，唇口干燥，目暗耳鸣，
心忪气短，夜梦惊恐，精神困倦，喜怒无常，悲忧不乐，饮食无味，举动乏力，心腹胀满，脚膝
痿缓，小便滑数，房室不举，股内湿痒，水道涩痛，小便出血，时有遗沥，并宜服之。久服填骨
髓，续绝伤，补五脏，去万病，明视听，益颜色，轻身延年，聪耳明目。

11. 大山蓣圆

出处：《太平惠民和剂局方·卷五·治诸虚》

组方：白术　麦门冬去心　白芍药　杏仁去皮、尖，麸炒黄　防风去芦叉　芎䓖各一两半　大豆黄卷炒
熟干地黄　肉桂去粗皮　曲炒　当归酒浸。各二两半　桔梗　白茯苓去皮　柴胡各一两二钱半　干姜炮，七钱半
甘草炙，七两　大枣一百个，蒸熟，去皮核　阿胶炒　人参各一两七钱半　白蔹半两　山蓣七两半

上为末，炼蜜与蒸枣同和圆，如弹子大。每服一圆，温酒或米饮化下，嚼服亦得，食前。
常服养真气，益精补髓，活血驻颜。

适应证：治诸虚百损，五劳七伤，肢体沉重，骨节酸疼，心中烦悸，唇口干燥，面体少色，
情思不乐，咳嗽喘乏，伤血动气，夜多异梦，盗汗失精，腰背强痛，脐腹弦急，嗜卧少起，喜惊

多忘，饮食减少，肌肉瘦瘁；又治风虚，头目眩晕，心神不宁，及病后气不复常，渐成劳损。久服补诸不足，愈风气百疾。

12. 妙香散

出处：《太平惠民和剂局方·卷五·绍兴续添方》

组方： 麝香别研，一钱 木香煨，二两半 山药姜汁炙 茯神去皮、木 茯苓去皮，不焙 黄芪 远志去心，炒。各一两 人参 桔梗 甘草炙。各半两 辰砂别研，三钱

上为细末。每服二钱，温酒调服，不拘时候。

适应证：治男子、妇人心气不足，志意不定，惊悸恐怖，悲忧惨戚，虚烦少睡，喜怒不常，夜多盗汗，饮食无味，头目昏眩。常服补益气血，安神镇心。

13. 十全大补汤

出处：《太平惠民和剂局方·卷五·吴直阁增诸家名方》

组方： 人参 肉桂去粗皮，不见火 川芎 地黄洗，酒蒸，焙 茯苓焙 白术焙 甘草炙 黄芪去芦 川当归洗，去芦 白芍药各等分

上一十味，剉为粗末。每服二大钱，水一盏，生姜三片，枣子二个，同煎至七分，不拘时候温服。

适应证：治男子、妇人诸虚不足，五劳七伤，不进饮食，久病虚损，时发潮热，气攻骨脊，拘急疼痛，夜梦遗精，面色萎黄，脚膝无力，一切病后气不如旧，忧愁思虑伤动血气，喘嗽中满，脾肾气弱，五心烦闷，并皆治之。此药性温不热，平补有效，养气育神，醒脾止渴，顺正辟邪，温暖脾肾，其效不可具述。

14. 沉香鹿茸圆

出处：《太平惠民和剂局方·卷五·续添诸局经验秘方》

组方： 沉香一两 巴戟去心，二两 鹿茸燎去毛，酒浸，炙，三两 附子炮，去皮、脐，四两 菟丝子酒浸，研，焙，五两 熟干地黄净洗，酒洒，蒸，焙，六两

上件为细末，入麝香一钱半，别研和匀，炼蜜为圆，如梧桐子大。每服四五十粒，好酒或盐汤空心吞下。常服养真气，益精髓，明视听，悦色驻颜。

适应证：治真气不足，下元冷惫，脐腹绞痛，胁肋虚胀，脚膝缓弱，腰背拘急，肢体倦怠，面无精光，唇口干燥，目暗耳鸣，心松气短，夜多异梦，昼少精神，喜怒无时，悲忧不乐，虚烦盗汗，饮食无味，举动力乏，夜梦鬼交，遗泄失精，小便滑数，时有余沥，阴间湿痒，阳事不兴，并宜服之。

15. 秘传玉锁丹

出处：《太平惠民和剂局方·卷五·续添诸局经验秘方》

组方：茯苓_{去皮，四两}　龙骨_{二两}　五倍子_{六两}

上为末，水糊为圆。每服四十粒，空心用盐汤吞下，日进三服。此药性温不热，极有神效。

适应证：治心气不足，思虑太过，肾经虚损，真阳不固，漩有遗沥，小便白浊如膏，梦寐频泄，甚则身体拘倦，骨节酸疼，饮食不进，面色黧黑，容枯肌瘦，唇口干燥，虚烦盗汗，举动乏力。

16. 安肾圆

出处：《太平惠民和剂局方·卷五·绍兴续添方》

组方：肉桂_{去粗皮，不见火}　川乌_{炮，去皮脐。各十六两}　桃仁_{麸炒}　白蒺藜_{炒，去刺}　巴戟_{去心}　山药　茯苓_{去皮}　肉苁蓉_{酒浸，炙}　石斛_{去根，炙}　萆薢　白术　破故纸_{各四十八两}

上为末，炼蜜为圆，如梧桐子大。每服三十圆，温酒或盐汤下，空心食前。小肠气，炒茴香，盐酒下。

适应证：治肾经久积阴寒，膀胱虚冷，下元衰惫，耳重唇焦，腰腿肿疼，脐腹撮痛，两胁刺胀，小腹坚疼，下部湿痒，夜梦遗精，恍惚多惊，皮肤干燥，面无光泽，口淡无味，不思饮食，大便溏泄，小便滑数，精神不爽，事多健忘。常服补元阳，益肾气。

17. 上丹

出处：《太平惠民和剂局方·卷五·续添诸局经验秘方》

组方：五味子_{半斤}　蛇床子　百部根_{酒浸一宿}　菟丝子_{酒浸，别研}　白茯苓　肉苁蓉_{酒浸}　枸杞子　柏子仁_{别研}　杜仲_{炒断丝}　防风_{去叉}　巴戟_{去心}　山药　远志_{去心。各二两}

上为末，蜜圆如梧桐子大。食前温酒、盐汤任下三十圆。春煎干枣汤；夏加五味子四两；四季月加苁蓉六两；秋加枸杞子六两；冬加远志六两。

适应证：养五脏，补不足，固真元，调二气，和荣卫，保神守中，久服轻身耐老，健力美食明目，降心火，交肾水，益精气。男子绝阳，庶事不兴；女子绝阴，不能妊娠。腰膝重痛，筋骨衰败，面色黧黑，心劳志昏，窨寐恍惚，烦愤多倦，余沥梦遗，膀胱邪热，五劳七伤，肌肉羸瘦，上热下冷，难任补药，服之半月，阴阳自和，容色肌肉光润悦泽。开心意，安魂魄，消饮食，养胃气。

18. 建中汤方

出处：《圣济总录·卷第九十一　虚劳门·虚劳口干燥》

组方：黄耆_剉　远志_{去心}　芍药　龙骨_{各一两}　甘草_{炙，剉。半两}

郁
病

上五味，粗捣筛。每用六钱匕，水一盏半，枣二枚，擘破，同煎至一盏，去滓，下饴糖少许，分温二服，空腹日午各一。

适应证：治五劳七伤，小腹拘急，脐下膨胀，两胁胀满，腰脊引痛，鼻口干燥，目视䀮䀮，忽忽不乐，胸中气逆，不下饮食，茎中痛，小便赤黄而有余沥，夜梦失精，惊恐虚乏。

19. 茯苓补心汤

出处：《三因极一病证方论·卷之八·心小肠经虚实寒热证治》

组方：白茯苓　人参　前胡　半夏汤洗七次，去滑　川芎各三分　橘皮　枳壳麸炒，去瓤　紫苏　桔梗　甘草炙　干姜各半两　当归一两三分　白芍药二两　熟地黄一两半

上剉散。每服四大钱，水盏半，姜五片、枣一枚，煎七分，去滓，食前服。

适应证：治心虚寒病，苦悸恐不乐，心腹痛，难以言，心寒恍惚，喜悲愁恚怒，衄血面黄，烦闷，五心热渴，独语不觉，咽喉痛，舌本强，冷汗出，善忘恐走。及治妇人怀妊恶阻，吐呕眩晕，四肢怠惰，全不纳食。

20. 小定志圆

出处：《三因极一病证方论·卷之九·健忘证治》

组方：菖蒲炒　远志去心，姜汁淹。各二两　茯苓　茯神　人参各三两　辰砂为衣

上为末。蜜丸，如梧子大。每服五十丸，米汤下。一方，去茯神，名开心散，饮服二钱匕，不以时。

适应证：治心气不定，五脏不足，甚者忧忧愁愁不乐，忽忽喜忘，朝差暮剧，暮差朝发。及因事有所大惊，梦寐不祥，登高涉险，致神魂不安，惊悸恐怯。

21. 大补心丹

出处：《三因极一病证方论·卷之九·狂证论》

组方：黄芪蜜炙　茯神　人参　酸枣仁炒　熟地黄各一两　远志去心，炒　五味子　柏子仁各半两，别研

上为末。蜜丸，如梧子大。用辰砂为衣。每服三十丸，米汤、温酒任下。

适应证：治忧思恶虑过多，致神志不宁，魂魄失守，虚阳外泄，则自汗呕吐，泻利频数，诸阴不生，则语言重复，忪悸眩晕。兼治大病后虚烦不得眠，羸瘦困乏；及妇人胎前产后，悉能主之。常服安心神，调血脉，镇惊补虚。

22. 愈山人镇心丹

出处：《传信适用方·卷上·补益》

组方：黄芪五两，炙　熟干地黄二两半，洗　五味子二两半，去枝梗　柏子仁二两半，令研　远志二两半，去心秤　白茯神五两，去木　酸枣仁五两，去皮，炒秤　朱砂三两，别研为衣

上为细末，炼蜜为圆如梧桐子大，以朱砂为衣。此药性平凉，无毒，善安镇神脏，补养心气。

适应证：专治惊忧思虑过伤，心气不足，怔忡盗汗，乱梦失精，卒暴心痛，中风不语，风痫癫狂，客忤不省，悲哭无常，色脱神瘁，飞尸鬼疰，恍惚惊悸，吐血便血，虚劳羸瘦，病后虚烦，不得眠睡，产前安胎，产后补虚，极有大功，种种心疾悉皆主之。

23. 心肾丸

出处：《叶氏录验方·中卷·补益》

组方：肉苁蓉二两, 切片, 酒浸一宿, 焙干秤　菟丝子一两, 酒浸一宿, 取出捣成饼, 焙干秤, 碾　莲子肉一两, 去心, 微炒黄　远志一两半, 酒浸, 抽去心, 焙干秤　人参去芦头, 一两　柏子仁一两半, 别研为膏　石菖蒲一两半　麦门冬一两, 汤浸去心, 焙干秤　龙骨一两半, 上舌紧真者, 别研　附子一两, 炮, 去皮, 切片子　枸杞子一两半, 择去枝杈净秤

上十一味为细末，却将研者药和匀，用浸药酒打面糊为丸如梧桐子大。每服三十九至五十丸，空心、食前，温酒盐汤送下。

适应证：治心肾不足，水火不既济，心忪，夜多惊悸，梦遗失精，恍惚多忘，小便白浊，膀腿沉重，精神昏聩，饮食失味，盗汗少力，或诸虚不足，阳事衰弱。常服不燥热，但平补气血，养心肾。

24. 心肾圆

出处：《活人事证方后集·卷之四·白浊门》

组方：鹿茸一两, 燎去毛, 酒涂炙　附子炮, 去皮、脐, 一两　牛膝去苗, 酒浸, 二两　熟地黄洗, 再蒸, 二两　当归去芦, 一两, 酒浸　菟丝子酒浸, 蒸, 碾成饼, 三两　远志去苗, 甘草水煮, 搥去骨, 一两　苁蓉二两, 酒浸　五味子去枝　山药炒　龙骨略煅　人参　白茯神　黄芪炙。以上各一两

上为细末，用浸药酒煮，薄面糊为丸，如桐子大。每服五七十圆，枣汤送下，空心食。

适应证：治水火不既济，恍惚多忘，心忪盗汗，夜梦惊恐，小便数而白浊，精滑梦遗，目暗耳鸣，悲忧不乐，腰膝缓弱，四肢酸疼。常服养心气，补气血，生津液，进饮食，安神定志。

25. 心丹（亦名法丹）

出处：《严氏济生方·五脏门·心小肠虚实论治》

组方：朱砂五十两　新罗人参　远志去心, 甘草煮　熟地黄洗净, 酒蒸焙　白术　石菖蒲　当归去芦, 酒浸焙　麦门冬去心　黄芪去芦　茯苓去皮　茯神去木　柏子仁拣净　木鳖仁炒, 去壳　石莲肉去心, 炒　益智仁各五两

上加人参等十四味，各如法修制，锉碎拌匀，米粽为丸，如豌豆大，阴干。每服十粒至二十粒，食后，参汤、枣汤、麦门冬汤任下。

适应证：此丹颗粒辰砂加心药煮炼。主男子妇人心气不足，神志不宁，忧愁思虑，谋用过度；或因惊恐，伤神失志，耗伤心气，恍惚振悸，差错健忘，梦寐惊魇，喜怒无时；或发狂眩晕，不省人事，及治元气虚弱，唇燥咽干，潮热盗汗；或肺热上壅，痰唾稠黏，咳嗽烦渴；或大病后心虚烦躁，小儿心气虚弱，欲发惊痫；或直视发搐，应是一切心疾，并宜服之。常服养心益血，安魂定魄，宁心志，止惊悸，顺三焦，和五脏，助脾胃，进饮食，聪明耳目，悦泽颜色，轻身耐老，不僭不燥，神验不可具述。

26. 神明补心丹

出处：《御药院方·卷之六·补虚损门》

组方：远志去心　紫石英飞研　石菖蒲各八钱　熟地黄　白茯苓去皮。各半两　麦门冬去心　卷柏去根土　人参去芦头　丹参　黄芪　白术　泽泻　山茱萸　防风　秦艽　桔梗已上各四钱　柏子仁　川姜各一钱半　干山药　白蔹　芍药　石膏飞研　铁粉飞研　神曲炒　当归　半夏生姜制　牡丹皮各二钱　朱砂研，飞，四钱，为衣

上件为细末，入朱砂令匀，炼蜜和丸，每两作一十丸，朱砂为衣。每服一丸，煎人参汤化下，温酒亦得，不拘时候。

适应证：治心气不足，神志不定，恍惚多惊，虚烦少睡，心情沉默，恶闻人声，一切心虚之证并可常服。

二、泻实类方剂

1. 七气丸

出处：《小品方·要方第一卷目录·治心痛腹胀满冷痛诸方》

组方：大黄十分，炮　人参三分　椒二分，熬　半夏三分，炮　乌头五分，炮　桔梗三分　细辛三分　茱萸三分，熬　干姜三分　菖蒲三分　茯苓三分　芎䓖三分　紫菀三分　甘草三分　石膏三分　柴胡三分　桃仁三分

凡十七物，治合下筛，和以蜜，酒服如梧子三丸，日三，不知，稍增以知，至十丸为度。（《医心方》卷十）

适应证：七气为病，有寒气、怒气、喜气、忧气、恚气、愁气、热气。此七气为病，皆生积聚，坚牢如杯在腹中，心痛烦怨，不能饮食，时去时来，发作有时，每发痛欲绝也。其寒气则吐逆，心下胀满；其热气则慌惚闷乱，常如眩冒，失精；其怒气则不可当，热病上荡心，短气欲绝，不得息；其恚气则积聚心下，不得食饮；其喜气则不可疾行久立；其忧气则不可苦作，卧不安席；其愁气则忘忘，置物四旁，不复忆处，四肢手足跗肿，不得举。

2. 深师五邪丸

出处:《外台秘要·卷第十五·五邪方五首》

组方: 芎䓖　龙角无角用齿　茯苓　紫石研　防风　厚朴炙　铁精研　甘草炙。各四分　远志六分,去心　丹参　大黄　栀子仁　桂心　细辛　菖蒲　椒汗,去目　人参　干姜　附子炮　吴茱萸各五分　芥子三分　禹余粮七分,研

上二十二味,捣下筛,和以蜜丸如梧子大,未食服二十丸,夜服十丸,枣汤下,不知增之。忌海藻、菘菜、生葱、生菜、猪羊肉、饧。

适应证: 疗心惊恐梦寤愁忧,烦躁不乐,心神错乱,邪气经入五脏,往来烦闷,悲哀啼泣,常如苦怖,吸吸短气,当发之时,恍惚喜卧,心中踊踊,忽然欲怒,癫倒手足,冷青气乏。鬼邪气所中,涉于脏腑,食即呕逆,除气定心神方。

3. 膈气散

出处:《太平惠民和剂局方·卷三·治一切气》

组方: 肉豆蔻仁　木香　干姜　厚朴去粗皮,生姜汁制,炒　青皮去白　甘草爁。各五两　三棱炮　益智仁　莪术炮　肉桂去粗皮　陈皮去瓤　槟榔　枳壳去瓤,麸炒。各十两

上为细末。每服二钱,水一盏,入生姜二片、枣半个,同煎七分,和滓热服。如不及煎,入盐少许,沸汤点服亦得,不拘时候。

适应证: 治五种膈气,三焦痞寒,胸膈满闷,背膂引疼,心腹膨胀,胁肋刺痛,食饮不下,噎塞不通,呕吐痰逆,口苦吞酸,羸瘦少力,短气烦闷。常服顺气宽中,消痃癖积聚,散惊忧恚气。

4. 五膈宽中散

出处:《太平惠民和剂局方·卷三·治一切气》

组方: 白豆蔻去皮,二两　甘草炙,五两　木香三两　厚朴去皮,生姜汁炙熟,一斤　缩砂仁　丁香　青皮去白　陈皮去白。各四两　香附子炒去毛,十六两

上为细末。每服二钱,入生姜二片,盐少许,沸汤点服,不计时。

适应证: 治因忧恚、寒热,动气伤神,致阴阳不和,腑脏生病,结于胸膈之间,遂成五膈之病:一曰忧膈,胸中气结,津液不通,饮食不下,羸瘦短气;二曰恚膈,心下实满,噫辄醋心,饮食不消,大小便不利;三曰气膈,胸胁逆满,噎塞不通,噫闻食臭;四曰寒膈,心腹胀满,咳嗽气逆,腹上苦冷雷鸣,绕脐痛,不能食饮;五曰热膈,五心中热,口中烂,生疮,四肢烦重,唇口干燥,身体或热,腰背疼痛,胸痹引背,不能多食,及一切气疾,并皆治之。

5. 越鞠丸（又名芎术丸）

出处:《丹溪心法·卷三·六郁五十二》

组方：苍术　香附　抚芎　神曲　栀子_{各等分}

上为末，水丸如绿豆大。

适应证：解诸郁。

6. 钱氏异功散

出处：《保命歌括·卷之十一·郁病》

组方：人参　白术　白茯苓　陈皮　苍术　香附　川芎　神曲_{等分}　炙草_{减半}

上为末，每二钱。

适应证：补脾胃，治诸郁。

7. 家传枳术越鞠丸

出处：《保命歌括·卷之十一·郁病》

组方：白术_{二两}　枳实_炒　苍术　香附_{盐酒浸}　川芎　神曲_炒　陈皮_{各一两}

上为细末，如本方为丸，梧桐子大，每五十，白汤下。

适应证：补中解郁。

8. 加减二陈汤

出处：《养生四要·卷之二·慎动第二》

组方：陈皮_{去白，一钱}　白茯苓_{一钱}　半夏_{制，五分}　甘草_{三分}　香附_{制，一钱}　贝母_{五分}　苍术_{米泔浸，七分}　川芎　青皮_{各五分}

水一盏，生姜三片，煎八分，食远服。

适应证：人之思者，谋望之事未成，探索之理未得，乃思也。思则心存不放，念久难释，而气结不行矣。其病也，为不嗜食，口中无味，为嗜卧，为躁扰不得眠，为心下痞，为昏瞀，为白淫，女子不月，为长太息，为健忘。

9. 加味越鞠丸

出处：《寿世保元·卷二·郁证》

组方：苍术_{米泔浸，姜汁炒，一两}　抚芎_{一两}　香附_{童便浸三日，炒，一两}　神曲_{炒，一两}　栀子_{炒，五钱}　陈皮_{去白，一两}　白术_{去芦，炒，三两}　黄连_{酒炒，一两}　山楂_{去子，二两}　白茯苓_{去皮，一两}　萝卜子_{炒，五钱}　连翘_{五钱}　枳实_{麸炒，一两}　当归_{酒洗，一两}　广木香_{五钱}

上为末，姜汁打稀糊为丸，如梧桐子大，每服五六十丸，食后白汤送下。

适应证：一论解诸郁火痰气，开胸膈，思饮食，行气消积散热，用此。

10. 越鞠二陈丸

出处：《寿世保元·卷二·郁证》

组方：苍术_{米泔浸}　山栀子_{炒黑}　南芎　神曲_炒　香附_{童便炒}　山楂肉　陈皮　半夏_{姜汁炒}　白茯苓_{去皮}　海石　南星　天花粉_{各二两}　枳壳_{去穰，麸炒，一两五钱}　甘草_{炙，五钱}

上共为细末，滚水和成丸，如梧桐子大，每用二钱，食后用萝卜汤或姜汤、清茶任下，食后服。

适应证：一论气湿痰热血食六郁，此宽脾快膈之药也。

11. 托里越鞠汤

出处：《景岳全书·卷六十四·外科》

组方：人参　白术_{各二钱}　陈皮　半夏_{各一钱}　山栀　川芎　香附　苍术_{各七分}　炙甘草_{五分}

上姜、枣、水煎服。

适应证：六郁所伤，脾胃虚弱，饮食少思等证。

12. 舒郁丸

出处：《丹台玉案·卷之四·诸气门》

组方：香附　枳实　苍术_{各三两}　沉香_{一两五钱}　宿砂　山栀仁　抚芎　红曲　半夏_{各二两}

上为末，水丸，每服三钱，空心白滚汤下。

气郁，加乌药、木香、槟榔、干姜、枳壳、桔梗。

湿郁，加白术、白芷、赤茯苓、木通、苍术。

痰郁，加南星、海石、瓜蒌仁、枳壳、桔梗、小皂荚。

热郁，加黄连、青黛、连翘、山栀。

血郁，加桃仁、红花、丹皮、当归、韭汁。

食郁，加山楂、麦芽、神曲；伤冷食胃脘痛，加草豆蔻、干姜；如春加防风，夏加苦参，秋冬加吴茱萸。

适应证：治一切郁症。

13. 加味二陈汤

出处：《丹台玉案·卷之四·噎膈门》

组方：白茯苓　陈皮　半夏_{各一钱}　厚朴　桔梗　枳实　黄芩　贝母_{去心}　苏子_{各一钱二分}　甘草　肉桂_{各二分}

生姜三片，煎服。

适应证：治六郁七情，神思所伤，结成痰核芥芥喉中，咯之不出，吐之不下。

三、补虚兼泻实类方剂

1. 小柴胡汤

出处：《伤寒论·辨太阳病脉证并治中第六》

组方： 柴胡半斤　黄芩三两　人参三两　半夏半升，洗　甘草炙　生姜各三两，切　大枣十二枚，擘

上七味，以水一斗二升，煮取六升，去滓，再煎取三升，温服一升，日三服。若胸中烦而不呕者，去半夏、人参，加瓜蒌实一枚；若渴，去半夏，加人参，合前成四两半，栝楼根四两；若腹中痛者，去黄芩，加芍药三两；若胁下痞鞕，去大枣，加牡蛎四两；若心下悸，小便不利者，去黄芩，加茯苓四两；若不渴，外有微热者，去人参，加桂枝三两，温覆微汗愈；若咳者，去人参、大枣、生姜，加五味子半升，干姜二两。

适应证： 伤寒五六日中风，往来寒热，胸胁苦满，嘿嘿不欲饮食，心烦喜呕，或胸中烦而不呕，或渴，或腹中痛，或胁下痞硬，或心下悸，小便不利，或不渴，身有微热，或咳者。

2. 七气汤

出处：《备急千金要方·肺脏·积气第五》

组方： 干姜　黄芩　厚朴《深师》作桂心　半夏　甘草　地黄　芍药　栝楼根《深师》作橘皮。各一两　蜀椒三两，《深师》作桔梗　枳实五枚　人参一两　吴萸五合

上十二味，㕮咀，以水一斗，煮取三升，分三服，日三。

适应证： 治寒气、热气、忧气、劳气、愁气或饮食为膈气，或劳气内伤，五脏不调，气衰少力方。

3. 石韦丸

出处：《备急千金要方·肾脏·补肾第八》

组方： 石韦　蛇床子　苁蓉　山萸肉　细辛　礜（yù）石　远志　茯苓　泽泻　柏子仁　菖蒲　杜仲　桔梗　天雄　牛膝　续断　山药各二两　防风　赤石脂各三两

上十九味，末之，枣膏若蜜和丸。酒服如梧子三十丸，日三。七日愈，二十日百病除，长服良。崔氏无礜石，茯苓、泽泻、桔梗、山药，有栝楼根二两半，云白水侯方。

适应证： 黄帝问五劳七伤于高阳负，高阳负曰：一曰阴衰，二曰精清，三曰精少，四曰阴消，五曰囊下湿，六曰腰一作胸胁苦痛，七曰膝厥痛冷不欲行，骨热，远视泪出，口干，腹中鸣，时有热，小便淋沥，茎中痛，或精自出。有病如此，所谓七伤。一曰志劳，二曰思劳，三曰心劳，四曰忧劳，五曰疲劳，此谓五劳。

4. 镇心丸

出处：《千金翼方·中风上·心风第五》

组方： 秦艽　柏实　当归　干膝熬　白蔹　杏仁去皮尖、双仁，熬　芎䓖各三分　泽泻一两　干地黄六分　防风　人参各四分　甘草一两，炙　白术　薯蓣　茯苓　干姜各二分　麦门冬去心，二两　前胡四分

上一十八味，捣下筛，炼蜜和为丸，如桐子，先食饮服十丸，日三，不知稍增之。忌海藻、菘菜、芫荑、桃李、雀肉、醋物等。

适应证：治胃气厥实，风邪入脏，喜怒愁忧，心意不定，恍惚喜忘，夜不得寐，诸邪气病悉主之方。

5. 大黄甘草丸

出处：《千金翼方·杂病中·饮食不消第七》

组方：大黄 甘草炙 桂心 桔梗各二两 白蔹 茯苓各半两 附子炮，去皮 芎䓖 阿胶炙 泽泻 防风 薯蓣 石斛 芍药 干姜 紫菀 黄芩 蜀椒汗，去目、闭口者 白术各一两 当归 人参 苁蓉 干地黄 山茱萸 麦门冬去心。各一两半

上二十五味，捣筛为末，炼蜜和丸。空腹酒下如梧子大，十丸，日三，稍加至三十丸。

适应证：主久寒，胸胁支满，忧思伤损，奔气膈气，肠中虚冷，呼吸短气，不得饮食，痰气，肿聚辄转上下，眩冒厥绝，颜色恍惚，梦寤不定，羸瘦萎黄，经年不起方。

6. 细辛散

出处：《千金翼方·杂病下·备急第一》

组方：附子二分，炮，去皮 秦艽三分 人参三分 牡蛎三分，熬 蜀椒三分，汗，去目、闭口者 干姜五分 桂心五分 茯苓一两 桔梗一两 防风一两半 白术一两 当归一两 独活一两 柴胡五分 黄芩三分 乌头半两，炮，去皮 甘草三分，炙 麻黄三分，去节 芎䓖三分 石南半两 莽草半两 牛膝半两 天雄半两，炮，去皮 瓜蒌半两 杜仲半两，炙 细辛二分

上二十六味，捣筛为散，仍别秤之合和也，且以清酒服五分匕，讫，如行十里久势欲歇，更饮酒五合，佳。

适应证：主风入五脏，闷绝，常自燥痛，或风注入身，冷注鬼注，飞尸恶气，肿起，或左或右，或前或后，或内或外，针灸流移，无有常处，惊悸腹胀，气满，又心头痛，或恍惚悲惧，不能饮食，或进或退，阴下湿痒，或大便有血，小便赤黄，房中劳极方。

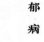

郁
病

7. 大温白丹

出处：《鸡峰普济方·卷第九·积聚》

组方：紫菀 吴茱萸 菖蒲 枇杷叶 桔梗 茯苓 皂角 厚朴 姜 连翘 椒 巴豆各等分

上为细末，炼蜜和丸如梧桐子大，每服三丸，食后米饮下。一方无枇杷叶，有柴胡、人参、桂、川乌头。

适应证：疗男子、妇人心腹积聚、久癥、癖块大如杯碗，黄疸，宿食朝起呕吐，支满上气，心腹胀满，心下坚结，气攻胸胁连背，痛无常处，心痛状如虫咬，疗十种水气，八种痞塞，反胃吐呕，饮食噎塞，五淋，九种心疼，七十二种风，三十六遁尸注，或癫痫，五邪失心，愁忧思虑情意不乐，恐惧悲啼。妇人月水不通，直似怀妊，连年累月，四肢沉重，羸瘦困弊。

8. 镇心丹

出处:《鸡峰普济方·卷第十一·心》

组方: 熟地黄　远志　茯苓　柏子仁　白术各一两半　人参　菖蒲　麦门冬　酸枣仁　木通　百部　贝母　茯神　甘草　朱砂　天门冬　赤石脂心　防风　桂各一两　枣肉四两

上为细末,炼蜜和丸,如梧子大,每服三十丸,人参汤下。如大瘕,血气虚弱,食少不眠,煎酸枣仁汤下。

适应证: 治忧愁思虑过伤,心气不足,神色损变,志意沉伏,怔忪恍惚,眩冒,恐怯惊怖,及治骨热诸劳,失精乱梦,飞尸鬼注,肌瘦色黄,食少倦怠,夜寝盗汗,胃脯气痞,以至大怒,小恐所伤,吐血失血,丈夫劳损,妇人血虚,产前产后虚损,种种心疾。

9. 补心汤

出处:《鸡峰普济方·卷第十一·心》

组方: 人参　白术　茯苓　茯神　菖蒲各半两　远志四钱　甘草　桂各三钱

上为细末,每服二钱,水一盏,生姜三片,枣一枚擘破,同煎至七分,食后温服。

适应证: 治心气不足,惊悸汗出,心中烦闷,短气悲忧,独语自梦,悉不自知,及诸失血,舌本强直。

10. 当归木香汤

出处:《黄帝素问宣明论方·卷九·劳门》

组方: 青皮　五加皮　海桐皮　桑白皮　陈皮　地骨皮　丁香皮　牡丹皮　棕榈皮诸药烧为灰,用十大钱,称　当归一两　木香　红芍药各半两

上为细末,每服一钱,水一盏,入小油二点,钱一文,同煎至七分,温服。如妇人血脏脐下冷痛似刀搅,遍身肿满,室女经脉不通,用斑蝥一两、大黄一两炒,锉,二味为末,用黄狗胆汁,以温酒送下一钱。如脐下痛止,心间痰未止,不服二味。

适应证: 治妇人血气虚劳,令人头目昏眩,谵语声沉重,舌根强硬,言语蹇涩,口苦不思饮食,白日闲睡,夜发虚汗,神思恍惚,梦寐狂言,面色萎黄,频发喘咳,遍身疼痛,骨节气走注,四肢沉重,背胛拘急,发寒热,五心烦躁,唇干多渴,胸膈不利,咽喉噎塞,尪羸瘦弱。

11. 万病紫菀丸

出处:《医垒元戎·卷六·古今巴豆例》

组方: 紫菀去苗土　吴茱萸汤洗七次,焙干　厚朴姜汁制,一两　菖蒲去毛,九节者佳　柴胡去苗　桔梗去黑皮芦,炒　茯苓去皮　皂荚去皮、弦、子,炙　桂枝　干姜炮　黄连去毛,八钱　蜀椒去目及闭口者,微炒　巴豆去皮膜,出油,研　人参去芦。各半两　川乌炮,去皮,半两加三钱　加:羌活　独活　防风等分

上为细末,入巴豆匀,炼蜜丸如桐子大,每服三丸,渐加至五七丸,生姜汤送下,食后临卧。

适应证： 此药疗治久患疟癖如碗大，及诸黄病，每地气起时，上气冲心，绕脐绞痛，一切虫咬，十种蛊病，及胃冷吐食，呕逆恶心，饮食不消，天行时病，妇人多年月水不通，或腹如怀孕，多血，天阴即发。又治二十种风，顽痹不知年岁，昼夜不安，梦与鬼交，头多白屑，或哭或笑，如鬼魅所著，腹中生疮，服之皆效。又治小儿惊痫，大人癫狂，一切风及无孕妇人身上顽麻、状如虫行、四肢俱肿、呻吟等疾。

12. 还魂汤

出处：《世医得效方·卷第八·大方脉杂医科》

组方： 杏仁_{去皮尖，一百五粒}　甘草　桂_{去粗皮。各一两}　麻黄_{去节，洗，一两半}

上锉散。每服四大钱，水一盏半煎，不以时服。

适应证： 治精神不全，心志多恐，遂为邪鬼所击。或复附著，奄忽气绝，无复觉知。或谵言骂詈，如醉如狂。人有起心，先知其筆，其状万端，不可概举。及卒心腹胀满，吐利不行，如干霍乱状，世所谓冲恶是也。或已死，口噤不开，去齿下汤。或汤入口不下者，分病人发，左右捉，踏肩引之。药下，复增，取尽二升，须臾立苏。

郁病

13. 流气饮子

出处：《奇效良方·卷之十五·气门》

组方： 紫苏草　青皮_{去白}　当归_洗　芍药　乌药　茯苓_{去皮}　桔梗　半夏_{汤洗}　川芎　黄芪　枳实_{麸炒}　防风_{去芦}　陈皮_{去白}　甘草_{炙。各一钱}　木香　大腹皮　槟榔　枳壳_{麸炒。各半钱}

上作一服，用水二盅，生姜三片，红枣一枚，煎至一盅，去滓，不拘时服。

适应证： 治男子妇人五脏不和，三焦气壅，心胸痞闷，咽塞不通，腹胁膨胀，呕吐不食，上气喘急，咳嗽痰盛，面目浮，四肢肿，大便秘涩，小便不通，忧思太过，郁结不散，腹胀，胁肋走注疼痛，脚气肿痛，并皆治之。

14. 大乌金丸

出处：《乾坤生意·下卷·济阴》

组方： 大艾叶　当归_{醋炒}　破故纸_炒　茴香_炒　熟地黄_{醋炒}　南木香_{不见火}　茱萸　三棱　莪术_{各二两}　川芎_{醋炒}　芍药_{醋炒。各三两}　香附子_{六两}　玄胡索_{一两}　紫荆皮_{四两，醋炒}

上先将艾二两，香附子六两，米醋一升浸一日一夜，冬月三昼夜，煮干，炒令赤黑色，入后十二味，同为细末，醋煮糯米糊为丸梧桐子大。每服七八十丸，空心盐、酒汤任下，日二服。如崩中下血不止，加棕灰一两，棉灰五钱，蒲黄炒一两，百草霜七钱。

适应证： 治妇人三十六病，思虑过度，变生多疾，孕育不成，崩中带下，五心烦热，口苦咽干，饮食无味，身疼羸瘦，面目萎黄，手足酸软，经水不匀，脐腹胀疼，发鬓黄落，喜卧倦起，产后恶血上攻，心腹刺痛，败血不止，及子宫一切恶疾。

15. 归脾汤

出处:《正体类要·卷下·方药》

组方: 白术　当归　白茯苓　黄芪炙　龙眼肉　远志　酸枣仁炒。各一钱　木香五分　甘草炙，三分　人参一钱。

上姜、枣水煎服。加柴胡、山栀即加味归脾汤。

适应证: 治跌仆等症。气血伤损，或思虑伤脾，血虚火动，寤而不寐，或心脾作痛，倦怠嗜卧，怔忡惊悸，自汗盗汗，大便不调，或血上下妄行，其功甚捷。

16. 当归饮

出处:《养生类要·前集·解饮食诸毒》

组方: 人参一钱五分　当归身一钱五分　麦门冬一钱　五味子十五粒　白芍药酒炒，一钱　山栀五分　白茯神去皮心，一钱　酸枣仁炒，一钱　生地黄五分，姜汁洗　甘草炙，五分　陈皮五分　川芎五分

上用姜二片，枣一枚，水一钟半，煎八分，食远服。

适应证: 人遇劳心思虑损伤精神，头眩目昏，心虚气短，惊悸烦热，即服此方，补血为主。

17. 济阴至宝丹（云林制）

出处:《古今医鉴·卷之十一·虚劳》

组方: 当归酒洗，一钱　白芍酒炒，八分　白茯去皮，八分　白术去芦，一钱　陈皮八分　知母八分，最能泻虚中之火，生用　贝母八分，去心　香附便制，八分　柴胡酒炒，三分　薄荷三分　地骨皮去皮，八分　甘草三分　麦门冬去心，八分

上锉一剂，用煨生姜三片，水煎温服。

适应证: 治妇人诸虚百损，五劳七伤，经脉不调，肢体羸瘦。此药专调经水，滋血脉，补虚劳，扶元气，健脾胃，养心肺，润咽喉，清头目，定心悸，安神魂，退潮热，除骨蒸，止喘嗽，化痰涎，收盗汗，止泄泻，开郁气，利胸膈，疗腹痛，解烦渴，散寒热，祛体疼，大有奇效，不可尽述。

18. 加减逍遥散

出处:《古今医鉴·卷之十一·虚劳》

组方: 当归酒洗　白芍酒炒　白术土炒　白茯　柴胡各一钱　甘草炙，五分

上锉一剂，煨姜一片，薄荷少许，水煎服。

如发热盛，加地骨皮、知母。如手颤掉，加防风、荆芥、薄荷。如咳嗽，加五味子、紫菀。如气恼胸膈痞闷，加枳实、青皮、香附。如吐痰，加半夏、贝母、瓜蒌仁。如饮食不消，加山楂、神曲。如发渴，加麦门冬、天花粉。如胸中作热，加黄连、栀子。如心慌心跳，加酸枣仁、远志肉。如久泻，加干姜炒黑。如遍身痛，加羌活、防风、川芎，以利关节。如吐血，加生地、

阿胶、牡丹皮。如自汗，加黄芪、酸枣仁。如左腹血块，加三棱、莪术、桃仁、红花。如右腹气块，加木香、槟榔。如怒气伤肝，眼目昏花，加龙胆草、黄连、栀子、白豆蔻。如经闭不通，加桃仁、红花、苏木。如小腹痛，加玄胡索、香附米。

适应证：治肝脾血虚发热，或潮热，或自汗盗汗，或头痛目涩，或怔忡不宁，颊赤口干，或月经不调，或肚腹作痛，或小腹重坠，水道涩痛，或肿痛出脓，内热作渴。

19. 简便方

出处：《简明医彀·卷之三·郁证》

组方：木香　砂仁　白豆蔻_{等分}

研末，每五分，不拘时，白汤下。或木香酒磨下；或砂仁、白蔻，常嚼一粒佳。郁金，酒磨服效。

适应证：治诸郁。

评述

郁
病

对具有综合性治疗功效的方剂进行分类，大体可以分为补虚、泻实及补虚兼泻实三类。补虚类方药中，以补心气、填肾精、温阳气为主。心主神明，心气虚导致的精神类症状最多见。因此，补心气为治疗多种郁病症状的主要方法，此类方药如定志小丸、小定志丸、补心汤、茯苓补心汤等，其中核心药物以定志小丸的组成为主，包括人参、茯苓、菖蒲、远志。肾精为人体五脏精气之本，对脏腑组织结构、功能属性具有决定性影响。因此，肾精不足，在出现人体虚劳诸症的同时，亦会造成精神神志的紊乱。填补肾精，亦是治疗多种郁病的重要方法，代表方如菟丝子圆、大山芋圆、沉香鹿茸圆等，用药以熟地黄、山萸肉、巴戟天、石莲肉、肉苁蓉、菟丝子等为主。另外，阳气对神气具有温养作用，阳虚则无以温养神气，可导致众多类型的郁病。临床通过温阳的方法治疗郁病取效快捷，因此在综合类方剂中有诸多的温阳之剂，如五膈丸、白术散、安肾丸等，药物以附子、吴茱萸、桂枝、干姜、细辛等为主。

泻实类方药，以两种治疗思路为主，一是祛除中焦湿浊，二是祛除气、火、食、湿、痰、瘀等郁滞而成的六郁邪气。中焦脾胃为脏腑气机运转之枢组，中焦为湿浊所阻，则气机升降失常，继而出现人体各部功能的异常。因此，健脾祛湿为治疗多种实性郁病的重要方法，代表方如膈气散、五膈宽中散、二陈汤加味、异功散加味等，用药以草果、半夏、厚朴、白豆蔻、草豆蔻等为主。气郁进一步发展可化火，形成郁热；同时，气郁可以引发水液代谢的阻滞、痰浊的凝滞、血液的瘀滞等，引起食郁、湿郁、痰郁、血瘀，即所谓"六郁"。治疗六郁，以朱丹溪的越鞠丸为代表方，历代有多种加减，如越鞠丸加味、枳术越鞠丸、越鞠二陈丸、托里越鞠丸等。

相较于纯补纯泻类方药，补虚兼泻实类方药的临床应用更为广泛。因郁病病程一般较长，临床患者多呈现虚实夹杂的病机特点。因此治疗组方也多表现为补虚药和泻实药并用，据病机虚实各有侧重而灵活变通。该类方剂以枢转少阳的小柴胡汤、疏肝理气的逍遥散、化痰安神的补心汤为代表，对多种郁病皆具有较好的疗效。

第二节
情志紊乱类治疗方剂

情志紊乱是郁病患者的主要临床症状群，临床表现以情绪低落为主。古代文献描述，涉及愁忧、善悲、惊悸、恐畏、烦躁等多种不同的症状，有的单独呈现，但多数相兼出现。临床处方时一则需要选择主症治疗，二则需要多方兼顾。

郁病

一、愁忧

愁忧以情绪忧郁不舒为基本表现，与西医学的抑郁情绪最为接近。在整理古代文献时，将主治中包括忧、愁、悲、不乐、郁等症状描述的方剂归入此类。

1. 赤豆当归散

出处：《金匮要略·百合狐惑阴阳毒病脉证治第三》

组方： 赤小豆三升，浸令芽出，曝干 当归三两

上二味，杵为散，浆水服方寸匕，日三服。

适应证： 病者脉数，无热，微烦，默默但欲卧，汗出，初得之三四日，目赤如鸠眼；七八日，目四眦—本此有黄字黑。若能食者，脓已成也。

2. 大黄䗪虫丸

出处：《金匮要略·血痹虚劳病脉证并治第六》

组方： 大黄十分，蒸 黄芩二两 甘草三两 桃仁—升 杏仁—升 芍药四两 干地黄十两 干漆—两 虻虫—升 水蛭百枚 蛴螬—升 䗪虫半升

上十二味，末之，炼蜜和丸小豆大，酒饮服五丸，日三服。

适应证： 五劳虚极羸瘦，腹满不能饮食，食伤、忧伤、饮伤、房室伤、饥伤、劳伤，经络营卫气伤，内有干血，肌肤甲错，两目黯黑。缓中补虚。

3. 生地黄汤

出处：《备急千金要方·胆腑·吐血第六》

组方： 生地黄一斤　大枣五十枚　阿胶　甘草各三两

上四味，㕮咀，以水一斗，煮取四升。分四服，日三夜一。

适应证： 治忧恚呕血，烦满少气，胸中痛方。

4. 茯苓补心汤方

出处：《备急千金要方·心脏·心虚实第二》

组方： 茯苓四两　桂心　甘草各二两　紫石英　人参各一两　麦门冬三两　大枣二十枚　赤小豆一十四枚

上八味，㕮咀，以水七升，煮取二升半，分三服。

适应证： 治心气不足，善悲愁恚怒，衄血，面黄，烦闷，五心热，或独语不觉，咽喉痛，舌本强，冷涎出—作汗出，善忘恐，走不定，妇人崩中，面色赤。

5. 别离散

出处：《备急千金要方·小肠腑·风癫第五》

组方： 桑寄生　白术各三两　桂心　茵芋　天雄　菖蒲　细辛　茜根　附子　干姜各一两

上十味，治下筛。酒服方寸匕，日三。合药勿令妇人、鸡犬及病者、病者家人知见，令邪气不去，禁之为验。

适应证： 治男女风邪，男梦见女，女梦见男，悲愁忧恚，怒喜无常，或半年数月一发动者方。

6. 槟榔散

出处：《备急千金要方·脾脏·脾虚实第二》

组方： 槟榔八枚，皮子并用　人参　茯苓　陈曲　麦蘖　厚朴　白术　吴茱萸各二两

上八味，治下筛，食后酒服二方寸匕，日再服。一方用橘皮一两半。

适应证： 治脾寒，饮食不消，劳倦气胀，噫满，忧恚不乐。

7. 瓜子散

出处：《千金翼方·妇人一·生发黑发第八》

组方： 瓜子一升　白芷去皮　当归　芎劳　甘草炙。各二两

上五味，捣筛为散，食后服方寸匕，日三，酒浆、汤饮任性服之—方有松子二两。

适应证： 治头发早白，又主虚劳，脑髓空竭，胃气不和，诸脏虚绝，血气不足，故令人发早白，少而算发，及忧愁早白，远视眮眮，风泪出，手足烦热，恍惚忘误，连年下痢。

8. 肾气丸

出处:《千金翼方·补益·补五脏第四》

组方: 薯蓣　石斛各三分　苁蓉　黄芪各三两　羊肾一具　茯苓　五味子　远志去心　当归　泽泻　人参　巴戟天　防风　附子炮,去皮　干姜　天雄炮,去皮　干地黄　独活　桂心　棘刺　杜仲炙　菟丝子各二两

上二十二味,捣筛为末,炼蜜和丸如梧子,空腹酒服十丸,日三。稍加至二十丸。

适应证: 主五劳七伤,脏中虚竭,肾气不足,阴下痒,小便余沥,忽忽喜忘,悲愁不乐,不嗜食饮方。

9. 人参散方

出处:《千金翼方·杂病中·饮食不消第七》

组方: 人参　茯苓　陈曲　厚朴炙　麦蘖　白术　吴茱萸各二两　槟榔八枚

上八味,捣筛为散。食后酒服方寸匕,日二服。

适应证: 治虚劳冷,饮食不消,劳倦,噫气胀满,忧患不解。

郁
病

10. 硫黄丸方

出处:《外台秘要·卷第十六·肝劳虚寒方五首》

组方: 硫黄　干姜　吴茱萸　人参　当归　防风各七分　礜石泥裹,烧半日　乌头各八分,炮　桂心　天雄炮　甘草炙。各六分　蜀椒汗　皂荚炙,去皮子　枳实炙。各五分　细辛　甘菊花各四分

上十六味,捣筛,白蜜和为丸如梧子,初服二十丸,加至三十丸,日再,温清酒进之。忌猪肉、冷水、生葱、生菜、海藻、菘菜。

适应证:《删繁》疗肝劳寒,眩忘咳唾,忧患内伤,面离色,目青盲。

11. 人参散方

出处:《太平圣惠方·卷第四·治心气不足诸方》

组方: 人参一两,去芦头　白茯苓一两　子芩半两　桂心半两　白术半两　麦门冬一两,去心　射干半两　川升麻一两　甘草半两,炙微赤,锉　紫石英一两,细研如粉

上件药,捣粗罗为散。每服三钱,以水一中盏,煎至六分,去滓,每于食后温服。忌炙爆热面。

适应证: 治心气不足,或喜或悲,时时嗔怒烦闷,或鼻衄,眼目黄赤,或独言语,不自觉知,咽喉强痛,唇口干燥,冷汗自出,惊悸,心烦面赤,宜服人参散方。

12. 天雄圆方

出处:《太平圣惠方·卷第七·治肾气不足诸方》

组方: 天雄一两,炮裂,去皮脐　石斛三分,去根,锉　五味子三分　巴戟一两　白茯苓三分　熟干地

黄—两　远志三分，去苗　人参半两，去芦头　补骨脂三分，微炒　蛇床子—两　泽泻三分　薯蓣三分　石南三分　草薢三分，锉　附子三分，炮裂，去皮脐　沉香三分　石龙芮三分　桂心三分　棘刺三分　黄芪三分，锉　白龙骨—两　菟丝子—两，酒浸三日，曝干，别杵为末　杜仲三分，去粗皮，炙微黄，锉　肉苁蓉三分，酒浸一宿，刮去皱皮，炙干

上件药，捣罗为散。炼蜜和捣三二百杵，丸如梧桐子大，每日空心及晚食前，以温酒下三十圆。

适应证：治肾气不足，体重无力，腰背强痛，脚膝酸疼，耳目不聪，忽忽喜忘，悲恐不乐，阳气虚弱，小便失精，宜服天雄圆方。

13. 杨上寄生散方

出处：《太平圣惠方·卷第二十·治风邪诸方》

组方：杨上寄生—两　白术—两　桂心半两　茵芋半两　防风半两，去芦头　柏子仁半两　石菖蒲半两　细辛半两　附子半两，炮裂，去皮脐　干姜半两，炮裂，锉　羌活半两　甘草半两，炙微赤，锉

上件药，捣粗罗为散。每服三钱，以水一中盏，煎至六分，去滓，不计时候稍热服。

适应证：治风邪所攻，志意不乐，身体拘急，宜服杨上寄生散方。

14. 远志散方

出处：《太平圣惠方·卷第六十九·治妇人风邪癫狂诸方》

组方：远志三分，去心　白术一分，微炒　桂心半两　茵芋半两　天雄半两，炮裂，去皮脐　龙齿半两　菖蒲半两　附子半两，炮裂，去皮脐　生干地黄半两　细辛半两　甘草半两，炙微赤，锉　杨柳上寄生—两

上件药，捣细罗为散。每服空心及食前，以温酒调下一钱。

适应证：治妇人风邪，悲思愁忧，喜怒无常，梦寐不安，心神恐惧。

15. 猪心羹方

出处：《太平圣惠方·卷第九十六·食治风邪癫痫诸方》

组方：猪心一枚，细切　枸杞菜半斤，切　葱白五茎，切

上以豉二合，用水二大盏半，煎取汁二盏，去豉，入猪心等，并五味料物作羹食。

适应证：治风邪癫痫，忧患虚悸，及产后中风痫恍惚。

16. 七气汤

出处：《太平惠民和剂局方·卷三·治一切气》

组方：人参　甘草炙　肉桂去粗皮。各一两　半夏汤洗七遍，切片，焙干，五两

上为粗末，入半夏令匀。每服三钱，水一大盏，入生姜三片，煎七分，去滓，稍热服，食前。

适应证：治虚冷上气，及寒气、热气、怒气、恚气、喜气、忧气、愁气，内结积聚，坚牢如杯，心腹绞痛，不能饮食，时发时止，发即欲死，此药主之。

17. 参香散

出处：《太平惠民和剂局方·卷五·淳祐新添方》

组方：人参　山药　黄芪制　白茯苓去皮　石莲肉去心　白术煨。各一两　乌药　缩砂仁　橘红　干姜炮。各半两　丁香　南木香　檀香各一分　沉香二钱　甘草炙，三分

上为剉散。每服四钱，水一大盏，生姜三片，枣一个，煎七分，去滓，空心服。一法有炮附子半两。

适应证：治心气不宁，诸虚百损，肢体沉重，情思不乐，夜多异梦，盗汗失精，恐怖烦悸，喜怒无时，口干咽燥，渴欲饮水，饮食减少，肌肉瘦瘁，渐成劳瘵。常服补精血，调心气，进饮食，安神守中，功效不可具述。

18. 逍遥散

出处：《太平惠民和剂局方·卷之九·治妇人诸疾》

组方：甘草微炙赤，半两　当归去苗，剉，微炒　茯苓去皮，白者　芍药白　白术　柴胡去苗。各一两

上为粗末。每服二钱，水一大盏，烧生姜一块切破，薄荷少许，同煎至七分，去渣热服，不拘时候。

适应证：治血虚劳倦，五心烦热，肢体疼痛，头目昏重，心忪颊赤，口燥咽干，发热盗汗，减食嗜卧，及血热相搏，月水不调，脐腹胀痛，寒热如疟。又疗室女血弱阴虚，荣卫不和，痰嗽潮热，肌体羸瘦，渐成骨蒸。

19. 镇心当归汤方

出处：《圣济总录·卷第一十四·诸风门》

组方：当归切，焙　羚羊角镑。各二两　龙齿碎，三两　茯神去木，四两　人参一两　防风去叉　芎䓖　杏仁汤退去皮尖、双仁，炒。各二两　半夏汤浸，洗去滑七遍　生姜与半夏同捣，炒干。各四两　桔梗炒，二两　石膏碎，三两　防己剉，二两　桂去粗皮，一两半

上一十四味，粗捣筛。每用十钱匕，以水三盏，煎至二盏，去滓，入竹沥一合，更煎两沸，分三服，每日空心午时夜卧各一服。

适应证：治中风邪，虚悸恍惚悲伤，或梦寐不安。

20. 茯神丸方

出处：《圣济总录·卷第一十四·诸风门》

组方：茯神去木　菖蒲九节者，去须、节，用米泔浸，切，炒干　远志去心　白茯苓去黑皮。各半两　人参剉，三分　牛黄研，一分

郁
病

上六味，先将五味捣罗为细末，然后入牛黄同研再罗，炼蜜为丸如梧桐子大。每服温酒下二十丸，每食后良久及夜卧时服。

适应证：治风惊恐，志意不定，五脏不足，甚者忧愁恐惧，悲伤不乐，忽忽善忘，朝差暮发，甚则狂眩。

21. 人参煮散方

出处：《圣济总录·卷第四十三·心脏门》

组方：人参　远志去心　桑寄生各半两　牡丹皮一分　木香一钱半　沉香二钱

上六味，捣罗为散。每服二钱匕，水一盏，煎取八分，温服，不拘时候。

适应证：治久怀忧戚，气滞血涩，失志健忘，饮食无味，精神错乱。

22. 秦艽酒方

出处：《圣济总录·卷第五十一·肾脏门》

组方：秦艽　牛膝　芎劳　防风　桂　独活　茯苓各一两　杜仲　丹参各八两　侧子炮裂，去皮脐　石斛去梢黑者　干姜炮　麦门冬去心　地骨皮各一两半　五加皮五两　薏苡仁一两　大麻仁一合，炒

上一十七味，细剉，以生绢袋盛，酒一斗浸，春秋七日，夏三日，冬十日成。每日空腹温服半盏，日再。

适应证：治肾劳，虚冷干枯，忧恚内伤，久坐湿地则损。

23. 王不留行汤方

出处：《圣济总录·卷第八十六·虚劳门》

组方：王不留行　桂去粗皮　桔梗炒　大黄剉，炒　当归切，焙　甘草炙，剉。各一两　雷丸　延胡索　白及　天雄炮裂，去皮脐　槟榔半生半煨熟。各一两半　桑根白皮半两

上一十二味，㕮咀如麻豆。每服三钱匕，生姜三片，水一盏，同煎至七分，去滓，温服。

适应证：治忧愁思虑，过伤心经，舌本肿强。

24. 茯苓丸方

出处：《圣济总录·卷第八十六·虚劳门》

组方：白茯苓去黑皮　白龙骨　远志去心　防风去叉　人参　柏子仁研。各一两半　牡蛎煅　枣肉焙。各二两　甘草炙。一两

上九味，捣罗为末，炼蜜丸如梧桐子大。每服三十丸，米饮下。

适应证：治心劳热，精神不安，喜忘不乐，不能独卧，耳不远听，皮毛焦枯，或言语错乱。

25. 麦门冬饮方

出处：《圣济总录·卷第八十六·虚劳门》

组方：麦门冬_{去心，焙}　白茯苓_{去黑皮。各二两半}　人参_{二两}　远志_{去心。一两一分}　防风_{去叉}　赤芍药_{各一两半}　陈橘皮_{汤浸，去白，焙，一两}

上七味，剉如麻豆。每服五钱匕，水一盏半，煎取八分，去滓，温服，日二服。

适应证：治心虚劳损，喜忘不乐。

26. 五补麦门冬汤方

出处：《圣济总录·卷第八十八·虚劳门》

组方：麦门冬_{去心，焙，二两}　五味子　人参　桂_{去粗皮}　甘草_{炙。各半两}　地骨皮_{一两}　小麦_{二合}　粳米_{一合}

上八味，粗捣筛。每服五钱匕，水一盏半，入薤白三寸，切，同煎至一盏，去滓，空腹温服。若口干加竹叶一两，切。

适应证：治虚劳少气，咳逆伤损，郁郁不足，降气，通津液。

27. 犀角汤方

出处：《圣济总录·卷第九十·虚劳门》

组方：犀角屑_{一两}　黄耆_{剉，三分}　龙胆_{去芦头，半两}　赤茯苓_{去黑皮}　人参_{各一两}　枳实_{去瓤，麸炒，三分}　槐实_{炒香，半两}

上七味，粗捣筛。每用五钱匕，用水一盏半，入竹叶五片，细剉，煎至一盏，去滓，分温二服，每服更调丹砂末半钱匕，早食后及夜卧时服。

适应证：治虚劳羸瘦，愁忧思虑，神情不乐，善忘，惊悸，小便秘难。

28. 土瓜根丸方

出处：《圣济总录·卷第一百五十一·妇人血气门》

组方：土瓜根　大黄_{剉，炒令烟尽}　芍药　当归_{切，焙。各半两}　蜀椒_{去目并闭口，炒汗出}　黄芩_{去黑心。各一分}　干漆_{熬，令烟尽，一分半}

上七味，捣罗为末，炼蜜和丸如梧桐子大。空腹服五丸，酒下，日二服。

适应证：治妇人忧恚，心下支满，气胀腹热，月水不利，血气上攻，心痛欲呕。

29. 五噎膈气圆

出处：《普济本事方·卷第三·积聚凝滞五噎膈气》

组方：半夏_{汤浸七次，薄切，焙}　桔梗_{各二两，炒}　肉桂_{不见火}　枳壳_{去穰，麸炒。各一两半}

上细末，姜汁糊圆如梧子大，姜汤下三十圆，食后临卧服。

适应证：治气食忧劳思虑。

30. 人参薯蓣丸

出处：《鸡峰普济方·卷第七·补虚》

组方：生地黄　人参　防风　薯蓣　五味子　茯苓各一两　麦门冬二两半　贝母　远志各半两　熟地黄　百部　柏子仁　丹参　杜仲　茯神　黄芪各三分

上为细末，炼蜜和丸，如樱桃大或梧桐子大，每服十丸，熟水下，食后。

适应证：治肾脏虚弱，客风流入，四肢、腰背拘急不能俯仰，体热身重，毒风上攻，心胸闷满，攻注颈项，志意不乐，肌肤消瘦，嗜卧无力，喜怒好忌。若服暖药又加转甚，常服聪明耳目，保定骨髓，开心强记，去惊怖，除邪热，四肢烦满，沉重虚劳等疾。

31. 远志平肝丸

出处：《叶氏录验方·中卷·补益》

组方：石菖蒲炒　远志去心　人参去芦头　白茯神去木　川芎洗　山药　铁粉　麦门冬去心　半夏曲炒　白附子汤泡七次。以上各半两　细辛二钱半　生珠别研，二钱半

上为末，白糊丸如梧桐子大。每服四十丸，生姜、薄荷汤吞下。日午、夜卧服。

适应证：治忧愁思虑，痰气潮作，如醉如痴，精神不守，大便难通，小便常浊，头目眩晕，宜服此药。李尧卿传

32. 朱雀丸

出处：《活人事证方后集·卷之二·心气门》

组方：茯神二两，去皮　沉香半两，并为细末

上炼蜜丸如小豆大，每服三十丸，食后、人参汤下。

适应证：治心神不定，恍惚不乐，火不下降，时有振跳。消阴养火，全心气。苏韬光传此方，极验。

33. 桂附汤

出处：《兰室秘藏·卷中·妇人门》

组方：黄柏为引用　知母以上各五分　肉桂一钱　附子三钱

上㕮咀，都作一服，水二盏，煎至一盏，去渣，食远热服。

如少食常饱，有时似腹胀夯闷，加白芍药五分。

如不思饮食，加五味子二十个。

如烦恼，面上如虫行，乃胃中元气极虚，加黄芪一钱五分，人参七分，炙甘草、升麻各五分。

适应证：治白带腥臭，多悲不乐，大寒。

34. 子午丸

出处:《世医得效方·卷第七·大方脉杂医科》

组方: 榧子_{去壳，二两} 莲肉_{去心} 枸杞子 白龙骨 川巴戟_{去心} 破故纸_炒 真琥珀_{另研} 芡实 苦楮实_{去壳} 白矾_枯 赤茯苓_{去皮} 白茯苓_{去皮} 文蛤 莲花须_{盐蒸} 白牡蛎_煅。各一两

上为末，酒蒸肉苁蓉一斤二两，烂研为丸，梧桐子大。朱砂一两半重，细研为衣。浓煎萆薢汤，空心吞下。忌劳力房事。专心服饵，渴止浊清，自有奇效。

适应证: 心肾俱虚，梦寐惊悸，体常自汗，烦闷短气，悲忧不乐，消渴引饮，溲下赤白，停凝浊甚，四体无力，眼昏，形容瘦悴，耳鸣，头晕，恶风怯冷。

35. 正气补虚汤

出处:《世医得效方·卷第八·大方脉杂医科》

组方: 人参 藿香叶 厚朴_{去粗皮，姜汁炒} 黄芪_{各二两} 交趾桂_{一两} 川白芷_{二两} 大当归_{去尾，二两} 五味子 白术_{各一两} 半夏 绵附子_{炮。各一两} 熟地黄_{酒洗，炒} 川芎 白茯神_{各二两} 丁香 南木香 干姜 甘草_{各一两}

上锉散。每服三钱，水一盏半，生姜三片，枣子二枚煎，空心温服。

适应证: 治忧患思虑，喜怒不常，失饥劳力，或饮食不调，肌肉减耗，荣卫虚弱，外邪所袭，入于经络，头痛昏闷，拘挛，憎寒壮热，身疼腰倦，脚弱转筋，自汗，手足冷，四体麻痹，五脏诸虚百病，并皆治之。

36. 开郁二陈汤

出处:《万氏女科·卷之一·调经章》

组方: 陈皮 白茯苓 苍术 香附 川芎_{各一钱} 半夏 青皮 莪术 槟榔_{各七分} 甘草 木香_{各五分}

姜引。

适应证: 气郁血闭不行者。

37. 苍莎丸

出处:《古今医统大全·卷之二十六·郁证门》

组方: 苍术 香附子_{各四两} 黄芩_{一两} 木香_{五钱}

上为末，蒸饼丸，姜汤下。

适应证: 治气郁。

38. 芎归补血汤

出处:《万病回春·卷之六·产后》

郁病

组方：当归　川芎　白术_{去芦}　白茯苓_{去皮}　熟地黄　陈皮　乌药　香附_{童便炒}　干姜_{炒黑}　益母草　牡丹皮　甘草

上锉一剂，生姜一片、枣一枚，水煎，温服。看病加减于后。

适应证：产后心血空虚，神无所依，或因悲思郁结，怒气忧惊。惊则神舍空，舍空则生痰，是神不守舍，使人惊狂烦乱，叫骂欲走，悲歌妄笑，头摇手战。依本方加人参、竹茹、酸枣仁、麦门冬、山栀、贝母、枳实、辰砂、竹沥、姜汁，去川芎、乌药、干姜、益母草、牡丹皮。

39. 七福饮

出处：《妇人规·上卷·经脉类》

组方：人参_{二钱}　熟地_{四五钱}　当归_{二三钱}　白术_{炒二钱}　枣仁_{二钱}　远志_{三五分，制用}　炙甘草_{一钱}

水二钟，煎七分，食远温服。

适应证：忧思过度，心脾受伤者。

40. 平肝开郁止血汤

出处：《傅青主女科·女科上卷·血崩》

组方：白芍_{一两，醋炒}　白术_{一两，土炒}　当归_{一两，酒洗}　丹皮_{三钱}　三七根_{三钱，研末}　生地_{三钱，酒炒}　甘草_{二钱}　黑芥穗_{二钱}　柴胡_{一钱}

水煎服。一剂呕吐止，二剂干渴除，四剂血崩愈。方中妙在白芍之平肝，柴胡之开郁，白术利腰脐，则血无积住之虞。荆芥通经络，则血有归还之乐。丹皮又清骨髓之热。生地复清脏腑之炎。当归、三七于补血之中，以行止血之法，自然郁结散而血崩止矣。眉批：此方入贯仲炭三钱更妙。

适应证：妇人有怀抱甚郁，口干舌渴，呕吐吞酸，而血下崩者。

41. 宁志内托散

出处：《不居集·上集卷之十·吴师朗治虚损法》

组方：柴胡_{八分}　茯神_{六分}　葛根_{一钱}　人参_{五分}　当归_{八分}　枣仁_{六分}　远志_{六分}　橘红_{六分}　贝母_{八分}　益智仁_{五分}

加生姜、大枣同煎。若阳分虚者，加黄芪、白术各一钱。若阴分虚者，加熟地、白芍一钱。若气滞者，加木香三五分。若虚火，加丹皮、栀子七分。若肝脾两虚者，加何首乌、圆眼肉。

适应证：治外感客邪，内伤情志，忧思抑郁，矜持恐怖，神情不畅，意兴不扬，恶寒发热，身胀头疼者，此方主之。

42. 加味参苏饮

出处：《校注医醇賸义·卷二·劳伤》

组方：人参_{二钱}　苏子_{二钱}　沉香_{五分}　桑皮_{三钱}　萋皮_{三钱}　橘红_{一钱}　半夏_{一钱}　丹参_{二钱}　柏子仁_{二钱}　苡仁_{五钱}　姜_{二片}

适应证：悲则气逆，愤郁不舒，积久伤肺，清肃之令不能下行。

43. 萱草忘忧汤

出处：《校注医醇賸义·卷二·劳伤》

组方：桂枝五分　白芍一钱五分　甘草五分　郁金二钱　合欢花二钱　广皮一钱　半夏一钱　贝母二钱　茯神二钱　柏仁二钱　金针菜一两，煎汤代水

适应证：忧愁太过，忽忽不乐，洒淅寒热，痰气不清。

44. 升肝舒郁汤

出处：《医学衷中参西录·第八卷·治女科方》

组方：生黄芪六钱　当归三钱　知母三钱　柴胡一钱五分　生明乳香三钱　生明没药三钱　川芎一钱五分

适应证：治妇女阴挺，亦治肝气虚弱，郁结不舒。

二、善悲

　　善悲是部分郁病患者的独特表现，以情绪悲伤、动辄哭泣为主要症状，尤其多见于女性患者。在整理古代文献时，将包括善悲、欲哭、悲忧、悲泣、自悲等症状描述的方剂归入此类。

1. 甘草小麦大枣汤

出处：《金匮要略·妇人杂病脉证并治第二十二》

组方：甘草三两　小麦一升　大枣十枚

上三味，以水六升，煮取三升，温分三服。亦补脾气。

适应证：妇人脏躁，喜悲伤欲哭，象如神灵所作，数欠伸。

2. 半夏补心汤方

出处：《备急千金要方·心脏·心虚实第二》

组方：半夏六两　宿姜五两　茯苓　桂心　枳实　橘皮各三两　白术四两　防风　远志各二两

上九味，㕮咀，以水一斗，煮取三升，分三服。

适应证：治心虚寒，心中胀满，悲忧，或梦山丘平泽。

3. 五邪汤

出处：《备急千金要方·小肠腑·风癫第五》

组方：禹余粮　防风　桂心　芍药　远志　独活　甘草　人参　白术　石膏　牡蛎　秦艽各二两　防己　菖蒲　茯神　雄黄《深师》作黄丹　蛇蜕各一两

上十七味㕮咀，以水二斗，煮取四升，分四服。亦可如煮散法服之。

适应证：治邪气啼泣，或歌或哭方。

4. 车前子散

出处：《太平圣惠方·卷第五十五·治三十六种黄证候点烙论并方》

组方： 车前子_{半两}　秦艽_{半两，去苗}　甘草_{半两，炙微赤，锉}　犀角屑_{半两}

上件药，捣筛为散。每服五钱，以水一大盏，煎至五分，去滓，入生地黄汁半合，不计时候温服。

适应证： 治胆黄。胆黄者，面色青黄，多惊少卧，悲泣不定，嗔怒无恒，舌上生疮，唇口干燥。若喘粗不止者，难治。

5. 天雄丸方

出处：《圣济总录·卷第九十二·虚劳门》

组方： 天雄_{炮裂，去皮脐，一两}　桂_{去粗皮}　羌活_{去芦头}　当归_{切，焙}　五加皮_锉　天麻　芎劳_{各二两}　酸枣仁_{微炒}　陈橘皮_{酒浸，去白，焙}　续断　石斛_{去根}　赤茯苓_{去黑皮}　鹿角胶_{炒令燥}　薏苡仁　牛膝_{酒浸，切，焙}　木香　槟榔_{锉。各一两}

上一十七味，捣罗为末，炼蜜和杵三五百下，丸如梧桐子大。每服三十丸，荆芥温酒下，空心食前。

适应证： 治筋虚极，善悲，色青，感于寒湿，则筋不能动，十指爪皆痛。

6. 射干汤

出处：《奇效良方·卷之一·风门》

组方： 射干_{二钱半}　芍药_{二钱半}　薏苡仁_{三钱}　桂心_{半钱}　牡蛎_{二钱}　石膏_{二钱}

上作一服，水二盅，煎至一盅，不拘时服。

适应证： 治肝经受病，多汗恶风，善悲嗌干，善怒时增，女子目下青黄色，可治，急灸肝腧百壮，更宜行经顺气。若目下大段青黑，一黄一白者不可治。

7. 转愉汤

出处：《辨证录·卷之十·自笑门》

组方： 人参_{三钱}　甘草_{二钱}　小麦_{五钱}　大枣_{十枚}　白术_{五钱}　茯神_{三钱}

水煎服。十剂全愈。

适应证： 人有无故自悲，涕泣不止，人以为魅凭之也，谁知为脏燥之故乎。

8. 加味参术汤

出处：《辨证录·卷之十·自笑门》

组方： 人参　天花粉　生地_{各五钱}　白术　麦冬_{各一两}

水煎服。

适应证：人有无故自悲，涕泣不止，人以为魅凭之也，谁知为脏躁之故乎。

9. 安神补心汤

出处：《杂病源流犀烛·卷六·惊悸悲恐喜怒忧思源流》

组方：当归　生地　茯神　黄芩各一钱三分　麦冬二钱　白芍　白术各一钱　远志　枣仁各八分　川芎七分　元参五分　甘草三分

适应证："悲"治悲方。

10. 巴戟丸

出处：《杂病源流犀烛·卷八·虚损痨瘵源流》

组方：五味子　巴戟　苁蓉　菟丝子　人参　白术　熟地　骨碎补　茴香　牡蛎　龙骨　覆盆子　益智仁等分

蜜丸，每三十丸，米汤下，日二服。虚甚，八物汤下。

适应证：专治面色白而不泽，悲愁欲哭，脉空虚，是为脱精脱神，宜峻补肝肾，收敛精气，补益元阳。

郁
病

11. 加味八珍汤

出处：《形园妇人科·卷之四·胎前本病门》

组方：沙参　炙术　茯苓　当归　生地　川芎　酒芍　炒芩　竹茹各钱半　炙草　麦冬各一钱　栀仁五分

姜、枣引。

适应证：治形气虚羸，悲哀不止。

12. 豁达散

出处：《生生宝录·卷上·胎前门》

组方：枯黄芩酒炒　当归酒洗。各钱半　陈皮去白　苍术制　山通各八分　大腹皮姜水洗　枳壳麦炒。各一钱　志肉甘草水泡，五分　茯苓三钱

萱草引。水煎服一剂，不愈加酒白芍二钱再服。又或用五倍料米饮和为丸，萱花煎水吞。

适应证：治心闷不乐，若有哭泣之状，饮食时多时少，白带不止，颜色若浮。

三、惊悸

惊悸以惕惕善惊、心悸不安为主要症状，在古代文献中描述甚多。

1. 薯蓣丸方

出处：《备急千金要方·小肠腑·风眩第四》

组方： 薯蓣二十八分　甘草二十分　鹿角胶《金匮》作阿胶　大豆黄卷　桂心各七分　干地黄　神曲　当归　人参各十分　麦门冬　防风　黄芩《金匮》无　芍药　白术各六分　柴胡　桔梗　茯苓　杏仁　川芎各五分　白蔹　干姜各三分　大枣一百枚，取膏

上二十二味为末，枣膏和白蜜，丸如弹丸，先食服一丸，日三。

适应证： 治头目眩冒，心中烦郁，惊悸狂癫。

2. 补心汤

出处：《备急千金要方·小肠腑·风虚惊悸第六》

组方： 人参　茯苓　远志　甘草　枳实　当归　龙齿　桔梗各三两　半夏　桂心各五两　黄芪四两　茯神二两　生姜六两　大枣二十枚

上十四味，㕮咀，以水一斗二升，先煮粳米五合，令熟，去滓纳药，煮取四升。分服八合，日三夜二。

适应证： 治奄奄忽忽，朝瘥暮剧，惊悸，心中憧憧，胸满，不下食，阴阳气衰，脾胃不磨，不欲闻人声，定志下气方。

3. 补心汤

出处：《备急千金要方·小肠腑·风虚惊悸第六》

组方： 紫石英　茯苓　人参　远志　当归　茯神《深师》作桂　甘草　紫菀各二两　麦门冬一升　赤小豆三合　大枣三十枚

上十一味，㕮咀，以水一斗二升，煮取三升，分三服。

适应证： 治心气不足，病苦惊悸汗出，心中烦闷短气，喜怒悲忧，悉不自知，常苦咽喉痛，口唇黑，呕吐血，舌本强，不通水浆。

4. 薯蓣汤

出处：《备急千金要方·小肠腑·风眩第四》

组方： 薯蓣　麦门冬　人参各四两　芍药　生地黄　前胡各八分　枳实　远志　生姜各三分　茯苓　茯神各六分　半夏五分　甘草　黄芩　竹叶各一分　秫米三合

上十六味，㕮咀，取江水，高举手扬三百九十下，量取三斗煮米，减一斗，纳半夏，复减九升，去滓下药，煮取四升，分四服。无江水处，以千里东流水代之。

适应证： 治心中惊悸而四肢缓，头面热，心胸痰满，头目眩冒如欲摇动者。

5. 茯神汤

出处：《备急千金要方·小肠腑·风虚惊悸第六》

组方： 茯神　防风各三两　人参　远志　甘草　龙骨　桂心　独活各二两　白术一两　酸枣一升　细辛　干姜各六两

上十二味，㕮咀，以水九升煮取三升，分三服。

适应证：治风经五脏，大虚惊悸，安神定志。

6. 补肺汤

出处：《备急千金要方·肺脏·肺虚实第二》

组方：款冬花　桂心各二两　桑白皮一斤　生姜　五味子　钟乳各三两　麦冬四两　粳米五合　大枣十枚

上九味，㕮咀，以水一斗二升，先煮粳米、枣，令熟，去滓纳药，煎取二升。分三服，温服之。

适应证：治肺气不足，心腹支满，咳嗽、喘逆上气、唾脓血，胸背痛，手足烦热，惕然自惊，皮毛起，或哭或歌或怒，干呕、心烦，耳中闻风雨声，面色白方。

7. 海藻汤

出处：《备急千金要方·大肠腑·咳嗽第五》

组方：海藻四两　半夏　五味子各半升　生姜一两　细辛二两　茯苓六两　杏仁五十枚

上七味，㕮咀，以水一斗，煮取三升，去滓。分三服，日三。一方无五味子、生姜。

适应证：治咳而下利，胸中痞而短气，心中时悸，四肢不欲动，手足烦，不欲食，肩背痛，时恶寒。

郁
病

8. 紫石英汤

出处：《千金翼方·养性·养老食疗第四》

组方：紫石英十两　白石英十两　白石脂三十两　赤石脂三十两　干姜三十两

上五味，㕮咀皆完，用二石英各取一两，石脂等三味各取三两，以水三升合以微火煎，宿勿食，分为四服，日三夜一服。后午时乃食。日日依前秤取昨日药，乃置新药中共煮，乃至药尽常然，水数一准新药，尽讫，常添水，去滓。服之满四十日止。忌酒肉。药水皆用大升秤，取汁亦用大升。服汤讫即行，勿住坐卧。须令药力遍身，百脉中行。若大冷者，春秋各四十九日。服令疾退尽，极须澄清服之。

适应证：主心虚、惊悸、寒热、百病，令人肥健方。

9. 大茱萸丸

出处：《外台秘要·卷第七·寒疝心痛方三首》

组方：吴茱萸半升　细辛　芍药　柴胡一方用前胡　旋覆花　黄芩　紫菀　人参　白术　茯苓　干姜　桂心　附子炮　甘草炙　半夏洗　当归各半两

上十六味，捣筛，以蜜和为丸如梧子，先食服三丸，日三，不知稍加。忌生葱、羊肉、饧、酢物、桃李、雀肉、猪肉、生菜、海藻、菘菜，除此更无所忌。深师同。出第十四卷中。一方有蜀椒，无桂心。又一方有干地黄，无黄芩。

适应证：疗心腹寒疝，胸中有逆气，时上抢心痛，烦满不得卧，面目恶风，悸掉惕惕时惊，不欲饮食而呕，变发寒热方。

10. 游气汤方

出处：《外台秘要·卷第九·咳逆及厥逆饮咳方七首》

组方：厚朴四两，炙　人参　甘草炙　牡蛎各二两，熬　茯苓四两　桂心　半夏各一两，洗　栀子四枚　生姜八两　黄芩三两

上十味，切，以水九升，煮取三升半，去滓，分服七合，日三夜再。若腹痛去黄芩，加芍药三两，良验。忌海藻、菘菜、生葱、羊肉、饧、醋物等。

适应证：《古今录验》疗厥逆，脏气有余，寒气虚劳，忧气惊气，其人善悸，胸中或寒，上下无常，多悲伤，流四肢，脐四边常有核，游肿，大便不利。

11. 紫石英散方

出处：《太平圣惠方·卷第四·治心气不足诸方》

组方：紫石英一两，细研如粉　熟干地黄半两　人参半两，去芦头　紫苏茎叶半两　远志半两，去心　茯神半两　当归半两，锉，微炒　甘草半两，炙微赤，锉　赤小豆一合，炒熟　麦门冬一两，去心

上件药，捣粗罗为散。每服三钱，以水一中盏，煎至六分，去滓，于温渐渐服之。

适应证：治心气不足，惊悸汗出，心中烦闷，短气，喜悲怒不自知，咽喉痛，口唇黑，呕吐，舌本强，水浆不通。

12. 镇心熟干地黄圆方

出处：《太平圣惠方·卷第四·治心脏风虚惊悸诸方》

组方：熟干地黄三分　前胡半两，去芦头　柏子仁半两　铁精一两，细研　白茯苓三分　泽泻半两　黄芪三分，锉　牛黄半两，细研　桑螵蛸五枚，微炒　独活三分　人参一两，去芦头　桂心三分　秦艽三分，去苗　芎䓖半两　麦门冬三分，去心，焙　远志半两，去心　朱砂一两，细研，水飞过　阿胶三分，捣碎，炒令黄燥　紫石英半两，细研，水飞过　防风半两，去芦头　甘草半两，炙微赤，锉　杏仁三分，汤浸去皮尖双仁，麸炒微黄

上件药，捣罗为末，入研了药令匀，炼蜜和捣三二百杵，圆如梧桐子大。每服不计时候，以温酒下十圆。

适应证：治心脏风虚，多惊悸，神思昏乱，志意不定。

13. 熟干地黄散方

出处：《太平圣惠方·卷第四·治心气不足诸方》

组方：熟干地黄一两　当归一两，锉，微炒　龙骨一两　人参一两，去芦头　甘草一两，炙微赤，锉　桔梗一两，去芦头　黄芪二两，锉　桂心一两　半夏三分，汤洗七遍，去滑　茯神一两　远志半两，去心　枳壳一两，麸炒

微黄，去瓤　白术半两

上件药，捣粗罗为散。每服三钱，以水一中盏，入生姜半分，枣三枚，白粳米五十粒，煎至六分，去滓，不计时候温服，忌炙爆热面。

适应证：治心气不足，恍恍惚惚，朝差暮甚，惊悸，心中憧憧，胸满，不下食饮，阴阳气虚，脾胃不磨，不欲闻人声。

14. 茯神丸方

出处：《太平圣惠方·卷第四·治心脏风虚惊悸诸方》

组方：茯神一两　人参一两，去芦头　麦门冬一两，去心，焙　熟干地黄一两　龙齿一两半，细研如粉　黄芩一两　防风三分，去芦头　黄芪三分，锉　云母粉一两　犀角屑一两　薏苡仁一两　柏子仁一两

上件药，捣罗为末。入研了药，令匀，炼蜜和捣三二百杵，丸如梧桐子大。每服不计时候，以温粥饮下二十丸。

适应证：治心脏风虚，惊悸心忪，常多健忘。

15. 龙齿散方

出处：《太平圣惠方·卷第四·治心脏风虚惊悸诸方》

组方：龙齿一两　远志半两，去心　茯神一两　防风半两，去芦头　甘草半两，炙微赤，锉　人参三分，去芦头　麦门冬三分，去心　羚羊角屑二分

上件药，捣粗罗为散。每服三钱，以水一中盏，入生姜半分、枣三枚，煎至六分，去滓，不计时候温服。

适应证：治心脏风虚，惊悸失常，或喜或怒，神思不安。

16. 沙参散方

出处：《太平圣惠方·卷第四·治心实泻心诸方》

组方：沙参一两，去芦头　白薇一两　石膏二两半　川芒硝一两　人参三分，去芦头　茯神一两　栀子仁一两　甘草半两，炙微赤，锉　羚羊角屑一两　子芩一两

上件药，捣粗罗为散。每服三钱，水一中盏，煎至五分，去滓，入地黄汁一合、竹沥半合，更煎一两沸，每于食后温服。忌炙爆、热面。

适应证：治心实热，惊悸喜笑，心神不安，泄热安心。

17. 茯神散方

出处：《太平圣惠方·卷第二十·治风惊悸诸方》

组方：茯神一两　人参一两，去芦头　防风半两，去芦头　远志半两，去心　天麻一两　羚羊角屑三分　白鲜皮半两　龙骨一两　酸枣仁一两，微炒　桂心一两　独活一两　甘草半两，炙微赤，锉

上件药，捣筛为散。每服三钱，以水一中盏，入生姜半分，煎至六分，去滓，不计时候温服。

适应证：治风经五脏，恍惚惊悸，神思不安。

18. 犀角散方

出处：《太平圣惠方·卷第二十·治风惊悸诸方》

组方：犀角屑半两　防风三分，去芦头　枳壳三分，麸炒微黄，去瓤　独活三分　茯神一两　黄连三分，去须　白鲜皮半两　麦门冬一两半，去心，焙　甘草半两，炙微赤，锉

上件药，捣粗罗为散。每服三钱，以水一中盏，煎至六分，去滓，不计时候，温服。

适应证：治风惊悸，心神不安。

19. 补虚安神人参圆方

出处：《太平圣惠方·卷第二十六·治脉极诸方》

组方：人参一两，去芦头　麦门冬一两半，去心，焙　黄芪一两，锉　甘草一两，炙微赤，锉　石菖蒲一两　防风一两，去芦头　远志一两，去心　附子一两，炮裂，去皮脐　白茯苓一两　五味子一两　桂心一两

上件药，捣罗为末，炼蜜和捣三二百杵，丸如梧桐子大。每服，不计时候，以粥饮下二十圆。

适应证：治脉极，惊跳乍安乍发。

20. 人参散方

出处：《太平圣惠方·卷第二十八·治虚劳惊悸诸方》

组方：人参一两，去芦头　白芍药三分　桂心三分　黄芪一两，锉　甘草半两，炙微赤，锉　茯神一两　白龙骨一两　牡蛎一两，烧为粉　远志一两，去心　泽泻一两　酸枣仁二两，微炒

上件药，捣粗罗为散。每服三钱，以水一中盏，煎至六分，去滓，不计时候温服。

适应证：治虚劳惊悸，心神不安。

21. 黄芪圆方

出处：《太平圣惠方·卷第二十八·治虚劳惊悸诸方》

组方：黄芪一两，锉　人参一两，去芦头　桂心一两　当归一两　赤石脂一两，细研　茯神一两　龙齿一两，细研　朱砂一两，细研　远志一两，去心　桔梗三分，去芦头　柏子仁三分　五味子一两　麦门冬一两半，去心，焙　薯蓣一两　枳实一分，麸炒

上件药，捣罗为末，入研了药令匀，炼蜜和捣三二百杵，圆如梧桐子大。每服，不计时候，以温酒下二十圆。

适应证：治虚劳，惊悸不安，心膈烦满，不能嗜食。

22. 人参圆方

出处：《太平圣惠方·卷第二十八·治虚劳惊悸诸方》

组方： 人参三分，去芦头　茯神一两　芎䓖半两　枳壳半两，麸炒微黄，去瓤　薏苡仁一两，微炒　桂心半两　甘草半两，炙微赤，锉　薯蓣一两　白术半两　龙齿三分，细研　铁粉半两，细研　黄芪一两，锉　厚朴三分，去粗皮，涂生姜汁炙令香熟

上件药，捣罗为末。入研了药，更研令匀，炼蜜和捣三二百杵，圆如梧桐子大。每服，不计时候，以温酒下二十圆。

适应证： 治虚劳惊悸，不能食，神思虚烦，不多睡。

23. 羚羊角散方

出处：《太平圣惠方·卷第六十九·治妇人血风心神惊悸诸方》

组方： 羚羊角屑一两　茯神三分　麦门冬三分，去心　生干地黄一两　黄芪半两　人参三分，去芦头　甘草半两，炙微赤，锉　防风三分，去芦头　桑根白皮半两，锉

上件药，捣筛为散。每服四钱，以水一中盏，入生姜半分、淡竹叶二七片，煎至六分，去滓，不计时候温服。

适应证： 治妇人血风，气壅多发，心神惊悸。

郁病

24. 龙齿圆方

出处：《太平圣惠方·卷第六十九·治妇人血风心神惊悸诸方》

组方： 龙齿一两，细研　朱砂三分，细研，水飞过　麝香一钱，细研　犀角屑半两　人参三分，去芦头　茯神一两　赤箭一分　槟榔半两　当归三分，锉，微炒　远志一分，去心　防风半两，去芦头　天麻三分　生干地黄半两

上件药，捣罗为末。炼蜜和捣三五百杵，圆如梧桐子大，每服不计时候，研薄荷暖酒下二十丸。

适应证： 治妇人血风，气上攻，心神恍惚惊悸，眠卧不安。

25. 人参散方

出处：《太平圣惠方·卷第六十九·治妇人血风心神惊悸诸方》

组方： 人参一两，去芦头　远志半两，去心　当归三分，锉，微炒　附子半两，炮裂，去皮脐　细辛半两　桂心半两　干姜半两，炮裂，锉　防风半两，去芦头　龙齿一两　菖蒲半两　茯神一两　黄芪半两，锉　白术三分　熟干地黄一两　甘草一分，炙微赤，锉

上件药，捣筛为散。每服四钱，以水一中盏，入生姜半分、枣三枚，煎至六分，去滓，不计时候温服。

适应证： 治妇人血风气，心烦惊悸，恐畏恍惚，神思不定，少欲饮食，四肢疼痛。

26. 人参养荣汤

出处：《太平惠民和剂局方·卷五·淳祐新添方》

组方： 白芍药三两 当归 桂心去粗皮 甘草炙 陈橘皮 人参 白术煨 黄芪各一两 熟地黄制 五味子 茯苓各七钱半 远志炒，去心，半两

上锉散。每服四钱，水一盏半，生姜三片，枣子二枚，煎至七分，去滓温服。便精遗泄，加龙骨一两；咳嗽，加阿胶甚妙。

适应证： 治积劳虚损，四肢沉滞，骨肉酸疼，吸吸少气，行动喘啜，小腹拘急，腰背强痛，心虚惊悸，咽干唇燥，饮食无味，阴阳衰弱，悲忧惨戚，多卧少起。久者积年，急者百日，渐至瘦削，五脏气竭，难可振复。又治肺与大肠俱虚，咳嗽下痢，喘气少气，呕吐痰涎。

27. 龙齿镇心丹

出处：《太平惠民和剂局方·卷五·治诸虚》

组方： 龙齿水飞 远志去心，炒 天门冬去心 熟地黄 山药各六两，炒 茯神 麦门冬去心 车前子炒 白茯苓 桂心 地骨皮 五味子各五两

上为末，蜜圆如梧桐子大。每服三十圆至五十圆，空心温酒，米汤任下

适应证： 治心肾气不足，惊悸健忘，梦寐不安，遗精，面少色，足胫瘦疼。

28. 茯神饮方

出处：《圣济总录·卷第一十四·诸风门》

组方： 茯神去木 生干地黄焙 人参 菖蒲 沙参各一两 天门冬去心，焙，一两半 犀角镑 远志去心 甘草炙，剉。各半两

上九味，粗捣筛。每服三钱匕，水一盏，赤小豆二七粒，同煎至六分，去滓，不计时候温服。

适应证： 治风热惊悸，心神不安，常多恐怖。

29. 安神散方

出处：《圣济总录·卷第一十四·诸风门》

组方： 人参 白茯苓去黑皮。各一两 甘草炙，剉 丹砂别研 茯神去木 天竺黄别研。各半两 凝水石烧，二两半，别研

上七味，除别研外，捣罗为散。合和令匀。每服一钱匕，食后临卧，以温荆芥汤调下。

适应证： 治心神不安，化风痰，止惊悸，解烦热。

30. 雄黄丸方

出处：《圣济总录·卷第一十四·诸风门》

组方： 雄黄研 丹砂研 龙脑研 麝香研。各一钱 乌蛇去皮、骨，生用 白附子生用 天南星去黑皮，生用 白僵蚕去丝，生用。各半两

上八味，捣研为末。再同和匀，炼蜜和丸如梧桐子大。每服一丸，薄荷酒化下。如中风涎

潮，牙关不开者，先用大蒜一瓣捣烂，涂两牙关外腮上，次用豆淋酒化一丸，揩在牙龈上，即便开口，续用薄荷酒化服两丸。

适应证：治心气不足，风邪乘之，神魂不安，惊怖悸动，目睛不转，不能呼者。

31. 大定心汤

出处：《圣济总录·卷第一十四·诸风门》

组方：人参　白茯苓_{去黑皮}　茯神_{去木}　远志_{去心}　龙骨　干姜_炮　当归_{切，焙}　甘草_炙　白术　芍药　桂_{去粗皮}　紫菀_{去苗、土}　防风_{去叉}　赤石脂_{各二两}

上一十四味，㕮咀。每服五钱匕，水二盏，入枣二枚，劈破，煎至一盏。去滓温服，日三夜一。

适应证：治心虚中风，惊悸恍惚多忘，或梦寐惊魇，志少不足。

32. 茯神散方

出处：《圣济总录·卷第二十·诸痹门》

组方：茯神_{去木}　酸枣仁_{微炒}　黄芪_剉　人参_{各一两}　熟干地黄_焙　远志_{去心}　五味子_{各半两}　白茯苓_{去黑皮，一两}　丹砂_{别研，半两}

上九味，除丹砂外，捣罗为散，入丹砂末，再研匀。每服一钱匕，以温酒调下，不计时候。

适应证：治肝痹，多惊悸，神思不安。

33. 五味子汤方

出处：《圣济总录·卷第四十二·胆门》

组方：五味子　白茯苓_{去黑皮}　人参　芎䓖　远志_{去心}　酸枣仁_{微炒}　熟干地黄_焙　麦门冬_{去心，焙。各一分}　桑寄生_{半两，剉}

上九味，粗捣筛。每服三钱匕，水一盏，枣二枚，同煎至七分，去滓温服，空心食前。

适应证：治胆虚冷，头痛，心中惊悸，睡卧不安，常如人将捕之，精神不守。

34. 人参远志丸方

出处：《圣济总录·卷第四十三·心脏门》

组方：人参　远志_{去心}　黄耆_{薄切}　酸枣仁_{各一两}　桂_{去粗皮}　桔梗_{去芦头，炒}　丹砂_{别研。各半两}　天门冬_{去心，焙}　菖蒲　白茯苓_{去黑皮。各一两半}

上一十味，为细末，炼蜜丸如梧桐子大。每服十五丸至二十丸，米饮下，不拘时。

适应证：治思虑过多，心气不安，惊悸恍惚，烦倦，神思不清。

35. 乌犀汤方

出处：《圣济总录·卷第四十三·心脏门》

组方： 犀角_{镑,八钱} 龙齿 升麻_{各一两} 茯神_{去木,一两半} 麦门冬_{去心,焙,二两} 玄参_{一两} 栝楼根_{剉,焙,三两} 赤芍药_{一两半}

上八味，粗捣筛。每服三钱匕，水一盏，入马牙消半钱匕，生地黄五七寸，拍碎，同煎至七分，去滓，温服。

适应证： 治心脏烦热，睡即多惊，心忪不欲见人。

36. 沉香散方

出处：《圣济总录·卷第四十三·心脏门》

组方： 沉香 白茯苓_{去黑皮。各三钱} 酸枣仁_炒 人参 天麻 芎䓖 陈橘皮_{去白,切,焙。各二钱} 藿香叶 甘草_{炙,剉} 白僵蚕_{去丝,酒炒。各一钱}

上一十味为细散，每服一钱匕，食后生姜汤调下，日二夜一。

适应证： 治心气虚弱惊悸，夜卧不宁。

37. 茯苓散

出处：《圣济总录·卷第四十三·心脏门》

组方： 白茯苓_{去黑皮,三分} 远志_{去心} 人参 麦门冬_{去心,焙} 白僵蚕_炒 羚羊角_镑 菊花_{各半两} 甘草_{炙,剉} 牛黄_研 铁粉_{研。各一分}

上一十味，捣研为散。每服二钱匕，食后煎竹沥汤调下，或薄荷熟水下。

适应证： 治心虚惊悸。

38. 人参汤方

出处：《圣济总录·卷第八十六·虚劳门》

组方： 人参_{一两半} 木通_{剉,一两半} 茯神_{去木,一两} 麦门冬_{去心,焙,一两半} 百合_{一两} 龙齿_{一两半} 柴胡_{去苗,一两}

上七味，粗捣筛。每五钱匕，用水一盏半，入枣三枚，擘，煎至一盏，去滓，分温二服，食后相次服之。

适应证： 治心劳，因多言喜乐过度伤心，或愁忧思虑而伤血，血伤即不欲视听，心烦惊悸。

39. 补心麦门冬丸方

出处：《圣济总录·卷第八十六·虚劳门》

组方： 麦门冬_{去心,焙,一两半} 石菖蒲_{一两} 远志_{去心,一两半} 人参_{一两} 白茯苓_{去黑皮,一两} 熟干地黄_{一两半} 桂_{去粗皮,半两} 天门冬_{心去,焙,一两半} 黄连_{去须,一两半} 升麻_{一两半}

上一十味，捣罗为末，炼蜜为丸，如梧桐子大。每日食后夜卧时，用熟水下二十丸，兼开心气，使人多记不忘。

适应证：治心劳多惊悸，心气不足。

40. 山茱萸散方

出处：《圣济总录·卷第八十九·虚劳羸瘦》

组方：山茱萸　桑螵蛸炙　麦门冬去心，焙　白薇　熟干地黄焙　当归切，焙。各一两三分　石斛去根，二两一分　栝楼根锉　白茯苓去黑皮　甘草炙，锉。各一两一分　桂去粗皮　铁粉研　厚朴去粗皮，生姜汁炙，锉。各三分　吴茱萸炒，一分　大黄锉，炒，一两半

上一十五味，捣罗为散，以白蜜一斤，枣膏一斤，研匀同蒸，以温汤化开，和药曝干，又取牛膝酒浸，切，焙，五两，肉苁蓉酒浸，切，焙六两，附子炮裂，去皮脐，三两，捣为细末，内诸药中，再拌匀，每服五钱匕，以温酒调服，日三。未知效，稍增之。

适应证：治虚劳身体羸瘦，寒热时作，咳嗽喘满，四肢无力，百节痠疼，盗汗心忪，恍惚惊悸，全不思食。

41. 防风汤方

出处：《圣济总录·卷第一百五十·妇人血风门》

组方：防风去叉　人参　远志去心　桂去粗皮　独活去芦头　甘草炙。各一两　茯神去木，一两半　细辛去苗叶　干姜炮　白术锉，炒　酸枣仁炒。各半两

上一十一味，粗捣筛。每服三钱匕，水一盏，煎七分，去滓温服，日二夜一。

适应证：治妇人惊悸，安神定志，解风邪。

42. 真珠圆

出处：《普济本事方·卷第一·中风肝胆筋骨诸风》

组方：真珠母未钻真珠母三分，研如粉，同碾　当归洗去芦，薄切，焙干后秤　熟干地黄酒洒，九蒸九曝，焙干。各一两半　人参去芦　酸枣仁微炒，去皮，研　柏子仁各一两，研　犀角镑为细末　茯神去木　沉香　龙齿各半钱

上为细末，炼蜜为圆，如梧子大，辰砂为衣。每服四五十圆，金银薄荷汤下，日午夜卧服。

适应证：治肝经因虚，内受风邪，卧则魂散而不守，状若惊悸。

43. 分气补心汤

出处：《三因极一病证方论·卷之八·心小肠经虚实寒热证治》

组方：大腹皮炒　香附炒去毛　白茯苓　桔梗各一两　木通　甘草炙　川芎　前胡去苗　青橘炒　枳壳麸炒，去瓤　白术各三分　细辛去苗　木香各半两

上剉散。每服四大钱，水一盏，姜三片、枣一枚，煎七分，去滓，食前温服。

适应证：治心气郁结，忪悸噎闷，四肢浮肿，上气喘急。

44. 磁石圆

出处：《三因极一病证方论·卷之八·六极证治》

组方：磁石煅，醋淬　龙齿煅　苁蓉酒浸　茯苓各二两　人参　麦门冬去心　远志去心　续断　赤石脂煅，醋淬　鹿茸酥炙。各一两半　地黄干者，三两　韭子炒　柏子仁　丹参各一两一分

上为末。蜜圆，梧子大。食前，温酒下三十圆至五十圆。

适应证：治精虚极，尪羸惊悸，梦中遗泄，尿后遗沥，小便白浊。甚则茎弱核微，小腹里急。

45. 中丹

出处：《三因极一病证方论·卷之九·五瘵治法》

组方：黄芪　白芍药　当归各四两　白茯苓　人参　桂心各二两　川椒炒出汗，一两　大附子炮，去皮脐　黄芩各一两，为末，姜汁和作饼

上为末。粟米饮搜和得所，捣千杵，圆如梧子大。酒饮任下三五十圆，食前服。

适应证：补百损，体劣少气，善惊昏聩，上焦客热，中脘冷痰，不能多食，心腹弦满，脾胃气衰，精血妄行，容色枯悴。

46. 温胆汤

出处：《三因极一病证方论·卷之十·惊悸证治》

组方：半夏汤洗七次　竹茹　枳实麸炒，去瓤。各二两　橘皮三两，去白　甘草炙，一两　白茯苓一两半

上为剉散。每服四大钱，水一盏半，姜五片，枣一个，煎七分，去滓，食前服。

适应证：心胆虚怯，触事易惊，或梦寐不祥，或异象惑，遂致心惊胆慑，气郁生涎，涎与气搏，变生诸证，或短气悸乏，或复自汗，四肢浮肿，饮食无味，心虚烦闷，坐卧不安。

47. 远志圆

出处：《三因极一病证方论·卷之十三·虚损证治》

组方：远志去心，炒　山药炒　熟地黄　天门冬去心　龙齿水飞。各六两　麦门冬去心　五味子　车前子炒　白茯苓　茯神去木　地骨皮　桂心各五两

上为末。蜜圆梧子大。每服三十九至五十圆，空心温服，酒、米汤任下。

适应证：治心肾气不足，惊悸健忘，梦寐不安，遗精，面少色，足胫酸疼。

48. 三仁五子圆

出处：《杨氏家藏方·卷第九·补益方三十六道》

组方：菟丝子酒浸一宿，别捣，焙干　五味子　枸杞子　覆盆子　车前子　柏子仁　酸枣仁炒　薏苡仁微炒　沉香　鹿茸酥涂炙黄，剉　肉苁蓉酒浸一宿，切焙　巴戟去心　当归洗焙　白茯苓去皮　乳香别研

熟干地黄洗焙。以上一十六味各一两

上件为细末，次入研者药和匀，炼蜜为圆如梧桐子大。每服五十圆，温酒或盐汤送下，空心。

适应证：治血气耗虚，五脏不足，睡中惊悸，盗汗怔忪，梦遗失精，四肢倦懈，肌肤瘦弱，或发寒热，饮食减少。常服养心益肝，生血补气，润泽肌肤，倍进饮食。妇人亦宜服之。

49. 麻黄苍术汤

出处：《兰室秘藏·卷下·自汗门》

组方：麻黄八钱　苍术五钱　黄芪一钱五分　草豆蔻六分　柴胡　羌活以上各五分　生甘草　当归梢　防风以上各四分　炙甘草　黄芩以上各三分　五味子九个

上㕮咀，分作二服，水二盏，煎至一盏，稍热，临卧服。

适应证：治秋冬每夜五更嗽，连声不绝，乃至天晓日高方缓，口苦，两胁下痛，心下痞闷，卧而多惊，筋挛，肢节疼痛，痰唾涎沫，日晚神昏呵欠，不进饮食。

50. 芡实丸

出处：《严氏济生方·诸虚门·虚损论治》

组方：芡实蒸，去壳　莲花须各二两　茯神去木　山茱萸取肉　龙骨　五味子　枸杞子　熟地黄酒蒸，焙　韭子炒　肉苁蓉酒浸　川牛膝去芦，酒浸，焙　紫石英煅七次。各一两

上为细末，酒煮山药糊为丸，如桐子大，每服七十丸，空心，盐酒、盐汤任下。

适应证：治思虑伤心，疲劳伤肾，心肾不交，精元不固，面少颜色，惊悸健忘，梦寐不安，小便赤涩，遗精白浊，足胫酸疼，耳聋目昏，口干脚弱。

51. 龙齿汤

出处：《仁斋直指方论·卷之九·虚劳》

组方：半夏制　辣桂各二两　人参　白茯苓　甘草炙　当归　龙骨研　北梗炒　远志水浸，取肉，炒　枳壳制。各一两半　黄芪蜜炙　茯神去木。各一两

上末。每三钱，姜五片，枣二枚，粳米百粒，食前煎服。

适应证：治心怔惊悸，常怀忧虑，如人将捕，小便或少，或多，或浊。

52. 远志丸

出处：《仁斋直指方论·卷之九·虚劳》

组方：远志姜汁腌，取肉，焙　茯神去木　黄芪炙　熟地黄洗　人参各一两　石菖蒲半两　当归三分

上末，粟米糊丸桐子大。每二十丸，米饮下。

适应证：治虚劳惊悸，神气不宁。

郁
病

53. 宁志丸

出处:《仁斋直指方论·卷之十一·惊悸》

组方: 人参　白茯苓　茯神　柏子仁　琥珀　当归　酸枣仁温酒浸半日，去壳，隔纸炒香　远志酒浸半日，新布裹，捶取肉，焙。各半两　乳香　朱砂别研　石菖蒲各一分

上末，炼蜜丸桐子大。每三十丸，食后枣汤下。

适应证: 治心虚血虚多惊。

54. 牛黄铁粉丸

出处:《御药院方·卷六·补虚损门》

组方: 牛黄研，二钱半　铁粉研　紫石英研　白石英研　酸枣仁炒　茯神去木　陈皮去白　人参去芦头。各一两

上为细末。入研者匀，白面糊和丸，如梧桐子大。每服五十丸，煎人参汤下，食前服。

适应证: 镇定心气，止惊悸不宁。

55. 茯神汤

出处:《世医得效方·卷第三·大方脉杂医科》

组方: 人参　麦门冬去心　山药各二两　前胡　熟地黄洗，酒拌炒。各一两　枳壳去穰，麸炒，三分　远志甘草水煮去心，姜汁拌炒，三分　白茯苓　茯神各一两半　半夏汤洗七次　黄芪炙。各一两　甘草半两

上锉散。每服四钱，流水盏半，姜五片，秫米一撮煎，食前服。

适应证: 治喜怒忧思悲恐惊所感，脏气不行，郁而生涎，结为饮，随气上厥，伏留阳经。心中忪悸，四肢缓弱，翕然面热，头目眩冒，如欲摇动。

56. 酸枣仁丸

出处:《校注妇人良方·卷之三·妇人怔忡惊悸方论第十二》

组方: 茯神去木　酸枣仁炒　远志去心　柏子仁炒　防风各一两　枳壳麸炒　生地黄杵膏。各半两　青竹茹二钱五分

上为末，炼蜜丸，桐子大。每服七八十丸，滚汤下。

适应证: 治胆气实热，不得睡卧，神思不安，惊悸怔忡。

57. 天王补心丹

出处:《校注妇人良方·卷六·妇人热劳方论第一》

组方: 人参去芦　茯苓　玄参　桔梗　远志各五钱　当归酒浸　五味　麦门冬去心　天门冬　柏子仁　酸枣仁炒。各一两　生地黄四两

上为末，炼蜜丸桐子大，用朱砂为衣。每服二三十丸，临卧竹叶煎汤送下。一方多石菖蒲、

熟地黄、杜仲、百部、茯神、甘草。此方内天麦门冬、玄参、生地，虽能降火生血化痰，然其性沉寒，损伤脾胃，克伐生气，若人饮食少思，大便不实者，不宜用。

适应证：宁心保神，益血固精，壮力强志，令人不忘，清三焦，化痰涎，祛烦热，除惊悸，疗咽干，育养心神。

58.《秘旨》安神丸

出处：《保婴撮要·卷一·心脏》

组方：人参　半夏_{汤泡}　酸枣仁_炒　茯神_{各一钱}　当归_{酒洗}　橘红　赤芍_{炒。各七分}　五味子_{五粒，杵}　甘草_{炙，三分}

上为末，姜汁糊丸芡实大。每服一丸，生姜汤下。

适应证：治心血虚而睡中惊悸，或受惊吓而作。

59. 节斋补血方

出处：《医学入门·外集卷三·内伤》

组方：人参_{一钱二分}　五味子_{十五粒}　当归　麦门冬　白芍　茯神　酸枣仁　生地_{各一钱}　山栀　甘草　陈皮_{各五分}　川芎_{四分}

空心姜、枣煎服。

适应证：人遇劳心思虑，伤损精神，心虚气短，惊悸烦热。

60. 金箔镇心丸

出处：《万病回春·卷之四·惊悸》

组方：朱砂　琥珀　天竺黄_{各五钱}　胆星_{一两}　牛黄　雄黄　珍珠_{各二钱}　麝香

心经有热加炒黄连、当归、生地黄各二两，炙甘草五钱，人参一两，去雄黄、胆星、麝香。

上为细末，炼蜜为丸，如皂角子大，金箔为衣。每服一丸。用薄荷汤送下。

适应证：治一切惊悸。

61. 琥珀养心丹

出处：《证治准绳·类方·第五册》

组方：琥珀_{另研，二钱}　龙齿_{煅，另研，一两}　远志_{黑豆、甘草同煮，去骨}　石菖蒲　茯神　人参　酸枣仁_{炒。各五钱}　当归　生地黄_{各七钱}　黄连_{三钱}　柏子仁_{五钱}　朱砂_{另研，三钱}　牛黄_{另研，一钱}

上为细末，将牛黄、朱砂、琥珀、龙齿研极细，以猪心血为丸，如黍米大，金箔为衣。每服五十丸，灯心汤送下。

适应证：治心血虚，惊悸，夜卧不宁，或怔忡心跳者。

62. 茯神散

出处：《证治准绳·女科·卷之二》

组方：柴胡去苗　石膏各二两　茯神　羚羊角　防风去芦　赤芍药　人参去芦　天门冬去心　独活　郁李仁去皮，微炒　生干地黄　枳壳麸炒，去穰。各一两　甘草炙，半两　桃仁汤浸，去皮、尖、双仁，麸炒黄，研如泥，一两半

上为散，每服四钱，以水一中盏，入生姜半分，煎至六分，去滓温服，无时。

适应证：治妇人血风劳气，头疼目赤，胸背气壅，四肢疼痛，心烦惊悸，少欲饮食。

63. 安神镇惊丸

出处：《万氏家抄济世良方·卷二·惊悸怔忡健忘》

组方：当归酒洗，二两　白芍煨，一两　川芎　茯苓去皮　远志去心。各七钱　生地酒洗，一两五钱　贝母去心　麦门冬去心　黄连　陈皮　朱砂各一两，水飞，另研为衣　甘草三钱　酸枣仁炒，五钱

炼蜜丸，如绿豆大，每服五十丸，食远枣汤下。

适应证：治血虚，心神不定，惊悸，怔忡不寐。

64. 加味宁神丸

出处：《东医宝鉴·内景篇·神》

组方：生干地黄一两半　当归　白芍药　白茯神　麦门冬　陈皮　贝母炒。各一两　远志姜制　川芎各七钱　酸枣仁炒　黄连　甘草各五钱

上为末，蜜丸绿豆大，朱砂为衣，枣汤下五七十丸。《集略》

适应证：治心血不足，惊悸怔忡，健忘恍惚，一切痰火之证。

65.《医统》养心汤

出处：《景岳全书·五十三卷·补阵》

组方：归身　生地　熟地　茯神各一钱　人参钱半　麦冬钱半　枣仁　柏子仁各八分　炙甘草四分　五味子十五粒

加灯心、莲子，水煎八分服。

适应证：治体质素弱，或病后思虑过多，心虚惊悸不寐。

66. 温胆汤加减

出处：《儒医心镜·各症病原并用药治法要诀·痰饮》

组方：茯苓　半夏　陈皮　枳实　当归　竹茹　酸枣仁　人参　白术　神砂　麦冬　栀子　甘草　炒黄连　竹沥

姜一片，枣二枚，乌梅一个，水煎，调神砂服。

适应证：治痰燥，痰话，惊惕失神，并神不守舍。痰燥者，痰火作热，烦躁也。痰话者，痰火作热，惊惕不安，错语失神也。痰迷心窍，神不守舍，因忧虑郁结，惊恐伤心，心不自安，神出舍空，则生痰矣，使人癫狂烦乱、悲歌叫骂、奔走不识人者，俱用温胆汤加减治之。

67. 控涎丹加朱砂、远志

出处：《杂病源流犀烛·卷六·惊悸悲恐喜怒忧思源流》

组方：甘遂　大戟　白芥子等分糊丸，淡姜汤下七丸　朱砂　远志

适应证：大抵惊之因，多由于外，或耳闻大声，或目见异物，遇险临危，当其外有所触，心忽一虚，神气失守，神去则舍空，舍空则液与痰涎着于包络之间，宜控涎丹加朱砂、远志。

四、恐惧

　　恐惧是部分郁病患者的常见症状，常与惊悸兼夹出现，亦可单独呈现，故与惊悸分论。此部分症状，在古代文献中多以恐惧、恐怖、恐、畏等进行描述。

1. 小补肝汤

出处：《辅行诀脏腑用药法要》

组方：桂枝　干姜　五味子各三两　大枣十二枚，去核。一方作薯蓣，当从

上四味，以水八升，煮取三升，温服一升，日三服。心中悸者，加桂枝一两半；冲气盛者，加五味子一两半；头苦眩者，加术一两半；干呕者，去大枣，加生姜一两半；中满者，去枣；心中如饥者，还用枣。咳逆头苦痛者，加细辛一两半；四肢冷、小便难者，加附子一枚，炮。

适应证：治心中恐疑，时多恶梦，气上冲心，越汗出，头目眩晕者。

2. 大补肝汤

出处：《辅行诀脏腑用药法要》

组方：桂枝　干姜　五味子各三两　大枣十二枚，去核。一方作薯蓣，当从　旋覆花　代赭石烧。一方作牡丹皮，当从　竹叶各一两

上七味，以水一斗，煮取四升，温服一升，日三夜一服。

适应证：治肝气虚，其人恐惧不安，气自少腹上冲咽，呃声不止，头目苦眩，不能坐起，汗出心悸，干呕不能食，脉弱而结者。

3. 大八风汤

出处：《备急千金要方·诸风·诸风第二》

组方：当归一两半　五味子　升麻各一两半　乌头　黄芩　芍药　远志　独活　防风　川芎　麻黄　秦艽　石斛　人参　茯苓　石膏　黄芪　紫菀各一两　杏仁四十枚　甘草　桂心　干姜各二两　大豆一升，《翼方》云二合

郁病

上二十三味，㕮咀，以水一斗三升、酒二升，合煮取四升。强人分四服，羸人分六服。

适应证：治毒风顽痹𤵷（duǒ，下垂）曳（yè，拖），手脚不遂，身体偏枯，或毒弱不任，或风入五脏，恍恍惚惚，多语善忘，有时恐怖，或肢节疼痛，头眩烦闷，或腰脊强直，不得俯仰，腹满不食，咳嗽，或始遇病时，卒倒闷绝，即不能语使失喑，半身不遂，不仁沉重，皆由体虚，恃少不避风冷所致方。

4. 地黄煎方

出处：《备急千金要方·肝脏·肝虚实第二》

组方：生地黄　淡竹叶　生姜　车前草　干蓝各切，一升　丹参　玄参各四两　茯苓二两　石膏五两　赤蜜一升

上十味，㕮咀，以水九升，煮取三升，去滓，停冷下蜜，更煎三两沸，分三服。

适应证：治邪热伤肝，好生悲怒，所作不定，自惊恐。

5. 安心煮散

出处：《备急千金要方·心脏·心虚实第二》

组方：白芍药　远志　宿姜各二两　茯苓　知母　赤石脂　麦门冬　紫菀　石膏各四十二铢　人参二十四铢　桂心　麻黄　黄芩各三十铢　葳蕤三十六铢　甘草十铢

上十五味，治下筛，为粗散，先以水五升，淡竹叶一升，煮取三升，去滓，煮散一方寸匕，牢以绢裹煮，时动之。煎取八合，为一服，日再。

适应证：治心热满烦闷惊恐。

6. 补心丸

出处：《备急千金要方·心脏·心虚实第二》

组方：当归　防风　芎䓖　附子　芍药　甘草　蜀椒　干姜　细辛　桂心　半夏　厚朴　大黄　猪苓各一两　茯苓一方用茯神　远志各二两

上十六味，末之，蜜丸如梧子大。酒服五丸，日三。不知加至十丸。冷极加热药。

适应证：治脏虚善恐怖如魇状，及女人产后余疾，月经不调方。

7. 十黄散

出处：《备急千金要方·小肠腑·风癫第五》

组方：雄黄　人参各五分　黄芩　大黄　黄柏　黄芪　细辛　桂心各三分　黄连　合欢　蒲黄　麻黄各一分　黄环　泽泻　山茱萸各二分

上十五味，治下筛，未食温酒服方寸匕，日三。不知，加至二匕，羸劣者更加人参五分，合十分。一方有牛黄二分。崔氏有蜀椒五分、干姜四分。

适应证：治五脏六腑血气少，亡魂失魄，五脏觉不安，忽忽喜悲，心中善恐怖，如有鬼物，此皆发于大惊及当风，从高堕下落水所致，悉主之方。

8. 大镇心散

出处：《备急千金要方·小肠腑·风虚惊悸第六》

组方：紫石英　茯苓　防风　人参　甘草　泽泻各八分　秦艽　白术　薯蓣　白蔹各六分　麦门冬　当归各五分　桔梗　柏子仁　桂心　远志　大黄　石膏各四分　干姜　蜀椒　芍药　细辛各三分　黄芪六分　大豆黄卷四分

上二十四味，治下筛，酒服二方寸匕，日三服。一方无紫石、茯苓、泽泻、干姜，有大枣四分，蜜丸如梧子，酒下十五丸，日三。

适应证：治心虚惊悸，梦寐恐畏方。

9. 小镇心散

出处：《备急千金要方·小肠腑·风虚惊悸第六》

组方：人参　白术　远志　附子　桂心　黄芪　细辛　干姜　干地黄　赤小豆　龙齿　防风　菖蒲各二两　茯苓四两

上十四味，治下筛。酒服二方寸匕，日三。

适应证：治心气不足，虚悸恐畏，悲思恍惚，心神不定，惕惕然而惊方。

10. 补伤散

出处：《备急千金要方·肺脏·积气第五》

组方：天门冬一升　防风　泽泻　人参　阿胶各一两半　栝楼根　前胡　芍药　石膏　干姜　大豆卷各二两　紫菀　白蔹各一两　桂心　白术各四两　干地黄　甘草　薯蓣　当归各二两半

上十九味，治下筛。食前酒服方寸匕，日三。

适应证：治肺伤，善泄咳，善惊恐，不能动筋，不可远行，膝不可久立，汗出鼻干，少气喜悲，心下急痛，痛引胸中，卧不安席，忽忽喜梦，寒热，小便赤黄，目不远视，唾血方。

11. 试和丸

出处：《千金翼方·补益·补五脏第四》

组方：防风　泽泻　白术　蛇床子　吴茱萸　细辛　菖蒲　乌头炮，去皮　五味子各一分　当归　远志去心　桂心各半两　干姜三分

上一十三味，捣筛为末，炼蜜和丸，空腹吞五丸如梧子，日三，加至十丸。华佗方

适应证：主呕逆，腰以上热，惕惕惊恐，时悲泪出，时复喜怒，妄语梦寐，洒洒淅淅，头痛少气，时如醉状，不能食，噫闻食臭欲呕，大小便不利，或寒热，小便赤黄，恶风，目视䀮䀮，耳中凶凶方。

郁病

12. 牛膝酒

出处：《千金翼方·中风上·诸酒第一》

组方：牛膝 石楠 乌头去皮 天雄去皮 茵芋各二两 细辛五分

上六味，切，以酒一斗二升浸之，春秋五日，夏三日，冬七日。初服半合，治风癫宿澼，服之即吐下，强人日三，老小日一。不知稍加。唯禁房室及猪肉等。

适应证：主八十三种风著人，头面肿痒，眉发陨落，手脚拘急，不得行步，梦与鬼神交通，或心烦恐怖，百脉自惊，转加羸瘦，略出要者，不得尽说方。

13. 薯蓣圆方

出处：《太平圣惠方·卷第四·治心虚补心诸方》

组方：薯蓣一两半 远志半两，去心 柏子仁一两 沉香一两 茯神一两 熟干地黄一两半 芎䓖一两 菖蒲半两 人参一两，去芦头 丹参一两 甘草半两，炙微赤，锉 防风一两，去芦头

上件药，捣罗为末，炼蜜和捣三二百杵，丸如梧桐子大。每服，不计时候，以温酒下二十圆。

适应证：治心虚恐畏，胁腹暴痛，志意不乐。

14. 龙齿散方

出处：《太平圣惠方·卷第四·治心风恍惚诸方》

组方：龙齿三分，细研如粉 汉防己三分 麦门冬三分，去心 黄芪三分，锉 人参一两，去芦头 独活一两 羚羊角屑一两 甘草三分，炙微赤，锉 细辛三分 桂心三分 生干地黄一两 远志三分，去心 白茯苓一两 杏仁四十九枚，汤浸去皮尖双仁，麸炒微黄

上件药，捣粗罗为散。先以水一大盏，入银一两，煎至六分，去银；次入药末四钱，又煎至四分，去滓，入竹沥半合，更煎一两沸，不计时候温服。

适应证：治心风恍惚惊恐，心气不安。

15. 熟干地黄散方

出处：《太平圣惠方·卷第四·治心虚补心诸方》

组方：熟干地黄三分 远志半两，去心 菖蒲一两 陈橘皮三分，汤浸去白瓤，焙 芎䓖半两 桂心半两 人参一两，去芦头 白茯苓一两 白芍药半两

上件药，捣粗罗为散。每服三钱，水一中盏，煎至六分，去滓，不计时候，温服。

适应证：治心气虚，忧恐恍惚，心腹痛，胀满，食少。

16. 紫石英散方

出处：《太平圣惠方·卷第四·治心虚补心诸方》

组方：紫石英二两，细研如粉 桂心二两 白茯苓一两 人参一两，去芦头 白术半两 黄芪半两，锉

熟干地黄一两　甘草半两，炙微赤，锉　麦门冬一两，去心

上件药，捣粗罗为散。每服三钱，以水一中盏，入枣三枚，煎至六分，去滓，不计时候温服。

适应证：治心气虚，苦悲恐，惊悸恍惚，谬忘，心中烦闷，面目或赤，或黄，羸瘦。

17. 紫石英散方

出处：《太平圣惠方·卷第四·治心气不足诸方》

组方：紫石英一两细研，水飞过　远志去心　赤小豆炒熟　附子炮裂，去皮脐　桂心半两　人参去芦头　干姜炮裂，锉　防风去芦头　龙骨细研　熟干地黄以上各半两　菖蒲一两　白术一两　白茯苓一两　黄芪一两，锉

上件药，捣细罗为散。每于食前，以温酒调下二钱。

适应证：治心气不足，虚悸恐畏，悲怒恍惚，心神不定，惕惕而惊。

18. 黄连散方

出处：《太平圣惠方·卷第四·治心实泻心诸方》

组方：黄连一两，去须　石膏二两　人参一两，去芦头　知母一两　麦门冬一两，去心　栀子仁一两　赤芍药一两　犀角屑一两　茯神一两　紫菀一两，去苗土　川芒硝二两

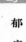

上件药，捣粗罗为散。每服三钱，以水一中盏，煎至五分，去滓，入竹沥半合，生地黄半合，更煎一两沸，每于食后温服。

适应证：治心实热，多惊梦喜，畏惧不安。

19. 木香散方

出处：《太平圣惠方·卷第五·治脾胃气虚弱不能饮食诸方》

组方：木香一两　人参一两，去芦头　白茯苓一两　当归一两，锉，微炒　白芍药半两　桂心半两　麦门冬一两，去心　远志一分，去心　五味子半两　京三棱半两，炮，锉　白术一两　诃黎勒半两，煨，用皮　厚朴一两，去粗皮，涂生姜汁，炙令香熟　陈橘皮一两，汤浸，去白瓤，焙

上件药，捣粗罗为散。每服三钱，以水一中盏，入生姜半分、枣三枚，煎至六分，去滓，不计时候温服。忌生冷、油腻。

适应证：治脾胃气虚，不思饮食，精神恐悸，上气顿绝，身心昏昧，口干舌焦，四肢无力。

20. 雄黄圆方

出处：《太平圣惠方·卷第二十·治风惊诸方》

组方：雄黄三分，细研　人参一两，去芦头　安息香一两　川椒一分，去目及闭口者，微炒出汗　川大黄三分，锉，微炒　铁粉半两，细研　沉香三分　防风半两，去芦头　薯蓣三分　附子半两，炮裂，去皮脐　白茯苓半两　朱砂三分，细研

上件药，捣罗为末，入研了药令匀，炼蜜和捣五七百杵，圆如梧桐子大。每服，不计时候，

以人参茯苓汤下二十圆。

适应证：治五脏风虚，六腑邪热，风热相搏，令人瘵即惊恐忧患，瘵即恍惚怔忪，忽悲忽喜，恒怖如狂。

21. 当归散

出处：《太平圣惠方·卷第二十二·治风瘅曳诸方》

组方：当归三分　羚羊角屑三分　川乌头半两，炮裂，去皮脐　黄芩半两　赤芍药半两　远志半两，去心　独活三分　五味子半两　防风半两，去芦头　芎䓖半两　麻黄一两，去根节　秦艽三分，去苗　桂心半两　石斛半两，去根，剉　人参半两，去芦头　白茯苓半两　黄芪半两，剉　五加皮三分　石膏一两　杏仁三分，汤浸，去皮尖双仁，麸炒微黄　甘草半两，炙微赤，剉

上件药，捣粗罗为散。每服四钱，以水一中盏，入生姜半分，煎至六分，去滓，不计时候稍热服，忌生冷、猪鸡犬肉、毒鱼、滑物。

适应证：治毒风瘅曳，手脚不遂，身体缓弱，或风入五脏，精神恍惚，多语善忘，有时恐怖，肢节烦疼，头眩心闷，腹满不食。

22. 牡蛎汤方

出处：《圣济总录·卷第一十四·诸风门》

组方：牡蛎去黑硬处，火烧令碎，三两　白茯苓去黑皮，一两　麦门冬去心　远志去心。各二两　甘草炙，剉　龙骨去土　桂去粗皮　凝水石各一两

上八味，粗捣筛。每服三钱匕，以水一盏半，生姜三片同煎，去滓，取八分温服，空心及晚食前各一服。

适应证：治风惊恐，忽忽善忘，悲伤不乐，烦壅多恚闷。

23. 龙齿汤方

出处：《圣济总录·卷第一十四·诸风门》

组方：龙齿　麦门冬去心，焙。各三两　远志去心　茯神去木。各二两半　防风去叉　甘草炙，剉　人参剉　羚羊角镑。各二两

上八味，粗捣筛。每服三钱匕，以水一盏，大枣三枚，拍破，同煎至七分，去滓。空心午时夜卧各一服。

适应证：治风惊恐怖，或因迫逐惊惧，悲伤感动，志意颠越，言语失次。

24. 玄参汤方

出处：《圣济总录·卷第一十四·诸风门》

组方：玄参坚者　白薇微炒　白茯苓去黑皮　山栀子仁各二两　石膏捣碎，半两　生干地黄切，焙，半两　人参剉，一两　羚羊角镑，二两

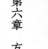

上八味，粗捣筛。每服五钱匕，以水二盏，煎取九分，去滓，入竹沥少许，更煎三沸服，食后及夜卧，如要利动，即入芒硝末半钱匕同煎。

适应证：治风惊恐怖，如物迫逐，如有所失，悲伤志意不定。

25. 茯苓汤方

出处：《圣济总录·卷第一十四·诸风门》

组方：白茯苓去黑皮　熟干地黄焙干。各二两　人参　桂去粗皮。各一两半　麦门冬去心，焙，半升　半夏汤洗七遍，切，焙，二两　甘草炙，剉，一两

上七味，粗捣筛。每服五钱匕，以水三盏，生姜三片，乌雌鸡血并肝、心各少许。同煮，去滓，取八分温服。每食前后良久服之，令药与食相远，恐药食相犯、少力故也。

适应证：治风惊恐失志，如有所失，悲感惆怅。

26. 人参丸方

出处：《圣济总录·卷第一十四·诸风门》

组方：人参　桂去粗皮。各二两　桔梗炒　白蔹　白茯苓去黑皮　防风去叉　大黄蒸三度，熬　防己　干姜炮。各一两　银箔十五片，研　牛膝酒浸，切，焙　远志去心。各一两一分

上一十二味，捣罗为末，炼蜜丸如梧桐子大。食后米饮下二十丸，日二服。

适应证：治惊悸，恍惚喜忘，心怖神不安，及风邪胸胁满，不思饮食。

27. 白薇汤方

出处：《圣济总录·卷第一十四·诸风门》

组方：白薇焙干　细辛去苗叶。各一两半　龙齿捣末，三两　杏仁去皮尖、双仁，炒，八十枚

上四味，粗捣筛。每服五钱匕，以水二盏，煮取八分，去滓温服，空心午时夜卧各一。风热盛实，即入竹沥少许，搅匀服。

适应证：治风惊恐，四肢牵掣，神志不宁，或发邪狂叫妄走，见鬼若癫病状。

28. 芎劳丸

出处：《圣济总录·卷第一十四·诸风门》

组方：芎劳　白茯苓去黑皮　龙角研　防风去叉　紫石英研　厚朴去粗皮，生姜汁浸，炙　铁精　丹参　大黄醋炒　枳实去瓤，麸炒　蜀椒去目并闭口者，炒出汗　桂去粗皮　人参　干姜炮　附子炮裂，去皮脐　吴茱萸汤浸，焙，炒　禹余粮煅，醋淬　甘草炙，剉　菖蒲各四两　远志一两半　白芥子　细辛各三分

上二十二味，各捣研为细末，和匀，炼蜜丸如梧桐子大。空腹米饮下十丸，日再服。

适应证：治心惊恐，瘰瘰愁忧不乐，吸吸短气，当发之时，恍惚喜卧，心中愦愦，昏迷颠越，手足厥冷，食即呕逆。

29. 茯神汤方

出处：《圣济总录·卷第一十九·诸痹门》

组方： 茯神去木　羌活去芦头　龙齿　麦门冬去心,焙　麻黄去根节。各一两　蔓荆实　人参　薏苡仁　防风去叉　远志去心　犀角屑各三分　赤芍药　甘草微炙。各半两

上一十三味，粗捣筛。每服三钱匕，水一盏，生姜五片，同煎至七分，去滓温服，不计时候。

适应证： 治心痹，神思昏塞，四肢不利，胸中烦闷，时复恐悸。

30. 酸枣仁丸方

出处：《圣济总录·卷第四十二·胆门》

组方： 酸枣仁二两,微炒,捣研　人参　白术　白茯苓去粗皮　半夏汤洗七遍,去滑,切,焙　干姜炮。各一两半　陈橘皮去白,焙　榆白皮剉　旋覆花　前胡剉。各一两　槟榔五枚,椎碎

上一十一味，捣罗为末，炼蜜丸如梧桐子大，空心食前，煎枣汤下二十丸，日再服，加至三十丸。

适应证： 治胆虚睡卧不安，精神恐怯。

31. 山芋丸方

出处：《圣济总录·卷第四十二·胆门》

组方： 山芋　酸枣仁微炒。各一两　柏子仁研　茯神去木　山茱萸各三分

上五味，捣罗为末，炼蜜和丸如梧桐子大。每服三十丸，温酒下，米饮亦得，不拘时候。

适应证： 治胆虚冷，精神不守，寝卧不宁，头目昏眩，恐畏不能独处。

32. 石膏汤方

出处：《圣济总录·卷第四十三·心脏门》

组方： 石膏四两,碎,研　人参　知母焙　赤石脂　栀子去皮　芍药　白术　茯神去木　紫菀洗,切。各一两半

上九味，粗捣筛。每服五钱匕，水一盏半，煎至一盏，去滓，入竹沥少许，生地黄汁一合，更煎一两沸，食后温服。若要利，加芒硝一两，去芍药。

适应证： 治心实热，梦惊恐，畏惧不安。

33. 山芋丸方

出处：《圣济总录·卷第四十三·心脏门》

组方： 山芋　熟干地黄焙　黄芪剉。各一两　菖蒲半两　远志去心,一两半

上五味，捣罗为末，炼蜜和丸梧桐子大。每服二十丸，温酒或米饮下，不拘时候。

适应证： 治心脏气虚，恐怖惊悸，恍惚健忘，烦闷赢瘦。

34. 松实丸方

出处：《圣济总录·卷第九十一·虚劳门》

组方： 松实_{去皮} 白茯苓_{去黑皮} 麦门冬_{去心，焙} 柏子仁_{微炒，别研} 甘草_{炙，剉} 山芋 枸杞子 肉苁蓉_{酒浸，去皱皮，炙干} 五味子_{去茎叶} 桂_{去粗皮} 熟干地黄_焙 陈橘皮_{汤浸，去白，焙} 干姜_炮 泽泻 远志_{去心} 石斛_{去根，黑者} 女贞实 络石 杜仲_{去粗皮，涂酥炙}

上一十九味，等分，捣罗为细末，炼蜜丸梧桐子大。每服食前温酒下十丸，食后再服，不知，稍增之，可二十丸。

适应证： 治虚劳脱营，血气伤惫，赢瘦少气，畏恐多惊。久服强筋骨，长肌肉，令人肥盛，光泽颜色，除解百病，安精神，少梦寐，强气血，倍力留年，益气长神。

35. 茯苓汤方

出处：《圣济总录·卷第九十三·骨蒸传尸门》

组方： 白茯苓_{去黑皮} 麦门冬_{去心，焙} 款冬花 独活_{去芦头} 槟榔_{剉。各六两} 桂_{去粗皮} 防风_{去叉} 防己_{各五两} 甘草_炙 枳壳_{去瓤，麸炒。各四两} 地骨皮_{去土，十两}

上一十一味，剉如麻豆大。每服五钱匕，以水二盏，先煎山泽银，取水一盏半，入药并生姜半分，切，大枣三枚，擘破，同煎取一盏，去滓温服，每早晨日晚各一。

适应证： 治心蒸，苦心惊悚栗，男子因读书损心气，伤思虑，过损心，吐血，心烦多忘，失精神，或身体痒瘙风癣，或胸中气满。

36. 补益大枣粥方

出处：《圣济总录·卷第一百八十八·食治门》

组方： 大枣_{七枚。去核} 青粱粟米_{二合}

上二味，以水三升半，先煮枣取汁一升半，去滓投米，煮粥食之。

适应证： 治中风，惊恐虚悸，如人将捕之，四肢沉重。

37. 独活散

出处：《三因极一病证方论·卷之二·中风治法》

组方： 独活 地骨皮 细辛 芎䓖 菊花 防风_{去叉} 甘草_炙

上等分为末。每服三钱，水盏半，煎一盏，去滓，取六分清汁，入少竹沥，再煎，食后，温，日两服。又法，不用独活，有旋覆花。

适应证： 治男子妇人气虚感风，或惊恐相乘，肝胆受邪，使上气不守正位，致头招摇，手足颤掉，渐成目昏。

38. 桂枝桃仁汤

出处：《妇人大全良方·卷之一·调经门》

组方：桂枝 芍药 生地黄各二两 桃仁制,五十个 甘草一两

上为粗末，每服五钱。水二盏，姜三片，枣一个，煎至一盏，去滓温服。

适应证：若经候顿然不行，脐腹疼痛，上攻心胁欲死。或因不行，结积渐渐成块，脐下如覆杯，久成肉癥，不可治。由惊恐、忧思，意所不决，气郁抑而不舒，则乘于血，血随气行，滞则血结。以气主先之，血主后之，宜服桂枝桃仁汤。

39. 补心丸

出处：《严氏济生方·五脏门·心小肠虚实论治》

组方：紫石英火煅,研细 熟地黄洗 菖蒲 茯神去木 当归去芦 附子炮,去皮脐 黄芪去芦 远志去心,炒 川芎 桂心不见火 龙齿各一两 人参半两

上为细末，炼蜜为丸，如梧桐子大。每服七十丸，不拘时候，用枣汤下。

适应证：治忧愁思虑过度，心血虚寒，惊恐不乐，舌强话难，恍惚喜忘，愁恚，面黄，多汗，不进饮食。

40. 十味温胆汤

出处：《世医得效方·卷第八·大方脉杂医科》

组方：半夏汤洗七次 枳实去瓤,切,麸炒 陈皮去白。各三两 白茯苓去皮,两半 酸枣仁微炒 大远志去心,甘草水煮,姜汁炒,一两 北五味子 熟地黄切,酒炒 条参各一两 粉草五钱

上锉散。每服四钱，水盏半，姜五片，枣一枚，煎，不以时服。

适应证：治心胆虚怯，触事易惊，梦寐不祥，异象感惑，遂致心惊胆慑，气郁生涎，涎与气搏，变生诸证。或短气悸乏，或复自汗，四肢浮肿，饮食无味，心虚烦闷，坐卧不安。

41. 防风茯神散

出处：《校注妇人良方·卷三·妇人风邪癫狂方论第十四》

组方：防风 茯神去木 独活 人参 远志去心 龙齿 菖蒲去毛 石膏 牡蛎煅。各一两 秦艽 禹余粮煅 桂心各五钱 甘草炒,三分 蛇蜕一条,炙

上每服五钱，水煎服。

适应证：治风癫啼泣歌笑，或心神恐惧，或语言失常。

42. 仁熟散

出处：《彤园妇人科·卷之三·神病门》

组方：制柏子仁 北枸杞 茯神 当归 沙参各钱半 熟地三钱 五味子 净枣皮 白菊花各

一钱　炒枳壳　桂心各五分

姜、枣引。卧时酒兑服。不思饮食可服归脾汤，见嗣育要方。

适应证： 治胆虚神病，恐怕不能独卧。

43. 老寿星汤（古）

出处：《生生宝录·卷上·胎前门》

组方： 生白芍　麦冬去心　当归酒洗。各三钱　淡竹叶　连翘去间　防风各钱半　五味子十粒　麦米五合　黄芩　秦艽　黄连均用酒炒　胡椒研。各一钱

以猪肺四两煮汤，去肺及油沫，入药煎去滓服一剂。

适应证： 治卒如惊恐，歌哭见怪，似痰非痰，面赤舌青，若中风寒状。

五、烦躁

烦躁是人在外感、内伤等各种疾病中最为多见的情绪紊乱症状。在整理本部分文献时，首先确立了不包含主治伤寒外感所致烦躁的方剂的基本原则，但保留了如栀子豉汤类等后世应用较广的方剂；其次是选择主治证候描述中多兼见其他郁病类症状的方剂。

郁病

1. 栀子豉汤

出处：《伤寒论·辨太阳病脉证并治中第六》

组方： 栀子十四个，擘　香豉四合，绵裹

上二味，以水四升，先煮栀子，得二升半，内豉，煮取一升半，去滓。分为二服，温进一服，得吐者，止后服。

适应证： 发汗吐下后，虚烦不得眠，若剧者，必反覆颠倒，心中懊恼。

2. 百合地黄汤方

出处：《金匮要略·百合狐惑阴阳毒病证治第三》

组方： 百合七枚，擘　生地黄汁一升

上以水洗百合，渍一宿，当白沫出，去其水，更以泉水二升，煎取一升，去滓，内地黄汁，煎取一升五合，分温再服。中病，勿更服。大便常如漆。

适应证： 百合病，不经吐、下、发汗，病形如初者。

3. 滑石代赭汤方

出处：《金匮要略·百合狐惑阴阳毒病证治第三》

组方： 百合七枚，擘　滑石三两，碎，绵裹　代赭石如弹丸大一枚，碎，绵裹

上先以水洗百合，渍一宿，当白沫出，去其水，更以泉水二升，煎取一升，去滓；别以泉水二升煎滑石、代赭，取一升，去滓；后合和重煎，取一升五合，分温服。

适应证： 百合病，下之后者。

4. 百合鸡子汤方

出处：《金匮要略·百合狐惑阴阳毒病证治第三》

组方： 百合七枚，擘　鸡子黄一枚

上先以水洗百合，渍一宿，当白沫出，去其水，更以泉水二升，煎取一升，去滓，内鸡子黄，搅匀，煎五分，温服。

适应证： 百合病，吐之后者。

5. 栝楼牡蛎散方

出处：《金匮要略·百合狐惑阴阳毒病证治第三》

组方： 栝楼根　牡蛎熬，等分

上为细末，饮服方寸匕，日三服。

适应证： 百合病，渴不瘥。

6. 百合滑石散

出处：《金匮要略·百合狐惑阴阳毒病证治第三》

组方： 百合一两，炙　滑石三两

上为散，饮服方寸匕，日三服。当微利者，止服，热则除。

适应证： 百合病，变发热者。

7. 肾气丸

出处：《金匮要略·妇人杂病脉证并治第二十二》

组方： 干地黄八两　薯蓣四两　山茱萸四两　泽泻三两　茯苓三两　牡丹皮三两　桂枝一两　附子炮，一两

上八味末之，炼蜜和丸，梧子大，酒下十五丸，加至二十五丸，日再服。

适应证： 妇人病转胞，不得溺，见饮食如故，烦热不得卧，而反倚息。

8. 流水汤

出处：《小品方·卷第三·治百病后虚烦扰不得眠诸方》

组方： 半夏二两，洗十遍　粳米一升　茯苓四两

上三味，切，以东流水二斗，扬之三千遍，令劳，煮药，取五升，分服一升，日三夜再。忌羊肉、饧、醋物。有半夏必须着生姜四两，不尔，戟人咽。辑自《外台》卷十七

适应证： 主虚烦不得眠。

9. 七熬丸

出处：《备急千金要方·妇人方下·月经不调第四》

组方： 大黄一两半　前胡一作柴胡　芒硝熬。各五两　葶苈　蜀椒并熬。各六铢　生姜　芎劳各十八铢　茯苓十五铢　杏仁九铢，熬　桃仁二十枚，熬　虻虫熬　水蛭各半合，熬

上十二味，为末，蜜丸梧子大。空腹饮服七丸，日三，不知加一倍。《千金翼》无芎劳。又一方有䗪虫、牡丹各二两，为十四味。

适应证： 治月经不利，手足烦热，腹满，默默不欲寐，心烦。

10. 半夏千里流水汤方

出处：《备急千金要方·胆腑·胆虚实第二》

组方： 半夏　宿姜各三两　生地黄五两　酸枣仁五合　黄芩一两　远志　茯苓各二两　米一升

上八味，咬咀，以长流水五斗煮秫米，令蟹目沸，扬之三千遍，澄清，取九升煮药，取三升半，分三服。《集验方》治虚烦闷不得眠，无地黄、远志，有麦门冬、桂心各二两，甘草、人参各二两。

适应证： 治胆腑实热，精神不守，泻热。

11. 大酸枣汤

出处：《千金翼方·杂病上·压热第六》

组方： 酸枣仁五升　人参　茯苓　生姜切　芎劳　桂心各二两　甘草炙，一两半

上七味，咬咀。以水一斗二升，煮枣仁取七升，去滓，纳诸药，煮取三升，分三服。

适应证： 主虚劳烦悸，奔气在胸中，不得眠。

12. 大枣汤

出处：《千金翼方·杂病上·压热第六》

组方： 大枣三十枚，擘　石膏三两，碎　白薇　前胡　人参　防风各二两　桂心　甘草各一尺，炙

上八味，咬咀。以水七升，煮取三升，分三服。

适应证： 主虚烦，短气，气逆，上热下冷，胸满。

13. 白薇散

出处：《千金翼方·卷第十八·杂病上》

组方： 白薇　干姜　甘草各一两　瓜蒌二两　硝石三两

上五味，各别捣，先纳甘草臼中，次纳白薇，次纳干姜，次纳瓜蒌，次纳硝石，捣三千杵，筛和，冷水服方寸匕，日三。

适应证： 主虚烦。

郁
病

14. 茯苓汤

出处：《外台秘要·卷第八·风痰方五首》

组方： 茯苓三两　人参　生姜　橘皮　白术各二两

上五味，切，以水五升，煮取一升五合，去滓，温分三服，中间任食。忌大醋、桃李、雀肉等。出第十七卷中

适应证： 主风痰气发，即呕吐欠㕮，烦闷不安，或吐痰水者。

15. 一合汤方

出处：《外台秘要·卷第十·咳逆上气方五首》

组方： 芫花二分,熬　桂心　干姜各五分　甘草炙　细辛各四分　莞花二分

上六味，切，以水三升，煮取一升，先食服一合，日三夜一。又云合汤亦得分六七服，一日尽便愈。一方有菖蒲四分，无莞花。忌海藻、菘菜、生葱、生菜等。

适应证： 疗咳逆上气，支满息欲绝，气结于胸中，心烦躁不安。《深师》

16. 竹沥汤

出处：《外台秘要·卷第十四·贼风方一十二首》

组方： 秦艽　甘草炙　防风　当归各二两　茵芋　乌头炮　干姜　细辛　人参　黄芩　桂心　天雄炮　木防己　茯苓　白术各一两

上十五味，切，以竹沥一斗半，煮取五升，随病加后药。胸逆满加前胡二两半，半夏二两洗，术、附子炮各一两。腹中痛加芍药二两、椒一两汗。烦加知母一两。口干加麦门冬一两去心。体痹，加麻黄二两去节。有方不用术、附子，用半夏二两。忌海藻、菘菜、猪肉、冷水、生葱、生菜、桃李、雀肉、酢物等。

适应证： 疗大虚夹风，及贼风入腹，腹中拘痛，烦乱恍惚，妄语迷惑不知人，口噤不开，手足缓纵，饮食不作肉，卧惊见屋中光，口干恶风，时时失精，梦寤沉重，及妇人产后余病，体虚受风，躁愤欲死。

17. 前胡泻肝除热汤方

出处：《外台秘要·卷第十六·肝劳虚热方四首》

组方： 前胡　干姜　大青　细辛　秦皮　决明子　栀子仁　子芩各二两　淡竹叶切,一升　车前子切,一升　石膏八两,碎,绵裹

上十一味，切，以水一斗，煮取三升，去滓，平旦分为三服，须利加芒硝三两。忌生菜。

适应证： 疗肝劳虚热，两目为赤，闭塞不开，烦闷宛转，热气胸里炎炎。《删繁》

18. 小酸枣汤

出处:《外台秘要·卷第十七·虚劳虚烦不得眠方八首》

组方: 酸枣仁二升　知母二两　生姜二两　甘草一两,炙　茯苓二两　芎劳二两

上六味,切,以水一斗,煮酸枣仁减三升,纳药,煮取三升,分三服。一方加桂二两。忌海藻、菘菜、酢物。出第三卷中。

适应证: 疗虚劳不得眠,烦不可宁者。《深师》

19. 酸枣饮

出处:《外台秘要·卷第十七·虚劳虚烦不得眠方八首》

组方: 酸枣二升　茯苓三两　人参三两　生姜一两半　麦门冬一两,去心　橘皮二两,陈者　杏仁二两,去皮尖,碎　紫苏二两,苗

上八味,切,以水七升,煮取一升半,分再服。忌大酢。

适应证: 主虚烦不得眠,并下气。《延年》

20. 酸枣饮

出处:《外台秘要·卷第十七·虚劳虚烦不得眠方八首》

组方: 酸枣仁一升　人参二两　白术二两　橘皮二两　五味子二两半　桂心一两　茯苓二两　生姜四两

上八味,切,以水六升,煮取二升半,去滓,分三服。忌桃李、雀肉、生葱、酢物。蒋孝璋方

适应证: 疗虚烦不得眠,肋下气,气冲心。

21. 大竹叶汤方

出处:《外台秘要·卷第十七·病后不得眠方二首》

组方: 甘草二两,炙　小麦五合,完用　黄芪二两　人参二两　知母二两　大枣二十枚,擘　半夏三两,洗　栝楼根一两　粳米一升　黄芩一两　当归二两　生姜四两　前胡二两　芍药二两　麦门冬六合,去心　龙骨三两　桂心三两　竹叶切,一升

上十八味,切,用东流水二升,煮取五升,去滓,分服一升,日三夜二,不过两剂,如汤沃雪,效。忌海藻、菘菜、羊肉、饧、生葱。

适应证: 疗虚劳客热,百病之后,虚劳烦扰,不得眠卧,骨间劳热,面目青黄,口干烦躁。僵懂渠斤切,烦也不自安,短气乏少,食不得味,纵食不生肌肤,胸中痰热,烦满愦闷。《古今录验》

22. 泽泻汤

出处:《外台秘要·卷第二十三·杂疗汗出不止方一十首》

组方: 泽泻　茯苓各二两　牡蛎熬　白术各一两　生姜半升

上五味，切，以水八升，煮取二升，分服一升，日再服。忌桃李、雀肉、酢物等。

适应证： 疗大虚烦躁，止汗治气。《延年》

23. 黄芪散方

出处：《太平圣惠方·卷第四·治心风恍惚诸方》

组方： 黄芪一两,锉　龙骨一两　防风一两,去芦头　远志一两,去心　茯神一两　麦门冬一两,去心　牡蛎一两半,烧为粉　甘草半两,炙微赤,锉

上件药，捣筛为散。每服三钱，以水一中盏，入枣三枚，煎至六分，去滓，不计时候温服。

适应证： 治心风虚烦，神思恍惚不安。

24. 牛黄散方

出处：《太平圣惠方·卷第四·治心脏风邪诸方》

组方： 牛黄细研　龙脑细研　朱砂细研　雄黄细研　麝香细研。以上各一分　沙参去芦头　独活　羚羊角屑　犀角屑　乌蛇酒浸、去皮、骨、炙令黄　蝉壳　天竺黄细研　防风去芦头　柏子仁　细辛　麦门冬去心,焙　茯神　人参去芦头。以上各一两

上件药，捣细罗为散，入研了药，都研令匀。每服不计时候，煎金银汤调下一钱。

适应证： 治心脏风邪，神魂恍惚，心烦语涩。

25. 牛黄圆方

出处：《太平圣惠方·卷第四·治心脏风热诸方》

组方： 牛黄一分,细研如粉　朱砂三分,细研如粉　天竺黄一两,细研　龙脑一钱,细研　黄芩半两　白附子半两,炮裂　犀角屑　麦门冬三分,去心,焙　远志三分,去心　地骨皮半两　甘草一分,炙微赤,锉

上件药，捣罗为末，入研了药令匀，炼蜜和捣三二百杵，圆如梧桐子大。每服不计时候，以荆芥汤嚼下十圆。

适应证： 治心脏风热，胸中烦满，神思不安。

26. 白石英散方

出处：《太平圣惠方·卷第六·治肺气不足诸方》

组方： 白石英一两,细研如粉　钟乳粉一两　款冬花二两　桂心一两　天门冬一两,去心　桑根白皮一两,锉　紫菀一两,洗去苗土　人参一两半,去芦头　五味子二两　白茯苓一两

上件药，捣筛为散。每服三钱，以水一中盏，入生姜半分，枣三枚，糯米五十粒，煎至六分，去滓，不计时候温服。

适应证： 治肺气不足，烦满喘嗽，气逆上冲，唾血；或自惊恐，皮毛自起；或呕逆歌笑，心烦不定，耳中虚鸣，或如风雨，面色常白，宜服白石英散方。

27. 栝楼根圆方

出处：《太平圣惠方·卷第五十三·治消渴诸方》

组方： 栝楼根一两　麦门冬一两,去心,焙　甘草三分,炙微赤,锉　黄连三分,去须　赤石脂半两　泽泻半两　石膏一两

上件药，捣罗为末，炼蜜和捣三二百杵，圆如梧桐子大。不计时候，以清粥饮下三十圆。

适应证： 治消渴，心神虚烦燥闷。

28. 当归散方

出处：《太平圣惠方·卷第六十九·治妇人血风烦闷诸方》

组方： 当归一分,锉,微炒　赤芍药一分　芎䓖一分　鬼箭羽一分　牛李子一分　木香一分　牡丹半两　延胡索半两　桂心半两　槟榔半分　桃仁半两,汤浸,去皮尖双仁,麸炒微黄

上件药，捣粗罗为散。每服三钱，以水一中盏，入生姜半分，煎至六分，去滓，不计时候温服。

适应证： 治妇人血风，气冲心烦闷，昏沉不能言语，腹内刺痛不可忍。

郁
病

29. 羚羊角散方

出处：《太平圣惠方·卷第六十九·治妇人血风烦闷诸方》

组方： 羚羊角屑二两,烧灰　乱发半两,烧灰　朱砂半两,细研　麝香一钱,细研

上件药，同研令匀细。每服不计时候，以苦竹沥调下一钱。

适应证： 治妇人血风，上攻，心神烦闷。

30. 桃仁圆方

出处：《太平圣惠方·卷第七十·治妇人寒热诸方》

组方： 桃仁一两,汤浸,去皮尖双仁,麸炒微黄　芎䓖半两　白术半两　赤茯苓三分　枳壳半两,麸炒微黄,去瓤　赤芍药半两　诃黎勒皮三分　槟榔半两　鳖甲一两半,涂醋炙令黄,去裙襕　羚羊角屑一两　柴胡一两,去苗　人参一两,去芦头　酸枣仁一两,微炒　生干地黄一两

上件药，捣罗为末。炼蜜和捣三二百杵，圆如梧桐子大，每服，不计时候，以生姜、荆芥、薄荷汤下三十圆。

适应证： 治妇人头目昏重，心神烦乱，或时寒热，肢节疼痛，不欲饮食。

31. 益母草煎圆方

出处：《太平圣惠方·卷第七十·治妇人热劳诸方》

组方： 益母草汁一升　青蒿汁一升　无灰酒一升　生姜汁三合　童子小便一升　蜜五合

以上同于银器中，以慢火熬成膏。

柴胡—两, 去苗　　人参三分, 去芦头　　麦门冬—两半, 去心, 焙　　琥珀三分, 细研　　桃仁—两, 汤浸, 去皮尖双仁, 麸炒微黄　　地骨皮三分　　白术三分　　枳壳三分, 麸炒微黄, 去瓤　　鳖甲—两半, 涂醋炙令黄, 去裙襕　　桔梗三分, 去芦头　　当归三分　　赤芍药—两　　生干地黄—两　　鬼箭羽—两　　麝香—分, 细研

上件药，捣罗为末，和捣三二百杵，圆如梧桐子大。食前，以温水下三十圆。

适应证：治妇人热劳烦闷，四肢疼痛，经脉滞涩，腹胁妨闷，不欲饮食。

32. 地骨皮散方

出处：《太平圣惠方·第七十二卷·治室女月水不通诸方》

组方：地骨皮—两　　柴胡—两, 去苗　　琥珀三两, 细研　　赤芍药半两　　土瓜根半两　　木通半两, 到　　黄芩半两　　青蒿子半两　　当归三分, 到, 微炒　　川大黄—两, 到, 微炒　　牡丹半两　　甘草—分, 炙微赤, 到

上件药，捣筛为散。每服三钱，以水一中盏，入生姜半分，煎至六分，去滓，每于食前温服。

适应证：治室女月水不通，心神烦热，四肢疼痛，不思饮食。

33. 如智散

出处：《博济方·卷一·盗汗》

组方：蒌蕤　　川芎　　青橘皮去白　　肉桂去皮　　当归去须　　木鳖子　　羌活　　秦艽　　柴胡去苗　　乌梅　　黄芪以上各—两　　甘草如五心发热, 即减半两, 无, 用—两

上同杵为末。每服一钱，水一盏，入青蒿头子七枚同煎，至七分，去滓温服。若冬月无青蒿，以姜枣代煎之。

适应证：治五心虚烦，夜多盗汗，面色黄瘁，四肢少力，多困少睡，饮食不进。

34. 赤芍药散

出处：《博济方·卷四·经气杂证》

组方：牡丹皮　　白茯苓　　红芍药　　吴白芷　　甘草各—两　　柴胡三两半, 去芦

上六味为末。每服二钱，水一盏，入姜枣，同煎至七分，温服，食后临卧各一服。

适应证：治妇人气血不和，心胸烦闷，不思饮食，四肢少力，头目昏眩，身体疼痛。

35. 牡丹皮散

出处：《博济方·卷四·经气杂证》

组方：牡丹皮　　芍药　　白芷　　干姜各—分　　当归　　延胡索　　陈橘皮去瓤　　官桂去皮　　乌药　　苦杖　　红花　　川芎各半两

上十二味并生杵为末。每服一钱半，用生姜二片，酒水各半盏，同煎至七分温服。如初生产后，每日三服，一七日后渐减服数。如吃药后，腹内些小疼痛，请不怪。如吃至满月，永无病生。

适应证：治妇人脾血脏冷，气不和，心胸烦闷，不思饮食，四肢无力，头昏，身体痛。

36. 清心莲子饮

出处：《太平惠民和剂局方·卷五·宝庆新增方》

组方：黄芩　麦门冬去心　地骨皮　车前子　甘草炙。各半两　石莲肉去心　白茯苓　黄芪蜜炙　人参各七两半

上剉散。每三钱，麦门冬十粒，水一盏半，煎取八分去滓，水中沉冷，空心食前服。发热加柴胡、薄荷煎。

适应证：治心中蓄积，时常烦躁，因而思虑劳力，忧愁抑郁，是致小便白浊，或有沙膜，夜梦走泄，遗沥涩痛，便赤如血；或因酒色过度，上盛下虚，心火炎上，肺金受克，口舌干燥，渐成消渴，睡卧不安，四肢倦怠，男子五淋，妇人带下赤白；及病后气不收敛，阳浮于外，五心烦热。药性温平，不冷不热，常服清心养神，秘精补虚，滋润肠胃，调顺血气。

37. 真珠散

出处：《太平惠民和剂局方·卷六·治积热》

组方：栝楼根末　琥珀　真珠粉　寒水石煅，醋淬，研　铁粉　朱砂研飞　甘草末生　川大黄　牙硝枯研

上等分，各捣为末拌匀。每服一钱，以竹叶汤温调下，不拘时。

适应证：治丈夫、妇人五脏积热，毒气上攻，心胸烦闷，口干舌燥，精神恍惚，心忪闷乱，坐卧不宁，并宜服之。

38. 龙脑鸡苏圆

出处：《太平惠民和剂局方·卷六·治积热》

组方：柴胡要真银州者，二两，锉，同木通以沸汤大半升浸一二宿，绞汁后入膏　木通剉，同柴胡浸　阿胶炒微燥　蒲黄真者，微炒　人参各二两　麦门冬汤洗，去心，焙干，四两　黄芪去芦，一两　鸡苏净叶，一斤，即龙脑薄荷也　甘草炙，一两半　生干地黄末六两，后入膏

上除别研药后入外，并捣罗为细末，将好蜜二斤先炼一二沸，然后下生干地黄末，不住手搅，时时入绞下前木通、柴胡汁，慢慢熬成膏，勿令焦，然后将其余药末同和为圆，如豌豆大。每服二十圆，嚼破热水下，不嚼亦得。虚劳烦热，消渴惊悸，煎人参汤下。咳嗽唾血，鼻衄吐血，将麦门冬汤浸去心煎汤下，并食后、临卧服之；惟血崩下血，诸淋疾，皆空心食前服。治淋用车前子汤下。

适应证：除烦解劳，消谷下气，散胸中郁热，主肺热咳嗽。治鼻衄吐血，血崩下血，血淋、热淋、劳淋、气淋，止消渴，除惊悸，凉上膈，解酒毒；又治胃热口臭，肺热喉腥，脾疸口甜，胆疸口苦。常服聪耳明目，开心益智。

39. 檀香汤

出处：《太平惠民和剂局方·卷之十·诸汤》

组方： 川芎_{不见火}　白芷_{不见火。各二两}　桔梗_{焙，三十两}　檀香_{不见火，三两}　甘草_{炒，六两}

上为细末。每服一钱，入盐少许，沸汤点服。调中顺气，安神定志，清爽头目。

适应证： 治精神不爽，头目昏眩，心忪烦躁，志意不定。

40. 人参汤方

出处：《圣济总录·卷第四十二·胆门》

组方： 人参　桂_{去粗皮。各一两}　酸枣仁_{微炒}　白茯苓_{去黑皮}　知母_焙　石膏_{碎。各一两半}　甘草_{炙，}
_{剉，八钱}

上七味，粗捣筛。每服五钱匕，用水一盏半，生姜五片，煎至一盏，去滓温服，不计时。

适应证： 治胆虚劳烦，精神不守，奔气在胸，眠睡多恐。

41. 泻热汤方

出处：《圣济总录·卷第四十二·胆门》

组方： 龙骨　酸枣仁_{微炒}　黄芩_{去黑心}　茯神_{去木}　伏龙肝　升麻　竹茹　甘草_{炙。各等分}

上八味，粗捣筛。每服三钱匕，水一盏，煎至七分，去滓，食后温服，日三。

适应证： 治胆实热，精神不安。

42. 紫石英汤方

出处：《圣济总录·卷第四十三·心脏门》

组方： 紫石英_{别研}　麦门冬_{去心，焙。各二两}　生干地黄_{洗切，焙}　人参　紫苏茎叶　远志_{去心}　茯
神_{去木}　当归_{切，焙}　甘草_{炙，剉}　防风_{去叉。各半两}　赤小豆_{一两}

上一十一味粗捣筛，每服三钱匕，水一盏，煎至七分，去滓，早、晚食后温服。

适应证： 治心经邪热，虚烦懊躁，头目不利，神思昏倦。

43. 地黄散方

出处：《圣济总录·卷第四十三·心脏门》

组方： 生地黄汁_{三升}　蛤粉_{一斤}　郁金_{剉，二两}　甘草_{炙，剉，三两}

上四味，将地黄汁拌和下三味令匀，暴干，捣罗为散，每服一钱匕，用新汲水调下，日三
服，食后临卧。

适应证： 治心经积热烦郁。

44. 远志汤

出处：《圣济总录·卷第四十三·心脏门》

组方： 远志去心，一两　白茯苓去黑皮，三分　犀角镑，一两半　知母半两　芍药一两　黄芩去黑心　前胡去芦头。各三分

上七味，粗捣筛。每服三钱匕，水一盏，入生麦门冬汁半合，煎至八分，去滓，不拘时温服。

适应证： 治心虚多烦躁，背膊妨闷，面色变赤，言语谬乱。

45. 桂心汤方

出处：《圣济总录·卷第五十六·心痛门》

组方： 桂去粗皮，半两　吴茱萸汤洗，焙炒，三两　芍药剉，炒，一两半　当归焙，一两

上四味，粗捣筛。每服三钱匕，水一盏半，生姜一枣大拍碎，煎至八分，去滓，温服，空心，日、午、临卧各一。

适应证： 治心痛懊㤗悁闷，筑引两乳如针刺，困极。

郁
病

46. 木香汤方

出处：《圣济总录·卷第五十六·心痛门》

组方： 木香　桂去粗皮　槟榔剉　赤芍药　吴茱萸汤洗，焙炒　当归剉，炒。各半两

上六味，粗捣筛。每服五钱匕，水一盏半，煎至八分，去滓，温服，不拘时。

适应证： 治心垂急，懊㤗气闷。

47. 竹叶茯苓汤方

出处：《圣济总录·卷第六十七·诸气门》

组方： 淡竹叶一升　赤茯苓去黑皮，二两　生地黄一升　丹参　玄丹各三两　干蓝　车前草各一升　石膏四两

上八味咬咀，如麻豆大。每服六钱匕，水二盏，入生姜五片，煎至一盏半，去滓，更入蜜半合，煎三沸，温服，不拘时，日二服。

适应证： 治阳厥气逆，胸膈烦闷，忿忿饶怒，如发狂状。

48. 当归汤方

出处：《圣济总录·卷第九十·虚劳门》

组方： 当归切，焙　防风去叉　甘草炙　远志去心　猪苓去黑皮　茯神去木　桂去粗皮　黄芪剉细　人参　芎劳　白术　芍药　熟干地黄焙。各半两　五味子一分　酸枣仁汤浸，去皮，炒用，三两

上一十五味，粗捣筛。每服三钱匕，以水一盏，入枣三枚，劈破，生姜一枣大，拍碎。同

·282·

煎至七分，去滓，空腹服，夜卧再服。

适应证：治虚劳惊恐虚烦，不得眠睡。

49. 大黄没药煎

出处：《鸡峰普济方·卷第十六·妇人》

组方：没药别研　大黄各一两　当归二两

上为细末，用米醋二升，入前药末调匀于银器中，熳火熬成稠饧相似，摊冷，刮入瓷合盛，不得湿器打着，每服一弹子许，童子小便一盏化开，同煎至七分，入醋半杓子，重煎五七沸，温服，未止，半日后再进。

适应证：治妇人产后恶物不快，时发寒热，躁烦闷乱，狂语发渴，面赤。

50. 小琥珀散

出处：《鸡峰普济方·卷第十七·妇人》

组方：琥珀　没药　肉豆蔻仁　血竭　木香各半两　官桂　人参　赤茯苓　当归　牡丹皮　赤芍药各一两　延胡索二两

上为细末，沸汤点半钱，日服三服，如有血劳气予前鬼箭丸，次第服，大效。

适应证：治血热虚烦，不思饮食，潮躁消瘦，心腹脐胁绞痛，宜服此。

51. 补脾汤

出处：《三因极一病证方论·卷之八·脾胃经虚实寒热证治》

组方：人参　茯苓　草果去皮　干姜炮。各一两　麦蘖炒　甘草炙。各一两半　厚朴去皮，姜制炒　橘皮　白术各三分

上为剉散。每服四钱，水一盏半，煎七分，去滓，食前服。

适应证：治脾虚寒病，泄泻腹满，气逆呕吐，心烦不得卧，肠鸣虚胀，饮食不消，劳倦虚羸，喜噫，四肢逆冷，多卧少起，情意不乐。

52. 增损乐令汤

出处：《三因极一病证方论·卷之十三·虚损证治》

组方：黄芪　人参　橘皮　当归　桂心　细辛　前胡　甘草炙　茯苓　麦门冬去心　芍药各二两　附子炮，去皮脐　熟地黄各一两　半夏汤洗，二两半　远志三分，去心

上为剉散。每服四钱，水一盏半，姜五片，枣二个，煎七分，去滓，食前服。腹满食少，去枣；下焦虚冷，不甚渴，小便数者，倍人参、当归、附子；烦渴引饮，加栝楼根；遗泄白浊，加龙骨、白薇；小腹急，引心痛者，加干姜。

适应证：治诸虚不足，小腹急痛，胁肋膜胀，脐下虚满，胸中烦悸，面色痿黄，唇干口燥，手足逆冷，体常自汗，腰背强急，骨肉酸疼，咳嗽喘乏，不能饮食，或因劳伤过度，或因病后不复。

53. 乌金散

出处:《三因极一病证方论·卷之十八·妇人女子众病论证治法》

组方: 好黑豆十两　没药　当归各半两，洗，焙干为末

上先将黑豆不犯水净拭，用沙瓶一只，入豆在内，以瓦片盖，盐泥固济，留嘴通气，炭火二斤煅，烟尽，存性，以盐泥塞瓶嘴，退火，次日取出，豆如鸦翼，研细，方入后末研匀。不拘时候，温酒调下二钱，重者不过三五服。忌鲤鱼、毒肉、水母之类。

适应证: 治妇人血气，血瘕血风，劳心烦躁，筋骨疼痛，四肢困瘦。

54. 小草汤

出处:《严氏济生方·惊悸怔忡健忘门·虚烦论治》

组方: 小草注: 远志　黄芪去芦　当归去芦，酒浸　麦门冬去心　石斛去根　酸枣仁炒，去壳。各一两　人参　甘草炙。各半两

上咬咀。每服四钱，水一盏半，姜五片，煎至八分，去滓，温服，不拘时候。

适应证: 治虚劳忧思过度，遗精白浊，虚烦不安。

55. 黄连安神丸

出处:《仁斋直指方论·卷之十五·积热》

组方: 朱砂四钱　黄连五钱　生甘草二钱半

上为细末，汤浸蒸饼丸如黍米大。每服一十丸，食后时时津唾咽下。《内经》云：心肺位近，而倚偶制其小。服此缓治之理也。

适应证: 治心烦懊侬，反复心乱，怔忡上热，胸中气乱，心下痞闷，食入反出。

56. 凉膈散

出处:《卫生宝鉴·卷六·泻热门》

组方: 连翘四两　朴硝二两　川大黄二两　薄荷　黄芩　山栀子　甘草炙。各一两

上七味为末，每服三钱，水一盏半，竹叶五七片，蜜少许，煎至七分，去渣，温服，食后。小儿半钱，量岁数加减，得利下，止后服。

适应证: 治大人小儿积热烦躁，多渴，面热唇焦，咽燥舌肿，喉闭，目赤、鼻衄，颔颊结硬，口舌生疮，谵语狂妄，肠胃燥涩，便溺闭结，睡卧不安，一切风壅，皆治之。

57. 禹余粮丸

出处:《永类钤方·卷十五·月水不断证治》

组方: 禹余粮三两　鹿角胶三分，粉炒　紫石英　续断　赤石脂　熟地黄　川芎各一两　干姜　黄芪　艾叶　柏叶炒　当归炒　人参　白茯苓各半两

为末，炼蜜丸梧子大，每三十丸，空心米饮下。

适应证：治久冷月水不断，面黄肌瘦，虚烦减食。

58. 大黄散

出处：《普济方·卷一百十九·积热痼冷门》

组方：栀子仁　大黄　郁金各半两　甘草二钱半

上为细末。每服三四钱，水煎，食后微利则已。

适应证：治上焦虚，烦热不能睡卧。

59. 参苓饮子

出处：《普济方·卷二百二十八·虚劳门》

组方：人参　莲肉　甘草各一两　白茯苓　茯神　白术各半两　香附子一两，炒去毛

上为饮子。每服三钱，水一盏，姜三片，枣一枚，同煎至七分，去滓服。不拘时候。最治小儿，量大小加减服。

适应证：治脾弱，虚劳发热，心神不宁。

60. 麦门冬饮

出处：《圣济总录·卷第九十三·骨蒸传尸门》

组方：麦门冬去心，焙干，二两　白茯苓去黑皮　人参　龙脑　远志去心。各二两　甘草炙一两　防风去叉　地骨皮去土。各三两　羚羊角镑末，一两

上剉如麻豆大。每服五钱，以水二盏入山泽银一分，枣二枚，擘破同煎，取一盏，取滓，分温二服。若大患烦热燥渴者，入淡竹沥一合，煎服，若曾经吐血亦治。

适应证：治心蒸心中烦躁，手足热疼，欲露其体，惊悸怵惕，咽干虚渴，面色痿黄。失前忘后，妇人血气衰弱。多传此疾。

61. 黄芪丸

出处：《景岳全书·五十三卷·古方八阵（补阵）》

组方：黄芪炙　人参　熟地黄　白茯苓　薏苡仁　山茱萸各一两　枣仁　羌活去芦　当归　羚羊角屑　枸杞子　桂心各七钱半　防风　远志各半两

上为细末，炼蜜和丸，梧子大。每服七八十丸，温酒下，不拘时。

适应证：治虚风羸瘦，心神虚烦，筋脉拘挛，疼痛少睡。

62. 解烦益心汤

出处：《辨证录·卷之四·虚烦门》

组方：人参二钱　黄连一钱　生枣仁三钱　白术一钱　茯神三钱　当归三钱　玄参五钱　甘草三分

枳壳五分　天花粉二钱

水煎服。一剂烦止，再剂烦除矣。此方纯是入心之药。清火而加入消痰之药者，有火必有痰也。痰火散而烦自释矣，况又有补心之剂，同群并济哉！

适应证： 人有遇事或多言而烦心生，常若胸中扰攘纷纭而嘈杂，此阴阳偏胜之故，火有余而水不足也。

63. 六味地黄汤加品

出处：《辨证录·卷之四·虚烦门》

组方： 熟地一两　山茱萸五钱　山药四钱　茯苓三钱　丹皮五钱　泽泻二钱　白芍五钱　麦冬五钱　炒枣仁五钱　北五味一钱　柴胡五分　甘菊三钱

水煎服。二剂而烦却，四剂而大便通，二十剂不再发。六味丸汤所以滋肾水之涸也。麦冬、五味滋其化源；白芍、柴胡以平肝，肝平而相火无党，不至引动包络之火；又得枣仁、甘菊相制，则心气自舒，而复有肾水交通，有润之乐而无燥之苦，岂尚有虚烦之动乎！

适应证： 人有年老患虚烦不寐，大便不通，常有一裹热气，自脐下直冲心，便觉昏乱欲绝。

64. 养血清火汤

出处：《良朋汇集经验神方·卷之二·健忘门》

组方： 当归　川芎各七分　白芍酒炒　生地黄酒洗　黄连酒炒。各一钱　片芩　栀子各八分　甘草二分　酸枣仁炒　麦门冬去心　远志去心。各一钱　辰砂五分，另研调服

上生姜三片，水二钟，煎八分，温服。

适应证： 治心慌神乱，烦躁不宁。

65.《宣明》麦门冬饮子

出处：《成方切用·卷八上·润燥门》

组方： 人参　茯神　麦门冬　五味子　生地黄　甘草炙　知母　葛根　栝楼根等分

㕮咀，每服五钱，加竹叶十四片。

适应证： 治心移热于肺，传为膈消，胸满心烦，精神短少。

66. 人参竹叶汤

出处：《杂病源流犀烛·卷六·烦躁健忘源流》

组方： 竹叶　人参　甘草　熟半夏　麦门冬　石膏　粳米

或去石膏，加茯苓、淮小麦亦可。

适应证： 有身不热，头昏口干不寐者，是心虚烦。

67. 枣仁地黄汤

出处：《罗氏会约医镜·卷之七·杂证》

组方： 枣仁一两　熟地五钱

米二合，煮粥食之。

适应证： 治心虚少血，烦躁不寐。

68. 失笑散

出处：《彤园妇人科·卷之五·产后门》

组方： 五灵脂　生蒲黄等分，细研

每用二钱，醋调成糊，滚汤冲化热服。

又方：用元胡、蒲黄各二钱，桂心一钱，乌梅一个，煎服。

适应证： 治败血冲心，心烦不安。

69. 一志汤

出处：《校注医醇賸义·卷二·劳伤》

组方： 人参二钱　茯神二钱　白术一钱五分　甘草五分　黄芪二钱　益智一钱五分　远志五分　柏仁二钱　广皮一钱　木香五分　大枣二枚　姜三片

《内经》不云乎，思则心有所存，神有所归（归字可作注字解），正气（可作心气解）留（可作着字解）而不行，故气结矣。本方见证，气分重于血分，故用归脾汤法，去当归、枣仁、龙眼，易以柏仁、益智、广皮，就是根据经文，不偏重心血少，而偏重于心气结。一经化裁，就另是一样精神，可为不执古方之法。祖怡注。

适应证： 思虑太过，心烦意乱，食少神疲，四肢倦怠。

70. 补心汤

出处：《不知医必要·卷二·不寐》

组方： 生地酒炒　茯苓各二钱　枣仁即炒杵　当归朱砂末拌　莲仁去心　麦冬去心。各一钱五分　竹叶十片　甘草七分

加灯心一团煎。

适应证： 治思虑过多，心神溃乱，烦躁不寐者。

71. 参麦汤

出处：《不知医必要·卷三·惊啼》

组方： 生党参去芦，八分　麦冬去心，六分　北五味三分

水煎。

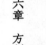

适应证：治惊悸而微烦热者。

72. 神效琥珀散

出处：《医方简义·卷四·附外台秘要三方》

组方：琥珀　桂心　滑石　大黄炒　冬葵子　腻粉　木通　木香　磁石煅。各等分

为末，每服二钱，用灯草葱白，泡汤调下。

适应证：治心神不宁，或小便出血。

73. 冲和汤

出处：《医方歌诀·诊验医方歌括上·劳伤》

组方：山萸肉二钱　枣仁二钱，炒研　当归二钱　白芍一钱五分，酒炒　人参二钱　茯神三钱　甘草五分
沙苑三钱　蒺藜三钱　红枣五枚　橘饼四钱

适应证：怒伤。怒甚则胁痛，郁极则火生，心烦意躁，筋节不利，入夜不寐。

74. 解郁合欢汤

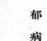

出处：《医方歌诀·诊验医方歌括上·火症》

组方：合欢花二钱　郁金二钱　沉香五分　当归二钱　白芍一钱　丹参二钱　柏子仁二钱　山栀一钱
五分　柴胡一钱　薄荷一钱　茯神二钱　红枣五枚　橘饼四个

适应证：郁火。所欲不遂，郁极火生，心烦虑乱，身热而躁。

评述

愁忧、善悲、惊悸、恐惧、烦躁，皆属于情志情绪的紊乱，是抑郁症类郁病临床比较典型的症状。以上症状，有时单独出现，有时则互相裹挟兼夹。但从历代用药特征分析，它们的形成机理和治疗原则、所用方药有一定差异。

愁忧类症状与抑郁最为相近，属于情绪低落性症状，从病机上看多属于虚证，且以阳虚、气虚为主。因此，历代治疗愁忧、不乐、忧志等的方药，多为温补之性，用以补益气虚、阳虚，如四逆汤、杨上寄生散方、硫黄丸、远志散方等方，以附子、干姜、桂枝、硫黄、细辛等补阳之品为主；人参薯蓣丸、麦门冬饮、五补麦门冬汤等，则以人参、黄芪、五味子等补气之药为主。以温阳补气药为基本组成，还有部分此类方药配伍补阴之熟地黄、麦冬、石斛等。若因为愁忧引起痰湿阻滞者，则多同时使用化痰行气之品，如石菖蒲、厚朴、半夏、白豆蔻等。

善悲的临床表现为无故哭泣。基于肺在志为悲，历代医家治疗善悲、易哭泣等多以补益脾肺之阴血的药物为主，以《金匮要略》之甘麦大枣为代表，所用药物包括小麦、生地、百合、麦冬、玄参、天花粉、白芍、大枣等。部分典型方药如转愉汤、安神补心汤等，同时佐以补气之人

参，安神之茯苓、茯神等。

对惊悸的历代认识，从心气虚立论为多，因此在治疗中多以补益心气为主、以安神定志为辅。代表方如大定心丸、茯苓散、琥珀养心丹等，以人参、茯苓、茯神、远志、柏子仁等为基础药味，伍以琥珀、龙齿、紫石英、龙骨、赤石脂等镇静安神之药，再根据具体的证候特征，加入清热、祛风、补肾、温阳、滋阴等品。

恐为肾之志，故恐惧的治疗，多从肾虚立论，根据临床证候，辨别阴虚阳虚，采用滋补肾精、温补肾阳，抑或阴阳双补的方法。从历代用方来看，温补肾阳的代表方如大镇心散、小镇心散、补心丸等，滋补肾阴的代表方如地黄煎、熟干地黄汤等，阴阳双补者如紫石英散、薯蓣丸等。临床根据辨证选择用药。

烦躁则多为火热所致，临床所见，与现代精神病学的焦虑相近。从中医病机分析，烦躁既有肝胆之火、心火之实火，又有阳虚所致虚阳上越之火、阴虚阳气无制之虚火的不同，因此，需要仔细甄别。清利肝胆实火如前胡泻肝除热汤、凉膈散、解郁合欢汤等，清心泻火如清心莲子饮、解烦益心汤、栀子豉汤类方、人参竹叶汤、黄连安神丸等，清阳虚之火者如附子干姜汤、桂枝加龙骨牡蛎汤等，清阴血不足之火热者如枣仁地黄汤、麦门冬汤等。另外，《金匮要略》之百合病，根据其症状描述"欲卧不能卧，欲行不能行"，当以严重的烦躁为主证。其百合系列方，皆为滋阴清热之剂，为清虚热治烦躁的代表方。

第三节
神志紊乱类治疗方剂

神志紊乱虽多为癫狂病的主症，但亦可见于其他郁病患者的某些病程阶段。在现代精神医学中，此类疾病属于抑郁症伴有精神运动性激越或迟滞、精神病性症状的类别。鉴于在部分郁病患者的治疗中亦需要此类方药，故纳入此部分内容。

一、神志错乱

神志错乱以意识不清、思维混乱为主要特征。此类方药主治症状描述包括如狂妄、狂言、妄行、妄语、言语无度、言语颠倒等。

1. 抵当汤

出处:《伤寒论·辨太阳病脉证并治法第六》

组方: 水蛭_熬 虻虫各三十个，去翅足，熬 桃仁二十个，去皮尖 大黄三两，酒洗

上四味，以水五升，煮取三升，去滓，温服一升。不下，更服。

适应证: 太阳病六七日，表证仍在，脉微而沉，反不结胸，其人发狂者，以热在下焦，少腹当硬满，小便自利者。或太阳病身黄，脉沉结，少腹硬，小便不利者为无血也。小便自利，其人如狂者。

2. 桃核承气汤

出处:《伤寒论·辨太阳病脉证并治第六》

组方: 桃仁五十个，去皮尖 大黄四两 桂枝二两，去皮 甘草二两，炙 芒硝二两

上五味，以水七升，煮取二升半，去滓，内芒硝，更上火，微沸下火，先食温服五合，日三服，当微利。

适应证: 太阳病不解，热结膀胱，其人如狂，血自下，下者愈。其外不解者，尚未可攻，

当先解外。外解已，但少腹急结者。

3. 防己地黄汤

出处：《金匮要略·中风历节病脉证并治第五》

组方：防己一分　桂枝三分　防风三分　甘草二分

上四味，以酒一杯，渍之一宿，绞取汁。生地黄二斤，咬咀，蒸之如斗米饭久，以铜器盛其汁，更绞地黄汁，和分再服。

适应证：治病如狂状，妄行，独语不休，无寒热，其脉浮。

4. 华佗补心丹神方

出处：《华佗神方·华佗神方秘方·三〇一五》

组方：朱砂一分　雄黄一分，二物共研　白附子一钱，为末

上拌匀，以猪心血为丸，如梧子大。更别以朱砂为衣。每服二丸，临卧用人参菖蒲汤下。常服一丸，能安魂魄，补心气，镇神灵。

适应证：专治因惊失心，或因思虑过当，心气不宁，狂言妄语，叫呼奔走。

5. 小八风散

出处：《备急千金要方·诸风·诸风第二》

组方：天雄　当归　人参各五分　附子　防风　天门冬　蜀椒　独活各四分　乌头　秦艽　细辛　白术　干姜各三分　麻黄　山茱萸　五味子　桔梗　白芷　柴胡　莽草各二分

上二十味，治下筛，合相得。酒服半方寸匕，渐至全匕，日三服，以身中觉如针刺者，则药行也。

适应证：治迷惑如醉，狂言妄语，惊悸恐怖，恍惚见鬼，喜怒悲忧，烦满颠倒，邑邑短气不得语，语则失忘。或心痛彻背，不嗜饮食，恶风不得去帷帐，时复疼热，恶闻人声，不知痛痒，身悉振摇汗出，猥退，头重浮肿，抓之不知痛，颈项强直，口面㖞戾，四肢不随，不仁偏枯，挛掣不得屈伸，悉主之方。

6. 大续命散

出处：《备急千金要方·诸风·诸风第二》

组方：麻黄　乌头　防风　桂心　甘草　蜀椒　杏仁　石膏　人参　芍药　当归　葍茹《千金翼》作芎䓖　黄芩　茯苓　干姜各一两

上十五味，治下筛。以酒服方寸匕，日再，稍加，以知为度。

适应证：治八风十二痹，偏枯不仁，手足拘急，疼痛不得伸屈，头眩不能自举，起止颠倒，或卧苦惊如堕状，盗汗，临事不起，妇人带下无子，风入五脏，甚者恐怖，见鬼来收录，或与鬼神交通，悲愁哭泣，忽忽欲走。

7. 小续命汤

出处：《备急千金要方·诸风·诸风第二》

组方：麻黄三两　人参　桂心　白术各二两　芍药　甘草　防己　黄芩　川芎　当归各一两

上十味，咬咀，以水一斗二升，煮取三升，分三服，日三，覆取汗。

适应证：治风历年岁，或歌或哭、大笑，言语无所不及。

8. 秦艽散

出处：《备急千金要方·诸风·角弓反张第七》

组方：秦艽　独活《胡洽》用乌头　黄芪　人参　甘菊花各二两,《胡洽》用蜀椒　茵芋十八铢,《胡洽》用蔄草　防风　石斛《胡洽》用草薢　桂心　山茱萸各二两半　附子　川芎《胡洽》用桔梗　细辛　当归　五味子　甘草　白术　干姜　白鲜皮《胡洽》用白蔹。各三十铢　麻黄　天雄　远志各一两,《胡洽》用防己

上二十二味，治下筛。酒服方寸匕，日再，渐渐加至二匕。又云治风无新久，并补。

适应证：治半身不遂，言语错乱，乍喜乍悲，角弓反张，皮肤风痒。

9. 补心志定气方

出处：《外台秘要·卷第十四·风身体手足不随方二首》

组方：白术切　地骨根皮　荆实各五升　菊花三升

上四味，切，以水三石，煮取一石五斗，去滓，澄清取汁，酿米两石，用曲如常法，以酒熟随多少能饮，常取小小半醉。忌桃李。

适应证：疗心虚寒，性气反常，心手不随，语声冒昧，其所疾源，厉风损心。

10. 深师大风引汤

出处：《外台秘要·卷第十四·历节风方一十首》

组方：茯苓　防风　当归　白前　干姜　甘草炙。各二两　大豆一升　生姜　独活各三两　远志去心　附子炮　人参各一两　大枣三十枚

上十三味，切，先以水一斗五升，煮豆、枣取一斗，去滓，纳诸药，煮取三升，分为五服。忌海藻、菘菜、猪肉、醋物、蒜、面、生菜等物。出第九卷中

适应证：疗男女历节风，大虚，手脚曲戾，或变狂走，或悲笑，言语错乱，无所不疗。

11. 麻黄止烦下气汤方

出处：《外台秘要·卷第十六·心劳实热方五首》

组方：麻黄去节　栀子仁　茯苓　子芩　白术各三两　石膏八两,碎,绵裹　桂心二两　芒硝三两　生地黄切一升　大枣二十枚　鸡子二枚　甘草一两,炙　赤小豆二合

上十三味，切，以水一斗，煎和，下鸡子白搅调，去沫，下诸药，煮取二升五合，去滓，

郁
病

下竹沥、芒硝，煎一沸，分为三服。忌生葱、酢物、桃李、雀肉、海藻、菘菜等。前无竹沥，后云下竹沥，恐有之。

适应证：疗心劳实热，好笑无度自喜，四肢烦热。

12. 泻热麦门冬散方

出处：《太平圣惠方·卷第三·治胆实热诸方》

组方：麦门冬半两，去心　地骨皮半两　黄芩半两　茯神半两　川大黄半两，锉，微炒　川升麻半两　甘草半两，炙微赤，锉　羚羊角屑半两

上件药，捣筛为散。每服三钱，以水一中盏，入竹茹一分，煎至六分，去滓，每于食后温服。忌炙煿物。

适应证：胆实热，胸中冒闷，清神不守。

13. 麦门冬散方

出处：《太平圣惠方·卷第四·治心气不足诸方》

组方：麦门冬一两，去心　白茯苓一两　紫菀三分，去苗土　甘草一分，炙微赤，锉　赤小豆半两，炒熟　紫石英一两，细研如粉　桂心三分　人参一两，去芦头

上件药，捣粗罗为散，每服三钱，以水一中盏，煎至六分，去滓，微温渐渐服之。

适应证：治心气不足，多汗，心烦喜怒，独语，多梦，不自觉知，咽喉痛，时吐血，舌本强，水浆不通。

14. 桃仁散方

出处：《太平圣惠方·卷第七十二·治妇人月水久不通诸方》

组方：桃仁一两，汤浸去皮尖双仁，麸炒微黄　茜根一两半　虻虫二七枚，微炒，去翅足　水蛭二七枚，炒令微黄　赤芍药一两　琥珀一两，细研　木通一两，锉　川大黄一两半，锉碎，微炒　川朴硝一两

上件药，捣筛为散。每服三钱，以水一中盏，煎至六分，去滓，空腹温服，如人行十里再服，良久当利下黑血黄涎，亦如泔淀，如下不多，次日再服，使令绝其根本，一月以上，不得吃面并驴、马、猪、牛等肉。

适应证：治妇人月水不通，年月深远，面上皯䵟，黑如噀墨，每思咸酸之物，食之不已，意无足时，此由凝血在脏，热入血室，即歌咏言笑，悲泣不止，便将是鬼魅魍魉。

15. 温白圆

出处：《太平惠民和剂局方·卷之三·治一切气》

组方：川乌炮，去皮、脐，二两半　柴胡去芦　桔梗　吴茱萸汤洗七次，焙干，炒　菖蒲　紫菀去苗、叶及土　黄连去须　干姜炮　肉桂去粗皮　茯苓去皮　蜀椒去目及闭口，炒出汗　人参　厚朴去粗皮、姜汁制　皂荚去皮、子，炙　巴豆去皮、心、膜、出油、炒、研。各半两

上为细末，入巴豆匀，炼蜜为圆，如梧桐子大。每服三圆，生姜汤下，食后或临卧服，渐加至五七圆。

适应证：疗一切诸风，身体顽痹，不知痛痒，或半身不遂，或眉发堕落。及疗七十二种风，三十六种遁尸疰忤，及癫痫。或妇人诸疾，断续不生，带下淋沥，五邪失心，愁忧思虑，意思不乐，饮食无味，月水不调，及腹中一切诸疾，有似怀孕，连年累月，羸瘦困弊，或歌或哭，如鬼所使，但服此药，无不除愈。

16. 预知子圆

出处：《太平惠民和剂局方·卷之五·治诸虚》

组方：枸杞子净　白茯苓去皮　黄精蒸熟　朱砂研，水飞　预知子去皮　石菖蒲　茯神去木　人参去芦　柏子仁　地骨皮去土　远志去心　山药各等分

上件一十二味，捣罗为细末，炼蜜圆如龙眼核大，更以朱砂为衣。每服一圆细嚼，人参汤下，不计时候。

适应证：治心气不足，志意不定，神情恍惚，语言错妄，怔悸烦郁，愁忧惨戚，喜怒多恐，健忘少睡，夜多异梦，寤即惊魇，或发狂眩，暴不知人，并宜服之。

17. 辰砂散

出处：《苏沈良方·卷第二》

组方：辰砂一两，须光明有墙壁者　酸枣仁微炒　乳香光莹者。各半两

上量所患人饮酒几何，先令恣饮沉醉，但勿令至吐，静室中服药讫，便安置床枕令睡。以前药都为一服，温酒一盏调之，顿服令尽。如素饮酒少人，但随量取醉。病浅入一两日，深者三五日，睡不觉，令家人潜伺之，觉即神魂定矣。慎不可惊触使觉，及他物惊动。一为惊痫，更不可治。

适应证：治风邪诸痫，狂言妄走，精神恍惚，思虑迷乱，乍歌乍哭，饮食失常，疾发仆地，吐沫戴目，魂魄不守，医禁无验。

18. 丹砂丸方

出处：《圣济总录·卷第一十五·诸风门》

组方：丹砂光明者，研，一两　酸枣仁微炒，研　乳香光莹者，研。各半两

上三味，合研令匀。先令病人尽量饮酒沉醉，次取药五钱比，酒一盏调下，于静室中安睡，勿令惊动，候其自觉则愈。

适应证：治风邪诸痫，狂言妄走，精神恍惚，思虑迷乱，乍歌乍哭，饮食失常。疾发仆地，口吐白沫，口噤戴眼，魂魄不守，年岁深远者。

19. 龙骨丸方

出处：《圣济总录·卷第四十一·肝脏门》

组方： 龙骨　白茯苓去黑皮　远志去心　防风去叉　人参　柏子仁别捣　犀角镑　生干地黄焙。各一两　牡蛎一两半。烧，研如粉

上九味，除柏子仁外，捣罗为末，同拌匀，入煮枣肉二两，炼蜜和杵数百下，丸如梧桐子大。每服三十丸，粥饮下，空心食前。

适应证： 治阳气内郁，肝气不治，少气善怒，视听昏塞，煎迫厥逆。

20. 石膏汤方

出处：《圣济总录·卷第四十三·心脏门》

组方： 石膏二两　麦门冬去心，焙　升麻各一两半　桔梗去芦头，切，炒　甘菊花择去梗　黄耆薄切。各一两　人参半两

上七味，粗捣筛。每服五钱匕，水一盏半，煎至一盏，去滓，食后温服，日三。

适应证： 治心虚悸，头项热痛，狂走，言语无度，小腹气壅。

21. 赤箭丸方

出处：《圣济总录·卷第九十二·虚劳门》

组方： 赤箭　山茱萸　枳壳去瓤，麸炒　防风去叉　甘菊花　沙参　白茯苓去黑皮　肉苁蓉去皱皮，酒浸，切，焙　白芍药　熟干地黄焙　鳖甲醋炙，去裙襕。各一两半　大麻仁五两

上一十二味，捣罗为末，炼蜜和丸，如梧桐子大，每服三十丸，米饮下，不拘时。

适应证： 治妇人血风劳气，恍惚烦闷，饮食减少，日渐羸瘦。

22. 惊气圆

出处：《普济本事方·卷第二·心小肠脾胃病》

组方： 附子炮，去皮脐　南木香　白僵蚕去丝嘴，炒　花蛇酒浸，去皮、骨，炙　橘红　天麻去芦　麻黄去根节。各半两　干蝎一两，去毒　紫苏子一两，淘洗　天南星洗浸，薄切片，姜汁浸一夕，半两　朱砂水飞一分，留少许作衣

上为末，入研脑麝少许，同研极匀，炼蜜杵，圆如龙眼大。每服一粒，金银薄荷汤化下，温酒亦得。

适应证： 治惊忧积气，心受风邪，发则牙关紧急，涎潮昏塞，醒则精神若痴。

23. 茯神汤

出处：《鸡峰普济方·卷第十一·心》

组方： 龙骨　远志　茯神　防风　牡蛎各二两　甘草七两　大枣七个

上为粗末，每服三钱，水一盏，枣一枚，同煎至六分，去滓，温服。

适应证：治或惊恐失财，或忿怒惆怅，若惊忧逼逐，致志气错越，心行违僻，不得安定。

24. 雄朱丸

出处：《叶氏录验方·中卷·补益》

组方：辰砂一分，研　雄黄一分，择有墙壁明净者研　白附子一钱，为末

上拌匀，以猪心血和丸如梧桐子大，更别以朱砂为衣。每服三丸，用人参、菖蒲浓煎汤吞下。疾去，常服一粒能安魂定魄，补心气，镇神灵，化痰利膈。

适应证：治丈夫、妇人因惊忧失心，或思虑过当，气结不散，积成痰涎，留灌心包，久而不去，窒塞心窍。遂致心气不宁，狂言妄语，叫呼奔走。

25. 琥珀七宝丹

出处：《叶氏录验方·中卷·补益》

组方：人参去须二两　琥珀别研　白茯苓　茯神并去木　酸枣仁炒，令十分熟　远志去心。各一两　乳香　生朱各半两，个别研

上为细末和匀，煮枣肉丸，如梧桐子大。每服四十粒，枣汤下，日午夜卧服。

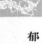

适应证：治心气不足，荣血衰少，多畏不乐，精神昏昧，魂魄飞扬，心神离散，梦中失精，白浊等疾。李尧卿传

26. 茯神散

出处：《女科百问·卷上·第四十七问》

组方：茯神一两半　茯苓　人参　菖蒲各一两　赤小豆半两

上㕮咀，每服三钱，水一盏半，煎六分，去滓。温服，食前。

适应证：治妇人风虚，鬼神交通，妄有所见闻，语言杂乱。

27. 八风汤

出处：《女科百问·卷下·第九十六问》

组方：天雄　当归　人参各五两　附子　防风　大门冬　蜀椒　独活各四两　乌头　秦艽　细辛　白术　干姜各三钱　山茱萸　五味子　桔梗　香白芷　柴胡　莽草各半两

上为末，每服二钱，温酒调下，日三服。以身中觉如针刺者，药行也。

适应证：治迷惑如醉，狂言惊悸，恍忽见鬼。

28. 寿星丸

出处：《严氏济生方·诸风门·中风论治》

组方：天南星一斤，生用　琥珀一两，别研　朱砂水飞，二两

上为细末，和匀，用生姜自然汁打面糊为丸，如绿豆大，每服四十丸，不拘时候，用人参、石菖蒲煎汤送下，淡姜汤亦得。若心气狂甚，入铁艳粉一两。

适应证：治因病惊忧，涎留心胞，精神不守，谵言妄语，不得安卧。

29. 龙齿清魂散

出处：《女科万金方·产后门》

组方：龙齿　远志　官桂　人参　当归　茯苓　细辛　门冬　甘草　玄胡

姜五片，枣三枚，入金银器内煎百沸，入麝香一匙，不拘时服。

适应证：妇人败血冲心，或歌舞谈笑，怒骂坐卧，甚者逾垣上屋，口咬打拳，神名佛号，无有不能，似祸祟之状。先辈云：此药病必愈。

30. 郁矾丸

出处：《世医得效方·卷第八·大方脉杂医科》

组方：蝉肚郁金真蜀川来者，七两　明矾三两

上为末，薄糊为丸如梧子大。每服五十丸，汤水任服。初服，觉心胸间有物脱去，神气洒然，再服稍苏。多服此药，大能去痰，安平必矣。

适应证：治癫狂可畏，数年不愈，多因惊忧得之，痰涎留于心窍。

31. 加味寿星丸

出处：《世医得效方·卷第十三·风科》

组方：天南星三两　母真珠一钱　真琥珀五钱　圆白半夏五两　枯矾五钱　大朱砂一两，细研，为衣

上为末，生姜自然汁煮面糊为丸，如梧桐子大。每三十五丸，淡姜汤下。心气狂甚，加铁腻粉一两。气不顺，人参汤下。惊悸，金银器、灶心土汤。上热烦躁，淡竹叶、麦门冬汤。宁心定志，石菖蒲汤。痰盛喘急，桑白皮汤。小儿急惊，麦门冬、青竹叶汤。慢惊，冬瓜仁、木香汤下。

适应证：治因事惊忧，涎留心包，精神不守，事多健忘，谵言妄语，如有所见，不得安卧。或风痰潮作，手足抽掣，或心虚烦躁。

32. 宁神膏

出处：《医学入门·外集卷七·妇人小儿外科用药赋》

组方：辰砂　乳香各五钱　酸枣仁　人参　茯苓各一两　琥珀七钱半

为末，灯心、枣子煎汤调服一钱；或蜜丸弹子大，薄荷煎汤化服一丸。

适应证：治失血过多，心神昏闷，言语失常，不得睡卧。

33. 宁志膏

出处：《寿世保元·卷五·癫狂》

组方：辰砂一两　酸枣仁炒，五钱　乳香五钱　人参一两

上为细末，炼蜜为丸，如弹子大，每服一丸，薄荷汤化下。

适应证：治癫狂失心不寐。此方用朱砂能镇心安神，酸可使收引，故枣仁能敛神归心，香可使利窍，故乳香能豁达心志。许学士加人参，亦谓人参能宁心耳。

34. 滚痰丸

出处：《证治准绳·类方·第二册》

组方：大黄蒸少顷，翻过再蒸少顷，即取出，不可过　黄芩各八两　青礞石硝煅如金色　沉香　百药煎此用百药煎，乃得之方外秘传。盖此丸得此药，乃能收敛周身顽涎聚于一处，然后利下，甚有奇功。曰倍若沉者，言五倍子与沉香，非礞倍于沉之谓也。以上各五钱

上为末，水丸如梧子大。白汤食后空心服。

适应证：一切新旧失心丧志，或癫或狂等证，每一百丸，气盛能食狂甚者加二十丸。一切吞酸嗳逆膈气，及胸中疼闷，腹中气块冲上，呕沫吐涎，状如反胃，心下恍惚，如畏人捕，怵惕不安，阴阳关格，变生乖证，食饥伤饱，忧思过虑，心下嘈杂，或痛或哕，或昼夜虚饱，或饥不喜食，急慢喉闭，赤眼，每用加减服。

35. 琥珀地黄丸

出处：《济阴纲目·卷之十二·狂言谵语》

组方：琥珀另研　玄胡索糯米炒赤，去米　当归各一两　蒲黄炒，四两　生地黄　生姜各二斤

上地黄、生姜各另捣汁，留渣，以生姜汁炒地黄渣，地黄汁炒生姜渣，各干，与前四味俱为末，炼蜜丸如弹子大，每服一丸。当归煎汤下。

适应证：治心血虚而言语谵妄。

36. 加味参茯饮

出处：《辨证录·卷之十·自笑门》

组方：人参　茯苓各五钱　半夏三钱　天花粉三钱　甘草一钱　竹沥二合　附子一片

水煎服。

适应证：治痰积上焦，哭笑无常。

37. 芎归泻心汤

出处：《胎产心法·卷下·血脱气脱神脱三证论》

组方：归梢酒洗　川芎　延胡索　蒲黄　牡丹皮各一钱　桂心七分

郁病

·298·

水煎，另研五灵脂末一钱，食后调服。

适应证：治积血上干于心，胀闷昏乱，起卧不安，以致妄言妄语，如见鬼神。

38. 河车如圣丹

出处：《不居集·下集卷之一·风劳例方》

组方：紫河车一具，酒洗净　青蒿一斗五升，入童便熬　童便三斗

熬童便减至二斗，去青蒿，再熬至一斗，再入紫河车煮烂，莲粉收为丸，如梧桐子大，每服五十丸。

适应证：治癫痫健忘，怔忡失志之症，及恍惚惊怖，神不守舍，多言不定，此药大能安心养血定神。

39. 苓甘姜附龙骨汤

出处：《四圣心源·卷五·杂病解上》

组方：半夏三钱　甘草二钱　干姜三钱　附子三钱　茯苓三钱　麦冬三钱，去心　龙骨三钱　牡蛎三钱

煎大半杯，温服。

有痰者，加蜀漆。

适应证：治癫病悲恐失正者。

40. 丹皮柴胡犀角汤

出处：《四圣心源·卷五·杂病解上》

组方：丹皮三钱　柴胡三钱　犀角一钱，研汁　生地三钱　芍药三钱　茯苓三钱　甘草二钱，炙

煎大半杯，温服。有痰者，加蜀漆。

适应证：治狂病喜怒乖常者。

41. 苦参丸

出处：《杂病源流犀烛·卷七·癫狂源流》

组方：苦参一味

蜜丸，每十丸，薄荷汤下。

适应证：治有因喜乐无极而伤魄，魄伤则狂，狂者意不存人，当以恐胜之，以凉中补魄之阴者。

42. 镇心丹

出处：《杂病源流犀烛·卷七·癫狂源流》

组方：朱砂　枯矾等分

水丸，芡子大，每一丸，参汤下。

适应证：治有因失魄，状若神灵所凭者。

43. 琥珀散

出处：《类证治裁·卷之八·产后论治》

组方：辰砂_{另研} 没药 琥珀 当归_{并研末}

等分，每服二钱，白汤下，日二次。

适应证：治败血干心，狂言见鬼者，心包受邪也。

44. 茯苓散

出处：《类证治裁·卷之八·产后论治》

组方：苓 参_{各一钱} 芪 芍 牛膝 琥珀 龙齿_{各七钱半} 生地_{一两} 桂心_{二钱} 每服三钱。

适应证：治败血干心，狂言见鬼者，心包受邪也。

二、神志恍惚

神志恍惚临床多表现为注意力不集中、反应迟缓、目光呆滞等。古代文献多描述为困倦欲睡、神思恍惚、恍惚愦愦、忽喜忽瞋等。

1. 华佗治痴呆神方

出处：《华佗神方·华佗内科神方·四〇六一》

组方：人参 柴胡 当归 半夏 酸枣仁 菖蒲_{各一两} 茯苓_{三两} 白芍_{四两} 甘草 天南星 神曲 郁金_{各五钱} 附子_{一钱}

水十碗，煎取一碗，强饮之。少顷困倦欲睡，任其自醒即愈。

适应证：此病患者常抑郁不舒，有由愤怒而成者，有由羞恚而成者。

2. 半夏汤

出处：《备急千金要方·诸风·贼风第三》

组方：半夏 生姜_{各一升} 芍药 茯苓 桂心 橘皮 五味子_{各三两} 附子_{五两} 白术_{四两} 甘草_{二两} 大枣_{三十枚} 大麻仁_{熬研为脂}

上十二味，㕮咀，以水一斗二升，煮取三升，去滓，下大麻脂，更上火一沸，分三服。

适应证：治脾寒言声忧惧，舌本卷缩，嗔喜无度，愊闷恍惚胀满，温中下气。

3. 远志汤

出处：《备急千金要方·小肠腑·风虚惊悸第六》

组方：远志 黄芪 茯苓 甘草 芍药 当归 桂心 麦门冬 人参_{各二两} 独活_{四两} 生姜_{五两} 附子_{一两}

郁病

上十二味，㕮咀，以水一斗二升，煮取四升，服八合，人羸可服五合，日三夜一。

适应证：治中风心气不定，惊悸，言语谬误，恍惚愦愦，心烦闷，耳鸣。

4. 大镇心散

出处：《备急千金要方·小肠腑·风虚惊悸第六》

组方：紫石英　白石英　朱砂　龙齿　干地黄一本无　人参　白术　茯苓　桂心　干姜　天雄　附子　细辛　防风　远志各二两

上十五味，治下筛，酒服两方寸匕，日三。

适应证：治风虚心气惊弱，恍惚失常，忽嗔忿悲，志意不乐。

5. 铁精圆方

出处：《太平圣惠方·卷第四·治心脏风虚惊悸诸方》

组方：铁精一两，细研如粉　人参三分，去芦头　白茯苓三分　远志三分，去心　龙齿一两，细研如粉　甘草三分，炙微赤，锉　白薇三分　朱砂一两，细研，水飞过　独活三分　熟干地黄一两　茯神三分　麦门冬三分，去心焙　防风三分，去芦头　赤石脂三分　白术三分

上件药，捣罗为末，入研了药，都研令匀，炼蜜和捣三二百杵，圆如梧桐子大。每服不计时候，粥饮下三十圆。

适应证：治心脏风虚惊悸，恍惚悲愁，妄语失志。

6. 龙骨散方

出处：《太平圣惠方·卷第四·治心风恍惚诸方》

组方：龙骨一两　牡蛎粉一两半　远志三分，去心　白茯苓一两　柏子仁一两　麦门冬一两，去心，焙　寒水石一两　犀角屑一两　甘草半两，炙微赤，锉

上件药，捣细罗为散。每服不计时候，以金银汤放温，调下一钱。

适应证：治心风恍惚，惊恐妄语，忽喜忽瞋，悲伤不乐。

7. 镇心圆方

出处：《太平圣惠方·卷第四·治心风恍惚诸方》

组方：紫石英细研，水飞过　朱砂细研，水飞过　白石英细研，水飞过　龙齿细研　人参去芦头　细辛　赤箭　天门冬去心，焙　熟干地黄　白茯苓　犀角屑　沙参去芦头　菖蒲　防风去芦头，以上各一两　远志半两，去心

上件药，捣罗为末，都入乳钵内，更同研令匀，炼蜜和捣三二百杵，圆如梧桐子大。每服不计时候，以温酒下三十圆。

适应证：治心风恍惚，惊恐失常，或瞋恚悲愁，情意不乐。

8. 人参散方

出处：《太平圣惠方·卷第四·治心脏风邪诸方》

组方： 人参三分去芦头　犀角屑三分　赤茯苓三分　菖蒲三分　鬼箭羽三分　龙齿一两

上件药，捣罗为细末，每服四钱，以水一中盏，煎至六分，去滓，不计时候温服。

适应证： 治心脏风邪，有如鬼语，闷乱恍惚。

9. 菖蒲散方

出处：《太平圣惠方·卷第四·治心脏风邪诸方》

组方： 菖蒲　秦艽去苗　桂心　当归锉，微炒　蔓荆子　人参去芦头　附子炮裂，去皮脐　黄芩　甘草炙微赤，锉　远志去心　防风去芦头，以上各半两　赤石脂　白茯苓　白芍药　芎　汉防己以上各三分

上件药，捣筛为散。每服三钱，以水一中盏，煎至六分，去滓，不计时候，放温渐渐服之。

适应证： 治心脏风虚邪气，恍惚悲泣，狂走如有神鬼之状，身体强直，或疼痛，口噤喉痹，水浆不通，面目变色，不识人者。

10. 禹余粮散方

出处：《太平圣惠方·卷第四·治心脏风邪诸方》

组方： 禹余粮一两半，烧醋淬三遍　白芍药一两半　石膏一两半　牡蛎一两半，烧为粉　秦艽一两半，去苗　桂心　防风去芦头　远志去心　独活　甘草炙微赤，锉　人参去芦头　麦门冬去心，焙　菖蒲　茯神　铁粉细研　朱砂细研如粉　雄黄细研如粉。以上各一两　蛇蜕皮一尺，烧为灰

上件药，捣细罗为散，都研令匀。每服不计时候，以麦门冬汤调下一钱。

适应证： 治心脏风邪气，神思不安，悲啼歌笑，志意不定，精神恍惚。

11. 防葵散方

出处：《太平圣惠方·卷第四·治心脏风邪诸方》

组方： 防葵　人参去芦头　贯众　远志去心　茯神　犀角屑　天雄炮裂，去皮脐　防风去芦头　桂心以上各一两　甘草半两，炙微赤，锉

上件药，捣筛为散。每服三钱，以水一中盏，煎至六分，去滓，不计时候温服。

适应证： 治心脏风邪，恍惚失常，言语错乱。

12. 龙齿散方

出处：《太平圣惠方·卷第四·治心脏风热诸方》

组方： 龙齿半两，细研　朱砂一两，细研如粉　牛黄一分，研入　龙脑一分，细研　犀角屑一两　防风一两，去芦头　羌活一两　细辛一两　荆芥一两　枳壳一两，麸炒微黄，去瓤　天竺黄一两，细研　茯神一两　沙参一

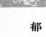
郁
病

两，去芦头 　天麻一两 　川升麻一两 　子芩一两 　麦门冬一两，去心，焙 　羚羊角屑一两 　甘草半两，炙微赤，锉
甘菊花半两

上件药，捣细罗为散，入研了药令匀。每服，食后煎竹叶汤，调下一钱。

适应证：治心脏风热，心神恍惚，烦躁多惊，不得眠卧。

13. 桂心散方

出处：《太平圣惠方·卷第二十·治风邪诸方》

组方：桂心一两 　赤芍药半两 　防风半两，去芦头 　细辛半两 　人参半两，去芦头 　芎䓖半两 　枳壳半两，麸炒微黄，去瓤 　附子三分，炮裂，去皮脐 　木香半两 　桔梗三分，去芦头 　麻黄一两，去根节 　甘草半两，炙微赤，锉

上件药，捣粗罗为散。每服三钱，以水一中盏，入生姜半分，煎至六分，去滓，不计时候稍热服。

适应证：治风邪入心，心痛连背，或上或下。腹满闷乱，神思不定，面色青黄。

14. 大续命汤方

出处：《太平圣惠方·卷第二十·治贼风诸方》

组方：麻黄三两，去根节 　石膏一两半 　桂心三分 　甘草三分，炙微赤，锉 　芎䓖三分 　干姜三分，炮裂，锉
当归三分，锉，微炒 　黄芩三分 　杏仁三分，汤浸去皮尖双仁，麸炒微黄

上件药，捣筛为散。每服四钱，以水一中盏，煎至六分，去滓。不计时候，稍热频服，以汗出为度。

适应证：治贼风，攻身体及入五脏，言语謇涩，神思冒昧，肩背拘急，转侧不得。

15. 地骨皮散方

出处：《太平圣惠方·卷第五十三·治消渴口舌干燥诸方》

组方：地骨皮一两 　茯神三分 　栝楼根一两 　黄连一两，去须 　石膏二两 　甘草半两，炙微赤，锉 　麦门冬一两，去心 　黄芩一两 　远志三分，去心

上件药，捣筛为散。每服四钱，以水一中盏，煎至六分，去滓，每于食后温服。

适应证：治消渴，口舌干燥，精神恍惚，烦躁不安。

16. 马牙消散方

出处：《太平圣惠方·卷第五十五·治三十六种黄证候点烙论并方》

组方：马牙硝一两，细锉 　朱砂一两，细研 　龙齿一两 　犀角屑一两 　黄芩一两 　甘草一两，炙微赤，锉

上件药，捣细罗为散，都研令匀。不计时候，以生地黄汁调下二钱。

适应证：治心黄，心神恍惚，口干烦闷。

17. 远志散方

出处：《太平圣惠方·卷第六十九·治妇人血风心神惊悸诸方》

组方： 远志半两，去心　茯神一两　独活一两　甘草半两，炙微赤，锉　白芍药半两　当归半两，锉，微炒　桂心半两　麦门冬三分，去心　人参一两，去芦头　附子半两，炮裂，去皮脐　黄芪一两，锉　羚羊角屑一两

上件药，捣筛为散。每服四钱，以水一中盏，入生姜半分，煎至六分，去滓，不计时候温服。

适应证： 治妇人血风，心气不足惊悸，言语谬误，恍恍惚惚，心中烦闷。

18. 平补镇心丹

出处：《太平惠民和剂局方·卷之五·治诸虚》

组方： 酸枣仁去皮，隔纸炒，二钱半　车前子去土，碾破　白茯苓去皮　五味子去枝、梗　肉桂去粗皮，不见火　麦门冬去心　茯神去皮。各一两二钱半　天门冬去心　龙齿　熟地黄洗，酒蒸　山药姜汁制。各一两半　人参去芦，半两　朱砂细研为衣，半两　远志去心　甘草炙，一两半

上为末，炼蜜圆，如梧桐子大。每服三十圆，空心，饭饮下，温酒亦得，加至五十圆。常服益精髓，养气血，悦色驻颜。翰林刘活庵云：平补镇心丹方有二，此方有五味子、白茯苓、车前子、肉桂、人参、酸枣仁，非惟可以治心气不足，而白浊消渴尤为切要之药。《局方》无此六味，却有生地黄、苦梗、柏子仁、石菖蒲、当归，只宜治心气不足，肾气伤败，血少气多耳。

适应证： 治丈夫、妇人心气不足，志意不定，神情恍惚，夜多异梦，松悸烦郁，及肾气伤败，血少气多，四肢倦怠，足胫痠疼，睡卧不隐，梦寐遗精，时有白浊，渐至赢瘦。

19. 茯神丸方

出处：《圣济总录·卷第一十四·诸风门》

组方： 茯神去木　人参　远志去心　麦门冬去心，焙　熟干地黄焙　青橘皮汤浸，去白，焙　甘草炙，锉　五味子　山芋　桔梗去芦头，切，炒　枳壳去瓤，麸炒　槟榔生，锉。各一两　白术　桂去粗皮　芍药各半两

上一十五味，捣罗为末，炼蜜和丸如鸡头大，每服一丸，含化。

适应证： 治风惊邪，心中恍惚，惊悸恐怖，精神不乐，化痰润肌，清神快气。

20. 远志散方

出处：《圣济总录·卷第一十四·诸风门》

组方： 远志去心　人参　赤小豆炒熟　附子炮裂，去皮脐　细辛去苗叶　桂去粗皮　干姜炮　防风去叉　龙齿研　熟干地黄切，焙　菖蒲九节者。去须节，米泔浸，切，焙干。各二两　黄耆锉　白茯苓去黑皮　白术各四两

上一十四味，除别研一味外，余捣罗令细，即入研者拌匀，再罗，每服三钱匕，温酒调，空心晚食前服。

适应证： 治风惊恐，悲思恍惚，心常惕惕，梦寐不定。

21. 远志丸方

出处：《圣济总录·卷第一十四·诸风门》

组方： 远志_{去心}　人参　白茯苓_{去黑皮}　山芋　凝水石_{碎研。各一两}

上五味，捣研为末，用白面糊为丸，梧桐子大。每服二十丸，人参汤下，加至三十丸。

适应证： 治昏虚，安魂神，化风痰，定心忪。

22. 丹砂煎方

出处：《圣济总录·卷第一十四·诸风门》

组方： 丹砂_{别研}　真珠_{别研}　犀角_镑　玳瑁_镑　阿胶_{炙燥。各一两}　龙脑_{别研}　麝香_{别研。各一钱}

上七味，捣研为末，和匀，用安息香一两，汤一盏，化去滓石，入蜜二两，一处于重汤内煮令化，然后下前五味末，熬成煎，候冷，方入脑、麝末搅匀，入瓷合内。每服一皂子大，用温薄荷汤化下。

适应证： 治心神恍惚，化痰涎，利胸膈。

23. 丹砂茯神丸方

出处：《圣济总录·卷第一十四·诸风门》

组方： 丹砂_{别研}　茯神_{去木}　人参各一两　干蝎_{二十一枚，全者去土炒}　牛黄_{别研，半两}

上五味，捣研为末。和匀，炼蜜丸如梧桐子大，每服十丸，温金银薄荷汤下，人参汤化亦得。

适应证： 治神志不宁，风虚恍惚，镇惊悸，补不足。

24. 龙骨汤方

出处：《圣济总录·卷第一十四·诸风门》

组方： 龙骨_{二两半}　白茯苓_{去黑皮}　远志_{去心}　当归_{切，焙干}　甘草_{炙令微紫，剉}　防风_{去叉}　人参各二两　桂_{去粗皮，一两半}

上八味，粗捣筛。每服三钱匕，水二盏，生姜三片，枣二枚，同煎至一盏，去滓，空心午时夜卧各一服。

适应证： 治风惊恐，恍惚多忘，神气怯弱。

25. 五邪菖蒲汤方

出处：《圣济总录·卷第一十四·诸风门》

组方： 菖蒲_{九节者，去须、节，米泔浸，切，焙}　秦艽_{去苗、土}　桂_{去粗皮}　当归_{切，焙}　禹余粮_{煅，醋淬七遍}　人参　附子_{炮裂，去皮脐}　黄芩_{去黑心}　甘草_炙　远志_{去心}　防风_{去叉。各半两}　龙骨_{去土}　赤石脂　白茯苓_{去黑皮}　芍药　芎䓖各一两　防己二两上一十七味，剉如麻豆。每用十钱匕，以东流清水三盏，煎取二盏，去滓，分三服，空心食前，日三服。服药后良久，方得吃食。其药末密收，勿令透气。

适应证：治中风邪，恍惚悲哀，或狂走不定，如有鬼神，或身体强直，日夜常痛，口噤水浆不下，面目变色，甚者不认人。

26. 菖蒲散方

出处：《圣济总录·卷第四十三·心脏门》

组方：菖蒲_剉 人参 生干地黄_{洗，切，焙} 远志_{去心} 白茯苓_{去黑皮} 山芋_{各一两} 桂_{去粗皮，半两}

上七味。为细散，每服一钱匕，粥饮调下，食后临卧服。

适应证：治精神恍惚，或爽或昏，意思不佳，日多伸欠，眠食不时，补心益志。

27. 黄芪汤方

出处：《圣济总录·卷第四十三·心脏门》

组方：黄芪_剉 麦门冬_{去心，焙。各二两} 人参 白茯苓_{去黑皮} 芍药 当归_{切，焙} 桂_{去粗皮} 甘草_{炙，剉。各一两}

上八味，粗捣筛。每服五钱匕，水一盏半，枣二枚，劈，煎至一盏，去滓，不拘时温服。

适应证：治心虚言语错谬，精神恍惚，多惊。

28. 远志丸方

出处：《圣济总录·卷第四十三·心脏门》

组方：远志_{去心，一两半} 麦门冬_{去心，一两} 人参 熟干地黄_焙 地榆 甘草_{炙。各半两}

上六味捣罗为末，炼蜜为丸如梧桐子大，每服二十丸，食后临卧，煎茯苓汤下。

适应证：治精神恍惚，坐卧不宁，镇心安神。

29. 人参饮

出处：《三因极一病证方论·卷之十·酒疸证治》

组方：人参 白芍药 栝楼根 枳壳_{麸炒，去瓤} 茯神 酸枣仁 甘草_{炙。各一两} 熟地黄_{二两}

上锉散。每服四大钱，水一盏，煎七分，去滓，食后临卧温服。

适应证：治饮酒房劳，酒入百脉，令人恍惚失常。

30. 团参太一丹

出处：《杨氏家藏方·卷第三·积热方一十六道》

组方：人参_{去芦头} 酸枣仁_炒 山栀子仁_{微炒} 阿胶_{蚌粉炒。四味各半两} 天南星_{牛胆制者，一两} 甘草_{一两，炙} 元精石_{别研} 麝香_{别研} 脑子_{（龙脑，亦名冰片）别研。三味各一分} 辰砂_{别研，三钱} 金箔_{十片，为衣}

上件为细末，炼蜜为圆，每一两作一十五圆，金箔为衣。每服一圆，荆芥茶嚼下，食后、临卧。

适应证：治心经蕴热，神情恍惚，睡卧不安，烦躁健忘，小便赤涩，口苦舌干，头目昏痛。

31. 远志圆

出处：《杨氏家藏方·卷第十·心气方一十道》

组方：远志去心　石菖蒲　茯神去木。以上三味各一两　天竺黄　酸枣仁炒。二味各半两　朱砂三分，别研　犀角屑　龙齿别研。二味各一分

上件除别研外并为细末，炼蜜为圆如梧桐子大。每服三十圆，温熟水送下，食后、临卧。

适应证：治忧愁思虑过多，苦劳心神，恍惚健忘，睡卧不宁。

32. 养心丹

出处：《叶氏录验方·中卷·补益》

组方：通明辰砂成块者二两，用生绢袋子盛定，用无灰酒两碗半悬台浸七日。然后用银石器内慢火煮，令九分干，用井水浸一宿，研成膏子　通明乳香酒人参汤研如粉，入在朱砂膏同研。各半两　茯神一两半　人参拣末一两半，都入朱砂乳香膏内研

上和令匀，入猪羊心血合成丸，如小鸡头大。每服三两粒至十粒，煎人参炒酸枣仁汤化服。食后，临卧服。

适应证：益心强志，安心肾，使水火通交，阴阳既济，除恍惚惊悸。医官王康传

33. 镇心爽神汤

出处：《叶氏录验方·中卷·补益》

组方：石菖蒲半两，去毛，锉焙　通草一钱半，锉焙　麦门冬一钱半，汤浸去心　人参三钱，去芦，锉碎焙干　当归三钱，酒浸，洗去沙土，锉焙　赤茯苓三钱，去黑皮，锉焙　天南星一分好者，炮　橘皮三钱，去白，焙干秤　半夏二钱，汤洗七次，切片焙干　紫菀二钱，去芦，汤洗去沙土，锉焙　干山药二钱，白者，锉碎焙　细辛二钱，阴者，去苗，洗去沙土，焙干　川芎二钱，不见火，锉碎　五味子二钱，新者，拣去枝梗，焙干　柏子仁二钱，净洗，微炒　酸枣仁一钱半，汤浸，去壳炒　覆盆子一钱半，拣净焙　枸杞子二钱，拣净焙　甘草四钱，炙黄色，锉碎

上件十九味如法修事，一处作粗散。每服三钱。用水一大盏，入蜜一匙，同煎至五分，去滓，取药汁，入真麝香少许，再煎一二沸，放温服，不拘时候。

适应证：治心肾不交，上盛下虚，心神恍惚，睡多惊悸，小便频数，遗泄白浊。服此镇心安神。王都巡方

34. 拱辰丹

出处：《叶氏录验方·中卷·补益》

组方：鹿茸四两，酒浸，炙　当归四两，洗去土，酒浸一宿　山茱萸四两　麝香半两，别研入

上为细末，酒糊为丸，如梧桐子大。每服百丸，用米饮或温酒送下。空心，食前服，日

三服。

适应证：治体虚血不足，气有余心神不足，精神恍惚，口不能言，夜睡不寐，人事不省，心下迷闷，觉如醉状，气不宣通，大小便多秘，累服药饵不见功效，宜服此药，必取神功。李登仕方

35. 固心丹

出处：《类编朱氏集验医方·虚损门·治方》

组方：通明朱砂三两，用生绢袋盛，无灰酒二碗半浸七日，用银石器内慢火煮令九分干，井水浸一宿，研成膏　乳香以人参汤研如粉，入在朱砂内　茯神　人参各一两半，并入朱砂、乳香膏内研

上和令匀，入猪、羊心血和成丸，如小鸡头大。每服三两丸，煎人参炒酸枣仁汤服。食后临卧下。

适应证：益心志，壮心肾，除恍惚惊悸。

36. 镇心丸

出处：《御药院方·卷之六·补虚损门》

组方：预知子去皮　人参去芦头　白茯苓去皮　远志去心　石菖蒲　山药　枸杞子拣净　黄精蒸熟　柏子仁　地骨皮去土　茯神去木　朱砂飞研。各等分

上件为细末。炼蜜为丸，每两作二十丸，更以朱砂为衣。每服丸，细嚼，人参汤下，不计时候。

适应证：治心气不足，志意不定，精神恍惚，语言错妄，怔悸烦乱，愁忧惨戚，喜惊多恐，健忘少睡，夜多异梦，寤即惊魇，或发狂眩暴不知人，并宜服之。

37. 上清白附子丸

出处：《奇效良方·卷之二》

组方：白附子炮　半夏汤洗　川芎　菊花　南星　僵蚕炒　陈皮去白　旋覆花　天麻各一两　全蝎炒，半两

上为细末，用生姜汁浸蒸饼为丸，如梧桐子大。每服三十丸，食远生姜汤下。

适应证：治诸风痰甚，头疼目眩，旋运欲倒，呕哕恶心，恍惚不宁，神思昏聩，肢体倦痛，颈项强硬，手足顽麻。常服除风化痰，清利头目。

38. 六神三黄金箔丸

出处：《医学原理·卷之九·健忘门》

组方：川归辛甘温，一两　生地甘寒，三两　黄连苦寒，一两　牛黄苦平，五钱　茯神甘平，一两　辰砂甘平，五钱　金箔辛平，三十片　远志辛温，五钱　菖蒲苦辛温，五钱

共为末，用猪心血为丸，如黍米大，用金箔为衣，每白汤送下五七十丸。

适应证：治七情伤心，以致心血不生，遂令心神恍惚。

39.《治要》茯苓散

出处：《校注妇人良方·卷三·妇人怔忡惊悸方论第十二》

组方：茯神　麦门冬各一两五钱　通草　升麻各一两二钱半　知母一两　大枣十二枚　紫菀　桂心各七钱五分　赤石脂一两七钱五分　淡竹茹五钱

上每服一两，水煎。

适应证：治心经实热，口干烦渴，眠卧不安，或心神恍惚。

40.加味宁志丸

出处：《扶寿精方·诸虚门》

组方：白茯苓去皮　人参　远志甘草煎汤，浸软去木　菖蒲寸九节者，米泔浸　黄连去毛　酸枣仁水浸，去红皮　柏子仁如法去壳。各一两　当归酒洗　生地黄酒洗。各八钱　木香四钱，不用火　朱砂研，水飞，一两二钱，半入药，半为衣

上为末，炼蜜丸，如绿豆大。每服五六十丸，饥时用麦门冬去心，煎汤下五六十丸。

适应证：治虚惫精神恍惚，心思昏聩，气不足，健忘怔忡。

41.加减镇心丹

出处：《杂病源流犀烛·卷二十·邪祟病源流》

组方：蜜黄芪　天门冬　酒当归　熟地黄各一两半　麦门冬　生地黄　山药　茯神各一两　五味子　远志肉　人参各五钱

蜜丸，另将朱砂一钱为衣，酒或米饮下五七十丸。

适应证：治凡人气血衰耗，元精不固，或挟痰火，瞀乱心神，遂至视听言动，悉乖常度，似癫非癫，似醉非醉，歌泣吟笑，不一其态，妄言妄见，多生恐怖，斯真元虚之极矣。

三、健忘

健忘为郁病患者的常见症状，表现为记忆力衰退。古代文献多描述为善忘、多忘、好忘、喜忘等。

1.深师龙骨汤

出处：《外台秘要·卷第十五·风惊恐失志喜忘及妄言方六首》

组方：龙骨　茯苓　桂心　远志去心。各一两　麦门冬去心，二两　牡蛎熬　甘草炙。各三两　生姜四两

上八味㕮咀，以水七升，煮取二升，分为二服。忌海藻、菘菜、酢、生葱。

适应证：疗宿惊失志，忽忽喜忘，悲伤不乐，阳气不起方。

2. 沙参散方

出处:《太平圣惠方·卷第四·治心风恍惚诸方》

组方: 沙参三分, 去芦头　白茯苓三分　远志半两, 去心　犀角屑半两　甘草半两, 炙微赤, 锉　防风半两, 去芦头　龙齿一两　天门冬一两, 去心　生干地黄一两

上件药, 捣粗罗为散。每服三钱, 以水一中盏, 入生姜半分, 枣二枚, 煎至六分。去滓, 不计时候温服。

适应证: 治心风虚悸, 恍惚多忘, 惊恐。

3. 大定心散方

出处:《太平圣惠方·卷第四·治心风恍惚诸方》

组方: 人参去芦头　茯神　熟干地黄　远志去心　龙齿　白术　琥珀　白芍药　紫菀净去苗土　防风去芦头　赤石脂以上各一两　柏子仁三分　甘草半两, 炙微赤, 锉

上件药, 捣筛为散。每服四钱, 以水一中盏, 入枣三枚, 煎至六分, 去滓, 不计时候温服。

适应证: 治心风虚悸, 恍惚多忘, 或梦寐惊厌。

郁病

4. 白茯苓散方

出处:《太平圣惠方·卷第四·治心脏风虚惊悸诸方》

组方: 白茯苓一两　远志三分, 去心　甘草二分, 炙微赤, 锉　桂心一两　人参一两, 去芦头　白芍药三分　防风三分, 去芦头　熟干地黄一两　铁粉二两　黄芪三分, 锉　麦门冬三分, 去心

上件药捣粗罗为散, 每服三钱, 以水一中盏, 入生姜半分, 枣三枚, 煎至六分, 去滓, 不计时候温服。

适应证: 治心脏风虚, 惊悸好忘, 恍惚, 安定神志。

5. 生干地黄圆方

出处:《太平圣惠方·卷第二十六·治心劳诸方》

组方: 生干地黄一两　防风一两, 去芦头　薯蓣一两　茯神一两　山茱萸一两　桂心一两　天雄一两, 炮裂, 去皮脐　远志一两, 去心　柏子仁一两　川椒一两, 去目及闭口者, 微炒, 去汗　细辛一两　枳实一两, 麸炒微黄　甘菊花一两　甘草三分, 炙微赤, 锉

上件药, 捣罗为末, 炼蜜和捣三五百杵, 圆如梧桐子大。每服食前, 以温酒下二十圆。

适应证: 治肝脏风劳, 头眩多忘, 忧恚不足, 面色青黄。

6. 远志丸方

出处:《太平圣惠方·卷第二十八·治虚劳惊悸诸方》

组方: 远志二两, 去心　茯神一两　石菖蒲一两　黄芪一两, 锉　熟干地黄一两　人参一两, 去芦头

薯蓣一两　麦门冬二两, 去心, 焙　龙齿一两, 细研　紫石英一两, 细研, 水飞过

上为末。入研了药令匀，炼蜜为丸，如梧桐子大，每服十五丸，以人参汤送下，不拘时候。

适应证：治虚劳惊悸，神气不足，多忘不安。

7. 铁精散方

出处：《太平圣惠方·卷第六十九·治妇人血风心神惊悸诸方》

组方：铁精一两　生干地黄一两　远志一两, 去心　桂心三分　黄芪一两, 锉　紫石英一两, 细研　防风三分, 去芦头　当归三分, 锉, 微炒　人参一两, 去芦头　白茯苓一两　甘草半两, 炙微赤, 锉　白术半两　羌活半两　茯神一两　麦门冬三（二）分去心

上为散。每服四钱，以水一中盏，加生姜半分，枣三枚，煎至六分，去滓。不拘时候。

适应证：治妇人血风，心气虚，惊悸喜忘，不能进食。

8. 远志圆

出处：《太平惠民和剂局方·卷之五·治诸虚》

组方：远志去心, 姜汁炒　牡蛎煅, 取粉。各二两　白茯苓去皮　人参　干姜炮　辰砂别研。各一两　肉苁蓉净洗, 切片, 焙干, 四两

上为细末，炼蜜为圆如梧桐子大。每服三十粒，空心食前，煎灯心盐汤下，温酒亦可。此药性温无毒，常服补益心肾，聪明耳目，定志安神，滋养气血。

适应证：治丈夫、妇人心气不足，肾经虚损，思虑太过，精神恍惚，健忘多惊，睡卧不宁，血气耗败，遗沥泄精，小便白浊，虚汗盗汗，耳或聋鸣，悉主之。

9. 桂心汤方

出处：《圣济总录·卷第四十三·心脏门》

组方：桂去粗皮　白龙骨炙　防风去叉　远志去心　麦门冬去心　牡蛎烧, 研　甘草炙。各一两　茯神去木。五两

上八味，剉如麻豆。每服五钱匕，水一盏半，入大枣二枚，擘破，煎至七分，去滓，空心温服，日三。

适应证：治惊劳失志健忘。

10. 龟甲散方

出处：《圣济总录·卷第四十三·心脏门》

组方：龟甲炙　木通锉　远志去心　菖蒲各半两

上四味，捣罗为细散，空腹酒调方寸匕，渐加至二钱匕。

适应证：治心失志善忘。

11. 养神丸方

出处:《圣济总录·卷第四十三·心脏门》

组方: 远志_{去心} 麦门冬_{去心,焙} 菖蒲 熟干地黄_焙 山芋 人参 茯神_{去木。各一两} 甘草_{炙。}半两 白术_{三分}

上九味,捣罗为末,炼蜜和,再捣三二百下,丸如梧桐子大。每服三十丸,食后米饮下。

适应证: 治心气不定,惊悸多忘。

12. 白石英汤方

出处:《圣济总录·卷第四十三·心脏门》

组方: 白石英 人参 藿香叶 白术 芎䓖 紫石英_{各一分} 甘草_{一钱半} 细辛_{去苗叶,一钱} 石斛_{去根} 菖蒲 续断_{各一分}

上一十一味。粗捣筛,每服二钱匕。水一盏,煎取七分,去滓,空心温服。

适应证: 治心气虚,精神不足健忘,阴痿不起,懒语多惊,稍思虑,即小便白浊。

郁
病

13. 乌犀丸方

出处:《圣济总录·卷第四十三·心脏门》

组方: 犀角_镑 羚羊角_{镑。各一分} 龙齿 茯神_{去木} 人参_{各半两} 远志_{去心} 麦门冬_{去心} 郁李仁_{去皮} 丹砂_研 铁粉_{各一分} 龙脑_{一钱}

上一十一味,为末,炼蜜和为剂,旋丸如鸡头大。每日空心临卧嚼一丸,温酒下,金银薄荷汤亦得,小儿可服半丸。

适应证: 治心虚惊悸健忘,神恍惚,言语无度,心中烦闷,安魂定魄。

14. 菖蒲益智丸

出处:《三因极一病证方论·卷之九·健忘证治》

组方: 菖蒲_炒 远志_{去心,姜汁淹,炒} 人参 桔梗_炒 牛膝_{酒浸。各一两一分} 桂心_{三分} 茯苓_{一两三分} 附子_{炮,去皮脐,一两}

上末,蜜丸,如梧子大。每服三十丸,温酒、米汤下,食前服。

适应证: 治喜忘恍惚,破积聚,止痛,安神定志,聪明耳目。

15. 养心圆

出处:《杨氏家藏方·卷第十·心气方一十道》

组方: 茯神_{去木} 人参_{去芦头} 绵黄芪_{蜜炙} 酸枣仁_{去皮称,别研成膏。以上四味各一两} 熟干地黄_{洗焙} 远志_{去心} 五味子 柏子仁_{别研成膏。以上四味各半两} 朱砂_{三分,研细,水飞}

上件为细末,入二膏和匀研细,炼蜜为圆如梧桐子大。每服五十圆,食后、临卧,浓煎人参汤送下。

适应证：治忧思太过，健忘怔忪，睡多恐惕，梦涉峻危，自汗不止，五心烦热，目涩昏倦，梦寐失精，口苦舌干，日渐羸瘦，全不思食。

16. 灵补丸

出处：《叶氏录验方·中卷·补益》

组方：远志大者，一两，汤浸拍碎，去心晒干，好酒浸一宿　薯蓣半两，焙　茯神半两，焙　干熟地黄半两，洗晒干，用酒浸一宿，焙，瓷钵研末　天门冬半两，洗，去心，晒干　车前子二钱重，洗去沙，晒干　五味子二钱重，洗晒干　地骨皮一分，净洗晒干　桂心一分，去皮怀干　龙骨一分，有五色者，焙　防风一分，洗，去芦头，晒干取净　麦门冬一分，洗去心，晒干　甘草一分，炙焙　好人参一分，洗切焙

上件十四味各系净取，斤两不可增减，同碾为细末，炼蜜丸如梧桐子大。每服二十丸，食前食中，温酒或盐汤下。

适应证：治心气不足，或因事烦乱，思虑过当。以至健忘，神意不爽，语言差错，兼补下元，行荣卫，宽经络。治四肢瘫痪如神。前后救人甚多。江南龙瑞长老广容传

17. 状元丸

出处：《良朋汇集经验神方·卷二·健忘门》

组方：人参　柏子仁去油。各二钱　当归酒洗　酸枣仁炒　麦冬去心　远志去心　龙眼肉　生地酒洗　玄参　朱砂　石菖蒲去毛。各三钱　茯神三钱

上为末，獯猪心血为丸，如绿豆大，金箔为衣。每服二三十丸，糯米汤下。

适应证：健忘怔忡、不寐等症。

四、不寐

不寐即失眠，古代文献多记载为不寐、卧不安、少睡、梦寐不安等。不寐虽然不属于郁病的核心症状，但属于重要的伴发症状。为区别于单纯的失眠，本部分所选方剂的主治症状中，除失眠外皆伴有一定的情志紊乱。

1. 黄连阿胶汤

出处：《伤寒论·辨少阴病脉证并治第十一》

组方：黄连四两　黄芩二两　芍药二两　鸡子黄二枚　阿胶三两。一云三挺

上五味，以水六升，先煮三物，取二升，去滓，内胶烊尽，小冷，内鸡子黄，搅令相得，温服七合，日三服。

适应证：少阴病，得之二三日以上，心中烦，不得卧。

2. 酸枣仁汤

出处：《金匮要略·血痹虚劳病脉证并治第六》

组方：酸枣仁二升　甘草一两　知母二两　茯苓二两　芎䓖二两。《深师》有生姜二两

上五味，以水八升，煮酸枣仁，得六升，纳诸药，煮取三升，分温三服。

适应证：虚劳虚烦不得眠。

3. 温胆汤方

出处：《备急千金要方·胆腑·胆虚实第二》

组方：半夏　竹茹　枳实各二两　橘皮三两　生姜四两　甘草一两

上六味，㕮咀，以水八升，煮取二升，分三服。

适应证：治大病后虚烦不得眠。

4. 深师牛黄散方

出处：《外台秘要·卷第十三·痊病相染易方三首》

组方：牛黄研　鬼箭羽　王不留行　徐长卿一名鬼督邮　远志去心　干姜　附子炮　五味子　石韦刮去黄皮　黄芩　茯苓各二分　桂心一分　代赭三分　昌蒲四分　麦门冬六分，去心

上十五味，捣下筛，以蜜生地黄汁相拌合，复令相得，以酒服方寸匕，日三。忌猪肉、冷水、生葱、羊肉、饧、醋物。

适应证：《深师》疗鬼物前亡，转相染，梦寤纷纭。羸瘦，往来寒热，嘿嘿烦闷，欲寝复不能，手足热，不能食，或欲向壁悲涕，或喜笑无常。

5. 茯神散方

出处：《太平圣惠方·卷第三·治胆虚不得睡诸方》

组方：茯神一两　柏子仁半两　酸枣仁一两，微炒　黄芪一两，剉　人参一两，去芦头　熟干地黄半两　远志半两，去心　五味子半两

上件药捣筛为散，每服不计时候以温酒调下一钱。

适应证：治胆虚不得睡，神思不宁。

6. 远志散方

出处：《太平圣惠方·卷第二十·治风邪诸方》

组方：远志半两，去心　龙齿三分　杨上寄生一两　石菖蒲半两　细辛半两　人参三分，去芦头　防风半两，去芦头　茯神三分　生干地黄三分　黄芪三分，剉　甘草半两，炙微赤，剉

上件药，捣粗罗为散。每服三钱，以水一中盏，入生姜半分，煎至六分，去滓，不计时候温服。

适应证：治风邪所中，眠卧不安，喜怒无常，志意不定。

7. 木香散方

出处:《太平圣惠方·卷第二十七·治虚劳心热不得睡诸方》

组方: 木香半两　酸枣仁一两, 微炒　人参三分, 去芦头　白术半两　黄耆三分, 剉　诃黎勒皮一两　槟榔一两　柴胡一两, 去苗　桂心半两　白茯苓一两

上件药捣筛为散, 每服四钱, 以水一中盏, 入生姜半分, 煎至六分, 去滓, 不计时候温服。

适应证: 治虚劳烦热, 不得睡卧, 两胁妨闷, 不思饮食。

8. 麦门冬散方

出处:《太平圣惠方·卷第二十七·治虚劳心热不得睡诸方》

组方: 麦门冬一两半, 去心, 焙　榆白皮剉　苦参剉　地骨皮　黄连去须　黄芩　龙胆去芦头　生干地黄　甘草炙微赤, 剉。以上各一两

上件药, 捣粗罗为散。每服三钱, 以水一中盏, 煎至五分, 去滓, 不计时候温服。忌猪肉、芜荑。

适应证: 治虚劳, 心热烦躁, 忧恚少睡。

9. 芦根散方

出处:《太平圣惠方·卷第五十·治噎不下食烦闷诸方》

组方: 芦根一两, 剉　木通半两, 剉　射干三分　半夏三分, 汤洗七遍, 去滑　赤茯苓半两　人参一两, 去芦头　甘草半两, 炙微赤, 剉　枳壳一分, 麸炒微黄, 去瓤

上件药, 捣筛为散。每服三钱, 以水一中盏, 入生姜半分, 煎至六分, 去滓, 不计时候温服。

适应证: 治噎不下食, 心胸烦闷, 不得眠卧。

10. 紫石英散方

出处:《太平圣惠方·卷第六十九·治妇人血风烦闷诸方》

组方: 紫石英一两　茯神三分　麦门冬三分, 去心　人参三分, 去芦头　羚羊角屑半两　防风半两, 去芦头　黄芪半两, 剉　远志三分, 去心　酸枣仁三分, 微炒　当归三分, 剉, 微炒　黄芩三分　甘草一分, 炙微赤, 剉

上件药, 捣粗罗为散。每服三钱, 以水一中盏, 入生姜半分、枣二枚, 煎至六分, 去滓, 不计时候温服。

适应证: 治妇人血风烦闷, 心神恍惚, 眠卧不安。

11. 杏参散

出处:《太平惠民和剂局方·卷之四·治痰饮》

组方: 桃仁去皮、尖, 麸炒　人参去芦　杏仁去皮、尖, 麸炒　桑白皮蜜炒微赤, 再泔浸一宿, 焙

上等分为细末。每服二钱, 水一盏半, 姜三片, 枣一个, 煎至七分, 温服, 不拘时候。

适应证： 除痰下气，治胸胁胀满，上气喘急，倚息不得睡卧，神思昏愦。

12. 五补汤方

出处：《圣济总录·卷第四十二·胆门》

组方： 黄耆三分 附子炮裂，去皮脐 人参 槟榔 白术 百合 酸枣仁微炒，研 白茯苓去粗皮 麦门冬汤浸，去心，焙干 桂去粗皮。各半两

上一十味，除酸枣仁外，细剉，分为十帖，每帖水两盏，入生姜五片，同煎至一盏，去滓，空心，温服，日二。

适应证： 治肝虚胆寒，夜间少睡，睡即惊觉，心悸，神思不安，目昏心躁，肢节痿弱。补肝，去胆寒，和气。

13. 人参散方

出处：《圣济总录·卷第四十二·胆门》

组方： 人参 白茯苓去黑皮。各一两 丹砂别研 茯神去木。各半两

上四味捣研为细散，每服一钱匕，粥饮调下，不拘时候。

适应证： 治胆虚睡卧不安，多惊悸。

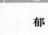

郁病

14. 杏仁丸方

出处：《圣济总录·卷第四十三·心脏门》

组方： 杏仁一斗，汤浸，去皮尖、双仁，用童子小便三斗煮一日，以好酒二升淘洗，然后烂研如膏，再以清酒三斗并地黄汁三升，和杏仁膏银石器内重汤煮一复时，稀稠如膏为度，盛瓶器密封口 远志一两，去心焙干，秤 茯苓去粗皮 菖蒲各二两 麦门冬去心 黄连各一两

上六味，除杏膏外，捣罗为末，入前膏和为丸如梧桐子大。每服三十丸，人参汤下。

适应证： 治心虚神气不宁，举动多惊，睡卧不安。

15. 滋阴养血丸

出处：《鸡峰普济方·卷第十六·妇人》

组方： 熟地黄 当归各一两

上为细末，炼蜜和丸，如梧桐子大，每服二十丸，米饮下，不以时。

适应证： 治劳虚血弱，肌肉枯燥，手足多烦，肢节酸疼，鬓发脱落，面少颜色，腹中拘急，痛引腰背，去血过多，崩伤内竭，胸中短气，昼夜不得眠，情思不乐，怔忪多汗。

16. 龙齿补心汤

出处：《仁斋直指方论·卷之十·漏浊》

组方： 龙齿煅，别研 人参 当归酒浸一宿，焙 熟地黄洗，焙 北梗焙 酸枣仁炒 白茯苓 白茯

神_{去木} 远志_{水浸，取肉，晒，姜汁腌，焙} 枳壳_{去瓤，麸炒} 麦冬_{去心} 半夏曲 白术 甘草炙_{各半两} 肉桂_两钱半 绵黄芪_{七钱半，蜜炙}

上粗末。每服三钱，水盏半，姜五片，粳米一小撮同煎，不时服，临卧服。

适应证：治诸不足，虚热潮来，心神惊惕，睡卧不安，小便油浊。

17. 真珠圆

出处：《普济本事方·卷第一·真珠圆》

组方：真珠母_{三分，研} 熟地黄 当归_{各一两半} 酸枣仁 柏子仁 人参_{各一两} 犀角 茯神 沉香 龙齿_{各半钱}

上为细末，蜜丸如桐子大，辰砂为衣，每服四五十圆，金银薄荷汤下，日午夜卧服。

适应证：治肝经因虚，内受风邪，卧则魂散而不守，状如惊悸。

18. 加味温胆汤

出处：《奇效良方·卷之九·伤寒门》

组方：枳实_{麸炒} 半夏_{汤泡} 白茯苓_{去皮} 橘红 人参_{各一钱半} 竹茹 香附 麦门冬 柴胡 桔梗_{各一钱} 甘草_{半钱}

上作一服，水二盅，生姜三片，红枣二枚，煎一盅，不拘时服。

适应证：治心胆虚怯，触事易惊，梦寐不安，气郁生涎，涎与气搏，变生诸证，或短气困乏，或复自汗，四肢浮肿，饮食无味，心虚烦闷，坐卧不安。

19. 加味定志丸

出处：《寿世保元·卷五·不寐》

组方：人参_{三两} 白茯神_{去皮木，二两} 远志_{甘草水泡，去心} 石菖蒲_{各二两} 酸枣仁_{炒，二两} 柏子仁_{炒，去壳，二两}

上为细末，炼蜜为丸，如梧桐子大，朱砂、乳香为丸，每服五十丸，临卧枣汤送下。

适应证：心气不足，恍惚多忘，或劳心胆冷，夜卧不睡，此药能安神定志。

20. 祛风益胆汤

出处：《辨证录·卷之四·不寐门》

组方：柴胡_{二钱} 郁李仁_{一钱} 乌梅_{一个} 当归_{一两} 川芎_{三钱} 麦冬_{五钱} 沙参_{三钱} 竹茹_{一钱} 甘草_{一钱} 白芥子_{二钱} 陈皮_{五分}

水煎服。连服二剂，而颤惕止，再服二剂，而见闻有所用，人亦熟睡矣。

适应证：人有心颤神慑，如处孤垒，而四面受敌，达旦不能寐，目眵眵无所见，耳聩聩无所闻，欲少闭睫而不可得，人以为心肾之不交也，谁知是胆虚而风袭之乎？夫胆虚则怯，怯则外邪易入矣。

21. 肝胆两益丹

出处:《辨证录·卷之四·不寐门》

组方: 白芍一两　远志五钱，炒枣仁一两

水煎服。

适应证: 人有夜不能寐，恐鬼祟来侵，睡卧反侧，辗转不安，或少睡而即醒，或再睡而恍如捉拿，人以为心肾不交，而孰知为胆气之怯也。

22. 濯（qú）枝汤

出处:《辨证录·卷之四·不寐门》

组方: 炒栀子三钱　甘草一钱　白芍　当归　炒枣仁各五钱　丹砂一钱　远志八分　柴胡三分　半夏一钱

水煎服，四剂愈。

适应证: 人有神气不安，卧则魂梦飞扬，身虽在床，而神者远离，闻声则惊醒而不寐，通宵不能闭目。

郁
病

23. 助勇汤

出处:《辨证录·卷之四·不寐门》

组方: 荆芥　当归各三钱　防风　天花粉各一钱　川芎　竹茹各二钱　枳壳　独活各五分

水煎服，二剂愈。

适应证: 人有心颤神慑，如处孤垒，而四面受敌，达旦不能寐，目眇眇无所见，耳聩聩无所闻，欲少闭睫而不可得。

24. 上下两济丹

出处:《辨证录·卷之四·不寐门》

组方: 人参五钱　熟地一两　白术五钱　山茱萸三钱　肉桂五分　黄连五分

水煎服，一剂即寐。

适应证: 人有昼夜不能寐，心甚躁烦，此心肾不交也。盖日不能寐者，乃肾不交于心；夜不能寐者，乃心不交于肾也。今日夜俱不寐，乃心肾两不相交耳。夫心肾之所以不交者，心过于热，而肾过于寒也。心原属火，过于热则火炎于上，而不能下交于肾；肾原属水，过于寒则水沉于下，而不能上交于心矣。然则治法，使心之热者不热，肾之寒者不寒，两相引而自两相合也。

25. 芡莲丹

出处:《辨证录·卷之四·不寐门》

组方： 人参　茯苓　玄参　熟地　生地　莲子心　山药　芡实各三钱　甘草一钱

水煎服，四剂安。

适应证： 同上下两济丹。

26. 引寐汤

出处：《辨证录·卷之四·不寐门》

组方： 白芍一两　当归五钱　龙齿末火煅，二钱　菟丝子三钱　巴戟天三钱　麦冬五钱　柏子仁二钱　炒枣仁三钱　茯神三钱

水煎服。一剂而寐矣，连服数剂，梦魂甚安，不复从前之飞越也。

适应证： 人有神气不安，卧则魂梦飞扬，身虽在床，而神若远离，闻声则惊醒而不寐，通宵不能闭目，人以为心气之虚也，谁知是肝经之受邪乎？夫肝主藏魂，肝血足则魂藏，肝血虚则魂越，游魂亦因虚而变也。

27. 润燥交心汤

出处：《辨证录·卷之四·不寐门》

组方： 白芍一两　当归一两　熟地一两　玄参一两　柴胡三分　菖蒲三分

水煎服。一剂而肝之燥解，再剂而肝之郁亦解，四剂而双目能闭而熟睡矣。

适应证： 人有忧愁之后，终日困倦，至夜而双目不闭，欲求一闭目而不得者，人以为心肾之不交也，谁知是肝气之太燥乎？夫忧愁之人，未有不气郁者也。气郁日久，则肝气不舒；肝气不舒，则肝血必耗；肝血既耗，则木中之血不能上润于心，而下必汲于肾。

28. 琥珀多寐丸

出处：《不居集·上集卷之二十二·怔忡惊悸健忘善怒善恐不眠例方》

组方： 真琥珀　羚羊角细镑　人参　白茯神　远志　甘草等分

上为末，用猪心血和蜜为丸，如芡实大，金箔为衣。每服一丸，灯心汤嚼。

适应证： 治健忘恍惚，神虚不寐。

29. 益气安神汤

出处：《杂病源流犀烛·卷六·不寐多寐源流》

组方： 当归　茯苓各一钱　生地　麦冬　枣仁　远志　人参　黄芪　胆星　竹叶各八分　甘草　黄连各四分　姜三　枣二

适应证： 有思虑过度，因脾主思，致脾经受邪，两手脉缓，经年累月不寐者。

30. 心肾交补丸新

出处：《罗氏会约医镜·卷之七·论不寐》

组方：熟地八两　枣皮四两　淮药四两　茯苓三两　枣仁炒，三两　杜仲盐炒，三两　北五味两半　当归三两　远志二两

炼蜜为丸，淡盐水送下。如右尺脉弱，阴中无阳，加肉桂二三两。如精血干涸，加枸杞四两。凡心虚有火，灯心草煎服。心肺热，用麦冬。胆虚心烦，用枣仁炒，研末，竹叶汤下。如茯神、知母、丹皮，俱可择用。

适应证：治心肾两虚，神思恍惚，梦遗膝软，夜卧不宁。

31. 酸枣仁汤

出处：《不知医必要·卷二·不寐列方》

组方：党参去芦　枣仁即炒杵。各一钱五分　麦冬去心，二钱　龙眼肉六分　竹叶十片　炙草七分

适应证：治气血俱虚，内无津液，烦热惊悸不寐者。

五、梦魇

梦魇，指噩梦纷纭，或梦见诡异之境。魇为形声字，上"厌"为声符，下"鬼"为意符，表达梦境中出现怪异之事，为噩梦的古代文献常用术语。

1. 深师人参汤

出处：《外台秘要·卷第十五·风惊恐失志喜忘及妄言方六首》

组方：人参　甘草炙。各二两　半夏一两，洗　龙骨六两　远志八两　麦门冬一升，洗，去心　干地黄四两　大枣五十枚，擘　小麦一升　阿胶三两，炙　胶饴八两　石膏四两，碎，绵裹

上十二味，切，以水三斗，煮小麦令熟，去麦纳药，煮取七升，去滓，纳胶饴令烊，一服一升。日三夜一。安卧当小汗弥佳，忌海藻、菘菜、羊肉、芜荑。

适应证：疗忽忽善忘，小便赤黄，喜梦见死人，或梦居水中，惊恐惕惕如怖，目视䀮䀮，不欲闻人声，饮食不得味，神情恍惚不安，定志养魂方。

2. 茯神散方

出处：《太平圣惠方·卷第三十·治虚劳梦与鬼交诸方》

组方：茯神一两　黄芪一两，锉　人参一两，去芦头　桂心三分　牡蛎三分，为粉　龙骨三分　甘草三分，炙微赤，锉　麝香一钱，研

上件药，捣粗罗为散。入麝香令匀，每服三钱，以水一中盏，入生姜半分，枣三枚，煎至六分，去滓，温服，日三四服。

适应证：治虚劳无力，梦与鬼交，神心虚烦。

3. 小定心汤

出处：《圣济总录·卷第一十四·诸风门》

郁病

组方：白茯苓去黑皮，四两　桂去粗皮，三两　甘草炙　芍药　干姜炮　远志去心　人参各二两

上七味，㕮咀。每服五钱匕，水二盏，入枣两枚，劈破，煎至一盏二分，去滓温服，日三夜一。

适应证：治心气不足，风邪所乘，惊悸恍惚，梦多魇。

4. 人参汤

出处：《圣济总录·卷第四十三·心脏门》

组方：人参　甘草炙。各二两　半夏汤洗去滑，七遍，三两　龙骨炙　远志去心。各六两　麦门冬去心　石膏　熟干地黄各四两

上八味，粗捣筛。每服五钱匕，水一盏半，入大枣二枚，擘破，小麦五十粒，煎取八分，去滓，入炙阿胶一片，饴糖半匙，再煎少顷，食后温服，日三。

适应证：治善忘，小便赤黄，多梦亡人，或梦居水中，惊恐惕惕，目视眈眈，不欲闻人声，食不知味，安神定志。

5. 至宝丹方

出处：《圣济总录·卷第四十三·心脏门》

组方：生犀角镑　生玳瑁镑　琥珀研　丹砂研　雄黄研。各一两　牛黄半两，与上二味各研匀　安息香一两半，酒浸重汤煮令化，滤去滓，约取一两，净研如膏

上七味，纳六味捣研为末，以安息香膏丸如皂荚子大。人参汤下一丸，小儿量度加减。

适应证：治心热胆虚，喜惊多涎，梦中惊魇，小儿惊热，女子忧劳血厥，产后心虚怔忪等疾。

6. 十精丹

出处：《叶氏录验方·中卷·补益》

组方：人参去芦　远志汤浸一宿，槌去心，取肉用　鹿茸去毛，酒浸一宿，酥炙令黄色　柏子仁新者，拣去壳，半两研　石菖蒲去芦，洗净，一两　当归去芦，酒浸一宿，焙干　琥珀研　生朱别研。各半两

上件为细末，临时和匀。每服二钱。水一盏，姜三片，枣一枚，煎七分，食后服。

适应证：治心肾不能升降，水火不能既济。令人上热下冷，心神不宁，昏昏似醉，小便频数，遗精白浊，全不思食，纵食不成，肌肤形体黄瘦，上重下轻，梦寐惊魇，心神恍惚。

7. 远志饮子

出处：《严氏济生方·诸虚门·五劳六极论治》

组方：远志去心，甘草煮干　茯神去木　桂心不见火　人参　酸枣仁炒，去壳　黄芪去芦　当归去芦，酒浸。各一两　甘草炙，半两

上㕮咀，每服四钱，水一盏半，姜五片，煎至七分，去滓，温服，不拘时候。

适应证：治心劳虚寒，惊悸恍惚，多忘不安，梦寐惊魇。

8. 远志丸

出处：《严氏济生方·惊悸怔忡健忘门·惊悸论治》

组方： 远志去心，姜汁淹　石菖蒲各二两　茯神去皮木　白茯苓去皮　人参　龙齿各一两

上为细末，炼蜜为丸，如梧桐子大，辰砂为衣。每服七十丸，用熟水送下，食后临卧。

适应证： 治因事有所大惊，梦寐不祥，登高陟险，神魂不安，惊悸恐怯。

9. 茸朱丹

出处：《普济方·卷十六·心脏门》

组方： 鹿茸去毛，酒蒸，一两　朱砂半两，细研，水飞。蜜炒尤佳

上为末。煮枣肉为丸，如梧桐子大，每服四十丸。炒酸枣仁煎汤送下，午前临卧服。

适应证： 治心虚血少，神志不宁，惊惕恍惚，夜多异梦，睡卧不安。

10. 平补镇心丹

出处：《证治准绳·类方·第五册》

组方： 熟干地黄　生干地黄　干山药　天门冬　麦门冬去心　柏子仁　茯神各四两，一方七两　辰砂别研，为衣　苦梗炒。各三两　远志去心，甘草煮三四沸，七两　石菖蒲节密者，十六两　当归去芦，六两　龙骨一两

上为细末，炼蜜为丸，如梧子大。每服三十丸，空心米饮吞下，温酒亦得，渐加至五十丸，宜常服。

适应证： 治心血不足，时或怔忡，夜多异梦，如堕崖谷。常服安心肾，益荣卫。

11. 无忧汤

出处：《辨证录·卷之四·不寐门》

组方： 白芍五钱　竹茹三钱　炒枣仁三钱　人参三钱　当归五钱

一剂睡宁，四剂全愈。

适应证： 人有夜不能寐，恐鬼祟来侵，睡卧反侧，辗转不安，或少睡而即惊醒，或再睡而恍如捉拿，人以为心肾不交，而孰知乃胆气之怯也。

12. 静神丹

出处：《杂病源流犀烛·卷六·不寐多寐源流》

组方： 酒当归　酒生地　姜远志　茯神各五钱　菖蒲　黄连各二钱半　辰砂二钱　犀黄一钱　金箔十五片

猪心血丸，黍米大，金箔为衣，灯心汤下五十丸。

适应证： 若古之真人，其寝不梦，非神存之故哉。梦而魇，则更甚者，或由心实，则梦惊忧奇怪之事而魇。

评述

　　对郁病症状做定性分析，则神志错乱属于阳性症状，故多以阳热盛、痰热扰动心神为主要病机。从历代医家遣方用药情况来看，从实证、热证、瘀血证辨证用药为多，从虚热、阳虚、气虚者为少，但虚性狂乱亦不可忽略。所用方药，对于实证，一是清泻痰热或心火，二是化瘀血，或者二者结合使用。典型方药如《伤寒论》之桃核承气汤、抵当汤、抵当丸，《太平圣惠方》之桃仁汤，《圣济总录》之石膏汤，《类证治裁》之琥珀散等，所用清热之药以石膏、牛黄、竹茹、大黄、青礞石、黄芩、菊花等为主，活血药以桃仁、蝎子、川芎、当归、琥珀等为主。对神志错乱以气血虚、阳气虚，神气失养立论者，采用不同的补虚法进行治疗，如《金匮要略》之防己地黄汤，《太平圣惠方》之预知子圆、麦门冬散等，多以补心气、填肾精之人参、地黄、黄精、枸杞子，或温补阳气之附子、干姜、肉苁蓉等为主药。

　　神志恍惚临床多表现为注意力不集中、反应迟缓、目光呆滞，多与健忘相兼出现。从历代临床用药来看，多从心气虚辨证。所用方药多以补益心气的人参、黄芪、茯神等为主，配以补肾之熟地、紫石英、麦冬等，佐以安神之菖蒲、远志、龙齿、龙骨、牡蛎等。少数方药从心火、痰热进行治疗，使用清心火之犀角、石膏、黄连、胆南星等。

　　郁病之不寐，多以半夜易醒、难以入睡为特点，亦有部分伴有焦虑者，同时存在入睡困难。不寐的病机相对复杂，治疗方法、使用方药亦具有多样性。从所涉及的方药性质组成分析，不寐的病机性质有虚有实、有寒有热，病位有心、肾、肝胆之不同，病理产物有痰浊、瘀血阻滞之差异。因此，需根据辨证，采用养血滋阴、补气温阳、清心泻火、化痰开窍、活血化瘀等不同的方法进行组方用药治疗。养血滋阴法如滋阴养血丸用当归、熟地，肝胆两益丹用白芍、枣仁，润燥交心汤以白芍、当归、熟地、玄参等滋阴补血；补气法如远志散、紫石英散、人参散、茯神散等以人参、黄芪等补气；温阳法如五补汤以附子、桂枝补阳。清泻肝胆法如麦门冬散、祛风益胆汤用柴胡、黄芩、龙胆草等清肝胆之热，清心泻火法如黄连阿胶汤、杏仁丸等以黄连、通草、童子便等清心火，化痰法如温胆汤、高枕无忧散等以半夏、陈皮、石菖蒲等化痰祛湿；活血法如杏参散、酸枣仁汤等以桃仁、川芎等化瘀血。以上方法一是多根据辨证情况综合使用，如补气温阳伍以化痰、清热之品，以温胆汤、深师牛黄散为代表；二是在以上辨证用药的基础上，配合安神定志之品，包括菖蒲、远志、茯苓、茯神、龙齿等。

　　梦魇的病机，从历代遣方用药分析，多为肝血不足，故补益肝血为其主要治疗方法，如深师人参散、人参散、平补镇心丹、静神丹等，皆以当归、熟地、白芍、鹿茸、柏子仁等补益心肝之血。其立论当源自《灵枢·本神》之"肝藏血，血舍魂，肝气虚则恐"。肝血虚、魂失养，则噩梦纷纭，梦斗争恐怖。此外，根据其他证候配以清热之竹茹、黄连、牛黄、石膏，安神之龙骨、龙齿、牡蛎、茯神、远志为其常用治疗方法。

第四节
躯体化症状类治疗方剂

郁病的躯体化症状较为复杂，常见的包括心悸怔忡、倦怠乏力、梅核气、奔豚气、胸胁痞满、不欲食、头痛、眩晕、胸胁疼痛、肢体疼痛以及女性月经紊乱等十数种。

一、心悸、怔忡

心悸为自觉心慌、心跳动；怔忡，有时写作"忪忡"。对二者的区分，《济生方·惊悸怔忡健忘门》有言："惊者，心卒动而不宁也；悸者，心跳动而怕惊也；怔忡者，心中躁动不安，惕惕然如人将捕之也。"因此，怔忡意为心悸伴有恐惧，属于比较严重的心悸。故多数古代文献会将二者混合论述。

1. 四逆散

出处：《伤寒论·辨少阴病脉证并治下第十一》

组方：甘草炙　枳实破，水渍，炙干　柴胡　芍药

上四味，各十分，捣筛，白饮和服方寸匕，日三服。咳者，加五味子、干姜各五分，并主下利。悸者，加桂枝五分。小便不利者，加茯苓五分。腹中痛者，加附子一枚，炮令坼。泄利下重者，先以水五升，煮薤白三升，煮取三升，去滓，以散三方寸匕，内汤中，煮取一升半，分温再服。

适应证：少阴病，四逆，其人或咳，或悸，或小便不利，或腹中痛，或泄利下重者，四逆散主之。

2. 小补心汤

出处：《辅行诀五脏用药法要·辨心脏病证文并方》

组方：代赭石烧赤，以酢淬三次，打。一方作牡丹皮，当从　旋覆花　竹叶各二两　豉一两。一方作山萸肉，当从

上四味，以水八升，煮取三升，温服一升，日三服。怔惊不安者，加代赭石至四两半；烦热汗出者，去豉，加竹叶至四两半，身热还用豉；心中窒痛者，加豉至四两半；气苦少者，加甘草三两；心下痞满者，去豉，加人参一两半；胸中冷而多唾者，加干姜一两半；咽中介介塞者，加旋覆花至四两半。

适应证：治血气虚少，心中动悸，时悲泣，烦躁，汗出，气噎，脉结者。

3. 大补心汤

出处：《辅行诀五脏用药法要·辨心脏病证文并方》

组方：代赭石_{烧赤，入酢中淬三次，打。一方作牡丹皮，当从} 旋覆花 竹叶_{各三两} 豉_{一方作山萸肉，当从} 人参 甘草_炙 干姜_{各一两}

上七味，以水一斗，煮取四升，温服一升，日三夜一服。

适应证：治心中虚烦，懊憹不安，怔忡如车马惊，饮食无味，干呕气噎，时或多唾，其人脉结而微者。

4. 龙齿散方

出处：《太平圣惠方·卷第二十七·治虚劳不足诸方》

组方：龙齿_{一两} 甘草_{半两，炙微赤，锉} 黄芪_{一两，锉} 麦门冬_{一两，去心} 熟干地黄_{一两} 人参_{一两，去芦头} 桂心_{半两} 干姜_{半两，炮裂，锉} 阿胶_{一两，捣碎，炒令黄燥}

上件药，捣筛为散。每服四钱，以水一中盏，入枣三枚，煎至六分，去滓，不计时候温服。

适应证：治虚劳，汗出而闷，脉结心悸虚烦。

5. 定心龙胆丸方

出处：《圣济总录·卷第一十四·诸风门》

组方：龙胆_{去苗} 茯神_{去木} 白薇_焙 栀子仁_{各一两} 麦门冬_{去心，焙，一两半} 玄参 羚羊角_{镑。各一两一分} 甘草_{炙，三分} 人参_{一两} 丹砂_{别研，三分}

上一十味，除别研外，捣罗为末，和匀，炼蜜和丸如梧桐子大。每服二十丸，食后煎枣汤下，日三，加至三十丸。肠胃风热秘涩，加大黄一两半。

适应证：治风热心虚惊悸，或忧怖怔忪，如人追逐，或睡中惊怕，忘谬不安。

6. 檀香丸方

出处：《圣济总录·卷第四十三·心脏门》

组方：檀香_{三两} 菖蒲 犀角_镑 天竺黄_研 生干地黄_焙 苏合香油_{各一两} 桂_{去粗皮} 甘草_炙 白茯苓_{去黑皮。各三两半} 人参 远志_{去心} 天门冬_{去心。各一两半}

上一十二味，除苏合香油外为末，以苏合香油同少酒，化入炼蜜丸如樱桃大，食后含化一丸。

适应证：治心常忪悸，恐惧多忘。

7. 团参补气丸

出处：《鸡峰普济方·卷第九·劳疰》

组方：大豆黄卷 熟地黄 神曲 当归 桂各五分 防风 芍药 白术 杏仁 麦门冬 芎䓖各三分 薯蓣十五分 甘草 阿胶 人参各三两半 桔梗 茯苓 柴胡各一两半 干姜一两半 白蔹一分

上为细末，蒸枣肉二百枚为膏，和丸如梧桐子大，每服二十丸，米饮或温酒下，空心服。

适应证：治积劳损，或因大病后不复，常苦四肢沉滞，骨肉酸疼，吸吸少气，行步喘惵，心中虚悸，口燥咽干，渐致瘦削，痰唾稠黏，饮食减少，梦寐失精，神思不乐。

8. 秦艽散

出处：《鸡峰普济方·卷第九·劳疰》

组方：秦艽 金钗石斛 茯神 山药 人参 五味子 当归 远志 白芍药 牡丹皮 黄芪各一两 苁蓉 熟干地黄各二两 葳蕤三分

上为细末，炼蜜和丸，如梧桐子大，每服五十丸，空心，米饮下。

适应证：治虚劳羸瘦，身体发黄，食少，忪悸，头昏眩晕，上焦虚热，口干烦郁。

9. 十四友圆

出处：《三因极一病证方论·卷之十三·虚损证治》

组方：当归洗 熟地黄 白茯苓 白茯神去木 人参 黄芪 阿胶蛤粉炒 酸枣仁炒 柏子仁别研 紫石英同上 远志酒浸，洗去心，酒洒蒸，炒干 肉桂各一两 辰砂一分，别研 龙齿二两，别研

上为末，别研五味，蜜圆如梧子大，每服三十圆，食后枣汤下。

适应证：补心肾虚，怔忪昏愦，神志不宁，睡卧不安，故经曰：脏有所伤，情有所倚，人不能悬，其病则卧不安。

10. 益荣汤

出处：《严氏济生方·惊悸怔忡健忘门·怔忡论治》

组方：当归去芦，酒浸 黄芪去芦 小草 酸枣仁炒，去壳 柏子仁炒 麦门冬去心 茯神去木 白芍药 紫石英细研。各一两 木香不见火 人参 甘草炙。各半两

上㕮咀，每服四钱，水一盏半，生姜五片，枣一枚，煎至七分，去滓，温服，不拘时候。

适应证：治思虑过制，耗伤心血，心帝无辅，怔忡恍惚，善悲忧，少颜色，夜多不寐，小便或浊。

11. 龙齿丹

出处：《严氏济生方·惊悸怔忡健忘门·怔忡论治》

组方： 龙齿　附子炮，去皮脐，切片，姜汁浸一宿　远志去心，甘草煮　酸枣仁炒，去壳，别研　当归去芦，酒浸　官桂去皮，不见火　琥珀别研　南星锉，姜汁浸一宿。各一两　木香不见火　紫石英煅，醋淬七遍　沉香别研　熟地黄酒蒸，焙。各半两

上为细末，炼蜜为丸，如梧桐子大，朱砂为衣。每服五十丸，用枣汤送下，不拘时候。

适应证： 心血虚寒，怔忡不已，痰多恍惚。

12. 朱砂安神丸

出处：《仁斋直指方论·卷之十一·惊悸》

组方： 朱砂五钱，别研，水飞为衣　甘草五钱五分　黄连去须净，酒洗，六钱　当归去芦，二钱五分　生地黄一钱五分

上件除朱砂外，四味共为细末，汤浸蒸饼为丸如黍米大，以朱砂为衣。每服十五丸或二十丸，津唾咽下。食后或温水、凉水少许送下亦得。此近而奇偶，制之缓也。

适应证： 治血虚心烦懊憹，惊悸怔忡，胸中气乱。

13. 秘传酸枣仁汤

出处：《普济方·卷十八·心脏门》

组方： 酸枣仁炮去皮，炒，一两　净远志肉　黄芪　莲肉去心　罗参　当归酒浸焙　白茯苓　茯神各一两　净陈皮　粉草炙各半两

上咬咀四钱。水盏半，姜三片，枣一枚，瓦器煎七分。日三，临卧一服。

适应证： 治心肾水火不交，精血虚耗，痰饮内蓄，怔忡恍惚，夜卧不安。

14. 参归腰子

出处：《扶寿精方·诸虚门》

组方： 人参　当归略去头尾，细切五钱，腰子一枚，薄切

上水两碗，煮腰子至一碗半，入二药同煮至八分食，腰子以汁送下。腰有食不尽，同渣焙干为细末，山药糊丸，梧桐子大，三五十丸多服效。

适应证： 治心气虚损，并怔忡自汗，不过三服。

15. 古庵心肾丸

出处：《丹溪心法附余·卷之十九补损》

组方： 熟苄　生苄注：即熟地、生地。俱怀庆者，酒浸，竹刀切　山药　茯神去木。各三两　山茱萸肉酒浸，去核　枸杞子甘州者，酒洗　龟板去裙，酥炙　牛膝去芦。各二两　牡丹皮去心　鹿茸火去毛，酥炙，一两　当归去芦，酒洗　泽泻去毛　黄柏炒褐色，一两五钱　辰砂为衣　黄连去毛，酒洗。各一两　生甘草半两

上为细末，炼蜜为丸，如梧桐子大，每服五十丸，渐加至一百丸，空心，温酒或淡盐汤任下，辰砂为衣，不遍再加一两。

适应证：心恶热，肾恶燥，此方补精益血，清热润燥，治心肾之圣药也，不独施于发白、无子二者，其惊悸怔忡，遗精盗汗，目暗耳鸣，腰痛足痿，诸症无不治也。

16. 茯苓饮子

出处：《古今医统大全·卷之五十·惊悸门》

组方：茯苓　茯神　半夏　陈皮　麦门冬各钱半　沉香　甘草各五分

上，水盏半，姜五片，煎服。

适应证：治痰迷心窍，怔忡不止。

17. 白芷暖宫丸

出处：《证治准绳·女科·卷之二》

组方：禹余粮制, 一两　干姜炮　芍药　白芷　川椒制　阿胶粉炒　艾叶制　川芎各七钱半

上为细末，蜜丸梧子大。每服四十丸，米饮、温酒、醋汤任下。

适应证：治子宫虚弱，风寒客滞，断绪不成孕育，及数坠胎；或带下赤白，漏下五色，虚眩少气，胸腹满痛，心下烦悸，自汗，下血过多。

18. 宁静汤

出处：《石室秘录·数集·内伤门》

组方：人参一两　白术五钱　白芍一两　熟地一两　元参一两　生枣仁五钱　白芥子三钱　麦冬五钱

水煎服。

适应证：怔忡之症，扰扰不宁，心神恍惚，惊悸不已。

19. 益营汤

出处：《冯氏锦囊秘录杂症大小合参·卷十二·方脉不寐合参》

组方：当归酒浸　黄芪　小草　酸枣仁去壳炒　柏子仁炒　麦冬去心　茯神　白芍　紫石英各一两, 炒　木香不见火, 五钱　人参五钱　甘草炙, 五钱

每服四钱，姜、枣，水煎服。

适应证：思虑耗伤，心血怔忡恍惚。

20. 养荣汤

出处：《杂病源流犀烛·卷六·怔忡源流》

组方：当归　小草　黄芪　枣仁　茯神　木香　人参　白芍　麦冬　炙甘草　柏子仁各一钱

适应证：思虑多而怔忡，兼不寐、便浊。

郁
病

21. 通神补血丸

出处：《鸡鸣录·虚劳第四》

组方： 生地三两　茯神三两五钱　紫石英煅飞　远志　枣仁炒。各二两　当归一两五钱　人参　麦冬　丹参　制半夏各一两　石菖蒲八钱　胆星四钱　琥珀三钱　川连二钱

十四味研细，用连血猪心一个，入辰砂三钱煮烂打丸，如干加炼蜜，或独用炼蜜亦可。每丸重一钱五分，辰砂为衣，空心枣汤，或盐汤化服，每服一丸。

适应证： 专治神虚血少，惊悸健忘，不寐怔忡，易恐易汗等证。

22. 交泰丸

出处：《四科简效方·甲集·内科通治》

组方： 生川连五钱　肉桂心五分

研细，白蜜丸，空心淡盐汤下。

适应证： 治心肾不交，怔忡无寐。

23. 补心酒方

出处：《经验良方全集·卷一·补益》

组方： 麦冬去心，二两　柏子仁去油，一两　白茯神一两　归身一两　龙眼肉二两　生地黄一两五钱

盛绢袋中，入无灰酒十斤，坛内浸七日用，连坛煮亦可。

适应证： 治怔忡，心神不宁。

24. 定心汤

出处：《医学衷中参西录·原一、二、三期合编第二卷·治心病方》

组方： 龙眼肉一两　酸枣仁炒捣，五钱　萸肉去净核，五钱　柏子仁炒捣，四钱　生龙骨捣细，四钱　生牡蛎捣细，四钱　生明乳香一钱　生明没药一钱

心因热怔忡者，酌加生地数钱，若脉沉迟无力者，其怔忡多因胸中大气下陷，详观拙拟升陷汤后跋语及诸案自明治法。

水煎服。

适应证： 治心虚怔忡。

25.《道藏》补心丹

出处：《医方絜度·卷一》

组方： 生地四钱　人参　元参炒　丹参去头尾　茯神　桔梗　远志炒。各五钱　枣仁炒　柏仁炒，去油　天冬炒　麦冬炒　当归身　五味子炒。各一两

为末，蜜丸，朱衣，淡盐汤送下。

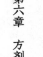

适应证： 主思虑过度，心血不足，怔忡，健忘，舌疮。

26. 心脾双补丸_{生白}

出处：《医方絜度·卷二》

组方： 人参 元参 茯神 麦冬各一两 五味 枣仁 柏仁 白术 川贝 甘草 丹参 香附 朱砂各五钱 远志四钱 桔梗三钱 生地一两五钱 黄连三钱五分

为末，桂元肉捣，为丸，如弹大。

适应证： 主心脾气郁，化火伤阴，遗精，怔忡。

二、倦怠乏力

倦怠乏力属于郁病的核心症状之一，是很多郁病患者就诊的重要原因。古代文献，多描述为怠惰、嗜卧、易倦、少力、无力、烦倦等。

1. 川椒丸方

出处：《太平圣惠方·卷第二十八·治虚劳羸瘦诸方》

组方： 川椒一两，去目及闭口者，微炒去汗 白茯苓 柏子仁 芎劳 人参去芦头 桂心 黄芪 干姜炮裂，锉 当归 山茱萸 附子炮裂，去皮脐 枸杞子 薯蓣以上各三分 枳实半两，麸炒微黄 牛膝去苗 厚朴去粗皮，涂生姜汁炙令香熟 肉苁蓉酒浸一宿，刮去皱皮，炙干 石斛去根，锉 熟干地黄 菟丝子酒浸三日，焙干，别捣为末。以上各一两

上件药，捣罗为末，炼蜜和捣三五百杵，圆如梧桐子大。每服空腹，以温酒下三十圆，晚食前再服。

适应证： 治虚劳羸瘦，食饮无味，百节酸疼，神思昏沉，四肢无力，宜服补益强元气，令人肥健。

2. 石斛丸

出处：《叶氏录验方·中卷·补益》

组方： 金钗石斛须是紧细者，去根 白术 覆盆子拣净秤 人参去芦头 黄芪蜜炙，锉 白茯神 当归洗，去芦头 五味子拣净 熟干地黄 鳖甲去裙襕，醋炙令焦 肉苁蓉洗令净，酒浸，焙干秤 鹿茸酥炙 酸枣仁去皮，干秤，炒 神曲炒。以上各一两 沉香半两，不见火 乌梅并核与肉焙干秤，二两

上十六味并为细末，炼蜜搜和成，杵千百下，丸如梧桐子大。每服三五十丸，温酒盐汤下，空心，食前，日可二服。

适应证： 治两关脉沉缓，引传人迎短弱，传化凝涩，荣卫内燥，俾精神恍惚，白浊遗精，情思少乐，四肢怠惰，嗜卧不安，饮食减削，肌肉枯瘁，凡一切不足并宜服之。吕仲权传

3. 治虚损羸瘦不堪劳动方

出处:《肘后备急方·卷四》

组方: 甘草二两　桂三两　芍药四两　生姜五两，无者亦可用干姜　大枣二七枚

以水九升，煮取三升，去滓。纳饴八两，分三服，间日复作一剂，复可将诸丸散耳，黄芪加二两，人参二两，为佳。若患痰满，及溏泄，可除饴耳。

适应证: 凡男女因积劳虚损，或大病后不复常，若四体沉滞，骨肉疼酸。吸吸少气，行动喘惙，或小腹拘急，腰背强痛，心中虚悸，咽干唇燥，面体少色，或饮食无味，阴阳废弱，悲忧惨戚，多卧少起。久者积年，轻者才百日，渐至瘦削，五脏气竭，则难可复振，治之汤方。

4. 如圣散

出处:《妇人大全良方·卷五·妇人血风劳气方论第三》

组方: 北柴胡　白茯苓　甘草　熟地黄　人参　当归各一两　鳖甲　胡黄连　沉香　知母各半两　桑寄生　干葛各三分

上为细末，每服二钱。水一盏，乌梅一个，枣二枚，麦门冬数粒，煎至八分，无时候。

适应证: 妇人所禀血气不足，不耐寒暑，易冒疾伤，月水不调。久而心虚，状若心劳，四肢易倦，筋骨少力，盗汗易惊，或时不宁，五心烦热，肌肤不长，间作头昏，饮食无味，胸膈不利。或产前、产后受病，并可服之。

5. 升阳益胃汤

出处:《脾胃论·卷上·肺之脾胃虚论》

组方: 黄芪二两　半夏洗，此一味脉涩者用　人参去芦　甘草炙。以上各一两　独活　防风以秋旺，故以辛温泻　白芍药　羌活以上各五钱　橘皮四钱　茯苓小便利不渴者勿用　柴胡　泽泻不淋勿用　白术以上各三钱　黄连一钱

适应证: 脾胃之虚怠惰嗜卧，四肢不收，时值秋燥令行，湿热少退，体重节痛，口苦舌干，食无味，大便不调，小便频数，不嗜食，食不消；兼见肺病，洒淅恶寒，惨惨不乐，面色恶而不和，乃阳气不伸故也。

6. 补中益气汤

出处:《脾胃论·卷中·饮食劳倦所伤始为热中论》

组方: 人参一钱　黄芪一钱五分，蜜炙　白术土炒　陈皮　当归各五分　升麻　柴胡各三分　炙草八分　姜三片，枣二枚，水煎服。

适应证: 脾证始得，则气高而喘，身热而烦，其脉洪大而头痛，或渴不止，其皮肤不任风寒而生寒热，盖阴火上冲则气高，喘而烦热，为头痛，为渴，而脉洪。

7. 玉锁固真丹

出处：《世医得效方·卷第七·大方脉杂医科》

组方：白龙骨半斤 磁石醋淬七次 朱砂各一两 牡蛎煅，一两 紫梢花一两半 家韭子 菟丝子各二两半 鹿茸酒浸，炙 白茯苓 川巴戟 官桂 肉苁蓉酒浸，炙 桑螵蛸酒浸，切，炙 远志甘草水煮取皮，姜汁炒 当归去尾 苍术切，酒炒 茴香炒 吴茱萸炒 川楝子炒 桑寄生真者 沉香不见火 木香不见火 黄芪去芦 绵附子熟炮。以上各一两

上为末，炼蜜丸如梧子大。每服五十丸，温酒、盐汤任下。

适应证：治心气不足，思虑太过，肾经虚损，真阳不固，漩有遗沥，小便经岁白浊，或淡赤，或如膏，梦寐精泄，甚则身体拘倦，骨节酸疼，饮食不进，面色黧黑，容枯肌瘦，唇口干燥，虚烦盗汗，举动乏力，多服取效。

8. 黄连磨积丸

出处：《扶寿精方·脾胃门》

组方：黄连一两，内五钱吴茱萸同炒，五钱益智仁同炒，去二味不用，止用黄连 栀子炒，去柝 白芥子醋浸炒。各五钱 川芎 苍术米泔浸七日 桃仁去皮存尖 青皮去穰 香附子童便浸，炒 莪术酒浸，炒 山楂肉 莱菔子炒研 白术各一两 三棱用西安府者，一两五钱

上为细末，量用汤浸蒸饼为丸，梧桐子大，每服五七十丸，茶汤白汤下。

适应证：治一切痰饮痰积，积聚怫郁，胁下闷倦，懒惰饮食不消，或吐逆，恶心，眩晕怔忡，时作时止，用之如神。

9. 枳壳散

出处：《妇科百辨·论中引用各方》

组方：枳壳三两 半夏 赤芍各二两 柴胡 黄芩各一两半 姜一片 枣二枚

适应证：治妇人手足烦热，夜卧多汗，肌肉黄瘦，经候不调，四肢烦倦，心胸饱闷。

10. 解郁开结汤

出处：《辨证录·卷之四·五郁门》

组方：白芍一两 当归五钱 白芥子三钱 白术五钱 生枣仁三钱 甘草五分 神曲二钱 陈皮五分 薄荷一钱 丹皮三钱 玄参三钱 茯神二钱

水煎服。十剂而结开，郁亦尽解也。

适应证：人之郁病，妇女最多，而又苦最不能解，倘有困卧终日，痴痴不语，人以为呆病之将成也，谁知是思想结于心，中气郁而不舒乎？

11. 姜黄散

出处：《济生产宝·上卷·子烦证论》

组方：姜黄_{四两} 当归 芍药 蓬莪术 牡丹皮_{以上各二两} 红花_炒 川芎 官桂 玄胡索_{以上各一两}

上为细末，每服五钱。酒水各一盏，煎至七分，和渣热服，立效。壮实妇人加川大黄一两。

适应证：治妇人久患血气，脐腹急痛，呕逆上喘，困倦无力，烦热口干，四肢沉重，赤白带下，睡卧不安。

三、梅核气

梅核气首载于《金匮要略》，表现为咽中堵物感，如有物咯之不出，咽之不下，为郁病常见的躯体化症状。古代文献描述多为咽中帖帖、如有炙肉、咽中如核、咽干哽塞、喉痹等。

1. 半夏厚朴汤

出处：《金匮要略·妇人杂病脉证并治第二十二》

组方：半夏_{一升} 厚朴_{三两} 茯苓_{四两} 生姜_{五两} 干苏叶_{二两}

上五味，以水七升，煮取四升，分温四服，日三夜一服。

适应证：妇人咽中如有炙脔。《千金》作胸满，心下坚，咽中帖帖，如有炙肉，吐之不出，吞之不下。

2. 人参散方

出处：《太平圣惠方·卷第五十·治膈气咽喉噎塞诸方》

组方：人参_{三分，去芦头} 甘草_{半两，炙微赤，锉} 射干_{一两} 陈橘皮_{三分，汤浸去白瓤，焙} 羚羊角屑_{三分} 桂心_{半两} 诃黎勒皮_{一两半} 乌梅_{一两，去核，微炒}

上件药，捣粗罗为散。每服三钱，以水一中盏，入生姜半分，煎至六分，去滓，不计时候，稍热服之。

适应证：治膈气，咽喉噎塞，心神虚烦，难下饮食。

3. 嘉禾散

出处：《鸡峰普济方·卷第二十·气》

组方：枇杷叶_{一两} 沉香 石斛_{各三分} 薏苡仁_{一两} 杜仲_{去皮，杵碎，姜汁浸一宿，炒令焦三分} 缩砂仁_{一两} 藿香叶 木香 诃子_{各三两} 丁香_{半两} 半夏曲_{一分} 青橘皮_{半两} 大腹皮_{三分} 槟榔_{半两} 白术_{二两} 五味子_{半两} 茯苓_{一两} 神曲_{一分} 甘草_{一两半} 谷芽_{一分} 白豆蔻_{一分} 人参_{一两} 桑白皮_{半两} 橘皮_{三分}

上为细末，每服三钱，水一盏，干柿半个，煎至七分，去滓，温服，食前。

适应证： 若咽中如核，咽之不下，吐之不出，久不治之，渐妨于食，或由思虑不常，气结不散，阴阳阻隔，或因饮食之间，气道卒阻，因而留结。

4. 润喉散

出处：《丹溪心法治要·卷六·咽喉第九十四》

组方： 桔梗二钱半　粉草一钱　紫河车四钱　香附三钱　百药煎一钱半

上为末，敷口内。

适应证： 治气郁夜热，咽干哽塞。

5. 加味四七汤

出处：《古今医鉴·卷九·梅核气》

组方： 苏梗一钱　半夏一钱　厚朴姜制，一钱　茯苓一钱　陈皮一钱　青皮七分　枳实一钱　砂仁一钱　白豆蔻六分　槟榔三分　南星一钱　益智仁三分　神曲一钱，炒

上锉一剂，生姜五片，水煎，食远服。

适应证： 治梅核气证，妙不可述。

6. 加味二陈汤

出处：《古今医鉴·卷九·梅核气》

组方： 陈皮　半夏　茯苓　枳壳　桔梗　黄芩　苏子　白豆蔻　山栀子　甘草各等分

上锉一剂，生姜煎服。

适应证： 治梅核气。

7. 三子调气丸

出处：《赤水玄珠·第三卷·咽喉门》

组方： 苏子　白芥子　萝卜子　半夏曲　滑石飞。各一两　前胡六钱　桂心三钱　黄芩　黄连各五钱　生诃子三钱　桔梗七钱　甘草四钱　橘红　明矾　硼砂　玄明粉各二钱，煮干，二两

上为末，生姜汁少许，竹沥一碗，打糊为丸，绿豆大，食后白汤下一钱，日三服。

适应证： 治梅核气。

8. 清咽益元丸

出处：《赤水玄珠·第三卷·咽喉门》

组方： 益元散一两　牛黄五分　百药煎三钱

上以甘草、桔梗煎浓汁为丸，芡实大，阴干，每噙化一丸，妙。

适应证： 治梅核气。

郁
病

9. 六合汤

出处：《赤水玄珠·第六卷·痰饮门》

组方： 陈皮　半夏　茯苓　厚朴　香附　紫苏茎等分

每服四钱，生姜三片，水煎服。

适应证： 治七情气郁，结成痰涎，状如破絮，或如梅核，咯不出，咽不下，呕逆恶心。

10. 丁香透膈丹

出处：《丹台玉案·卷之四·噎膈门》

组方： 槟榔　半夏姜、矾制　木香　砂仁炒，研　枳壳二两，巴豆四十九粒入内扎好，酒醋煮干，去巴豆不用

橘红　枳实炒　白豆蔻炒　沉香　贝母各一两　丁香五钱　硇砂三钱　草果炒　益智仁炒。各八钱

上为末，每服一钱六分，姜汤送下。

适应证： 治一切梅核气。

四、奔豚气

奔豚气是指少腹有气上冲，状若奔豚。现代精神医学将之归结为自主神经功能紊乱。古代文献中多描述为奔豚、气上冲胸、奔气、气上攻、奔气在胸等。

1. 桂枝加桂汤

出处：《伤寒论·辨太阳病脉证并治中第六》

组方： 桂枝五两，去皮　芍药三两　生姜三两，切　甘草二两，炙　大枣十二枚，擘

上五味，以水七升，煮取三升，去滓，温服一升。本云桂枝汤，今加桂满五两，所以加桂者，以能泄奔豚气也。

适应证： 烧针令其汗，针处被寒，核起而赤者，必发奔豚。气从少腹上冲心者，灸其核上各一壮，与桂枝加桂汤，更加桂二两也。

2. 茯苓桂枝甘草大枣汤

出处：《伤寒论·辨太阳病脉证并治中第六》

组方： 茯苓半斤　桂枝四两，去皮　甘草二两，炙　大枣十五枚，擘

上四味，以甘烂水一斗，先煮茯苓，减二升，内诸药，煮取三升，去滓，温服一升，日三服。

作甘烂水法：取水二斗，置大盆内，以杓扬之，水上有珠子五六千颗相逐，取用之。

适应证： 发汗后，其人脐下悸者，欲作奔豚。

3. 奔豚汤

出处：《金匮要略·奔豚气病脉证治第八》

组方：甘草　芎䓖　当归各二两　半夏四两　黄芩二两　生葛五两　芍药二两　生姜四两　甘李根白皮一升

上九味，以水二斗，煮取五升，温服一升，日三夜一服。

适应证：奔豚气上冲胸，腹痛，往来寒热。

4. 牡蛎奔豚汤

出处：《小品方·卷第一·治气逆如奔豚状并诸汤方》

组方：牡蛎三两, 熬　桂心八两　李根白皮一斤, 切　甘草三两, 炙

上四味，切，以水一斗七升，煮取李根皮，得七升，去滓，内余药再煮，取三升，分服五合，日三夜再。忌生葱、海藻、菘菜。

适应证：治奔豚，气从少腹起憧胸，手足逆冷方。

5. 葛根奔豚汤方

出处：《小品方·卷第一·治气逆如奔豚状并诸汤方》

组方：葛根八两, 干者　生李根一升, 去皮　人参三两　术二两　半夏一升, 洗, 炙　芍药三两　当归二两　桂肉五两　生姜一斤　甘草二两

凡十物，以豚汁二斗，煮得五升，温服八合，日三。

适应证：所言如奔豚之状者，是病人气如豚奔走，气息喘迫上逆之状也。汤方用奔猪者，谓雄豚猳斗子是，先逐之，使奔之，然后杀取血及脏合药也。

6. 酸枣汤

出处：《备急千金要方·胆腑·胆虚实第二》

组方：酸枣仁三升　人参　桂心　生姜各二两　石膏四两　茯苓　知母各三两　甘草一两半

上八味，㕮咀，以水一斗先煮枣仁取七升，去滓，下药煮取三升，分三服，日三。

适应证：治虚劳烦扰，奔气在胸中，不得眠方。

7. 气奔汤

出处：《千金翼方·妇人二·虚损第七》

组方：厚朴炙　当归　细辛　芍药　桔梗　石膏碎　桂心各三两　大黄五两　干地黄四两　干姜　泽泻　黄芩　甘草炙。各五两

上一十三味，㕮咀，以水一斗，煮取三升，分温三服，服三剂，佳。《千金》有吴茱萸，无大黄。

适应证：主妇人奔豚气，积劳，脏气不足，胸中烦躁，关元以下如怀五千钱状方。

郁
病

8. 草寒食散

出处:《千金翼方·补益·大补养第二》

组方: 钟乳炼　附子炮,去皮　栝楼根　茯苓　牡蛎各一分,熬　桔梗　干姜　人参　防风各一两　细辛　桂心各五分　白术三两半

上一十二味,各捣筛治千杵,以酒服之二匕,建日服之至破日止,周而复始。

适应证: 治心腹胁下支满,邪气冲上。又心胸喘悸不得息,腹中漉漉雷鸣,吞酸,噫生食臭,食不消化,时泄时闭,心腹烦闷,不欲闻人声,好独卧,常欲得热,恍惚喜忘,心中怵惕如恐怖状,短气呕逆,腹中防响,五脏不调。如此邪在于内,而作众病,皆生于劳苦。若极意于为乐,从风寒起,治之皆同。服此药,且未食时,以醇美酒服二方寸匕,不耐者减之。去巾帽,薄衣力行方。

9. 七气汤方

出处:《外台秘要·卷第十二·杂疗奔豚气及结气方六首》

组方: 桔梗二两　人参三两,一方二两　芍药三两　茱萸七合　黄芩二两,一方三两　干地黄三两,一方二两　枳实五枚,炙　桂心二两,一方三两　干姜三两,一方二两　甘草三两,一方二两,炙　橘皮三两　半夏三两,洗,一方一升

上十二味,切,以水一斗,煮取三升,去滓,分三服。忌海藻、菘菜、羊肉、饧、生葱、猪肉、芜荑等。《千金》无桂心、橘皮、桔梗,有厚朴、瓜蒌、蜀椒。

适应证: 疗忧劳寒热愁思,及饮食隔塞,虚劳内伤,五脏绝伤,奔气不能还下,心中悸动不安。深师

10. 奔豚汤方

出处:《外台秘要·卷第十二·杂疗奔豚气及结气方六首》

组方: 甘草四两,炙　李根白皮一斤,切　葛根一斤　黄芩三两　桂心二两　瓜蒌二两　人参二两　芎䓖一两

上八味,切,以水一斗五升,煮取五升,去滓,温服一升,日三夜再。忌海藻、菘菜、生葱。

适应证: 疗手足逆冷,胸满气促,从脐左右起郁胃者。

11. 疗奔豚气方

出处:《医心方·卷第九·治奔豚方第六》

组方: 生葛根二十分　甘李根白皮切,小一升

水九升,煮三升,分温三服,服相去八九里。

适应证: 奔豚病者,从少腹起上冲喉咽,发作时欲死,皆从惊得之。

12. 疗奔豚气在心胸中不下支满者方

出处：《医心方·卷第九·治奔豚方第六》

组方： 生姜五两　半夏四两,洗　桂心　人参　吴茱萸　甘草炙　茯苓各二两

水七升，煮取二升半，分温三服，服相去八九里。

适应证： 奔豚气在心胸中不下支满者方。

13. 酸枣仁散方

出处：《太平圣惠方·卷第二十八·治虚劳惊悸诸方》

组方： 酸枣仁一两,微炒　甘草三分,炙微赤,锉　白茯苓一两　半夏三分,汤洗七遍,去滑　前胡三分,去芦头　五味子三分　桂心半两　人参一两,去芦头

上件药，捣粗罗为散。每服三钱，以水一中盏，入生姜半分，煎至六分，去滓，不计时候温服。

适应证： 治虚劳惊悸，奔气在胸中不得眠睡。

14. 人参散方

出处：《太平圣惠方·卷第四十二·治七气诸方》

组方： 人参一两,去芦头　赤芍药一两　木香一两　桂心一两　吴茱萸半两,汤浸七遍,焙干,微炒　前胡一两,去芦头　白术一两　诃黎勒皮一两　半夏一两,汤浸七遍,去滑　甘草半两,炙微赤,锉　青橘皮一两,汤浸去白瓤,焙　熟干地黄一两

上件药，捣筛为散。每服五钱，以水一中盏，入生姜半分，煎至六分，去滓，每于食后稍热服。

适应证： 治忧恚寒热喜怒及饮食阻隔，内伤五脏，气攻上不能还下，心中悸动不安。

15. 人参半夏散

出处：《鸡峰普济方·卷第二十·气》

组方： 桑根白皮八两　半夏七两　干姜四两　茯苓三两　人参　甘草各二两　附子一两　桂四两

上切碎，以水一斗煮取三升，滤去滓，分作三服。忌生冷、羊肉饧、海藻、菘菜、油腻等。食后服。

适应证：《广济》奔豚气在心，吸吸短气，不欲闻人声，心下烦乱不安，发作有时，四肢烦疼，手足逆冷。

16. 奔气汤

出处：《肘后备急方·卷三·治卒上气咳嗽方第二十三》。名见《千金》卷十七

组方： 甘草二两　人参二两　桂心二两　茱萸一升　生姜一斤　半夏一升

以水一斗，煮取三升，分三服。此药宜预蓄，得病便急合之。

适应证：治卒厥逆上气，又两心胁下痛满，淹淹欲绝方。温汤令灼灼尔，以渍两足及两手，数易之也。此谓奔豚病，从卒惊怖忧追得之，气下纵纵，冲心胸脐间，筑筑发动有时，不治煞人。诸方用药皆多，又必须煞豚，唯有一汤，但可办耳。

17. 济心丹

出处：《辨证录·卷之四·虚烦门》

组方：熟地二两　麦冬　玄参　生枣仁各五钱　丹皮　地骨皮　柏子仁　菟丝子　巴戟天各三钱

水煎服。十剂全愈。

适应证：人有年老患虚烦不寐，大便不通，常有一裹热气，自脐下直冲于心，便觉昏乱欲绝，人以为火气之冲心也，谁知是肾水之大亏乎？

五、胸腹痞满

胸腹痞满是郁病的常见症状，以胸膈满闷、脘腹胀满、胃脘痞结、胁肋胀满不舒为主要表现，是人体三焦气机阻滞的征象。

1. 栀子厚朴汤

出处：《伤寒论·辨太阳病脉证并治中第六》

组方：栀子十四个，擘　厚朴四两，炙，去皮　枳实四枚，水浸，炙令黄

上三味，以水三升半，煮取一升半，去滓，分二服，温进一服，得吐者，止后服。

适应证：伤寒下后，心烦腹满，卧起不安者。

2. 柴胡加龙骨牡蛎汤

出处：《伤寒论·辨太阳病脉证并治中第六》

组方：柴胡四两　龙骨　黄芩　生姜切　铅丹　人参　桂枝去皮　茯苓各一两半　半夏二合半，洗　大黄二两　牡蛎一两半，熬　大枣六枚，擘

上十二味，以水八升，煮取四升，内大黄，切如棋子，更煮一两沸，去滓，温服一升。

适应证：伤寒八九日，下之，胸满烦惊，小便不利，谵语，一身尽重，不可转侧者。

3. 柴胡桂枝汤

出处：《伤寒论·辨太阳病脉证并治下第七》

组方：桂枝去皮　黄芩一两半　人参一两半　甘草一两，炙　半夏二合半，洗　芍药一两半　大枣六枚，擘　生姜一两半，切　柴胡四两

上九味，以水七升，煮取三升，去滓，温服一升。

适应证：伤寒六七日，发热，微恶寒，支节烦疼，微呕，心下支结，外证未去者。

4. 柴胡桂枝干姜汤

出处：《伤寒论·辨太阳病脉证并治下第七》

组方： 柴胡半斤　桂枝三两，去皮　干姜二两　栝楼根四两　黄芩三两　牡蛎二两，熬　甘草二两，炙

上七味，以水一斗二升，煮取六升，去滓，再煎取三升，温服一升，日三服，初服微烦，复服汗出便愈。

适应证： 伤寒五六日，已发汗而复下之，胸胁满微结，小便不利，渴而不呕，但头汗出，往来寒热心烦者。

5. 半夏泻心汤

出处：《伤寒论·辨太阳病脉证并治下第七》

组方： 半夏半升，洗　黄芩　干姜　人参　甘草炙。各三两　黄连一两　大枣十二枚，擘

上七味，以水一斗，煮取六升，去滓，再煎取三升，温服一升，日三服。

适应证： 但满而不痛者，此为痞，柴胡不中与之。

6. 大黄黄连泻心汤

出处：《伤寒论·辨太阳病脉证并治下第七》

组方： 大黄二两　黄连一两

上二味，以麻沸汤二升渍之，须臾绞去滓，分温再服。

适应证： 心下痞，按之濡，其脉关上浮者。

7. 附子泻心汤

出处：《伤寒论·辨太阳病脉证并治下第七》

组方： 大黄二两　黄连一两　黄芩一两　附子一枚，炮，去皮，破，别煮取汁

上四味，切三味，以麻沸汤二升渍之，须臾绞去滓，内附子汁，分温再服。

适应证： 心下痞，而复恶寒汗出者。

8. 生姜泻心汤

出处：《伤寒论·辨太阳病脉证并治下第七》

组方： 生姜四两，切　甘草三两，炙　人参三两　干姜一两　黄芩三两　半夏半升，洗　黄连一两　大枣十二枚，擘

上八味，以水一斗，煮取六升，去滓，再煎取三升，温服一升，日三服。

适应证： 伤寒，汗出解之后，胃中不和，心下痞硬，干噫食臭，胁下有水气，腹中雷鸣下利者。

9. 甘草泻心汤

出处:《伤寒论·辨太阳病脉证并治下第七》

组方: 甘草四两,炙　黄芩三两　干姜三两　半夏半升,洗　大枣十二枚,擘　黄连一两

上六味,以水一斗,煮取六升,去滓,再煎取三升。温服一升,日三服。

适应证: 伤寒中风,医反下之,其人下利日数十行,谷不化,腹中雷鸣,心下痞硬而满,干呕心烦不得安。

10. 白术散方

出处:《太平圣惠方·卷第二十六·治脾劳诸方》

组方: 白术三分　白茯苓二两　桂心三分　厚朴二两,去粗皮,涂生姜汁,炙令香熟　陈曲三分,微炒黄色　草豆蔻一两,去皮　大麦蘖一两,微炒令黄　木香一两　吴茱萸三分,汤浸七遍,焙干,微炒　陈橘皮一两,汤浸去白瓤,焙　人参二两,去芦头　槟榔一两

上件药,捣细罗为散。每服食前,以温酒调下二钱。

适应证: 治脾劳,胃中虚冷,饮食不消,腹胁胀满,忧恚不乐。

11. 乌头圆方

出处:《太平圣惠方·卷第四十二·治七气诸方》

组方: 川乌头一两半,炮裂,去皮脐　桃仁三分,汤浸去皮尖双仁,麸炒微黄　桂心三分　前胡三分,去芦头　人参一两,去芦头　芎䓖三分　防葵一两　甘遂一两,煨微黄　菖蒲三分　川大黄一两半,锉碎,微炒　紫菀三分,洗去苗土　赤茯苓三分　干姜三分,炮裂,锉　石膏三分,细研,水飞过　半夏三分,汤洗七遍,去滑　吴茱萸三分,汤浸七遍,焙干,微炒　川椒三分,去目及闭口者,微炒去汗　细辛三分　桔梗三分,去芦头

上件药,捣罗为末。炼蜜和捣五七百杵,圆如梧桐子大。每于食前,以温酒下五圆,渐加至十圆。常以通利为度。

适应证: 治寒热恚怒喜忧愁等七气,积聚不散,在于心腹,结块如杯,胸中气隔,吐逆不能下食,腹胁疼痛,喜忘不安,呼吸短气,四肢不举。

12. 诃黎勒散方

出处:《太平圣惠方·卷第五十·治膈气妨闷诸方》

组方: 诃黎勒皮一两　木香三分　陈橘皮一两,汤浸,去白瓤,焙　五味子三分　半夏三分,汤洗七遍,去滑　人参三分,去芦头　桂心三分　赤茯苓三分　芦根一两,锉　枳壳三分,麸炒微黄,去瓤

上件药,捣粗罗为散。每服三钱,以水一中盏,入生姜半分,煎至六分,去滓,不计时候,稍热服。

适应证: 治膈气妨闷,不能下食,吐逆烦喘。

13. 木香散方

出处：《太平圣惠方·卷第五十·治噎不下食烦闷诸方》

组方： 木香半两　赤茯苓半两　昆布三分，洗去咸味　桔梗三分，去芦头　木通三分，锉　桑根白皮一两，锉　半夏三分，汤洗七遍，去滑　射干半两　枇杷叶三分，拭去毛，炙微黄　枳壳三分，麸炒微黄，去瓤　桂心三分　人参三分，去芦头

上件药，捣粗罗为散。每服三钱，以水一中盏，入生姜半分，煎至六分，去滓，不计时候。温服。

适应证： 治心胸噎塞烦闷，食饮不下。

14. 木香流气饮

出处：《太平惠民和剂局方·卷之三·新添诸局经验秘方》

组方： 半夏汤洗七次，二两　陈皮去白，二斤　厚朴去粗皮，姜制、炒　青皮去白　甘草爁　香附炒，去毛　紫苏叶去枝、梗。各一斤　人参　赤茯苓去黑皮　干木瓜　石菖蒲　白术　白芷　麦门冬各四两　草果仁　肉桂去粗皮，不见火　蓬莪术煨，切　大腹皮　丁香皮　槟榔　木香不见火　藿香叶各六两　木通去节，八两

上粗末。每四钱，水盏半，姜三片，枣二枚，煎七分，去滓热服。

适应证： 治诸气痞滞不通，胸膈膨胀，口苦咽干，呕吐少食，肩背腹胁走注刺痛，及喘急痰嗽，面目虚浮，四肢肿满，大便秘结，水道赤涩；又治忧思太过，怔忪郁积，脚气风热，聚结肿痛，喘满胀急。

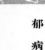

15. 分心气饮

出处：《太平惠民和剂局方·卷之三·宝庆新增方》

组方： 木香不见火　桑白皮炒。各半两　丁香皮一两　大腹子炮　桔梗去芦，炒　麦门冬去心　草果仁　大腹皮炙　厚朴去粗皮，姜汁制　白术　人参剉。各半两　香附子炒，去毛　紫苏去梗　陈皮去白　藿香各一两半　甘草炙，一两

上呚咀。每服二钱，水一盏，入生姜三片，枣子一个，擘破去核，及灯心十茎，煎至七分，去滓温服，不拘时候。

适应证： 治男子、妇人一切气不和，多因忧愁思虑，怒气伤神，或临食忧戚，或事不随意，使郁抑之气留滞不散，停于胸膈之间，不能流畅，致心胸痞闷，胁肋虚胀，噎塞不通，噫气吞酸，呕哕恶心，头目昏眩，四肢倦怠，面色萎黄，口苦舌干，饮食减少，日渐羸瘦，或大肠虚秘，或因病之后，胸膈虚痞，不思饮食，并皆治之。

16. 沉香煎丸方

出处：《圣济总录·卷第四十一·肝脏门》

组方： 沉香一两　附子炮裂，去皮脐　白附子炮裂　巴戟天去心　硇砂飞研。各半两　补骨脂炒，一两

肉苁蓉半两，以上并先为末，以酒二升煎成膏，次入下药　　干蝎去土，炒，一分　　木香　　防风去叉　　当归切，焙。各半两

桂去粗皮，一分　　蘹（huái）香子（小茴香）炒　　牛膝去苗，酒浸，切，焙。各半两　　楝实只取肉，微炒　　青橘皮汤去白，焙。各三分

上一十六味，别捣后九味为细末，入前膏中拌和，入臼捣令匀。如未成剂，用蜜少许和丸如梧桐子大。每服十五丸至二十丸，空心温酒下。

适应证：治肝元风虚，面多青黄，腹胁胀满，恂恂不乐，口苦头痛，饮食减少。

17. 补脾汤方

出处：《圣济总录·卷第四十六·脾脏门》

组方：禹余粮煅，醋淬，研入　　大麻仁研　　干姜炮　　白术　　甘草炙。各二两　　桑根白皮剉　　人参各三两

上七味，粗捣筛。每服三钱匕，水一盏，入大枣二枚，擘破，煎至七分，去滓，空心顿服。

适应证：治脾气不足，腹胀，食欲呕，口舌干涩，四肢无力，喜怒不常，不欲见人，心烦多忘，咽喉闭塞，面黄。

18. 沉香散

出处：《圣济总录·卷第五十六·心痛门》

组方：沉香镑　　木香　　陈橘皮去白，焙　　桂去粗皮。各半两　　槟榔剉　　郁李仁汤浸去皮，炒　　枳壳去瓤，麸炒　　诃黎勒皮各一两　　大黄剉，炒。半两

上九味，为细散。每服二钱匕，生姜温酒调下，不拘时。

适应证：心懊痛，腹胁妨闷，不能饮食。

19. 大腹汤方

出处：《圣济总录·卷第六十二·膈气门》

组方：大腹皮切　　槟榔剉　　木通剉　　防己　　青橘皮汤浸，去白，焙　　紫苏茎叶　　桑根白皮剉　　甘草炙，剉　　枳壳去瓤，麸炒。各一两　　草豆蔻去皮　　丁香皮剉　　大黄剉，炒。各半两　　木香一分

上一十三味，粗捣筛。每服三钱匕，水一盏，生姜二片，大枣一枚，擘，同煎七分，去滓温服，日三夜一。

适应证：治诸膈气，冷热不调，喜怒无度，胸中咽塞，不思饮食，或忧思过甚，不足之气蕴积心臆，日渐消瘦。

20. 诃黎勒丸方

出处：《圣济总录·卷第七十一·积聚门》

组方：诃黎勒煨，去核，二两　　槟榔剉，三两半　　赤茯苓去黑皮　　柴胡去苗　　枳壳去瓤，麸炒　　羚羊角镑　　黄连去须　　防葵剉　　生姜切，焙。各一两半　　黄芩去黑心，一两　　大黄剉，炒，三两半　　木通剉，一两一分

上一十二味，捣罗为末，炼蜜和丸梧桐子大。每服十丸，空腹米饮下，日再，渐加至三十

丸，以利为度。

适应证：治忧积伏梁气。

21. 七伤散方

出处：《圣济总录·卷第八十六·虚劳门》

组方：蘹香子炒　白术　人参　白茯苓去黑皮　陈橘皮汤浸、去白　芍药　桔梗炒　紫菀去苗、土白芷各一两　苍术去黑皮，米泔浸、切，焙，五两　柴胡去苗，一两半　干姜炮，二两

上一十二味，捣罗为散。每服三钱匕，用豮（fén）猪肾一对，去皮膜，批作片子，入盐一钱，与药拌匀，掺在猪肾内，湿纸裹，灰火内煨令香熟为度。细嚼，米饮下。

适应证：治脾劳腹胀，忧恚不乐，大便滑泄，不思饮食，肌肉羸瘦。

22. 枳壳散

出处：《普济本事方·卷第三·积聚凝滞五噎膈气》

组方：枳壳去穰，锉，麸炒　京三棱　橘皮去白　益智仁　蓬莪术　槟榔　肉桂不见火。各一两或各六两一钱　干姜炮　厚朴去粗皮，姜汁炙　甘草炙　青皮去白　肉豆蔻　木香各半两或各三两

上为细末。每服二钱重，水一盏，生姜五片，枣一个，同煎至七分，热服，盐点亦得，不拘时候。

适应证：治五种积膈气，三焦痞塞，胸膈满闷，背膂引疼，心腹膨胀，胁肋刺痛，食饮不下，噎塞不通，呕吐痰逆，口苦吞酸，羸瘦少力，短气烦闷，常服顺气宽中，消痃癖积聚，散惊忧恚气。

23. 智意汤

出处：《鸡峰普济方·卷第十二·脾胃》

组方：肉豆蔻　白术　益智　半夏　附子　桂　干姜各一两　藿香　甘草　茴香　人参　木香　丁香　大麦芽　破故纸　当归　曲各半两　青皮　陈皮　荜澄茄　细辛　良姜各半两

上为细末，每服三钱，水一盏，生姜三片，枣一个，擘破同煎七分，去滓，空心温服。

适应证：治脾胃虚弱，中满气痞，四肢怠惰，九窍不通，腰背疼痛，食下闷乱，昏倦嗜卧，愁忧伤意，胃中痞闷，饮食无味，不为肌肤面色痿黄，大便秘涩不调，面目四肢时肿身重，喜饥吞酸，呕逆痰水，不能消谷，神效。

24. 十膈散

出处：《鸡峰普济方·卷第二十·气》

组方：人参　茯苓　厚朴　黄橘皮　荆三棱　枳实　神曲　甘草　白术　诃子　干姜　桂各一两　槟榔　木香各一分

上为细末，每服一钱，入盐点之。如脾虚腹胀，心胸满闷，以水一盏，姜三片，枣二个，

盐少许，煎至七分，和滓热服。一法：添麦芽一两，茇一分，槟榔、木香各加一分。

适应证：治冷热，忧悲喜怒愁恚食气疾。十膈皆是一种病也，并因忧惊，冷热不调，又乖将摄，更加喜怒无则，贪嗜饮食，因而不化，滞积在胸中，上喘痰嗽，岁月渐深，胸膈噎塞，渐至疲羸，若久不除，必成恶疾。

25. 正气三和散

出处：《鸡峰普济方·卷第二十·气》

组方：干紫苏叶一两　干木瓜一分　木香　丁香各半两　羌活三两　白豆蔻　草果　川姜　白术　赤茯苓　青橘皮　木通　槟榔　陈橘皮　藿香叶各半两　人参二两　红豆一分　甘草二两　大腹子　缩砂　香附子　天台乌药　肉桂各一两　沉香半两，勿用火，一方用二两

上件二十五味为细末，每服二钱，水一盏，生姜三片，肥枣一个，同煎至八分，不以时温服。如气急妨闷，入紫苏三四叶同煎热服，如不及煎，每服一钱，盐一捻，沸汤点下。

适应证：治血气不和，上盛下虚，阴阳不升降，心胸痞闷，两肋膨胀，情思不乐，饮食无味，口苦舌粗，四肢倦困，脚手酸疼。服暖药则上攻心胸，壅滞气涩；服凉药则脏寒虚冷。此药调顺三焦，温养四体，和顺胃气。

26. 附子粳米汤

出处：《三因极一病证方论·卷之十一·胀满证治》

组方：附子一个，生，去皮脐，虚人略炮　半夏汤洗七次　粳米各三钱半字　甘草炙，一钱一字　干姜一分，《千金方》如此

上剉散。每服四大钱，水二盏，枣三个，煎七分，去滓，食前服。

适应证：治忧怒相乘，神志不守，思虑兼并，扰乱脏气，不主传导，使诸阳不舒，反顺为逆，中寒气胀，肠鸣切痛，胸胁逆满，呕吐不食。

27. 真珠散

出处：《三因极一病证方论·卷之十一·霍乱内因证治》

组方：附子二个，一生一炮，各去皮脐　半夏汤二十一次洗去滑，一两半　滑石　成炼钟乳各半两　辰砂三分，别研

上为末。每服二钱，水二盏，姜七片，藿香两三叶、蜜半匙，煎七分，食前冷服。小便不利，加木通、茅根煎。

适应证：治喜怒不常，忧思兼并，致脏气郁结，留积涎饮，胸腹满闷，或腹疼痛，憎寒发热，吐利交作。

28. 沉香散

出处：《三因极一病证方论·卷之十二·淋证治》

组方：沉香<small>不焙</small>　石韦<small>去毛</small>　滑石　王不留行　当归<small>炒。各半两</small>　葵子<small>炒</small>　白芍药<small>各三分</small>　甘草<small>炙</small>　橘皮<small>各一分</small>

上为细末，每服二钱，煎大麦饮调下，饮调亦得，食前。

适应证：治气淋，多因五内郁结，气不得舒，阴滞于阳，而致壅闭，小腹胀满，使溺不通，大便分泄，小便方利。

29. 茯苓汤

出处：《三因极一病证方论·卷之十三·痰饮治法》

组方：茯苓<small>四两</small>　桂心　白术<small>各三两</small>　甘草<small>炙，二两</small>

上为剉散。每服四大钱，水一盏半，煎七分，去滓空腹服。小便利，则愈。

适应证：治心气不行，郁而生涎，胸胁支满，目眩，以胸中有痰饮也。

30. 十膈汤

出处：《杨氏家藏方·卷第五·一切气方二十五道》

组方：人参<small>去芦头</small>　白茯苓<small>去皮</small>　厚朴<small>去粗皮，生姜汁涂炙</small>　枳壳<small>去穰，麸炒</small>　肉桂<small>去粗皮</small>　甘草<small>炙</small>　神曲<small>炒黄</small>　诃子<small>煨去核</small>　白术　陈橘皮<small>去白</small>　干姜<small>炮</small>　京三棱<small>煨、切。以上十二味各一两</small>　槟榔　木香<small>各一两</small>

上件吹咀。每服三钱，水一盏，生姜三片，枣二枚，盐少许同煎至八分，去滓热服，食前。

适应证：治惊忧气滞，冷热不调。或饮食过伤，停积不散，上喘痰嗽，心胸噎塞，渐至羸瘦。

31. 木香化滞汤

出处：《妇人大全良方·卷七·妇人血气心腹疼痛方论第十五》

组方：木香　红花<small>各三钱</small>　橘皮　当归梢<small>各二钱</small>　柴胡<small>四钱</small>　草豆蔻　甘草<small>各五钱</small>　半夏<small>一两</small>　枳实<small>炒，二钱</small>

上每服三五钱，姜水煎服。

适应证：治脾胃虚弱，饮食停滞，腹胀作痛；或心下痞满，不思饮食。若忧怒饮食而致者，尤宜用之。

32. 散滞气汤

出处：《脾胃论·卷下·脾胃损在调饮食适寒温》

组方：当归身<small>二分</small>　陈皮<small>三分</small>　柴胡<small>四分</small>　炙甘草<small>一钱</small>　半夏<small>一钱五分</small>　生姜<small>五片</small>　红花<small>少许</small>

上件剉如麻豆大，都作一服，水二盏，煎至一盏，去渣，稍热服，食前，忌湿面、酒。

适应证：治因郁气结中脘，腹皮底微痛，心下痞满，不思饮食，虽食不散，常常有痞气。

33. 紫苏子汤

出处：《严氏济生方·胀满门·胀满论治》

组方：紫苏子一两　大腹皮　草果仁　半夏汤泡七次　厚朴去皮，姜制，炒　木香不见火　橘红　木通　白术　枳实去瓤，麸炒　人参　甘草炙。各半两

上㕮咀，每服四钱，水一盏半，生姜五片，枣二枚，煎至七分，去滓，温服，不拘时候。

适应证：治忧思过度，邪伤脾肺，心腹膨胀，喘促胸满，肠鸣气走，漉漉有声，大小便不利，脉虚紧而涩。

34. 四磨汤

出处：《严氏济生方·咳喘痰饮门·痰饮论治》

组方：人参　槟榔　沉香　天台乌药

上四味，各浓磨水，和作七分盏，煎三五沸，放温服。

适应证：治七情伤感，上气喘息，妨闷不食。

35. 分心气饮真方

出处：《仁斋直指方论·卷之五·诸气》

组方：紫苏茎叶三两　半夏制　枳壳制。各一两半　青皮去白　陈橘皮　大腹皮　桑白皮炒　木通去节　赤茯苓　南木香　槟榔　蓬莪术煨　麦门冬去心　桔梗　辣桂　香附　藿香各一两

上锉散。每服三钱，水大盏，姜三片，枣二枚，灯心十茎，煎七分，不时服。

适应证：治忧思郁怒诸气，痞满停滞，通利大小便。

36. 黄连消痞丸

出处：《兰室秘藏·卷上·心腹痞门》

组方：泽泻　姜黄以上各一钱　干生姜二钱　茯苓　炙甘草　白术以上各三钱　陈皮五钱　猪苓五钱　枳实七钱，炒　半夏九钱　黄连一两　黄芩二两，炒

上为细末汤浸饼为丸，如梧桐子，每服五十丸，温汤下食远。

适应证：治心下痞满，壅滞不散，烦热喘促不安。

37. 异香散

出处：《世医得效方·卷第六·大方脉杂医科》

组方：蓬莪术煨　益智仁　甘草炙　京三棱煨。各六两　青皮去白　陈皮去白。各三两　石莲肉一两　厚朴姜汁浸，炒，二两

上锉散。每服二钱，水一盏，姜三片，枣一枚，盐一捻，煎七分，通口服，不计时。或盐

汤、盐酒亦可。

适应证：治忧郁气滞不散，腹中膨满刺痛，下痢不止。

38. 御药院助气丸

出处：《医学原理·卷之六·积聚门》

组方：青皮苦辛寒，一两　陈皮去白，两半　槟榔辛温，七钱　枳壳辛温，一两　木香苦辛温，七钱　三棱苦辛温，五钱　莪术苦辛温，五钱　白术甘温，二两

为末，姜汁糊丸如梧子大。以白姜汤下三五十丸。

适应证：治一切气郁不舒，郁聚成积，胸膈痞闷等症。治宜散郁泄满。

39.《心统》香连丸

出处：《古今医统大全·卷之二十六·郁证门》

组方：川黄连姜炒　香附子制。各四两

上为末，神曲糊为丸，梧桐子大，每服五七十丸，白汤下。

适应证：治久郁心胸不快，痞塞烦痛。

郁
病

40. 交感丹

出处：《仁术便览·卷二·六郁》

组方：香附米一斤半，用瓦器炒令黄色，取净末一斤　茯神去皮木，为末，四两。

上为末，炼蜜丸弹子大。每服一丸，空心细嚼，白滚汤下，或降气汤下好。

适应证：治一切名利失意，抑郁烦恼，七情所伤，不思饮食，面黄形瘦，胸膈痞闷诸症，极有神效，及师尼寡妇婢姜尤宜。

41. 解郁和中汤

出处：《万病回春·卷之三·痞满》

组方：陈皮去白，一钱二分　赤茯苓一钱　半夏八分　青皮去瓤，醋炒，五分　香附米童便炒，一钱　枳壳麸炒，一钱　栀子一钱　黄连姜汁炒，七分　神曲炒，七分　厚朴姜炒，七分　前胡八分　苏子研碎，七分　生甘草四分

上锉一剂，姜五片，水煎热服。

适应证：治胸膈痞满，内热夜不安卧，卧则愈闷。

42. 开郁至神汤

出处：《辨证录·卷之四·五郁门》

组方：人参一钱　香附三钱　茯苓二钱　白术一钱　当归二钱　白芍五钱　陈皮五分　甘草五分　炒栀子一钱　柴胡五分

水煎服。一剂而郁少解，再剂而郁尽解也。

适应证：人有畏寒畏热，似风非风，头痛颊疼，胃脘饱闷，甚则心胁相连膜胀，膈咽不通，吞酸吐食，见食则喜，食完作楚，甚则耳鸣如沸，昏眩欲仆，目不识人，人以为风邪之病，谁知是木郁之症也。

43. 舒木汤

出处：《辨证录·卷之四·五郁门》

组方：白芍　当归各三钱　川芎　荆芥　郁金　苍术各二钱　香附　车前子　猪苓　甘草各一钱　青皮五分　天花粉一钱

水煎服，四剂愈。

适应证：人有畏寒畏热，似风非风，头痛颊疼，胃脘饱闷，甚则心胁相连膜胀，膈咽不通，吞酸吐食，见食则喜，食完作楚，甚则耳鸣如沸，昏眩欲仆，目不识人，人以为风邪之病，谁知是木郁之症也。

44. 肾肝同补汤

出处：《石室秘录·射集·脏治法》

组方：熟地一两　山茱萸五钱　白芍五钱　当归五钱　柴胡二钱　肉桂一钱

水煎服。

适应证：肾水不能滋肝，则肝木抑郁而不舒，必有两胁饱闷之症。

45. 散郁神丹

出处：《石室秘录·御集·散治法》

组方：柴胡一钱　白芍三钱　薄荷一钱　丹皮一钱　当归二钱　半夏一钱　白术一钱　枳壳三分　甘草一钱

水煎服。

适应证：散治者，有邪而郁结胸中，以表散之药散之也。如人头疼身热，伤风咳嗽，或心事不爽，而郁气蕴于中怀，或怒气不舒，而怨愤留于胁下，倘以补药温之，则愈甚矣。

46. 增损流气饮

出处：《张氏医通·卷十三·痞满门》

组方：半夏　赤茯苓　陈皮各一钱　甘草炙，五分　苏叶　香附　槟榔大便溏者，去之　木香　大腹皮　枳壳　桔梗各七分　人参一钱五分　肉桂　厚朴姜制。各八分　生姜七片　红枣二枚，擘

适应证：治诸气郁滞，胸膈痞满，面目浮肿。

47.（灵佑宫胡方）大健脾丸

出处:《良朋汇集经验神方·卷之一·伤脾门》

组方: 神曲炒　麦芽炒　山楂炒　白术土炒。各四两　枳实　香附　青皮　莪术上皆醋炒。各三两　陈皮　三棱各四两　黄连姜炒　肉果面煨　砂仁　木香　甘草　胡连各五钱　使君子肉三两

上共为细末，炼蜜为丸，如龙眼大、每服一丸，小儿半丸，空心白滚水送下。

适应证: 专治茶酒疾、肉面疾、气疾，并妇人郁闷不舒，及小儿疳疾痞块、泄泻胀满，嗳气嘈杂，膈气不宽，疼痛等症。

48. 参归芩术汤

出处:《胎产新书·女科秘旨卷二·满闷》

组方: 当归　人参各二钱　川芎　黄芩各八分　白术二钱　甘草　紫苏　陈皮各四分　木香二分

适应证: 心腹胀满，气冲心膈烦闷，并腹胀满，两胁妨闷，不下饮食，四肢无力。

49. 木香匀气散

出处:《杂病源流犀烛·卷二·诸气源流》

组方: 藿香　炙草各八钱　砂仁四钱　沉香　木香　丁香　檀香　蔻仁各一钱

共为末，每用二钱，加生姜三片、紫苏叶五片、食盐少许，煎汤调下。

适应证: 内外因俱有之病也。其始或因七情，或因饮食，或因六淫，虽其端甚微，而清浊相干，往往由气成积，由积成痰，痰甚则气不得宣而愈郁，或痞或痛，盖有必至者矣。

50. 上下分消导气汤

出处:《杂病源流犀烛·卷二·诸气源流》

组方: 枳壳　川芎　桑皮　桔梗　赤苓　厚朴　青皮　香附各二两　半夏　泽泻　木通　槟榔　麦芽　瓜蒌仁　姜汁炒黄连各一两　炙甘草三钱

共末，每一两加姜三片煎服。或神曲糊丸，白汤下七八十丸亦可，名分消丸。

适应证: 同"木香匀气散"。

六、不欲食

不欲食是郁病的常见临床症状，系肝气郁滞不能疏达脾土，导致脾胃气机阻滞引起，古代文献多描述为"不能下食""不思饮食""饮食无味"等。

1. 槟榔散方

出处:《太平圣惠方·卷第五十·治膈气妨闷诸方》

组方: 槟榔三分　前胡一两，去芦头　桂心半两　郁李仁二分，汤浸去皮，微炒　草豆蔻半两，去皮　川大

黄一两，锉碎，微炒　枳壳三分，麸炒微黄，去瓤　干姜半两，炮裂，锉　木香三分　甘草一分，炙微赤，锉

上件药，捣筛为散。每服三钱，以水一中盏，入生姜半分，煎至六分，去滓，不计时候，稍热服。

适应证：治膈气，心胸妨闷，不能下食。

2. 半夏圆方

出处：《太平圣惠方·卷第五十·治噎不下食烦闷诸方》

组方：半夏一两，汤洗七遍，去滑　木香一两　枳壳二两，麸炒微黄，去瓤　羚羊角屑一两　桂心一两半

上件药，捣罗为末，以生姜自然汁煮面糊和圆，如梧桐子大，每服不计时候，煎木瓜汤下二十圆。

适应证：治噎，心胸短气，烦闷不能下食。

3. 白术汤

出处：《严氏济生方·诸虚门·五劳六极论治》

组方：白术　人参　草果仁　干姜炮　厚朴姜制，炒　肉豆蔻面裹煨　橘皮去白　木香不见火　麦蘖炒。各一两　甘草炙，半两

上㕮咀，每服四钱，水一盏半，姜五片，枣一枚，煎至七分，去滓，食前温服。

适应证：治脾劳虚寒，呕吐不食，腹痛泄泻，胸满喜噫，多卧少起，情思不乐，肠鸣体倦。

4. 人参枳壳散

出处：《普济方·卷一百六十二·喘嗽门》

组方：枳壳　陈皮　杏仁　甘草　槟榔　香附子　火麻灰　桑白皮　人参各一钱　紫苏二钱

上㕮咀，每服用水二盏，姜三片，枣一枚，煎服，肚腹实加枳实、青皮，有痰加半夏。

适应证：治七情所伤，饮食不美，忧闷之气，忽患咳嗽有痰，倒头不得，气急喘促，睡卧不得。每日咽喉如拽锯之声，不思饮食，胸膈满闷，用之见效。

5. 沉香散

出处：《奇效良方·卷之二十二·痨瘵门》

组方：沉香　枇杷叶去毛，炙　白术　陈皮去白　白茯苓　人参以上各三分　前胡去苗　诃梨勒皮　黄芪以上各一两　五味子　半夏汤泡　细辛　桂心　甘草炙，以上各半两

上㕮咀，每服三钱，水一中盏，生姜半分，枣三枚，煎至六分，去滓，不拘时稍热服。

适应证：治虚劳上气，脾胃气弱，胸膈多痰，饮食无味，神思昏闷，肢节烦疼，体虚乏力。

6. 升麻顺气汤

出处：《医学入门·外集卷六·杂病用药赋》

组方：升麻一钱半　干葛　防风　白芷　黄芪　人参各一钱　白芍六分　甘草　苍术各五分

姜、枣煎服。

适应证：治忧思饮食失节，面色黧黑，心悬如饥不欲食，气短而促。

7. 升阳顺气汤

出处：《仁术便览·卷二·气滞》

组方：柴胡　升麻　陈皮各一钱　半夏　人参各三钱　黄芪四钱　甘草　柏皮各四钱　当归　草蔻各一钱　神曲炒，一钱五分

上每服五钱，姜三片煎。

适应证：治忿怒伤肝，思虑伤脾，悲哀伤肺，以致各经火动有伤元气，发热，不思饮食。

8. 木瓜汤

出处：《竹林女科证治·卷二·安胎上》

组方：人参一钱　橘红　枇杷叶去毛、蜜炙　木瓜　麦冬去心　藿香各八分　竹茹弹子大，一丸　姜三片

水煎，温服。

适应证：心虚烦闷，恶进饮食。

9. 竹沥枳术丸

出处：《太医院秘藏膏丹丸散方剂·卷四》

组方：白术二两，去芦，土炒　苍术二两，米泔水浸，盐水炒　枳实一两，麸炒　白茯苓一两　陈皮二两，去白　半夏一两，白矾、皂角、生姜煎汁浸一日，煮干　南星一两，炙同上　黄连一两，姜炒　条芩一两，酒炒　当归一两，酒洗　白芥子一两，炒　白芍一两，酒炒　人参五钱　木香二钱　山楂一两，去子

上为细末，以神曲六两，姜汁一盏，竹沥一碗，煮糊为丸，如桐子大，每服百丸，食远临卧淡姜汤下。

适应证：治脾弱气郁，开脾化痰，胸膈堵闷，不思饮食，呕吐痰涎，精神困倦等症。

七、头痛

头痛为临床常见症状，但有内外不同的致病因素。郁病所致头痛，为内伤性，一般多伴有情绪类症状群。故本类方药的选择，是以伴随情绪、神志等症状者为主。

郁病

1. 酸枣仁散方

出处：《太平圣惠方·卷第六十九·治妇人血风心神惊悸诸方》

组方：酸枣仁三分，微炒　犀角屑半两　黄芪三分，锉　赤芍药三分　枳壳半两，麸炒微黄，去瓤　防风半两，去芦头　细辛半两　茯神一两　当归三分，锉，微炒　龙齿三分　桑根白皮一两　独活半两　子芩三分　麦门冬三分，去心　石膏二两　人参一两，去芦头　羚羊角屑三分　甘草半两，炙微赤，锉

上件药，捣粗罗为散。每服四钱，以水一中盏，入生姜半分、枣二枚，煎至六分，去滓，不计时候温服。

适应证：治妇人血风，心神惊悸，头痛，眠卧不安，四肢烦疼，不思饮食。

2. 石膏散方

出处：《太平圣惠方·卷第六十九·治妇人风眩头疼诸方》

组方：石膏二两　羌活半两　防风半两，去芦头　桑根白皮三分，锉　赤茯苓三分　枳壳三分，麸炒微黄，去瓤　赤芍药三分　芎䓖三分　黄芩三分　当归三分，锉，微炒　甘草半两，炙微赤，锉　柴胡一两，去苗　羚羊角屑半两　酸枣仁半两，微炒　甘菊花半两

上件药，捣粗罗为散。每服四钱，以水一中盏，入生姜半分，煎至六分，去滓。不计时候温服。

适应证：治妇人风眩头疼，心神闷乱，肩背四肢烦疼，不欲饮食。

3. 救生散

出处：《三因极一病证方论·卷之十六·头痛证治》

组方：菊花蒂　川芎　石膏煅。各一两　甘草一分

上日干为末。每服三钱，煎葱汤调下，如觉胸痞，即调此，下宽中圆，不计时服。

适应证：治外伤风冷，内积忧思，气郁聚涎，随气上厥，伏留阳经，头疼，壮热，眩晕，或胸膈塞痞。兼服宽中圆，并攻之。

4. 茯神汤

出处：《严氏济生方·五脏门·肝胆虚实论治》

组方：茯神去木　酸枣仁炒，去壳　黄芪去芦　白芍药　五味子　柏子仁炒。各一两　桂心不见火　熟地黄洗　人参　甘草炙。各半两

上㕮咀，每服四钱，水一盏半，姜五片，煎至七分，去滓，温服，不拘时候。

适应证：治胆气虚冷，头痛目眩，心神恐畏，不能独处，胸中烦闷。

5. 柴胡散

出处：《严氏济生方·五脏门·肝胆虚实论治》

组方：柴胡去芦　地骨皮去木　玄参　羚羊角镑　甘菊花去枝梗　赤芍药　黄芩各一两　甘草炙。

半两

上咬咀，每服四钱，水一盏半，姜五片，煎至八分，去滓，温服，不拘时候。

适应证：治肝气实热，头痛目眩，眼目赤痛，胸中烦闷，梦寐惊恐，肢节不利。

6. 石膏丸

出处：《御药院方·卷之一·治风药门》

组方：石膏_{另研} 白附子_炮 半夏_{汤洗七次} 川芎 天南星_炮 白僵蚕_{炒去丝} 菊花_{拣净} 陈皮_{去白} 旋覆花 天麻_{各一两} 全蝎_{炒，半两}

上为细末，生姜汁浸，蒸饼为丸，如梧桐子大。每服五十丸，渐加一百丸，食后生姜汤下。忌粘滑、生硬等物。

适应证：治诸风痰涎，头痛目眩，旋欲晕倒，心忪悸动，恍惚不宁，神思昏聩，肢体倦疼，颈项强硬，手足麻痹。常服除偏正头疼。

7. 半夏利膈丸

出处：《御药院方·卷之五·治痰饮门》

组方：白术 人参_{去芦} 白茯苓_{去皮} 白矾_生 滑石 贝母_{各一两} 天南星_{生用，一两五钱} 白附子_{生二两} 半夏_{汤洗，三两}

上为细末，水面糊为丸，如梧桐子大。每服三十丸，食后生姜汤送下。

适应证：治风痰郁甚，头疼目眩，咽膈不利，涕唾稠黏，胸中烦满，酒癖停饮，呕逆恶心，胁下急痛，腹中水声，神思昏聩，心忪面热，止嗽化痢。

8. 开郁方

出处：《大小诸证方论·傅青主先生秘传杂症方论》

组方：柴胡_{一钱} 白芍_{五钱} 薄荷_{一钱} 丹皮_{一钱} 当归_{三钱} 半夏_{二钱} 白术_{二钱} 枳壳_{一钱} 甘草_{一钱}

水煎服。

如头痛，加川芎一钱；目痛，加蒺藜一钱，甘菊花一钱；鼻塞，加苏叶一钱；喉痛，加桔梗二钱；肩背痛，加枳壳、羌活（原文即缺分量）；两手痛，加姜黄或桂枝一钱；两胁痛，倍柴胡、白芍；胸痛，加枳壳一钱；腹痛不可按者，加大黄二钱；按之而不痛者，加肉桂一钱。

适应证：如人头痛身热，伤风咳嗽，或心不爽而郁气蕴于中怀；或气不舒而怨气留于胁下，不可用补药。

八、眩晕

老年群体的眩晕多与郁病无关，但部分青中年患者的眩晕则属于郁病症状之一。为区别于

郁
病

老年性眩晕，本部分方药的选择，以适应证伴随情志紊乱症状为主体。

1. 补益柏子仁圆方

出处:《太平圣惠方·卷第七十·治妇人虚损补益诸方》

组方: 柏子仁一两　防风半两，去芦头　续断一两　桂心三分　白茯苓一两　羚羊角屑三分　牡丹半两　人参半两，去芦头　当归半两，锉，微炒　黄芪三分，锉　白术半两　枳壳半两，麸炒微黄，去瓤　赤芍药半两　木香半两　附子一两，炮裂，去皮脐　细辛三分　羌活三分　芎藭三分　牛膝一两，去苗　熟干地黄一两

上件药，捣罗为末，炼蜜和捣三五百杵，圆如梧桐子大。每服空心及晚食前，以温酒下三十圆。

适应证: 治妇人风虚劳损，下焦伤冷，膈上风痰，头目旋眩，或时吐逆，心胸烦躁，不思饮食。

2. 人参半夏丸

出处:《博济方·卷一·劳证》

组方: 半夏一两，汤洗二七遍　大腹皮二枚　人参三分　茯苓一两，去皮　前胡三分，去苗　橘皮三分，去白　枇杷叶三分，去毛，炙　鳖甲三分，醋炙令黄　柴胡三分，去苗　芍药半两

上一十味，同为散。每服三钱，水一中盏半，生姜三片，同煎至七分，温服。

适应证: 治患劳气，心胸烦闷，痰涎壅塞，不思饮食，头目昏眩。

3. 天雄丸方

出处:《圣济总录·卷第四十二·胆门》

组方: 天雄炮裂，去脐皮　人参　山芋　桂去粗皮。各一两　黄芪锉　白茯苓去黑皮　防风去叉　柏子仁研细　山茱萸　酸枣仁炒。各三分

上一十味，除柏子仁外，捣罗为细末，与柏子仁和匀，炼蜜为剂，杵五百下，丸如梧桐子。每服三十丸，温酒下，空心食前。

适应证: 治胆虚生寒，气溢胸膈，头眩口苦，常喜太息，多呕宿水。

4. 沉香汤方

出处:《圣济总录·卷第四十二·胆门》

组方: 沉香锉　白茯苓去黑皮　黄芪锉　白术各一两　芎藭　熟干地黄切，焙　五味子各三分　枳实去瓤，麸炒　桂去粗皮。各半两

上九味，粗捣筛。每服三钱匕，水一盏，入生姜二片，同煎至七分，去滓，温服，不计时。

适应证: 治足少阳经不足，目眩痿厥，口苦太息，呕水多唾。

5. 柴胡丸

出处：《圣济总录·卷第一百五十·妇人血风门》

组方： 柴胡去苗　黄连去须　知母焙　赤芍药　龙胆　黄芩去黑心　地骨皮　麦门冬去心，焙　茯神去木　甘草炙。各一两　槟榔剉，三分

上一十一味，捣罗为末，炼蜜丸如梧桐子大。每服二十丸，温酒下，不拘时。

适应证： 治妇人血风劳气，头目昏眩，胸背拘急，四肢酸疼，心燥烦热，气满腹胀，腰膝无力，经候不调。

6. 紫石英圆

出处：《杨氏家藏方·卷第十五·妇人方上三十六道》

组方： 紫石英三分　熟干地黄洗焙，四两　鹿茸酒炙　柏子仁　阿胶剉碎，炒成珠子　当归洗焙　川芎　赤芍药　续断　附子炮，去皮、脐。八味各一两　人参去芦头，半两　白术半两　肉桂去粗皮，半两

上件为细末，炼蜜圆如梧桐子大。每服三十圆，温酒送下，空心、食前。

适应证： 治妇人血虚，头目旋晕，足如履空，呕吐不食，经脉不匀，心悸多忧。久服益血生发，令人有子。

郁病

7. 大藿香散

出处：《严氏济生方·呕吐翻胃噎膈门·呕吐论治》

组方： 藿香叶　半夏曲　白术　木香不见火。各一两　白茯苓去皮　桔梗去芦，剉，炒　人参　枇杷叶拭去毛　官桂不见火　甘草炙。各半两

上为细末，每服三钱，水一大盏，生姜五片，枣子一枚，煎至七分，去滓，温服，不拘时候。

适应证： 治忧、愁、思、虑、悲、恐、惊，七情伤感，气郁于中，变成呕吐，或作寒热，眩晕痞满，不进饮食。

8. 玉液汤

出处：《严氏济生方·眩晕门·眩晕论治》

组方： 大半夏洗净，汤泡七次，切作片子

上件，每服四钱，水二盏，生姜七片，煎至七分，去滓，入沉香水一呷温服，不拘时候。

适应证： 治七情伤感，气郁生涎，随气上逆，头目眩晕，心嘈忪悸，眉棱骨痛。

9. 补虚饮

出处：《医学入门·卷之六·杂病用药赋》

组方： 人参　麦门冬　山药各一钱　茯苓　茯神各八分　半夏　黄芪各七分　前胡　熟地各五分

枳壳　远志　甘草各一分　姜五片　秫米一撮

水煎服。

适应证：治七情郁，涎随气上留阳经，心中怔悸，四肢缓弱，翕然面热，头目眩冒，如欲摇动，一切风虚眩晕。

10. 清心温胆汤

出处：《医林撮要·卷之五·癫狂痫证门三十二》

组方：陈皮　半夏姜汁炒　茯苓　枳实炒　竹茹　白术炒　石菖蒲　黄连姜汁炒　香附炒　当归酒洗　白芍药炒。各一钱　甘草四分　麦门冬去心，八分　川芎　远志　人参各六分

上剉，生姜煎，食远服。

适应证：平肝解郁，清火化痰，除眩晕，诸痫。

九、胸胁疼痛

胸胁疼痛为郁病常见的躯体化症状，且以女性最为常见。古代文献描述为胁痛、胁肋痛、胁下刺痛等。

1. 紫葛圆方

出处：《太平圣惠方·卷第四十九·治癖气诸方》

组方：紫葛一两，锉　赤芍药三分　桔梗三分，去芦头　紫菀一两，去苗土　木香二分　诃黎勒三分，煨用皮　郁李仁一两半，汤浸去皮，微炒　川大黄一两半，锉碎，微炒　牵牛子一两，微炒

上件药，捣罗为末。炼蜜和捣三二百杵，圆如梧桐子大。每服不计时候，煎木通汤下二十圆。

适应证：癖气，胁下硬痛，心烦不能食。

2. 沉香饮方

出处：《圣济总录·卷第五十二·肾脏门》

组方：沉香　芍药洗，焙　槟榔剉　青橘皮浸，去白，切，焙　附子炮裂，去皮脐　蘹香子炒。各一两　桂去粗皮　吴茱萸汤洗，焙干，炒。各半两

上八味，㕮咀如麻豆。每服三钱匕，水一盏，煎七分，去滓，不拘时候温服。

适应证：治肾脏积冷气攻心腹痛，四肢逆冷，不思饮食，或吐冷沫，面青不乐。

3. 乌药汤方

出处：《圣济总录·卷第五十七·心腹门》

组方：乌药剉　藿香叶　檀香剉　丁香皮。各一两　木香半两　荜澄茄炒，三分　槟榔五枚，剉　桂去粗皮，半两　甘草炙，剉，一两

上九味粗捣筛，每服三钱匕，水一盏，煎至七分，去滓，温服，不拘时候。

适应证：治腹胁痛、胀满，烦躁，不思饮食。

4. 补肝汤方

出处：《圣济总录·卷第八十六·虚劳门》

组方：天门冬去心,焙　酸枣仁微炒　柴胡去苗　当归切,焙　羌活去芦头　防风去叉　桂去粗皮　细辛去苗叶　赤茯苓去黑皮　升麻　秦艽去苗、土　黄耆剉　杜仲去粗皮,炙,剉　鳖甲去裙襕,醋炙,剉　鹿茸去毛,酥炙　牛膝酒浸,切,焙　天麻　黄明胶炙燥　山茱萸

上一十九味，等分，粗捣筛。每服三钱匕，水一盏，入生姜二片，枣一枚，擘，煎至七分，去滓。温服食前。

适应证：治肝劳胁痛气急，忧恚不常，面青肌瘦，筋脉拘急。

5. 枳壳煮散

出处：《普济本事方·卷第七·腹胁疼痛》

组方：枳壳去穰,麸炒黄　细辛去叶　桔梗炒　防风去钗股　川芎各四两　葛根一两半　甘草二两,炙

上粗末，每服四钱，水一盏半，姜三片，煎至七分，去滓，空心食前温服。

适应证：治悲哀烦恼伤肝气，至两胁骨疼，筋脉紧急，腰脚重滞，两股筋急，两胁牵痛，四肢不能举，渐至脊膂挛急。此药大治胁痛。

6. 泻肝汤

出处：《三因极一病证方论·卷之八·肝胆经虚实寒热证治》

组方：前胡去苗　柴胡　秦皮去粗皮　细辛去苗　栀子仁　黄芩　升麻　蕤仁　决明子各等分

上剉散。每服四钱，水两盏，苦竹叶、车前叶各五片，煎至盏半，纳药再煎至八分，去滓，入芒硝一钱匕，煎熔，不以时服。

适应证：治肝实热，阳气伏邪，胁痛，忿忿悲怒，发热喘逆满闷，目痛，视物不明，狂悸非意而言，乍宽乍急，所作反常。

7. 补肝汤

出处：《三因极一病证方论·卷之八·肝胆经虚实寒热证治》

组方：山茱萸　甘草炙　桂心各一两　细辛去苗　茯苓　桃仁麸炒,去皮尖　柏子仁　防风各二两　川乌头炮去皮脐,半两

上剉散。每服四大钱，水盏半，姜五片、枣三枚，煎至七分，去滓，空心服。

适应证：治肝虚寒，两胁满，筋急，不得太息，寒热腹满，不欲饮食，悒悒不乐，四肢冷，发抢心腹痛，目视𥉂𥉂。或左胁偏痛，筋痿脚弱。及治妇人心痛乳痈，膝热消渴，爪甲枯，口面青。

8. 庵蔺子散

出处：《妇人大全良方·卷之七·妇人两胁胀痛方论第十七》

组方：庵蔺（ānlú）子 延胡索 桃仁 桂心 琥珀 当归各一两 赤芍药 木香 没药各半两

上为末，每服二钱，温酒调下，无时候。

适应证：治妇人脏腑虚冷，宿冷气攻两胁胀痛，坐卧不安。

9. 加味七气汤

出处：《严氏济生方·心腹痛门·心痛论治》

组方：半夏汤泡七次，三两 桂心不见火 玄胡索炒，去皮。各一两 人参 甘草炙。各半两 乳香三钱

上咬咀，每服四钱，水一盏半，生姜七片，枣一枚，煎至七分，去滓，食前温服。妇人血痛，加当归煎。

适应证：治喜、怒、忧、思、悲、恐、惊，七气为病，发则心腹刺痛不可忍，时发时止，发则欲死。

10. 半夏丸

出处：《普济方·卷二百四·膈噎门》

组方：半夏一分，削去皮熬 甘草炙 远志去心。各四分 干姜 桂心 细辛 椒去目，炒出汗 附子炮。各二分

上捣筛，以蜜为丸。先饮酒，用粳米饮服，如梧桐子大五丸。日三，稍增至十丸，忌海藻、菘菜、羊肉、饧、猪肉、冷水、生葱、生菜。

适应证：治胸痛达背，膈中烦满。结气忧愁，饮食不下，药悉主之。

11. 柴胡泻肝汤

出处：《医方便览·卷之三·胸胁痛六十一》

组方：柴胡 当归酒浸。各一钱二分 青皮麸炒 芍药各一钱 炒连 炒栀 酒龙胆各八分 甘草五分

水煎服。

适应证：治郁怒伤肝，胁肋痛在左者。

12. 益母丸

出处：《仁术便览·卷之四·产后》

组方：桃仁一钱 青皮醋炒，五分 香附童便浸，醋炒，一钱二分 红花五分 贝母七分 陈皮七分 茯苓七分 甘草炙，五分 柴胡一钱 当归一钱 芍药八分 生地七分 川芎一钱

姜三片，水煎服。

适应证：产后血块不散。发热心闷，胁肋痛，腰腹痛，或因气郁结者。

13. 平肝散

出处：《鲁府禁方·卷二·寿集》

组方：陈皮　青皮麸炒　香附　白芍　山栀炒　黄连炒　黄芩炒。各一钱　半夏姜制，八分　甘草五分

生姜三片，水煎服。

适应证：治七情不顺，郁火攻冲，腹痛时发时止，痛无定处是也。

14. 木香顺气散

出处：《证治准绳·类方·第四册》（名出明·叶文龄《医学统旨》）

组方：木香　香附　槟榔　青皮醋炒　陈皮　厚朴姜汁炒　苍术米泔浸一宿，炒　枳壳麸炒　砂仁各一钱　甘草炙，五分

水二盅，姜三片，煎八分，食前服。

适应证：治气滞腹痛。

15. 气郁汤

出处：《证治准绳·类方·第二册》

组方：香附童便浸一宿，焙干，杵去毛，为粗末，三钱　苍术　橘红　制半夏各一钱半　贝母去心　白茯苓　抚芎　紫苏叶自汗则用子　山栀仁炒。各一钱　甘草　木香　槟榔各五分　生姜五片，煎

适应证：治因求谋不遂，或横逆之来，或贫窘所迫，或暴怒所伤，或悲哀所致，或思念太过，皆为气郁，其状胸满胁痛、脉沉而涩者是也。

16. 血郁汤

出处：《证治准绳·类方·第二册》

组方：香附童便制，二钱　牡丹皮　赤曲　川通草　穿山甲　降真香　苏木　山楂肉　大麦芽炒，研。各一钱　红花七分

水、酒各一半煎，去滓，入桃仁去皮泥七分，韭汁半盏，和匀，通口服。

适应证：凡七情郁结，盛怒叫呼，或起居失宜，或挫闪致瘀，一应饥饱劳役，皆能致血郁。其脉沉涩而芤，其体胸胁常有痛如针刺者是也。

17. 化肝煎

出处：《景岳全书·妇人规上·经脉类》

组方：青皮　陈皮各二钱　芍药二钱　丹皮　栀子炒　泽泻各钱半。如血见下部者以甘草代之　土贝母二三钱

水一钟半，煎七八分，食远温服。如大便下血者加地榆，小便下血者加木通，各一钱五分。如兼寒热，加柴胡一钱。如火盛，加黄芩一二钱。如胁腹胀痛，加白芥子一钱。胀滞多者，勿用芍药。

适应证：治怒气伤肝，因而气逆动血，致为烦热，胁痛胀满动血等证。

18. 疏肝散瘀汤

出处：《丹台玉案·卷之五·胁痛门》

组方：当归　红花　苏木　青皮　柴胡各一钱　山楂二钱　白芍　乌药　桂枝　甘草各八分

水煎热服。

适应证：治瘀血凝结，两胁刺痛。

19. 抑肝定痛饮

出处：《丹台玉案·卷之五·胁痛门》

组方：广木香　橘红　青皮　柴胡　白芍　当归各一钱五分　官桂六分　沉香　枳壳各一钱

水煎热服。

适应证：治怒气伤肝，胁痛。

20. 复元通气散

出处：《明医指掌·卷六·胁痛证六》

组方：木香半两　茴香半两　青皮半两　穿山甲煅，七大片　陈皮半两　白芷半两　甘草半两

每服五钱，水二钟，煎八分，空心服，或作末，每服二钱，空心酒调下。

适应证：气滞胁下作痛。

21. 遣怒丹

出处：《辨证录·卷之二·胁痛门》

组方：白芍二两　柴胡一钱　甘草一钱　乳香末一钱　广木香末一钱　白芥子三钱　桃仁十粒　生地三钱　枳壳三分

水煎服。一剂痛轻，四剂痛止，十剂病除。

适应证：人有两胁作痛，终年累月而不愈者，或时而少愈，时而作痛，病来之时，身发寒热，不思饮食。

22. 宣郁定痛汤

出处：《辨证录·卷之二·胁痛门》

组方：白芍一两　川芎　当归　丹皮各三钱　柴胡二钱　甘草　白芥子　大黄　牛膝　炒栀子各一钱

水煎服，二剂即安。

适应证：人有两胁作痛，终年累月而不愈者，或时而少愈，时而作痛，病来之时，身发寒热，不思饮食。

23. 平怒汤

出处：《辨证录·卷之二·胁痛门》

组方：白芍三两　丹皮一两　当归一两　炒栀子五钱　荆芥炒黑，五钱　天花粉三钱　甘草一钱　香附三钱

水煎服。一剂而气少舒，二剂而气大平，三剂痛如失，不必四剂也。

适应证：人有横逆骤加，一时大怒，叫号骂詈，致两胁大痛而声哑者，人以为怒气伤肝矣。然而其人必素有火性者，此等肝脉必洪大而无伦次，眼珠必红，口必大渴呼水，舌必干燥而开裂。

24. 填精益血汤

出处：《辨证录·卷之二·胁痛门》

组方：熟地一两　山茱萸五钱　白芍五钱　当归三钱　柴胡一钱　丹皮二钱　沙参三钱　茯苓二钱　地骨三钱　白术三钱

水煎服。一剂而肝气平，二剂而胁痛止，连服十剂全愈。

适应证：人有贪色房劳，又兼恼怒，因而风府胀闷，两胁作痛。

25. 水木两滋汤

出处：《辨证录·卷之二·胁痛门》

组方：熟地一两　山茱萸　山药各四钱　白芍　当归各五钱　甘草一钱
水煎服。

适应证：人有贪色房劳，又兼恼怒，因而风府胀闷，两胁作痛。

26. 柴胡疏肝散

出处：《医学心悟·卷三·胁痛》

组方：柴胡　陈皮各一钱二分　川芎　赤芍　枳壳麸炒　香附醋炒。各一钱　甘草炙，五分
水煎服。

唇焦口渴，乍痛乍止者，火也，加山栀、黄芩。肝经一条扛起者，食积也，加青皮、麦芽、山楂。痛有定处而不移，日轻夜重者，瘀血也，加归尾、红花、桃仁、牡丹皮。干呕，咳引胁下痛者，停饮也，加半夏、茯苓。喜热畏寒，欲得热手按者，寒气也，加肉桂、吴茱萸。

适应证：治左胁痛。

27. 推气散

出处：《医学心悟·卷三·胁痛》

组方：枳壳一钱　郁金一钱　桂心　甘草炙。各五分　桔梗　陈皮各八分　姜二片　枣二枚

水煎散。

适应证：治右胁痛。

28. 沉香降气散

出处：《杂病源流犀烛·卷十·肝病源流》

组方：姜黄　陈皮　甘草各一钱　煨山棱　煨蓬术　益智仁　厚朴各七分　白术　苏叶　香附
神曲　麦芽　乌药各五分　大腹皮　人参　诃子各二分半

适应证：此方专治气滞胁肋刺痛，胸膈痞塞。

29. 木香调气散

出处：《杂病源流犀烛·卷十八·诸郁源流》

组方：木香　乌药　香附　枳壳　青皮　陈皮　厚朴　川芎　苍术各一钱　砂仁五分　桂枝
甘草各三分　姜三片

适应证：如求谋横逆，贫窘暴怒，悲哀思虑，皆致胸满胁痛，脉必沉涩，是气郁。

30. 加味左金汤

出处：《医醇賸义·卷四·诸痛》

组方：黄连五分　吴萸二分　瓦楞子三钱，煅研　毕澄茄一钱　蒺藜三分　郁金二钱　青皮一钱　柴
胡一钱，醋炒　延胡索一钱　木香五分　广皮一钱　砂仁一钱　佛手五分

适应证：一有郁结，气火俱升，上犯胃经，痛连胁肋。

31. 调营敛肝饮

出处：《医醇賸义·卷四·诸痛》

组方：当归身二钱　白芍一钱五分，酒炒　阿胶一钱五分，蛤粉炒　枸杞三钱　五味子五分　川芎八分
枣仁一钱五分，炒，研　茯苓二钱　广皮一钱　木香五分　大枣二枚　姜三片

适应证：燥烦太过，营血大亏，虚气无归，横逆胀痛，调营敛肝饮主之。

十、躯体疼痛

郁病导致的躯体疼痛极为广泛，除已分论的胁肋疼痛、头疼外，尚有肩背疼痛、肢体肌肉疼痛、关节疼痛、腰痛等，故在本部分综合论述。

1. 人参散方

出处:《太平圣惠方·卷第二十七·治虚劳心热不得睡诸方》

组方: 人参半两, 去芦头　黄芪三分, 锉　麦门冬一两半, 去心, 焙　甘草半两, 炙微赤, 锉　熟干地黄一两　当归半两　白芍药三分　白术三分　酸枣仁一两, 微炒

上件药, 捣粗罗为散。每服三钱, 以水一中盏, 入生姜半分、枣三枚, 煎至六分, 去滓, 不计时候温服。

适应证: 治虚劳少气, 四肢疼痛, 心神烦热, 不得睡卧, 吃食全少。

2. 柴胡煎圆丸

出处:《太平圣惠方·卷第二十七·治虚劳骨热诸方》

组方: 柴胡一两半, 去苗　犀角屑　知母　胡黄连　桔梗去芦头　川升麻　地骨皮　黄芩　诃黎勒皮以上各一两　瓜蒌一枚　鳖甲二两, 涂醋炙令微黄, 去裙襕　甘草三分, 炙微赤, 锉　赤茯苓三分　人参三分, 去芦头

上件药, 捣罗为末, 用猪胆五枚取汁, 及蜜半斤, 搅和令匀, 慢火煎成膏, 和药末, 捣三五百杵, 圆如梧桐子大。每服, 食后, 煎乌梅小便下二十圆。忌苋菜。

适应证: 治虚劳骨热, 肢节烦疼, 心膈躁闷。

3. 酸枣仁散方

出处:《太平圣惠方·卷第六十九·治妇人血风烦闷诸方》

组方: 酸枣仁三分, 微炒　防风半两, 去芦头　羚羊角屑三分　羌活半两　牛膝半两, 去苗　芎劳半两　桂心半两　赤芍药三分　赤茯苓三分　当归三分, 锉, 微炒　红花子三分　生干地黄三分　地骨皮半两　麦门冬半两, 去心　甘草半两, 炙微赤, 锉

上件药, 捣粗罗为散。每服四钱, 以水一中盏, 入生姜半分、薄荷七叶, 煎至六分, 去滓, 不计时候温服。

适应证: 治妇人血风烦闷, 四肢烦疼, 心神多躁, 吃食减少。

4. 独活散方

出处:《太平圣惠方·卷第六十九·治妇人风眩头疼诸方》

组方: 独活一两　白术三分　防风三分, 去芦头　细辛三分　人参三分, 去芦头　石膏二两　半夏半两, 汤洗七遍, 去滑　赤芍药半两　甘草半两, 炙微赤, 锉　芎劳三分　荆芥三分

上件药, 捣粗罗为散。每服三钱, 以水一中盏, 入生姜半分、薄荷七叶, 煎至六分, 去滓, 不计时候温服。

适应证: 治妇人风眩, 头疼呕逆, 身体时痛, 情思昏闷。

5. 人参汤方

出处：《圣济总录·卷第一十五·诸风门》

组方：人参　芎䓖　枳壳去瓤，麸炒　芍药　防风去叉　细辛去苗叶　桂去粗皮　附子炮裂，去皮脐　甘草炙。各半两　桔梗炒　木香　茯神去木。各三钱

上一十二味，细剉如麻豆大。每服五钱匕，水一盏半，生姜半分，切，煎至八分，去滓温服。

适应证：治风厥志意不乐，身背疼痛，多惊善欠，噫气。

6. 郁金饮方

出处：《圣济总录·卷第五十六·心痛门》

组方：郁金半两　黄芩去黑心　赤芍药　枳壳去瓤，麸炒　生干地黄焙　大腹皮各一两

上六味，粗捣筛。每服五钱匕，水一盏半，生姜一枣大，拍碎，煎至八分，去滓温服。不拘时。

适应证：心垂急懊痛。

7. 枸杞汤方

出处：《圣济总录·卷第八十八·虚劳门》

组方：枸杞根剉　黄耆剉。各三分　甘草炙，剉　麦门冬去心，焙　桂去粗皮。各半两　粳米一两

上六味，粗捣筛。每服五钱匕，水一盏半，生姜一分，拍碎，煎至一盏，去滓，空腹服，夜卧再服。

适应证：治虚劳骨肉酸疼，呼吸少气，少腹拘急，腰背强痛，心中惊悸，咽干唇燥，面无颜色，饮食减少，忧愁嗜卧。

8. 调肝散

出处：《仁斋直指方论·卷之十八·腰》

组方：半夏制，三分　辣桂　宣木瓜　当归　川芎　牛膝　好细辛各二分　石菖蒲　酸枣仁荡，去皮，微炒　甘草炙。各一分

上剉细。每三钱，姜五片，枣二枚，煎服。

适应证：治郁怒伤肝，发为腰痛。

9. 小七香丸

出处：《世医得效方·卷第三·大方脉杂医科》

组方：甘松炒，一十两　甘草炒，十五两　香附子炒，去毛，十五两　丁香皮十五两　蓬莪术煨，乘热，碎，二两半　缩砂仁二两半　益智仁炒，七两半

上为丸。每服五十丸，橘子一钱，盐少许煎汤，空心服。或用沉香降气汤打和匀气散。

适应证：治郁怒忧思，气滞腰疼。

十一、月经不调

郁病导致的月经不调为女性患者的常见症状，亦有多种不同的表现，如月经量多、量少、经期提前、错后，痛经、闭经等，今选择最严重的两种情况——闭经和崩漏，进行方剂文献整理。

1. 白垩丹

出处：《太平惠民和剂局方·卷九·治妇人诸疾》

组方：牡蛎煅、研 白垩 细辛去苗 禹余粮煅、醋淬九遍、研 白石脂煅 龙骨煅、研。各一两半 瞿麦穗 附子炮，去皮脐 乌贼鱼骨煅灰 芍药 石韦去毛 白蔹 黄连去毛 茯苓去皮 肉桂去粗皮 白芷 当归去苗 干姜炮 人参 甘草炙。各一两 川椒去目及闭口者，炒出汗。半两

上为细末，炼蜜和圆如梧桐子大。每服三十圆至五十圆，空心温酒下。

适应证：治妇人三十六病，崩中漏下，身瘦手足热，恶风怯寒，咳逆烦满拘急短气，心、胁、腰、背、腹肚与子脏相引痛，漏下五色，心常恐惧，遇恚怒忧劳即发，皆是内伤所致，并皆治之。

2. 柏子仁汤

出处：《严氏济生方·妇人门·崩漏论治》

组方：当归去芦，酒炒 芎䓖 茯神去木 小草 阿胶锉，蛤粉炒成珠子 鹿茸燎去毛，酒蒸，焙 柏子仁炒。各一两 香附子炒去毛，二两 川续断酒浸，一两半 甘草炙，半两

上㕮咀，每服四钱，水一盏半，生姜五片，煎至七分，去滓，空心食前，温服。

适应证：治妇人忧思过度，劳伤心经，心主于血，心虚不能维持诸经之血，亦能致崩中下血之患。

3. 芩连四物汤

出处：《竹林女科证治·卷一·调经下》

组方：熟地黄 当归 白芍 川芎 柴胡 黄芩酒炒 黄连酒炒 香附童便制。各等分

水煎空心服。

适应证：性急多怒而妒，气血俱热，必有郁症，致经不通。

4. 四制乌附丸

出处：《竹林女科证治·卷一·调经下》

组方：香附一斤，分作四股，一用醋浸，一用酒浸，一用童便浸，一用盐水浸，各浸三日。以砂罐煮干所浸之水，研极细末

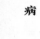

天台乌药半斤，制同香附

共为末，醋丸温汤下。

适应证：思虑恼怒，以致气郁血滞，而经不行。

5. 柴胡抑肝汤

出处：《竹林女科证治·卷一·调经下》

组方：柴胡一钱 青皮一钱二分 赤芍 牡丹皮各八分 地骨皮 香附四制者 栀子炒黑 苍术米泔浸。各六分 川芎 神曲炒。各五分 生地黄酒洗 连翘去心。各三分 甘草二分

水煎，食前服。

适应证：室女妒妾，寡妇师尼，独阴无阳，欲动而不得遂，憾积而不得伸，郁抑成病，亦有经闭之症。其症恶风体倦，寒热如疟，面赤心烦，或时自汗，肝脉弦长而出寸口。

6. 秘元煎

出处：《竹林女科证治·卷一·调经下》

组方：远志炒，八分 山药炒，二钱 芡实炒，一钱 枣仁炒，杵，二钱 白术蜜炙 茯苓各二钱五分 炙甘草一钱 人参一钱 五味子十四粒 金樱子去核，二钱

水二钟，煎七分，食远服。

适应证：妇女情欲不遂，沉思极郁，心脾气结，致伤冲任之源，而肾气日消，轻则或早或迟，重则渐成枯闭。

7. 开郁四物汤

出处：《竹林女科证治·卷一·调经下》

组方：香附米炒 当归身 白芍酒炒 熟地黄 白术蜜炙。各一钱 川芎 黄芪蜜炙 蒲黄炒 地榆 人参各五分 升麻炒，三分。如火浮于上者除之

水二钟，煎七分，食前服。

适应证：崩漏多因心气所使而然。盖以妇人幽居多郁，常无所伸，阴性偏执，每不可解，加之贵贱异势，贫富异形，死丧疾亡，罔知义命，每多怨忧，固结于心，心气不足，郁火大炽，焚炙于血脉之中，故经水不时而下，或适来适断，或暴下不止。

8. 柏子仁丸

出处：《验方新编·卷二十·妇科调经门》

组方：柏子仁去油 牛膝酒炒 卷柏各五钱 泽兰 续断各二两 熟地一两

共研末，蜜为丸，米汤送下。

适应证：治经行复止，血少神衰，或忧思伤心，心伤则不能生血，血少则肝无所养，故经闭。

评述

　　躯体化症状是郁病"形神合一"理论基础上精神波及形体的临床表现。因此，对躯体化症状的治疗，多以郁病整体辨证治疗为基础，再结合具体的症状针对性地遣方用药。

　　历代治疗心悸、怔忡的方药，以仲景治疗"心动悸、脉结代"的炙甘草汤为始。该方以人参补气，以阿胶、火麻仁、大枣补血，以麦冬、生地滋阴，以桂枝、干姜温阳，集补气、养血、滋阴、温阳为一体，强调心悸、怔忡的发生当以心之气、血、阴、阳俱不足立论。故后世在治疗时，多为阴阳气血共补，并在此基础上，加入活血、行气、敛气、安神之药味。补气如人参、黄芪，养血如龙眼肉、枣仁、柏子仁、大枣、当归等，温阳如桂枝、干姜、附子等，滋阴如熟地、生地、麦冬、天冬、白芍等；活血如丹参、琥珀、乳香、没药，行气如木香、白芥子，敛气如五味子、山萸肉，安神如菖蒲、远志、龙齿、龙骨、牡蛎、紫石英等。如伴有虚热者，再加入黄连、胆南星等。各方的基本组方原则一致，仅仅是用药稍有差异。

　　倦怠乏力可见于新病、久病任一阶段，故实证、虚证皆可出现。实证以湿热困厄、气郁血瘀为主，虚证则气血阴阳诸不足皆可见。因此，倦怠乏力的治疗，泻实、补虚皆可为用。泻实之法，以祛湿清热为主者，如黄连磨积丸、枳壳散；以行气化瘀为主者，如姜黄散。补虚之法，以温阳补气为主者，如补中益气汤、川椒丸、玉锁固精丹、升阳益胃汤、虚损羸瘦不堪劳动方（即桂枝汤）等；阴阳气血皆补者，如石斛丸。以上补益法，多佐以少量清热、行气之品，如以石膏、黄连清热，陈皮、厚朴行气，以防温补太过生热、甘温壅滞气机之弊。

　　《金匮要略》以痰气阻滞作为梅核气的基本病机，用行气、化痰的半夏厚朴汤治疗，这成为后世治疗梅核气的一大准则。历代所设方剂，如四七汤、加味四七汤、加味二陈汤、丁香透膈散等，基本皆是在半夏厚朴汤的基础上增加行气化痰祛湿之品而成的。但需要注意的是，无论是历代用药，还是临床实践，痰气阻滞不是唯一的病机，痰热互结、郁火伤阴等病机亦存在，临床可见于部分慢性咽炎、食道炎的患者中。治疗时需要根据辨证情况，使用清热化痰或滋阴清热的药物，如《赤水玄珠》之三子调气丸，即在行气化痰的基础上，加入黄芩、黄连、竹沥汁、滑石等清热之品；《赤水玄珠》之清咽利元丸以益元散（滑石、甘草、朱砂）、牛黄、百药煎（五倍子、乌梅炼制而成）滋阴清热；《丹溪心法》之润喉散以桔梗、生甘草、百药煎治疗。

　　奔豚气首载于《伤寒杂病论》，在《伤寒论》《金匮要略》中皆有方证。奔豚气的发生机理，从历代用药性质分析，多以阳虚气虚，水气上泛为主，其次有痰与血结、郁而化热、热气上冲等。所用方药，温阳利水以桂枝加桂汤、苓桂枣甘汤为代表，以温阳之附子、桂枝、干姜、吴茱萸、细辛为主，利水化痰之茯苓、半夏、陈皮、生姜为辅，佐以补气之人参、五味子，养阴之生地、熟地、麦冬、柏子仁、炒枣仁。而解郁化热之法，则以葛根、李根白皮为主要药物，佐以活血之当归、川芎、芍药，清热之知母、地骨皮、黄芩、天花粉等。但作为最凝练的方药，葛根、李根白皮可以单独组方，并在诸多奔豚气治疗方中皆有应用，这两味药对奔豚的独特疗效需要重视。

郁病

胸腹痞满是由郁病之气郁进一步导致湿浊阻滞三焦，引起的胸、腹、胁下等气机痞结不通的胀满，可伴随心胸烦闷、饮食不下、大便秘结等症状。从历代遣方用药分析，基本治疗思路分为三种：一是从疏达肝气、枢转少阳气机着手，系列柴胡剂，如小柴胡汤、柴胡加龙骨牡蛎汤、柴胡桂枝干姜汤等，皆是此种作用机制。二是重视中焦脾胃对气机的枢轴作用，基于苦温燥湿、健脾理气的治疗思路组方用药。此类方剂占据了历代治疗胸腹痞满方药总量的百分之九十，用药为木香、厚朴、枳壳、大腹皮、草果、槟榔、豆蔻、半夏等，如枳壳散、木香流气散、解郁和中汤等皆是如此。三是伴有其他兼夹症状者，如气虚者加人参，阳虚者加温阳之附子、干姜、吴茱萸等，郁热加黄连、黄芩，便秘加大黄等，随症加减进行治疗。

不欲食是部分郁病患者的伴有症状，基于脾胃受纳腐熟水谷的功能定位，历代医家设立治疗不欲食的方药，基本皆从调理脾胃入手，所用方药包括补气健脾，如人参、黄芪、炒白术等，祛湿如白豆蔻、草豆蔻、苍术、半夏、厚朴等，行气如陈皮、枳壳、槟榔、香附、苏子、木香等，清热如大黄、黄连、黄芩、竹茹等，以上皆佐以化积消食之山楂、神曲等。

头痛因郁病所致者，多与肝气郁而化热、肝火上逆有关。因此，历代治疗与郁病相关的头痛，以清利肝热为核心治法，如救生散、石膏散、柴胡散、开郁方等，以疏肝解郁、清利头目热邪之逍遥散为代表方，常用药物包括柴胡、黄芩、石膏、菊花、薄荷、胆南星等。同时，再配合头痛的对症治疗药，如川芎、天麻、僵蚕、全蝎、白蒺藜等。此外，常根据辨证佐以补气药如人参、白术，祛痰药如半夏等。

郁病导致的眩晕，病机存在虚实两端。从历代用药分析，实证一则重视气郁痰阻，用行气化痰的方药进行治疗。此类方剂占历代方剂的主体，代表方如玉液汤、大藿香散、人参半夏汤等，典型的如玉液汤，以半夏、沉香、生姜为基本组成；二则从肝郁化热、热气上冲论病机，用疏肝清热治法，如柴胡丸、清心益胆丸等，皆用柴胡、黄芩、知母之类清解肝热，并用陈皮、香附疏达气机。虚证则从气血阴阳不足辨证，如紫石英圆、天雄丸等，采用阴阳气血同补的方法；补益柏子仁九方，则以补气血的八珍汤为基础方。

胸胁疼痛为郁病常见的躯体化症状。基于胁肋为厥阴肝经循行之处，胸胁疼痛多从肝进行辨证。根据历代用方，胸胁疼痛亦是分为虚实两端。实证分为肝气郁滞、气郁化热、气滞血瘀等不同证型；虚证则见肝阴血虚、肝经失养，或肝经虚寒、寒气凝滞等不同证候。因此，疏肝解郁之方，如乌药汤、枳壳煮散、沉香饮子、木香顺气汤等，皆是以辛散行气之品疏肝理气、行气止痛；气郁易于化热，肝经实热导致的胁肋疼痛，则以清解肝热，兼以行气止痛为法，如柴胡舒肝散、泻肝汤、化肝煎等，是以柴胡、黄芩、栀子、丹皮、决明子清解肝热；气郁导致血瘀者，则以行气佐以活血化瘀为主，如血瘀汤、益母丸、疏肝散瘀汤等，在行气之延胡索、乌药、木香等药的基础上，加以活血散瘀之当归、桃仁、红花、川芎、穿山甲等。基于"不通则痛"的传统病机，瘀血所致疼痛最为多见，因此，活血药广泛应用于各证型的胁痛。虚证的胁下疼痛，以肝血不足、肝阴亏损为多，补血养阴、柔肝止痛为常用方法，如填精益血汤、水木两滋汤、调营敛肝汤等，以白芍、山萸肉、熟地为核心药物，用量大，功效专；属于肝经虚寒者，则以温肝通阳为主要方法，如《三因方》之补肝汤，以桂枝、细辛、吴茱萸、乌药等为主要药味。基于临床各种证型交互存在，以上方药亦常结合使用，如疏肝配以行气、活血、清热、止痛药等。

郁病伴有的躯体疼痛，多见于久病、慢病之中，以气郁日久、化火伤阴，或气虚导致血瘀为常见，故治疗多虚实兼顾、综合用药。一以补益气阴，兼以清热活血，如《太平圣惠方》人参散、酸枣仁散，《圣济总录》枸杞汤、郁金饮等，以人参、黄芪补气，以地黄、麦冬滋阴，以地骨皮、羚羊角、黄芩、郁金清热，以防风、红花、川芎、赤芍等活血；二以温阳补气，兼以清热活血，如《太平圣惠方》独活散、《仁斋直指》调肝散等，以桂枝、细辛、独活、防风温阳散寒，以当归、川芎活血，佐以补气血之人参、枣仁，清热之石膏等。

郁病相关闭经多源自郁病日久，气郁化热、阴血耗伤，以致无血行经；或气郁血瘀，经血不行。因此，治疗郁病引发的闭经，需根据辨证，无阴血虚者，以行气活血为主，如四制乌附丸，以香附、乌药两味药物行气活血通经。但多数方药，皆以补益阴血、清热通经为治，如柏子仁丸、芩连四物汤、柴胡抑肝散等，皆在熟地、当归、柏子仁、续断等补阴血的基础上，佐以柴胡、丹皮、芩、连、牛膝、侧柏等清热。亦有以纯虚辨证，通过补益气血阴阳以通经者，如秘元煎即是此类。

崩漏则多从气虚辨证。治疗方药以补气固血之人参、黄芪为核心药味，并在此基础上，配伍温阳补血之品，如当归、阿胶、鹿角胶等，佐以固涩之药，如龙骨、牡蛎、乌贼骨等。

但值得关注的是，女性郁病所致月经紊乱，无论闭经或崩漏，香附皆为必用之药，足见历代对香附为"女科之圣药"的认可。

郁病

杂症类治疗方剂

郁病的临床症状复杂多样，多数为常见的情志性异常、神志思维紊乱、躯体化症状，为显性证候；但亦有部分证候似与郁病无直接关联但实可由郁病所致，为隐性证候，其病变部位波及人体诸多脏腑、经脉、官窍等组织，包括癥瘕积聚、瘰疬、乳癖、月经紊乱，甚至吐血、咳嗽、呕吐、便秘、不孕等。罗列主治这些病症的方药，旨在为临床治疗各种郁病所致隐性杂症提供参考。

1. 华佗治瘰疬神方

出处：《华佗神方·华佗外科神方·五〇五一》

组方：白芍五钱　当归二钱　白芥子三钱　柴胡一钱　甘草八分,炙　全蝎三个　白术三钱　茯苓三钱　郁金三钱　香附三钱　天葵草三钱

水煎服，连服十剂，自愈。

适应证：治肝胆郁结之瘰疬。

2. 半夏汤

出处：《备急千金要方·肺脏·肺劳第三》

组方：半夏一升　生姜一斤　桂心四两　甘草　厚朴各二两　人参　橘皮　麦门冬各三两

上八味，㕮咀，以水一斗，煮取四升，去滓，分四服。腹痛加当归二两。

适应证：治肺劳虚寒，心腹冷，气逆游气，胸胁气满，从胸达背痛，忧气往来，呕逆，饮食即吐，虚乏不足。

3. 五补汤

出处：《备急千金要方·肾脏·补肾第八》

组方：桂心　甘草　五味子　人参各二两　麦门冬　小麦各一升　枸杞根白皮一斤　薤白一斤
生姜八两　粳米三合

上十味哎咀，以水一斗二升，煮取三升，每服一升，日三。口燥者，先煮竹叶一把，水减
一升，去叶，纳诸药煮之。《千金翼》无生姜。

适应证：治五脏内虚竭，短气，咳逆伤损，悒郁不足，下气通津液方。

4. 半夏茯苓汤方

出处：《圣济总录·卷第四十二·胆门》

组方：半夏汤洗七遍，去滑，焙干　赤茯苓去黑皮　麦门冬去心，焙。各三两　酸枣仁　桂去粗皮　黄芩去
黑心　远志去心　人参各二两　甘草炙，剉。一两半

上九味，粗捣筛。每服五钱匕，水一盏半，入生姜五片，秫米一匙头许，同煎至一盏，去
滓温服，不拘时。

适应证：治谋虑不决，胆气上溢，虚热口苦，神思不爽。

5. 七气汤

出处：《鸡峰普济方·卷第二十·气》

组方：京三棱　蓬莪术　青橘皮　陈橘皮　藿香叶　桔梗　益智各一两　香附子一两半　甘草
三分

上为粗末，每服五钱，水二盏，生姜三片，枣一个，煎至一盏，去滓服。

适应证：若其气起于一，或左或右，循行上下，或在肌肉之间如锥刀所刺，其气不得息，
令人腹中满，此由惊恐喜怒，或冒寒热留聚而不散，为郁伏之气，流行随经上下，相传而痛，久
令人痞闷，大便结涩，其脉短涩，谓之聚气，宜此药，并趁痛散。

6. 乌麻酒

出处：《三因极一病证方论·卷之八·六极证治》

组方：乌麻十两　人参　防风　茯苓　细辛　秦椒炒出汗　黄芪　当归　牛膝　桔梗各一两半
干地黄　丹参　薯蓣　矾石煅。各三两　山茱萸　川芎各二两　麻黄去节　白术各二两半　五加皮　生干
姜各五两　大枣　钟乳粉各三两，别以小袋子盛

上为剉散。用清酒二斗半，同浸五宿，温服三合，日再服。

适应证：治筋虚极，好悲思，四肢嘘吸，脚手拘挛，伸动缩急，腹内转痛，十指甲痛，数
转筋。甚则舌卷卵缩，唇青，面色苍白，不得饮食。

7. 破饮圆

出处：《三因极一病证方论·卷之十三·痰饮治法》

组方：荜茇　丁香　胡椒　缩砂仁　乌梅肉　青皮　巴豆_{去皮}　木香　蝎梢_{等分}

上以青皮同巴豆浆水浸一宿，次日漉出，同炒，青皮焦，去巴豆，将所浸水，淹乌梅肉，炊一熟饭，细研为膏，圆如绿豆大。每服五七圆，临卧姜汤下，津液下尤佳。

适应证：治五饮停蓄胸腹，结为癥痕，支满胸胁，傍攻两胁，抢心疼痛，饮食不下，反胃吐逆，九种心痛，积年宿食不消，久疟久痢，遁尸疰忤，癫痫厥晕，心气不足，忧愁思虑，妇人诸疾。但是腹中诸病悉能治疗，久服，不伤脏气。

8. 理气圆

出处：《三因极一病证方论·卷之十三·喘脉证治》

组方：杏仁_{去皮尖，麸炒，别研}　桂枝_{去皮。各一两}　益智_{去皮}　干姜_{炮。各二盛}

上为末，蜜圆如梧桐子大，以钟乳粉为衣，每服三十圆，空腹，米汤下。

适应证：治气不足，动便喘噎，远行久立，皆不任，汗出鼻干，心下急，痛苦悲伤，卧不安。

9. 旱莲子圆

出处：《三因极一病证方论·卷之十五·瘰疬证治》

组方：旱莲子　连翘子　威灵仙　何首乌　蔓荆子　三棱_{醋浸，湿纸裹，煨}　赤芍药_{各一两}　木香_{二两}　大皂角_{三挺。刮去皮，酥炙，无酥用羊脂炙}

上为末，糊圆梧子大，建茶清下三十圆至五十圆，日三服，小儿量与之，食后服。

适应证：治少长脏气不平，忧怒惊恐，诸气抑郁，结聚瘰疬，滞留项腋，及外伤风寒燥湿，饮食百毒，结成诸漏，发作寒热，遍于项腋，无问久近，悉主之。

10. 清脾汤

出处：《三因极一病证方论·卷之十六·唇病证治》

组方：黄芪　香白芷　升麻　人参　甘草_炙　半夏_{汤去滑，等分}

上为剉散。每服四钱，水一盏半，姜五片、枣二个、小麦三十粒，煎七分，去滓，不以时服。

适应证：治意思过度，蕴热于脾，口干唇燥，渖裂无色。

11. 乳朱丸

出处：《叶氏录验方·中卷·补益》

组方：远志_{去心，二钱半}　人参_{半两}　石菖蒲_{二钱半}　茯神_{二钱半}　酸枣仁_{一两}　乳香_{二钱半，别研}　官桂_{二钱半}　当归_{半两}　甘草_{二钱半}　麦门冬_{去心，二钱半}　辰朱_{二钱，别研}

上件为末，炼蜜和丸如鸡头大，金箔为衣。每服一丸，煎枣汤下或温酒下，日中、临睡各一服。

适应证：宁神益气血，退面脸红赤，治思虑过伤，补心。衢州医僧慧满

12. 木瓜散

出处：《严氏济生方·诸虚门·五劳六极论治》

组方：木瓜_{去瓤} 虎胫骨_{酥炙} 五加皮_洗 当归_{去芦，酒浸} 桑寄生 酸枣仁_{炒，去壳} 人参 柏子仁_炒 黄芪_{去芦。各一两} 甘草_{炙，半两}

上咬咀，每服四钱，水一盏半，姜五片，煎至七分，去滓，温服，不拘时候。

适应证：治筋虚极，好悲思，脚手拘挛，伸动缩急，腹内转痛，十指甲痛，数转筋，甚则舌卷囊缩，唇青，面色苍白，不得饮食。

13. 益卫丹

出处：《瑞竹堂经验方·美补门》

组方：当归_{二两，去芦，酒浸焙} 紫石英_{火煅，醋淬七次，研细，一两} 柏子仁_{炒，另研} 酸枣仁_{去壳} 小草 木香_{不见火} 茯神_{去木} 桑寄生 卷柏叶_{酒炙} 熟地黄_{洗净，酒蒸焙干} 龙齿_{各一两，另研} 辰砂_{半两，另研}

上为细末，炼蜜为丸，如梧桐子大，辰砂为衣，每服七十丸，食前，用麦门冬汤下。

适应证：治心脉结而散，肺脉浮而软，余脉如经，原其所自，思虑伤心，忧虑伤肺，盖心乃诸血之源，肺为诸气之候，心虚则血少，脉弱则气虚，遂致目涩、口苦、唇燥舌咸，甚则齿为之痛，鼻为之不利，怔忡白浊，腠理不密，易为感风寒，今以补气汤补气以养肺，益荣丹滋血以助心，荣卫日充，心肺戢。治，诸疾自愈。

14. 天门冬汤

出处：《永类钤方·卷十一·诸名医杂病集要方》

组方：远志肉_{甘草水煮之} 白芍 天门冬 麦门冬_{各去心} 黄芪 藕节 阿胶_{蚌粉炒} 没药 当归 生地黄_{各一两} 人参 甘草_{炙。各半两}

咬咀，四钱，水一盏，姜五片，煎八分，温服无时。

适应证：治思虑伤心，吐血衄血。

15. 安脾散

出处：《世医得效方·卷第五·大方脉杂医科》

组方：高良姜_{一两，以百年壁上土三合，敲碎，用水二碗煮干，薄切成片} 南木香 草果_{面裹煨，去壳} 胡椒 白茯苓 白术 丁香_{杯干} 陈皮_{汤洗，去穰} 人参_{去芦。各半两} 甘草_{炙，一两半}

上为末，每服二大钱，食前米饮入盐点服。盐、酒亦得。

适应证：治胃气先逆，饮食过伤。或忧思蓄怒，宿食痼癖，积聚冷痰，动扰脾胃，不能消磨谷食，致成斯疾。有食罢即吐，有朝食暮吐，暮食朝吐，所吐酸臭可畏，或吐黄水。

16. 小通气散

出处：《世医得效方·卷第六·大方脉杂医科》

组方：陈皮_{去白}　苏嫩茎叶　枳壳_{去穰}　木通_{去皮节}

上等分，锉散。每服四钱，水一盏煎，温服立通。

适应证：治虚人忧怒伤肺，肺与大肠为传送，致令秘涩。服燥药过，大便秘亦可用。

17. 通声丸

出处：《普济方·卷六十四·咽喉门》

组方：石菖蒲　肉桂　杏仁　干姜　青橘皮_{等分}　甘草_{半支}

上为末，蜜丸。每一两作十丸，每服一丸，食后含化咽。

适应证：治寒邪客在肺经，咽嗌至塞，语声不出，咳嗽，及忧思悸怒，气道闭涩，胸满短气。

18. 楮实子丸

出处：《普济方·卷三百二十一·妇人诸疾门》

组方：川牛膝_{二两，酒浸焙干}　川草薢_{一两}　楮实子_{三两，焙}　山药　白姜_炮　川芎_{各一两。}

一方加附子、鹿角霜各一两

上为末，用大北枣蒸去皮取肉。研为膏，同丸如桐子大。每服四十丸，空心米饮下，蜜丸亦可。

适应证：治妇人忧思伤脾，不能化水，所以湛浊。或下赤白，淋沥不干，平脏益气血。

19. 木香枳术丸

出处：《保命歌括·内伤病》

组方：枳实_{麸炒，一两}　白术_{二两}　木香_{一两}

适应证：治人有忧思，食不消化，此药破滞气，消饮食。

20.《集验》加味八珍汤

出处：《古今医统大全·妇科心镜上·妇人梦与鬼交候》

组方：人参　白术　茯苓　炙甘草_{四分}　当归　生地黄_{各一钱}　黄芪　川芎　白芍药　软柴胡_{各五分}　牡丹皮　香附米_{制。各八分}

上水盏半，大枣一枚，煎七分，食前服。

适应证：治妇人思虑过伤，饮食日减，气血两虚，月经不调，夜梦交感，或出盗汗，寝成痨瘵。

21. 八味顺气散

出处：《医方考·卷之五·厥证门第四十六》

组方：白术　人参　白芷　白茯苓　台乌药　青皮　陈皮各一钱　甘草五分

适应证：七气怫郁，令人手足厥冷者，此方主之。

22. 通明利气汤

出处：《万病回春·卷之五·耳病》

组方：苍术盐水炒　白术瓦焙　香附童便炒　生地黄姜汁炒　槟榔各一钱　抚芎八分　陈皮盐水浸炒，一钱　贝母三钱　黄连酒浸猪胆汁炒　黄芩同上制。各一钱　黄柏酒炒　栀子仁炒　玄参酒洗。各一钱　木香　甘草炙。各五分

上锉作二剂，姜煎，入竹沥同服。

适应证：治虚火升上，痰气郁于耳中，或闭或鸣，痰火炽盛，忧郁痞满，咽喉不利，烦躁不宁。

23. 茯苓补心汤

出处：《万氏济世良方·卷三·盗汗》

组方：茯苓　人参　白术炒　当归　生地　白芍　酸枣仁炒　麦门冬去心　陈皮　黄连炒。各等分　甘草三分

枣二枚，乌梅一个，浮麦一撮，水二钟煎七分，入朱砂末五分，食远服。

适应证：治心汗，别处俱无只心孔有，此因忧思惊恐劳神而得。

24. 清肝解郁汤

出处：《外科正宗·下部痈毒门·乳痈主治方》

组方：陈皮　白芍　川芎　当归　生地　半夏　香附各八分　青皮　远志　茯神　贝母　苏叶　桔梗各六分　甘草　山栀　木通各四分

水二钟，姜三片，煎八分，食远服。

适应证：治一切忧郁气滞，乳结肿硬，不疼不痒，久渐作疼，或胸膈不利，肢体倦怠，面色痿黄，饮食减少。

25. 疏肝清耳汤

出处：《简明医彀·卷之五·耳证》

组方：黄连　黄芩　栀子　当归　青皮　胆星各一钱　香附　龙胆草　玄参各七分　青黛　木香各五分　焦姜三分

上锉，加生姜三片，水煎服。

适应证：治左耳鸣聋，恚怒气郁，肝火炎灼。

26. 犀角地黄汤

出处：《丹台玉案·卷之四·诸血门》

组方：怀生地　犀角　丹皮　赤芍各二钱

适应证：治怒气伤肝，积热不散，郁于经络，随气涌泄，为吐血衄血便血等症。

27. 补血汤

出处：《傅青主女科·上卷·调经》

组方：嫩黄芪二两，生熟各半　归身四钱，酒洗，炒黑　杭芍炭二钱　焦白术五钱，土炒　杜仲二钱，炒断丝　荆芥炭二钱　姜炭二钱

引用贯众炭一钱冲入服之，四剂必获愈，愈后减半再服二剂。经入大肠，必当行经之际而大便下血也，初病血虽错行，精神必照常，若脾不统血，精神即不能照常矣，用者辨之。

适应证：若大便下血过多，精神短少，人愈消瘦，必系肝气不舒，久郁伤脾，脾伤不能统血，又当分别治之。

28. 救呆至神汤

出处：《石室秘录·礼集·生治法》

组方：人参一两　柴胡一两　当归一两　白芍四两　半夏一两　甘草五钱　生枣仁一两　天南星五钱　附子一钱　菖蒲一两　神曲五钱　茯苓三两　郁金五钱

水十碗，煎一碗灌之。

适应证：呆病郁抑不舒，愤怒而成者有之，羞恚而成者有之。

29. 救肝开郁汤

出处：《石室秘录·数集·气郁》

组方：白芍二两　柴胡一钱　甘草一钱　白芥子三钱　白术五钱　当归五钱　陈皮二钱　茯苓五钱
水煎服。

适应证：（雷公真君曰）凡人有郁郁不乐，忽然气塞而不能言，苟治之不得法，则死矣。夫郁症未有不伤肝者也，伤肝又可伐肝乎？伐肝是愈助其郁，郁且不能解，又何以救死于顷刻哉。

30. 莲心散

出处：《不居集·血证例方》

组方：莲子心　糯米各十五粒
上为末，空心温酒调服。

适应证：治思虑伤心，吐血不止。

31. 加味逍遥散

出处：《彤园妇人科·卷之一·经闭门》

组方： 柴胡 当归 炒芍 炙术 茯苓 生地 香附 炒芩 郁金 丹皮 泽兰叶 炙草 薄荷 栀仁各一钱

煨姜引。

适应证： 师姑、尼僧、室女、寡妇四者经病，治异乎常，医若不识此因，则不能明情志错杂，难名之病状矣。凡诊其脉弦出寸口，则知其心志不遂，情志为病，多属郁热。治当和肝理脾，清心开郁。治肝郁经闭，胁痛脉弦，往来寒热。

32. 加减顺气散

出处：《彤园妇人科·卷之三·类中风九症》

组方： 炒香附 炒枣仁 当归 茯神各钱半 炙术 炒芍 川芎 木瓜 乌药 炙草 苏梗各一钱 姜枣引

适应证： 治体虚中气，因忧思抑郁，志意不伸，神气耗散而昏死，脉结，面白。

郁
病

33. 清燥汤

出处：《竹林女科证治·卷二·安胎上》

组方： 瓜蒌仁炒研 白芍酒炒 当归身各一钱半 生地黄酒洗 麦冬去心 麻仁炒。各二钱 枳壳麸炒 条芩各一钱 甘草四分 松子仁三钱

河水煎，入蜂蜜十匙，温服。

适应证： 大便燥厥，腹满努力难解，无故悲泣，谓之脏躁。

34. 合欢丸

出处：《竹林女科证治·卷四·求嗣上》

组方： 当归 熟地黄各三两 茯神 白芍各一两五钱 酸枣仁炒 远志肉制。各一两 香附酒炒 炙甘草各八分

上为末，蜜丸，白汤下。气虚加人参一两。

适应证： 妇人思郁过度，致伤心脾冲任之源，血气日枯，渐至经脉不调，何以成胎？宜合欢丸。

35. 逍遥八达汤（袁）

出处：《生生宝录·产后门·论恶露不行》

组方： 茯苓 酒芍 当归酒洗。各二钱 炙草 白莲肉留心。各钱半 焦术 薄荷各八分 连翘去间，一钱 蒲黄炒黑，五分

茜草根钱半，败草帽顶一块引，煎服。

适应证：治闷郁忧伤，恶露不行，闷郁忧伤，二者同。其人色青黄目泪，好动而不动产，用上四物加郁金汤。

36. 济颠祖师乩传仙果散

出处：《经验奇方·卷上》

组方：青果一百斤　青盐　白盐各四斤　陈皮三十两　木香　青皮　砂仁各一十两　丁香　藿香　苏叶各五两　大茴　小茴　薄荷各三两　花椒一两

上药各先将青白盐捣极细，分五份，余药共研为末，青果亦分五份，分次放于木脚盆内，加二盐一份，两手拌之，储瓷缸内，余份仿此。次日取出，青果用小石臼春，按粒春开，去核完竣。缸底有汁就用细夏布滤去泥土，就将药末放入缸内，使汁收尽，再与青果肉拌匀，分次放大石臼内，春成细碎，摊晒三五日，半干为度，切勿太燥。储洁净坛内，筑实封口，收藏一二年后，随时听用，效难尽述。

适应证：妇女经水不调，气郁不舒，日嚼一二钱，数日即愈。

37. 佛手露

出处：《太医院秘藏膏丹丸散方剂·卷一》

组方：佛手一斤，去黄皮　木瓜四两　橘皮一两

泡烧酒十斤

适应证：治忧思气怒，饮食不调，损伤肝脾，以致呕吐嘈杂，胸膈满闷，不思饮食，郁结烦闷，身体疼痛，筋脉不舒，顽木诸痹，一切等症，并皆治之。每早晚饮一小盅，立有效。

38. 生韭饮

出处：《救生集·卷一·气痛门》

组方：生韭捣自然汁一盏，加温酒一二杯同服。先以桃仁连皮嚼食数十故，后饮韭汁。

适应证：七情郁久，胃脘有瘀血作痛，大能开提气血。

第六章　方剂撷英

评述

郁病杂症方药列举，旨在阐明郁病为病病机之复杂、症状之广泛。临床需要对这些病症仔细辨证，充分考虑病情之久暂、病症之状态。在治疗现有病症的基础上，短期患病则给予一定的疏肝理气之品，长期患病则给予补养气阴、活血散结之品。

第六节
妊娠期郁病治疗方剂

妊娠期郁病是指女性孕期出现的情志性疾病。因患者处于受孕的特殊阶段，不仅生理、病理机制有其自身特征，而且在治疗用药时亦需关注甚至禁忌部分药物。因此，单作一类进行陈列。

郁
病

一、愁忧

1. 当归圆

出处：《太平惠民和剂局方·卷之九·治妇人诸疾》

组方：真蒲黄炒，三分半　熟干地黄十两　阿胶捣碎，炒燥　当归去芦，微炒　续断　干姜炮　甘草微炙赤　芎　各四两　附子炮，去皮脐　白芷　白术　吴茱萸汤洗七次，微炒。各三两　肉桂去皮　白芍药各二两

上为细末，炼蜜和圆，如梧桐子大。每服二十圆，食前以温酒下，渐加至五十圆。

适应证：治产后虚羸，及伤血过多，虚竭少气，脐腹拘急，痛引腰背，面白脱色，嗜卧不眠，唇口干燥，心忡烦倦，手足寒热，头重目眩，不思饮食；或劳伤冲任，内积风冷，崩中漏下，淋沥不断，及月水将行，腰腿重疼，脐腹急痛；及治男子、妇人从高坠下，内有瘀血，吐血下血等病。

2. 解郁汤

出处：《傅青主女科·女科下卷·妊娠》

组方：人参一钱　白术五钱，土炒　白茯苓三钱　当归一两，酒洗　白芍一两，酒炒　枳壳五分，炒　砂仁三粒，炒，研　山栀子三钱，炒　薄荷二钱

水煎服。一剂而闷痛除，二剂而子悬定，至三剂而全安。去栀子，再多服数剂不复发，此乃平肝解郁之圣药。郁开则木不克土，肝平则火不妄动。方中又有健脾开胃之品，自然水精四

布，而肝与肾有润泽之机，则胞胎自无干燥之患，又何虑上悬之不愈哉！

适应证：妊妇有怀抱忧郁，以致胎动不安，两胁闷而疼痛，如弓上弦，人只知是子悬之病也，谁知是肝气不通乎！

二、子烦

1. 茯苓丸

出处：《小品方·卷第七·治妊胎诸方》

组方：茯苓一两　人参二两　桂肉二两　干姜二两　半夏二两　橘皮一两　白术二两　枳实二两　葛根屑一两　甘草二两

凡十物捣筛，蜜和丸如梧子。饮服二十丸，渐至三十丸，日三。

适应证：治妊身阻病，患心中烦闷，头重眩目，憎闻饭气，便呕逆吐闷颠倒，四肢委热，不自胜持，服之即效。要先服半夏茯苓汤两剂，后将茯苓丸也。

2. 竹沥汤

出处：《备急千金要方·妇人方上·妊娠诸病第四》

组方：竹沥一升　防风　黄芩　麦门冬各三两　茯苓四两

上五味，㕮咀，以水四升，合竹沥，煮取二升。分三服，不瘥再作。

适应证：治妊娠常苦烦闷，此是子烦。

3. 麦门冬散方

出处：《太平圣惠方·卷第七十四·治妊娠心烦热诸方》

组方：麦门冬一两，去心　柴胡去苗　人参去芦头　赤芍药　陈橘皮汤浸，去白瓤，焙　桑寄生　桔梗去芦头　甘草炙微赤，锉　旋覆花以上各半两　赤茯苓一两　子芩一两　生干地黄二两

上件药，捣筛为散。每服四钱，以水一中盏，入生姜半分，煎至六分，去滓，不计时候温服。

适应证：治妊娠心烦，愦闷虚躁，吐逆，恶闻食气，头眩，四肢沉重，百节疼痛，多卧。

4. 柴胡散方

出处：《太平圣惠方·卷第七十四·治妊娠心烦热诸方》

组方：柴胡一两半，去苗　赤茯苓一两　麦门冬一两，去心　人参半两，去芦头　枇杷叶半两，拭去毛，炙微黄　陈橘皮半两，汤浸去白瓤，焙　甘草半两，炙微赤，锉

上件药，捣筛为散。每服四钱，以水一中盏，入生姜半分。煎至六分，去滓温服。

适应证：治妊娠心烦，头昏躁闷，不思饮食，或时呕吐。

5. 半夏散方

出处：《太平圣惠方·卷第七十四·治妊娠痰逆不思食诸方》

组方： 半夏三分，汤洗七遍，去滑　陈橘皮一两，汤浸去白瓤，焙　人参三分，去芦头　芎劳三分　赤茯苓三分　赤芍药三分　甘草半两，炙微赤，锉　桑根白皮三分，锉　生干地黄三分

上件药，捣筛为散。每服四钱，以水一中盏，入生姜半分，煎至六分，去滓，不计时候温服。

适应证： 治妊娠心中烦闷，恶闻食气，头眩重，四肢百骨节疼痛，多卧少起，胸中痰逆，不欲饮食。

6. 知母散方

出处：《太平圣惠方·卷第七十四·治妊娠烦热口干诸方》

组方： 知母半两　赤茯苓三分　黄芪三分，锉　麦门冬半两，去心　子芩三分　甘草半两，炙微赤，锉

上件药，捣筛为散。每服四钱，以水一中盏。煎至五分，去滓，入竹沥一合，更煎一两沸。不计时候温服。

适应证： 治妊娠恒苦烦躁闷乱，口干，及胎脏热。

7. 麦门冬汤

出处：《严氏济生方·妇人门·子烦论治》

组方： 麦门冬去心　防风　白茯苓去皮。各一两　人参半两

上㕮咀，每服四钱，水一盏半，生姜五片，入淡竹叶十片，煎至八分，去滓，温服，不拘时候。

适应证： 治妊娠心惊胆怯，烦闷，名曰子烦。

8. 人参麦冬散

出处：《万氏女科·胎前章·子烦》

组方： 人参　茯苓　黄芩　麦冬　知母　炙草　生地各等分　竹茹一大团

水煎，食前服。

适应证： 孕妇心惊胆怯，终日烦闷不安者，谓之子烦。

9. 地仙煎

出处：《胤产全书·卷二·安胎类》

组方： 生地黄杵取绞汁，每服一小盏，煎令沸，入鸡子白一枚，搅令匀，顿服。

适应证： 治妊娠胎动，烦闷不安甚。

10. 当归饮

出处：《济阴纲目·卷之八·胎前门》

组方：当归二钱,酒洗　川芎　阿胶珠　豆豉　桑寄生各一钱　葱白七茎

上锉，水煎温服。用葱、豉、川芎散热，又是一法。

适应证：治子烦。

三、恐惧

1. 达生散

出处：《竹林女科证治·卷二·安胎上》

组方：大腹皮酒洗,二钱　甘草炙,一钱五分　当归　白术蜜炙　白芍各一钱　人参　陈皮　苏叶
枳壳麸炒　砂仁各五分

水一钟半，煎七分服。

适应证：又妊娠常苦难产，至七八月，心更恐惧，致胎不安。盖恐则气怯，怯则上焦闭，
下焦胀，气乃不行，以致难产。

2. 竹叶安胎饮

出处：《妇科秘书·子烦并五心烦热及烦躁口干论》

组方：人参　生地　枣仁去壳,炒研　远志甘草水制,去骨。各一钱　当归酒洗　白术土炒。各二钱　麦
冬去心　条芩　川芎各八分　陈皮　炙草各四分　竹叶十四片　姜　枣

煎服。

适应证：治孕妇心惊胆怯，烦闷不安，名曰子烦症。

四、神志恍惚

1. 大圣散

出处：《严氏济生方·妇人门·校正时贤胎前十八论治》

组方：白茯苓去皮　川芎　麦冬去心　黄芪去芦,蜜水炙　当归去芦,酒浸。各一两　木香不见火　人参
甘草炙。各半两

上咬咀。每服四钱，水一盏半，加生姜五片，煎至七分，去滓，不拘时候温服。

适应证：治妊娠心神怔悸，睡里多惊，两胁膨胀，腹满连脐急痛，坐卧不宁，气急迫逼，
胎惊。

2. 清热化痰汤

出处：《彤园妇人科·卷之三·妊娠中风》

组方：人参　炙术　茯苓　炙草　陈皮　法半各一钱　当归　条芩　制麦冬　川芎　炒芍各钱半　酒炒川连　面炒枳实　石菖蒲　炒香附　胆星　竹茹各五分

木香、姜、枣引。

适应证：孕妇痰火迷心窍，神思恍惚，舌强难言，头晕足软，脉滑数，形气虚者。

五、胸腹痞满

1. 菊花汤

出处：《备急千金要方·妇人方上·养胎第三》

组方：菊花如鸡子大一枚　麦门冬一升　麻黄　阿胶各三两　人参一两半　甘草　当归各二两　生姜五两　半夏四两　大枣十二枚

上十味，㕮咀，以水八升，煮减半，纳清酒三升并阿胶，煎取三升。分三服，温卧。当汗，以粉粉之，护风寒四五日。一方用乌雌鸡一只，煮水煎药。

适应证：妊娠四月，有寒，心下愠愠欲呕，胸膈满，不欲食；有热，小便难，数数如淋状，脐下苦急。卒风寒，颈项强痛，寒热。或惊动身躯，腰背腹痛，往来有时，胎上迫胸，心烦不得安，卒有所下。

2. 麦门冬汤

出处：《备急千金要方·妇人方上·养胎第三》

组方：麦门冬一升　人参　甘草　黄芩各二两　干地黄三两　阿胶四两　生姜六两　大麦十五枚

上八味，㕮咀以水七升，煮减半，内清酒二升并胶，煎取三升。分三服，中间进糜粥。一方用乌雌鸡一只，煮水以煎药。

适应证：妊娠六月，卒有所动不安，寒热往来，腹内胀满，身体肿，惊怖，忽有所下，腹痛如欲产，手足烦疼，宜服。

3. 诃梨勒散

出处：《妇人大全良方·卷之十二·妊娠心腹胀满方论第十六》

组方：诃梨勒　赤茯苓　前胡各一两　陈皮　大腹皮　桑白皮各三分　枳壳　川芎　白术各半两

上为粗末，每服四钱。水一盏半，姜三片，枣二个，煎至七分，去滓温服，无时候。

适应证：治妊娠心腹胀满，气冲胸膈，烦闷，四肢少力，不思饮食。

郁病

4. 香术散

出处：《妇人大全良方·卷之十二·妊娠心腹痛方论第十二》

组方： 广中莪术一两，煨　丁香半两　粉草一分

上为细末，空心盐汤点服一大钱，觉胸中如物按下之状。

适应证： 治妊娠五个月以后，常胸腹间气刺满痛，或肠鸣，以致呕逆减食。此由喜怒忧虑过度，饮食失节之所致。蔡元度宠人有子，夫人怒欲逐之，遂病。医官王师处此方，三服而愈，后用果验。

5. 和胎饮

出处：《广嗣纪要·卷之九·妊娠子烦》

组方： 白术　白茯苓　条芩各一钱　厚朴制　麦冬　枳壳炒，各五分　甘草二分

水煎，食远服。

适应证： 如妊娠五月六月，此时属足太阴脾、阳明胃经之脉所养。若因饮食劳倦所伤，以致气逆，令人腹胀，烦闷不安者。

六、倦怠乏力

加味参橘饮

出处：《胎产秘书·胎前·胎前证治》

组方： 人参一钱　白术二钱　砂仁三分　厚朴一钱　橘红四分　当归一钱　香附五分　甘草三分　姜三片　竹茹一丸

若无力服参，去之亦可。一方加夏曲八分。

适应证： 凡妊妇一二月，恶阻呕逆，烦闷嗜卧，即俗所谓病儿也。此由妇人本元虚弱，平时喜怒不节，寒暑不调，中脘宿有停痰积饮，受孕经闭饮食相搏，气不宣通，以致心下愤闷，头眩眼花，四肢倦怠，闻食即吐，喜酸嗜鲜，多卧少起，甚至呕逆不食。法当顺气理血，豁痰导水，而诸症自除。

评述

　　妊娠期郁病，由于胎儿少阳之阳热之气新入人体的生理特征，在病证性质上，以实证、热证为多，虚证、寒证为少。妊娠期在情志方面，少有情绪低落之愁忧、悲伤等症状，而以烦躁为主，名曰"子烦"，系胎气之阳热扰动所致；在躯体化症状上，则以胎气阻滞气机所致的胸腹满闷为常见，而少有梅核气、奔豚气、头痛等。因此，对妊娠期郁病的治疗，系以清热为主，补气

养血滋阴为辅；以行气消满为主，以活血消瘀为辅。以清热为主的治疗方药如《太平圣惠方》之柴胡散、知母散、半夏散等，《千金方》之竹沥汤等，所用药物包括石膏、黄芩、竹茹、菊花等，合以补气养阴之人参、黄芪、熟地、生地、麦冬、阿胶等。以行气祛湿为主的方药如《妇人大全良方》之诃梨勒散、香术散、加味参橘饮等，以木香、莪术、厚朴、橘红、香附等为主要治疗药味，而少用活血之药。

郁
病

产后郁病治疗方剂

产后为郁病的高发期。女性产后所发郁病，从病机类型到症状特征，皆有其自身的特点。故将此部分内容单列一类，对治疗这一时期的郁病，是极为必要的。

一、烦躁

1. 薤白汤

出处：《备急千金要方·妇人方中·虚烦第二》

组方： 薤白　半夏　甘草　人参　知母各二两　石膏四两　栝楼根三两　麦门冬半升

上八味，㕮咀，以水一斗三升，煮取四升，去滓。分五服，日三夜二。热甚，即加石膏、知母各一两。

适应证： 治产后胸中烦热逆气方。

2. 竹根汤

出处：《备急千金要方·妇人方中·虚烦第二》

组方： 甘竹根细切一斗五升，以水二斗，煮取七升，去滓，纳小麦二升、大枣二十枚，复煮麦熟三四沸，纳甘草一两、麦门冬一升，汤成去滓。服五合，不瘥更服，取瘥。短气亦服之。

适应证： 治产后虚烦方。

3. 人参当归汤

出处：《备急千金要方·妇人方中·虚烦第二》

组方： 人参　当归　麦门冬　桂心　干地黄各一两　大枣二十个　粳米一升　淡竹叶三升　芍药四两

上九味，㕮咀，以水一斗二升，先煮竹叶及米，取八升，去滓纳药，煮取三升，去滓，分三服。若烦闷不安者，当取豉一升，以水三升，煮取一升，尽服之，甚良。

适应证：治产后烦闷不安方。

4. 甘竹茹汤

出处：《备急千金要方·妇人方中·虚烦第二》

组方：甘竹茹一升　人参　茯苓　甘草各一两　黄芩三两

上五味，㕮咀，以水六升，煮取二升，去滓。分三服，日三。

适应证：治产后内虚，烦热短气方。

5. 知母汤

出处：《备急千金要方·妇人方中·虚烦第二》

组方：知母三两　芍药　黄芩各二两　桂心　甘草各一两

上五味，㕮咀，以水五升，煮取二升半，分三服。一方不用桂心，加生地黄。

适应证：治产后乍寒乍热，通身温壮，胸心烦闷方。

6. 竹叶汤

出处：《备急千金要方·妇人方中·虚烦第二》

组方：生淡竹叶　麦门冬各一升　甘草二两　生姜　茯苓各三两　大枣十四个　小麦五合

上七味，㕮咀，以水一斗，先煮竹叶、小麦，取八升，纳诸药，煮取三升，去滓，分三服。若心中虚悸者，加人参二两；其人食少无谷气者，加粳米五合；气逆者，加半夏二两。

适应证：治产后心中烦闷不解方。

7. 淡竹茹汤

出处：《备急千金要方·妇人方中·虚烦第二》

组方：生淡竹茹一升　麦门冬五合　甘草一两　小麦五合　生姜三两，《产宝》用干葛　大枣十四枚，《产宝》用石膏三两

上六味，㕮咀，以水一斗，煮竹茹、小麦，取八升，去滓，乃纳诸药，煮取一升，去滓。分二服，羸人分作三服。若有人参入一两；若无人参，纳茯苓一两半亦佳。人参、茯苓，皆治心烦闷及心虚惊悸，安定精神，有则为良，无自依方服一剂，不瘥更作。若气逆者，加半夏二两。

适应证：治产后虚烦，头痛，短气欲绝，心中闷乱不解，必效方。

8. 猪肾汤方

出处：《太平圣惠方·卷第七十八·治产后寒热诸方》

组方：猪肾一对，去脂膜，切作四片　豉半两　生姜半两，拍碎　白粳米一合　人参半两，去芦头　当归一两　黄芪半两，锉　葱白三茎，切　桂心半两

上件药，细锉，都以水二大盏，煎至一盏，去滓。食前分为三服。

适应证：治产后体虚寒热，发歇，四肢少力，心神烦闷，不思饮食。

9. 牡蛎散方

出处：《太平圣惠方·卷第七十八·治产后虚汗不止诸方》

组方：牡蛎粉一两　龙骨一两　黄芪一两，锉　白术　当归锉，微炒　桂心　芎䓖　熟干地黄　五味子以上各半两　人参三分，去芦头　白茯苓三分　甘草一分，炙微赤，锉

上件药，捣粗罗为散。每服三钱，以水一中盏，入生姜半分、枣三枚，煎至六分，去滓，不计时候温服。

适应证：治产后体虚汗出，心烦，食少乏力，四肢羸弱。

10. 黄芪散方

出处：《太平圣惠方·卷第七十九·治产后烦闷诸方》

组方：黄芪一两，锉　麦门冬一两，去心　赤茯苓一两　当归半两　甘草半两，炙微赤，锉　生干地黄一两

上件药，捣筛为散。每服四钱，以水一中盏，入生姜半分，煎至六分，去滓，不计时候温服。

适应证：治产后口干烦闷，心躁。

11. 生地黄饮子方

出处：《太平圣惠方·卷第七十九·治产后烦闷诸方》

组方：生地黄汁一中盏　童子小便一中盏　当归一两，锉　生姜汁一合　酒一中盏

上件药相和，煎五七沸，去滓。不计时候温服一小盏。

适应证：治产后卒血气上攻，心胸烦闷，口干壮热，不思饮食。

12. 麦门冬散方

出处：《太平圣惠方·卷第七十九·治产后烦闷诸方》

组方：麦门冬一两，去心　羚羊角屑半两　人参一两半，去芦头　甘草半两，炙微赤，锉　蒲黄一两

上件药，捣筛为散，每服三钱，以水一中盏，入竹叶二七片，小麦半合，煎至二分，去滓。不计时候温服。

适应证：治产后因虚生热，致心神烦闷。

13. 忽麻散方

出处：《太平圣惠方·卷第七十九·治产后烦闷诸方》

组方：忽麻一两　红蓝花半两　当归半两，锉，微炒　赤芍药半两　琥珀半两　嫩荷叶半两

上件药捣细罗为散。每服不计时候以生地黄汁调下二钱。

适应证： 治产后躁热，心神烦闷。

14. 紫葛饮子方

出处：《太平圣惠方·卷第七十九·治产后烦闷诸方》

组方： 紫葛半两　麦门冬半两,去心　生地黄半两　小麦半合　甘草一分,炙微赤,锉　生姜一分

上件药，细锉和匀。分为三服，以水一大盏，煎至五分，去滓，不计时候温服。

适应证： 治产后心中烦闷不解。

15. 蒲黄散方

出处：《太平圣惠方·卷第七十九·治产后烦闷诸方》

组方： 蒲黄一两　当归一两　赤芍药一两　麦门冬一两,去心　生干地黄一两　鬼箭羽半两

上件药，捣筛为散。每服三钱，以水一中盏，入竹叶二七片、粳米五十粒。煎至六分，去滓，不计时候温服。

适应证： 治产后血气上攻，胸膈烦闷不安。

16. 红蓝花饮子方

出处：《太平圣惠方·卷第七十九·治产后烦闷诸方》

组方： 红蓝花半两　紫葛半两,锉　赤芍药半两,锉　生地黄汁三合,后下　童子小便三合,后下　蒲黄半两

上件药，都以水一大盏，酒半盏，煎至八分，去滓，下地黄汁并小便，更煎三两沸，不计时候分温三服。

适应证： 治产后血气攻心，烦闷，气欲绝，不识人。

17. 苏枋木散方

出处：《太平圣惠方·卷第八十·治产后恶露不尽腹痛诸方》

组方： 苏枋木一两　当归三分,锉,微炒　桂心三分　赤芍药半两　鬼箭羽半两　羚羊角屑一两　蒲黄三分　牛膝一两,去苗　刘寄奴三分

上件药，捣粗罗为散。每服三钱，以水一中盏，入生姜半分，煎至六分，去滓，不计时候温服。

适应证： 治产后恶露不尽，腹内疼痛，心神烦闷，不思饮食。

18. 牛膝散方

出处：《太平圣惠方·卷第八十·治产后血运诸方》

组方： 牛膝一两,去苗　当归三分,锉,微炒　延胡索半两　芎䓖三分　鬼箭羽半两　益母草半两

上件药，捣粗罗为散。每服三钱，以酒一中盏，入生地黄三分，煎至六分，去滓，不计时候温服。

郁
病

适应证：治产后血运烦闷，腹胁痛。

19. 五石圆方

出处：《太平圣惠方·卷第八十一·治产后虚赢诸方》

组方：紫石英一两半，细研，水飞过　钟乳粉一两半　白石英一两半，细研，水飞过　赤石脂一两，细研　石膏一两，细研，水飞过　五味子一两　熟干地黄一两半　麦门冬一两半，去心，焙　黄芪一两，锉　白茯苓一两　白术一两　当归一两，锉，微炒　人参一两，去芦头　甘草半两，炙微赤，锉　桂心一两　芎劳一两

上件药，捣罗为末，入研了药都研令匀，炼蜜和捣三二百杵，圆如梧桐子大。每服以薤白汤下三十圆，日三服。

适应证：治产后虚赢寒热，四肢瘦弱，不思饮食，心神虚烦，夜卧不安。

20. 枸杞子圆方

出处：《太平圣惠方·卷第八十一·治产后风虚劳损诸方》

组方：枸杞子一两　牛膝一两，去苗　熟干地黄二两　漏芦三分　当归三分，锉，微炒　酸枣仁三分，微炒　人参一两，去芦头　防风三分，去芦头　羚羊角屑三分　桂心三分　白茯苓一两　黄芪一两，锉　羌活三分　麦门冬一两半，去心，焙　五加皮三分　白术三分　芎劳三分　甘草半两，炙微赤，锉

上件药，捣罗为末，炼蜜和捣三二百杵，圆如梧桐子大。每服不计时候，以温酒下三十圆，荆芥汤下亦得。

适应证：治产后风虚劳损，四肢疼痛，心神虚烦，不欲饮食。

21. 没药丸

出处：《博济方·卷四·胎产》

组方：没药　蛮姜　延胡索　干漆　当归　牛膝　牡丹皮　桂心去皮　干姜各等分
上九味同为细末，醋煮面糊为丸如桐子大。煎面汤下十九至十五丸，不拘时。

适应证：治产后心胸烦躁，恶血不快。

22. 红蓝花汤方

出处：《圣济总录·卷第一百六十·产后血运》

组方：红蓝花二两　紫葛一两　芍药一两

上三味，粗捣筛。每服五钱匕，水一盏半，煎至八分，去滓，再入生地黄汁半合，更煎六七沸，温服不拘时。

适应证：治产后血运，心烦闷。

23. 真气汤方

出处：《圣济总录·卷第一百六十三·产后烦闷》

组方： 童子小便三合　生地黄汁一合

上二味相和，微煎三四沸，分温二服。

适应证： 治初产后血气烦闷。

24. 人参散方

出处：《圣济总录·卷第一百六十三·产后烦闷》

组方： 人参　乌药各一两　槟榔锉，半两　黄芪锉，一分　熟干地黄焙，一两　麦门冬去心，炒　甘草炙，锉。各三分　木香一分

上八味，捣罗为散。每服二钱匕，沸汤调下，不拘时候。

适应证： 治产后虚烦气短，心下不利。

25. 紫葛饮方

出处：《圣济总录·卷第一百六十三·产后烦闷》

组方： 紫葛锉　麦门冬去心，焙　人参　羚羊角镑　小麦　甘草炙锉。各半两

上六味，粗捣筛。每服三钱匕，水一盏，入生姜三片，枣一枚，擘，煎至七分，去滓温服，不拘时候。

适应证： 治产后心中烦闷不解。

26. 犀角散

出处：《女科百问·卷下·第六十八问》

组方： 犀角屑　地骨皮　黄芩　麦门冬　赤茯苓各一两　甘草炙，半两

上为饮子，每服四钱，水盏半，煎八分，去滓，入竹沥一合，更煎数沸，温服不拘时。

适应证： 治妊娠心烦热闷。

27. 荷叶散

出处：《妇人大全良方·卷之二十·产后恶露不下方论第四》

组方： 干荷叶二两　鬼箭羽　桃仁　刘寄奴　蒲黄各一两

上为粗末，每服三大钱。以童子小便一大盏，姜钱三片，生地黄一分搥碎，同煎至六分，去滓，无时热服。

适应证： 疗产后恶露不下，腹中疼痛，心神烦闷。

28. 圣愈汤

出处：《兰室秘藏·下卷·疮疡门》

组方： 生地黄　熟地黄　川芎　人参已上各三分　当归身　黄芪已上各五分

上㕮咀，如麻豆大，都作一服，水二大盏，煎至一盏，去渣，稍热，无时服。

适应证：治诸恶疮血出多而心烦不安，不得睡眠，亡血故也，以此药主之。

29. 牡丹皮散

出处：《卫生宝鉴·妇人门产后扶持荣卫》

组方：牡丹皮　地骨皮　天台乌药　海桐皮　青皮　陈皮各一两

上为末，入研了没药二钱半，再罗过，每服二钱，水一盏，煎至七分，如寒多热服，热多寒服，食前，日三服。忌生冷硬滑醋物。

适应证：治产后寒热，脐下疼痛烦躁，神效。

30. 人参当归散

出处：《医方选要·卷之十·妇人门》

组方：人参去芦　当归去芦　肉桂去粗皮　熟地黄　麦门冬去心。各二钱　白芍药二钱半。血热甚者加生地黄一钱

上作一服，用水二盏，粳米一合、竹叶十片，煎至一盏，食远服。

适应证：治产后去血过多，血虚则阴虚，阴虚则生内热。其证心胸烦满，呼吸短气，头痛闷乱，晡时转甚，与大病后虚烦相类。

31. 芍药栀豉汤

出处：《医学纲目·卷之十六·烦躁》

组方：芍药　当归　栀子各五钱　香豉半合

上如前栀子豉汤修服。产后伤寒，便同下后变证。此方虽云岐法，不若仲景酸枣汤稳当。

适应证：治妇人产后虚烦不得眠。批：烦不得眠者吐之。

32. 生地黄汤

出处：《胤产全书·卷四·痞闷类》

组方：生地黄　清酒五升　生姜汁三合　当归一两，为末　童子小便一升

上和煎三四沸，分四服。药消进食，食消进药。

适应证：产后烦闷，虚热血伤，风邪乘之，气乃不宣而痞塞，生热烦疼，口干闷多好饮水。

33. 丁香散

出处：《胤产全书·卷四·呃逆类》

组方：丁香　白豆蔻仁各半两　伏龙肝一两

上为细末，煎桃仁、吴茱萸汤调下一钱，如人行五里再服。

适应证：治产后心烦，咳噫不止。

34. 鹿角散

出处：《产鉴·下卷·半产》

组方： 鹿角屑一两，炒为末

上用水一大碗，煎豉一合，取汁六分，分三服，调鹿角屑二钱，日三服。

适应证： 治坠胎下血不尽，烦满狂闷，时发寒热。

35. 生津益液汤

出处：《绛雪丹书·产后下卷·产后口渴》

组方： 人参　麦冬　茯苓各二钱　大枣二枚　小麦　竹叶各六分　栝楼根　甘草各一钱

如大渴不止，加芦根。

适应证： 产妇虚弱，口渴气少，由产后血少，汗多，内烦，不生津液。

36. 生津止渴益水饮

出处：《傅青主女科·产后编上卷·产后诸症治法》

组方： 人参　麦冬　当归　生地各三钱　黄芪一钱　葛根一钱　升麻　炙草各四分　茯苓八分　五味子十五粒

汗多，加麻黄根一钱，浮小麦一大撮；大便燥，加肉苁蓉一钱五分；渴甚，加生脉散，不可疑而不用。

适应证： 产后烦躁，咽干而渴，兼小便不利，由失血汗多所致。

37. 养心汤

出处：《傅青主女科·产后编下卷·怔忡惊悸第三十》

组方： 炙黄芪一钱　茯神八分　川芎八分　当归二钱　麦冬一钱八分　远志八分　柏子仁一钱　人参一钱半　炙草四分　五味十粒

姜，水煎服。眉批：一本有元肉六枚。

适应证： 治产后心血不定，心神不安。

38. 千金当归芍药汤

出处：《张氏医通·卷十五·妇人门下》

组方： 当归三钱　芍药　人参　麦门冬去心　干地黄各半两　桂心二钱　生姜三片　大枣三枚，擘　粳米一撮

上九味，水煮，分三服。

适应证： 治产后烦满不安。

郁
病

39. 凉血饮

出处：《女科切要·卷之七·产后虚渴》

组方： 黄芩二钱, 酒炒　赤芍二钱　川芎二钱　甘草一钱　荆芥二钱　花粉二钱　生地二钱　麦冬二钱

上药分作二服，每服加竹叶七片，灯心二十茎，水煎。

适应证：治产后虚烦发渴。

二、惊悸

1. 人参丸

出处：《备急千金要方·妇人方中中风第三》

组方： 人参　甘草　茯苓各三两　麦门冬　菖蒲　泽泻　薯蓣　干姜各二两　桂心一两　大枣五十枚

上十味，末之，以蜜、枣膏和丸，如梧子。未食，酒服二十丸，日三夜一，不知稍增。若有远志，纳二两为善；若风气，纳当归、独活各三两。亦治男子虚损心悸。

适应证：治产后大虚心悸，志意不安，不自觉，恍惚恐畏，夜不得眠，虚烦少气。

2. 熟干地黄散方

出处：《太平圣惠方·卷第七十八·治产后脏虚心神惊悸诸方》

组方： 熟干地黄一两　人参三分, 去芦头　茯神三分　龙齿一两　羌活三分　桂心半两　黄芪一两　白薇一两　远志三分, 去心　防风半两, 去芦头　甘草半两, 炙微赤, 锉

上件药，捣粗罗为散。每服三钱，以水一中盏，入生姜半分、枣三枚，煎至六分，去滓，不计时候温服。

适应证：治产后心虚惊悸，神思不安。

3. 远志圆方

出处：《太平圣惠方·卷第七十八·治产后脏虚心神惊悸诸方》

组方： 远志去心　黄芪锉　白茯苓　桂心　麦门冬去心, 焙　人参去芦头　当归锉, 微炒　白术钟乳粉　独活　柏子仁　阿胶捣碎, 炒令黄燥　菖蒲　熟干地黄　薯蓣以上各一两

上件药，捣罗为末，炼蜜和捣五七百杵，圆如梧桐子大。不计时候温酒下二十圆。

适应证：治产后脏虚不足，心神惊悸，志意不安，腹中急痛，或时怕怖，夜不安卧。

4. 白羊心汤方

出处：《太平圣惠方·卷第七十八·治产后脏虚心神惊悸诸方》

组方： 白羊心一枚, 细切, 以水六中盏煎取一盏, 去心　熟干地黄三分　牡蛎捣碎, 炒令微黄　防风去芦头

人参去芦头　远志去心　独活　白芍药　黄芪锉　茯苓　甘草炙微赤，锉。以上各半两

上件药，捣筛为散。每服三钱，以羊心汁一中盏，煎至六分，去滓，不计时候温服，日三服。

适应证： 治产后内虚，心神惊悸，志意不定，皆为风邪所攻。

5. 白茯苓圆方

出处：《太平圣惠方·卷第七十八·治产后脏虚心神惊悸诸方》

组方： 白茯苓一两　熟干地黄一两　人参去芦头　琥珀　桂心　远志去心　菖蒲　柏子仁以上各半两

上件药，捣罗为末，炼蜜和捣三二百杵，圆如梧桐子大。不计时候以粥饮下三十圆。

适应证： 治产后心虚惊悸，神不安定。

6. 牛黄散方

出处：《太平圣惠方·卷第七十八·治产后脏虚心神惊悸诸方》

组方： 牛黄半两，研入　白薇半两　人参二两，去芦头　麦门冬二两，去心，焙　茯神　远志去心　熟干地黄　朱砂细研，水飞过　天竺黄细研　防风去芦头　独活　甘草炙微赤，锉　龙齿细研，以上各一两　龙脑一钱，细研　麝香一分，细研

上件药，捣细罗为散，入研了药令匀。不计时候以薄荷酒调下二钱。

适应证： 治产后心虚，风邪惊悸，志意不安，精神昏乱。

7. 七宝散

出处：《产育宝庆集·卷下·产乳备要》

组方： 朱砂研如粉　桂心　干姜炮　当归切焙　川芎　人参　羚羊角灰　茯苓各等分

上各杵为细末。若产妇平和，三腊以前直至满月，每日各服一匙匕，以羌活豆淋酒调下，空心服。若觉心胸烦热，即减姜桂，冷即加之。腹痛加当归，心闷加羚羊角，心中虚气加桂，不下食或恶心，加人参，虚战加茯苓，以意斟酌。日二服夜一服。不饮酒者以童便温调下。

适应证： 治初产后匀血和气，补虚，压惊悸。

8. 羊心汤方

出处：《圣济总录·卷第一百六十三·产后惊悸》

组方： 羊心一枚，以水五盏煎取三盏汁用　甘草炙，一两　远志去心，半两　防风去叉，一两　生干地黄焙，一两半　芍药锉　牡蛎熬。各一两　人参一两半　羚羊角镑屑，半两

上九味，将八味粗捣筛，每服三钱匕，以煮羊心汁一盏煎至七分，去滓温服，不拘时候。

适应证： 治产后血虚惊悸，神志不宁。

9. 茯神汤方

出处：《圣济总录·卷第一百六十三·产后惊悸》

组方： 茯神去木,二两　人参　白茯苓去黑皮。各一两半　芍药锉　甘草炙,锉　当归锉,焙　桂去粗皮。各一两

上七味，粗捣筛。每服二钱匕，水一盏，煎至七分，去滓温服，不拘时候。

适应证： 治产后虚惊，心气不安。

10. 远志汤方

出处：《圣济总录·卷第一百六十三·产后惊悸》

组方： 远志　龙齿　人参　茯神去木　桂去粗皮　芍药锉　黄芪锉　麦门冬去心,焙。各一两半

上八味，粗捣筛，每服二钱匕，水一盏，煎七分，去滓温服，不拘时候。

适应证： 治产后心虚惊悸，梦寐不安。

11. 麦门冬汤方

出处：《圣济总录·卷第一百六十三·产后惊悸》

组方： 麦门冬去心,焙,半两　熟干地黄焙,一两　白茯苓去黑皮　甘草炙,锉。各一两　芍药锉,一两

上五味，粗捣筛。每服三钱匕，水一盏，入生姜五片，枣一枚，擘破，煎至七分，去滓，温服，不拘时候。

适应证： 治产后心虚惊悸，恍惚不安。

12.《产乳》七宝散

出处：《妇人大全良方·卷之十九·产后脏虚心神惊悸方论第二》

组方： 龙齿　黄芪　白薇　生地黄各一两　人参　茯神　远志　羌活各三分　甘草　桂心　防风各半两。一方无黄芪, 有荆芥与银

上为粗末，每服三钱。水一盏，姜三片，枣一个，煎至六分，去滓，无时服。

适应证： 治产后心虚惊悸，神思不安。

13. 石斛散

出处：《竹林女科证治·卷三·保产下》

组方： 人参　酸枣仁　茯神　远志肉　白芍　石斛　麦冬去心　炙甘草　五味子各等分为末

每服二三钱，桂圆汤下。

适应证： 产后惊悸，闻声欲死，非他人用力抱持，则虚烦欲死，由心肝脾三经虚也。

第六章　方剂撷英

14. 加减养荣汤方

出处：《客尘医话·卷三·产后述略》

组方：人参一钱五分　归身三钱　川芎一钱　茯苓二钱　熟枣仁二钱　麦冬一钱五分　远志四分，炒　炙黄芪一钱　白术一钱　陈皮四分　炙甘草四分　龙眼肉一钱

如虚烦，加竹茹八分姜汁炒；有痰，竹沥三匙，姜汁一匙。

适应证：产后惊悸怔忡，因惊忧劳倦，去血过多，唯宜补养心血，调和脾胃，病自渐安。

三、神志错乱

1. 龙齿散方

出处：《太平圣惠方·卷第七十八·治产后脏虚心神惊悸诸方》

组方：龙齿三两　远志去心　人参去芦头　茯神　熟干地黄　甘草炙微赤，锉　当归锉，微炒　白芍药　麦门冬去心，焙　牡蛎烧为粉。以上各一两

上件药，捣粗罗为散。每服三钱，以水一中盏，入竹叶三七片、生姜半分、枣三枚，煎至六分，去滓，不计时候温服。

适应证：治产后脏气虚，心神惊悸，不自觉知，言语错误，志意不定。

郁
病

2. 琥珀散方

出处：《太平圣惠方·卷第七十八·治产后脏虚心神惊悸诸方》

组方：琥珀一两　茯神一两　远志三分，去心　人参一两，去芦头　熟干地黄一两　甘草三分，炙微赤，锉　铁粉二两

上件药，捣细罗为散。不计时候煎金银汤调下一钱。

适应证：治产后心虚不足，惊悸，言语不定，错乱，眠卧不安。

3. 羊肾汤方

出处：《太平圣惠方·卷第八十·治产后血邪攻心狂语诸方》

组方：羊肾一对，切去脂膜　远志三分，去心　白芍药三分　熟干地黄一两　黄芪锉　白茯苓　人参去芦头　防风去芦头　独活　甘草炙微赤，锉　羚羊角屑以上各半两

上件药，捣筛为散。每服，用水一大盏，先煎羊肾至七分，去肾入药五钱，煎至四分，去滓，不计时候温服。

适应证：治产后荒语，如见鬼神，皆是体虚，心气不足，血邪所攻。

4. 续断散方

出处：《太平圣惠方·卷第八十一·治产后虚羸诸方》

组方：续断－两　芎䓖半两　防风半两，去芦头　人参半两，去芦头　黄芪半两，锉　羌活半两　白茯苓三分　熟干地黄－两　五味子半两　当归半两，锉，微炒　酸枣仁半两，微炒　甘草－分，炙微赤，锉

上件药，捣粗罗为散。每服四钱，以水一中盏，入生姜半分、枣三枚，煎至六分，去滓，温服，日三服。

适应证：治产后虚羸，不思饮食，多卧少起，精神昏闷。

5. 调经散

出处：《太平惠民和剂局方·卷之九·治妇人诸疾》

组方：当归去芦　肉桂去粗皮　没药别研　琥珀别研　赤芍药各－两　细辛去苗　麝香别研。各半两

上捣为细末，入研药匀。每服一钱，温酒入生姜汁少许调匀服。大抵产后虚浮，医人不识，便作水气治之。凡治水气，多以导水药，极是虚人。夫产后既虚，又以药虚之，是谓重虚，往往因致枉夭。但服此药，血行肿消既愈。

适应证：治因产败血上干于心，不受触，致心烦躁，卧起不安，如见鬼神，言语颠倒，并宜服之。

6. 交感地黄煎圆

出处：《太平惠民和剂局方·卷之九·治妇人诸疾》

组方：生地黄净洗，研，以布裂汁留渣，以生姜汁炒地黄渣，以地黄汁炒生姜渣，各至干，堪为末为度　生姜净洗，烂研以布裂汁留渣。各二斤　延胡索拌糯米，炒赤，去米　当归去苗　琥珀别研。各－两　蒲黄炒香，四两

上为末，蜜圆弹子大。当归汤化下一圆，食前服。

适应证：治妇人产前产后眼见黑花，或即发狂，如见鬼状，胞衣不干，失音不语，心腹胀满，水谷不化，口干烦渴，寒热往来，口内生疮，咽中肿痛，心虚怔悸，夜不得眠，产后中风，角弓反张，面赤，牙关紧急，崩中下血如豚肝状，脐腹疼痛，血多血少，结为癥瘕，恍惚昏迷，四肢肿满，产前胎不安，产后血刺痛，皆治之。

7. 茯神汤方

出处：《圣济总录·卷第一百六十·产后语言妄乱》

组方：茯神去木，－两　人参　龙齿　琥珀　赤芍药　黄芪锉　牛膝酒浸，切，焙。各三分　生干地黄－两半　桂去粗皮，半两

上九味，粗捣筛。每服三钱匕，水一盏，煎取七分，去滓温服，不拘时。

适应证：治产后血虚受邪，语言失度，精神恍惚。

8. 茯苓丸方

出处：《圣济总录·卷第一百六十·产后语言妄乱》

组方：白茯苓_{去黑皮，一两半} 泽泻 人参_{各一两} 桂_{去粗皮} 菖蒲_{各一两半} 麦门冬_{去心，焙，半两} 当归_{切，焙} 熟干地黄_{焙，各一两} 远志_{去心，一两一分}

上九味，捣罗为末，炼蜜丸梧桐子大。每服二十丸，煎人参汤下，不拘时服。

适应证：治产后血气虚，精神不安，言语错谬。

9. 荷叶散

出处：《妇人大全良方·卷之十八·产后狂言谵语如有神灵方论第七》

组方：干荷叶 生地黄_干 牡丹皮_{等分，不以多少}

上三味浓煎汤，调生蒲黄二钱匕，一服即定。

适应证：治产后败血冲心，发热，狂言奔走，脉虚大者。

10. 柏子仁散

出处：《妇人大全良方·卷之十九·产后乍见鬼神方论第一》

组方：柏子仁 远志_{去心} 人参 桑寄生 防风 琥珀_{别研} 当归_炒 生地黄_焙 甘草_{等分}

上为粗末，先用白羊心一个切片，以水一大盏半，先煮至九分，去羊心，入药末五钱，煎至六分，去滓，无时服。

适应证：治产后狂言乱语，皆由内虚、败血挟邪气攻心。

11. 乌金散

出处：《证治准绳·女科·卷之五》

组方：当归 远志肉 川芎 酸枣仁 白术 赤芍药 香附子 辰砂_{另研入} 熟地黄 羌活 防风_{各二钱} 茯神_{二钱半} 半夏_{三钱} 全蝎 麦门冬 人参 牛膝 天麻_{各一钱} 甘草_{九分} 陈皮 白芷_{各一钱五分}

上锉散作二服，水一盅半，姜三片，葱三枝，入金银同煎一碗，不拘时温服。

适应证：治产后三五日或半月之间，忽狂言乱语，目见神鬼等证。

12. 四物补心汤

出处：《证治准绳·女科·卷之五》

组方：当归_{五钱} 川芎 生地黄 白芍药 茯神 半夏 桔梗 白术_{各四钱} 陈皮_{三钱} 甘草_{一钱}

上锉为散，分作六服，每服用水一盅，姜三片，煎至七分，空心温服，滓再煎服。有热加酒炒黄连二钱，无热不用。

适应证：治产后言语恍忽，颠倒错乱。

13. 琥珀地黄汤

出处：《产鉴·下卷·癫狂》

郁
病

组方： 琥珀　辰砂　没药_{各研细}　当归各一两

上为细末，每服二钱，空心白汤调下，日三服，心腹痛者加延胡索，兼晕者加蒲黄。

适应证： 治产后恶露冲心，语言乱道，如见鬼神，惊悸不定，小便不利者。

14. 七珍散

出处：《产鉴·下卷·不语》

组方： 人参　石菖蒲　生地黄　川芎各一两　细辛一钱　防风　辰砂飞过。各五钱

上为极细末，每服一钱，薄荷汤调下无时。

适应证： 治产后不语及发狂。

15. 加味滋荣益气复神汤

出处：《绛雪丹书·产后上卷·妄言妄见论》

组方： 川芎一钱　当归三钱　熟地二钱　炙草四分　黄芪一钱　人参二钱　茯神一钱　柏子仁一钱　益智仁一钱，炒　莲肉八分，去心　龙眼肉八分　陈皮三分　麦冬一钱　五味子十粒

枣水煎服。有痰加竹沥一盏，姜汁一匙；大便不通加麻仁钱半，切不可用大黄。

适应证： 治产后块痛已止，妄言妄见者。

16. 安神生化汤

出处：《傅青主女科·产后编上卷·产后诸症治法》

组方： 川芎一钱　柏子仁一钱　人参一、二钱　当归二、三钱　茯神二钱　桃仁十二粒　黑姜四分　炙草四分　益智八分，炒　陈皮三分

枣，水煎。

适应证： 治产后块痛未止，妄言妄见症，未可用芪、术。

17. 补心丸

出处：《竹林女科证治·卷三·保产下》

组方： 当归身　生地黄　熟地黄　茯神各一两　人参　麦冬各一两五钱　枣仁　柏子仁各八钱　炙甘草四钱　五味子　莲子各一两二钱

上为末，蜜丸梧子大，每服百余丸，芎归汤下。

适应证： 产后心气大虚，言语颠倒。

18. 益荣安神汤方

出处：《宁坤秘笈·中卷·产后类疟症》

组方： 川芎一钱五分　当归三钱　茯苓　人参　柏子仁各一钱　枣仁一钱　甘草五分　圆眼肉八个　陈皮去白，三分　竹肉二员

汗加黄芪一钱、麻黄根一钱；泻加白术一钱五分；痰加竹沥一小酒盏，姜汁一茶匙；大便不通加麻仁一钱五分，切不可用大黄。

适应证：治三日内外，血块不痛，妄见妄言症虚极。

19. 安神饮

出处：《产孕集·下篇·拯危第十二》

组方：人参　柏子仁_{去油。各三钱}　黄芪　阿胶　当归　茯神_{各一钱}　肉桂　炙甘草_{各一钱}

共作一服。

适应证：若见鬼谵妄，言语颠倒，眼见黑花者，宜辨虚实，误者即死。体素虚弱，下血过多，昏迷不省，瞑目无所知，甚则循衣撮空，错语失神者，虚也。又谓之郁冒，暴亡其血，阳神无所依附，宜安神饮治之。

四、神志恍惚

1. 茯苓汤

出处：《备急千金要方·妇人方中·中风第三》

组方：茯苓_{五两}　甘草　芍药　桂心_{各二两}　生姜_{六两}　当归_{二两}　麦门冬_{一升}　大枣_{三十枚}

上八味，㕮咀，以水一斗，煮取三升，去滓。分三服，日三。无当归，可用芎䓖；若苦心志不定，加人参二两，亦可纳远志二两；若苦烦闷短气，加生竹叶一升，先以水一斗三升煮竹叶，取一斗，纳药；若有微风，加独活三两，麻黄二两，桂心二两，用水一斗五升；若颈强苦急，背膊强者，加独活、葛根各三两，麻黄、桂心各二两，生姜八两，用水一斗半。

适应证：治产后暴苦心悸不定，言语谬错，恍恍惚惚，心中愦愦，此皆心虚所致。

2. 安心汤

出处：《备急千金要方·妇人方中·中风第三》

组方：远志　甘草_{各二两}　人参　茯神　当归　芍药_{各三两}　麦门冬_{一升}　大枣_{三十枚}

上八味，㕮咀，以水一斗，煮取三升，去滓。分三服，日三。若苦虚烦短气者，加淡竹叶二升，水一斗二升。煮竹叶，取一斗，纳药；若胸中少气者，益甘草为三两善。

适应证：治产后心冲悸不定，恍恍惚惚，不自知觉，言语错误，虚烦短气，志意不定，此是心虚所致。

3. 防风汤

出处：《备急千金要方·风毒脚气·汤液第二》

组方：防风　麻黄　秦艽　独活_{各二两}　当归　远志　甘草　防己　人参　黄芩　升麻　芍药_{各一两}　石膏_{半两}　麝香_{六铢}　生姜　半夏_{各二两，一方用白术一两}

上十六味，㕮咀，以水一斗三升，煮取四升。一服一升，初服，厚覆取微汗，亦当两三行下，其间相去如人行十里久更服。有热加大黄二两；先有冷心痛疾者，倍当归，加桂心三两，不用大黄。

适应证：治肢体虚风微瘈发热，肢节不随，恍惚狂言，来去无时，不自觉悟。

4. 生地黄饮子

出处：《太平圣惠方·卷第八十·治产后血运闷绝诸方》

组方：生地黄汁二合　生益母草汁二合　生藕汁二合　鸡子白二枚　童子小便一合

上件药相和，微煎三二沸，下鸡子白，搅令散。分温二服。

适应证：治产后血运，心烦闷乱，恍惚如见鬼神。

5. 茯神散方

出处：《太平圣惠方·卷第八十·治产后血邪攻心狂语诸方》

组方：茯神一两　人参去芦头　龙齿　琥珀　赤芍药　黄芪锉　牛膝去苗。以上各三分　生干地黄一两半　桂心半两

上件药，捣筛为散。每服三钱，以水一中盏，煎至六分，去滓，不计时候温服。

适应证：治产后血邪，心神恍惚，言语失度，睡卧不安。

6. 麦门冬汤方

出处：《圣济总录·卷第一百六十·产后语言妄乱》

组方：麦门冬去心，焙，二两　白茯苓去黑皮，一两半　赤芍药　当归切，焙　人参　甘草炙，锉。各一两

上六味，粗捣筛。每服三钱匕，水一盏，煎至七分，去滓温服，不拘时。

适应证：治产后心虚，言语谬误，恍惚不安。

7. 茯苓汤方

出处：《圣济总录·卷第一百六十四·产后汗出不止》

组方：白茯苓去黑皮，一两半　甘草炙黄，一两　芍药锉，炒，一两　桂去粗皮，一两　当归切，炒，一两　麦门冬去心，焙，一两　黄芪一两半，锉

上七味，粗捣筛。每服五钱匕，水一盏半，入生姜半分切，枣二枚擘，煎至八分，去滓温服，不拘时。

适应证：治产后虚汗不止，心悸恍惚，怵惕多惊。

8. 龙齿琥珀散

出处：《女科百问·卷上·第三十五问》

组方：茯神一两　人参　龙齿　琥珀　赤芍　黄芪　牛膝去芦。各三分　麦门冬去心　生地各一两半　当归半两

上为粗末，每服三钱，水盏半，煎六分，去滓温服，不拘时。

适应证：治产前产后血虚，心神恍惚，语言失度，睡卧不安。

9. 远志散

出处：《证治准绳·女科·卷之五》

组方：远志去心　防风去芦。各一两　麦门冬去心　酸枣仁炒　桑寄生　独活去芦　桂心　当归去芦，炒　茯神去木　羚羊角屑各七钱半　甘草炙，半两

上为㕮咀，每服五钱，煎服法同前。

适应证：治产后中风，心神恍惚，言语错乱，烦闷，睡卧不安。

五、胸腹痞满

1. 当归汤

出处：《经效产宝·卷中·产后余血上抢心痛方论第二十四》

组方：当归　桂心　芎䓖　橘皮　生姜　吴茱萸各二两　芍药三两

上水三升，煮取一升，空心服。

适应证：疗产后气虚，冷搏于血，血气结滞，上冲心满胀。

2. 地黄饮方

出处：《圣济总录·卷第一百六十三·产后烦闷》

组方：生地黄汁二盏　当归切，焙，捣末，二两　酒　生姜汁各半盏　童子小便一盏　人参捣末，一两

上六味，将四汁相和，每服用汁半盏，水半盏，入当归、人参末各半钱，同煎至七分，空心、日午、临卧温服。

适应证：治产后血气不利，心胸烦闷，胁肋胀满。

六、不欲食

1. 黄芪饮子方

出处：《太平圣惠方·卷第七十八·治产后虚汗不止诸方》

组方：黄芪锉　人参去芦头　生干地黄　五味子　麦门冬去心　当归以上各一两　牡蛎一两半，烧为粉

上件药，细锉和匀。每服半两，以水一大盏，入薤葱白五茎、豉五十粒，煎至五六分，去滓。不计时候分温二服。

适应证：治产后体虚羸瘦，四肢少力，不思饮食，心神虚烦，汗出口干。

2. 石莲散

出处：《妇人大全良方·卷之二十二·产后咳噫方论第六》

组方： 石莲肉炒，两半　白茯苓一两　丁香半两

上为细末，每服三钱，米饮调下，无时候。

适应证： 治气吃噫，又治吐逆，心忪目晕，不思饮食。出《妇人经验方》

3. 白薇汤

出处：《明医指掌·妇人科·产后六》

组方： 白薇三钱　当归三钱　人参一钱五分　甘草炙，七分

煎服。

适应证： 产后郁冒，由胃弱不食多汗故也。血虚必厥，厥必郁冒，白薇汤。治产后血虚郁冒及胃弱不食，脉微多汗。

4. 枳实散方

出处：《太平圣惠方·卷第八十一·治产后两胁胀满诸方》

组方： 枳实三分，麸炒微黄　木香三分　桂心半两　当归三分，锉，微炒　槟榔一两　白术半两　牡丹三分　益母草半两

上件药，捣粗罗为散。每服四钱，以水一中盏，入生姜半分，煎至六分，去滓，每于食前温服。

适应证： 治产后两胁胀满，气壅烦闷。

七、躯体疼痛

1. 蜀漆汤

出处：《备急千金要方·妇人方中·虚烦第二》

组方： 蜀漆叶一两　黄芪五两　桂心　甘草　黄芩各一两　知母　芍药各二两　生地黄一斤

上八味，㕮咀，以水一斗，煮取三升，分三服。此汤治寒热，不伤人。

适应证： 治产后虚热往来，心胸烦满，骨节疼痛，及头痛壮热，晡时辄甚，又如微疟方。

2. 大黄汤

出处：《千金翼方·妇人二·恶露第四》

组方： 大黄　黄芩　甘草炙。各一两　蒲黄半两　大枣三十枚，擘

上五味，㕮咀，以水三升，煮取一升，清朝服，至日中当利，若下不止，进冷粥半升，即止，若不下，与少热饮自下，人羸者半之。《千金》名蒲黄汤，有芒硝一两。

适应证： 主产后余疾，有积血不去，腹大短气，不得饮食，上冲心胸，时时烦愦逆满，手

足烦疼，胃中结热。

3. 赤芍药散方

出处：《太平圣惠方·卷第七十八·治产后寒热诸方》

组方： 赤芍药　人参去芦头　防风去芦头　当归锉，微炒　生干地黄　红蓝花　藕节以上各一两　羚羊角屑二分　芎䓖三分

上件药，捣粗罗为散。每服四钱，以水一中盏，入生姜半分、黑豆五十粒，煎至六分，去滓，不计时候温服。

适应证： 治产后血气不散，乍寒乍热，骨节烦痛，唇口干热，心胸闷乱。

4. 蒲黄散方

出处：《圣济总录·卷第一百六十三·产后烦闷》

组方： 蒲黄一两　干姜炮，半两　姜黄切　当归切，焙　桂去粗皮　人参各一两

上六味，捣罗为散。每服一钱匕，煎人参汤调下，空心、日午、临卧服。

适应证： 治产后血气虚痛，烦闷渴躁。

郁
病

5. 玉露散

出处：《卫生家宝产科备要·卷三·论欲产并产后》

组方： 茯苓锉　人参去芦，切片　甘草炙。各半两　桔梗去芦，切，焙　白芷洗，锉　川芎洗，锉。各一两　川大黄湿纸裹，慢火煨熟，锉　当归去芦须，切。各一分　芍药三分，洗，锉

上为末，每服二平钱，水一盏，煎至七分，温服，日三服。若脏腑泄泻，即除川大黄。

适应证： 治产后乳脉行，烦热，或大肠滞涩，肢体疼痛。凉膈，压热，下乳。

6. 夺命散

出处：《妇人大全良方·卷之十八·产后血晕方论第五》

组方： 没药　血竭等分

上细研为末，才产下，便用童子小便与细酒各半盏，煎一、二沸，调下二钱，良久再服。其恶血自循下行，更不冲上，免生百疾。《专治妇人方》只用白汤调。

适应证： 治产后血晕，血入心经，语言颠倒，健忘失志及产后百病。

八、奔豚气

川芎散

出处：《济阴纲目·卷之十三·产后门下》

组方： 川芎　生干地黄　白芍　枳壳各等分

上为末，酒调方寸匕，日二服。

适应证：疗产后余血不尽，奔上冲心，烦闷腹痛。

评述

女性产后，因为分娩、哺乳等因素，人体气血大亏，如果补益不及时或不当，则易导致产后郁病。产后郁病的发生，有气血亏虚、瘀血留滞，以及气郁化热的不同，且以气血亏损为主要病机，虚证为多，实证为少。在症状表现上，多数是情绪低落与烦躁相兼之烦闷症，单纯的愁忧、善悲等少见。治疗时一则需要补益气血，二则需要清化虚热。所用药味多为补气之人参、黄芪，补益阴血之当归、生地黄、熟地黄、麦冬、藕汁等，加以清热之竹茹、石膏、黄芩、莲子心等，合以安神定志之茯神、菖蒲、郁金等。部分瘀血重者，施以活血化瘀之品，如益母草、蒲黄、苏木、琥珀、当归、川芎、红花等。产后郁病与一般郁病治疗的不同体现在三个方面：一是以虚证为主，大剂的辛散行气之味少用或不用。如针对胸腹胀满类病证，非产后阶段多用苦温燥湿、行气消痞之药，如半夏、木香、厚朴、槟榔、草豆蔻等，但产后郁病基本不用，而是以补虚行气为主。二是基本不用有毒的药物。产后多数患者处于哺乳期，考虑对婴儿的影响，基本弃用部分有毒的温阳散寒药物，如附子、细辛、仙茅、乌头等。三是考虑对患者饮食的影响，矿石类药物少用或不用，如龙骨、牡蛎、磁石等。

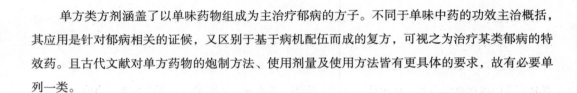

第八节
单方类方剂

单方类方剂涵盖了以单味药物组成为主治疗郁病的方子。不同于单味中药的功效主治概括，其应用是针对郁病相关的证候，又区别于基于病机配伍而成的复方，可视之为治疗某类郁病的特效药。且古代文献对单方药物的炮制方法、使用剂量及使用方法皆有更具体的要求，故有必要单列一类。

1. 厚朴

出处：《肘后备急方·卷一·治卒心腹烦满方第十一》

组成：厚朴

火上炙令干，又蘸姜汁炙，直待焦黑为度，捣筛如面。以陈米饮调下二钱匕，日三服，良。

适应证：《斗门方》治男子女人久患气胀心闷，饮食不得，因食不调，冷热相击，致令心腹胀满。亦治反胃，止泻甚妙。

2. 生蚕纸

出处：《肘后备急方·卷三·治卒发癫狂病方第十七》

组成：生蚕纸 作灰

酒水任下，差。

适应证：悲泣呻吟者，此为邪魅，非狂，自依邪方治之。《近效方》疗风癫也。

3. 莎草根

出处：《肘后备急方·卷三·治卒得惊邪恍惚方第十八》

组成：莎草根 二大斤

切，熬令香，以生绢袋贮之，于三大斗无灰清酒中浸之，春三月浸一日，即堪服，冬十月后即七日，近暖处乃佳。每空腹服一盏，日夜三四服之，常令酒气相续，以知为度。若不饮酒，即取莎草根十两，加桂心五两，芜荑三两，和捣为散，以蜜和为丸，捣一千杵，丸如梧子大。每空腹以酒及姜蜜汤饮汁等下二十丸，日再服，渐加至三十丸，以差为度。

适应证：心中客热，膀胱间连胁下气妨，常且忧愁不乐，兼心忪者。

4. 荆沥

出处：《小品方·卷第三·治虚劳诸方》

组成：荆沥二升

火煎至一升六合，分作四服，日三夜一。

适应证：治心虚惊悸，羸瘦者方。

5. 羚羊角散

出处：《备急千金要方·妇人方上·产难第五》

组成：羚羊角一枚，烧作灰

下筛，以东流水服方寸匕，若不瘥，须臾再服。取闷瘥乃止。

适应证：治产后心闷，是血气上冲心。

6. 赤小豆散

出处：《备急千金要方·妇人方中·虚烦第二》

组成：赤小豆三七枚

烧作末，以冷水和，顿服之。

适应证：治产后烦闷，不能食，虚满方。

7. 蒲黄散

出处：《备急千金要方·妇人方中·虚烦第二》

组成：蒲黄

以东流水和方寸匕服，极良。

适应证：治产后烦闷。

8. 杏仁膏

出处：《备急千金要方·心脏·头面风第八》

组成：杏仁一升

捣研，以水一斗滤取汁令尽，以铜器煻火上从旦煮至日入，当熟如脂膏，下之。空腹，酒服一方寸匕，日三。不饮酒者以饮服之。

适应证：治上气头面风，头痛，胸中气满，奔豚，气上下往来，心下烦热，产妇金疮诸病。

9. 酸枣仁

出处：《太平圣惠方·卷第三·治胆虚不得睡诸方》

组成：酸枣仁一两，炒令香熟

上件药，捣细罗为散，每服二钱，以竹叶汤调下，不计时候。

适应证：治胆虚睡卧不安，心多惊悸。

10. 柏叶

出处：《太平圣惠方·卷第三十七·治呕血诸方》

组成：柏叶

捣罗为散，不计时候以粥饮调下二钱。

适应证：忧恚呕血，烦满少气，胸中疼痛。

11. 驴肉腌脍方

出处：《太平圣惠方·卷第九十六·食治风邪癫痫诸方》

组成：驴肉五斤

先以水煮熟，细切，用豉汁中着葱酱作腌脍食之，或作羹亦得。

适应证：治风邪癫痫，及愁忧不乐，安心气。

12. 竹茹汤

出处：《妇人大全良方·卷之十三·妊娠子烦方论第九》

组成：淡青竹刮茹一两

上以水一大升，煮取四合，徐徐服尽为度。

适应证：疗妊娠烦躁，或胎不安。

13. 益母丸

出处：《妇人大全良方·卷之十三·妊娠子烦方论第九》

组成：知母一两，洗，焙

上为细末，以枣肉为丸如弹子大。每服一丸，细嚼，煎人参汤送下。

适应证：治妊娠因服药致胎气不安，有似虚烦不得卧，巢氏谓之子烦也。

14. 独效苦丁香散

出处：《世医得效方·卷第八·大方脉杂医科》

组成：苦丁香即瓜蒂半两，为末

每服一钱重，井花水调满一盏投之，得大吐之后熟睡，勿令人惊起。凡吐能令人目翻，吐时令闭双目。或不醒人事，则令人以手密掩之。信乎，深痼之疾，必投瞑眩之药。吐不止，以生麝香少许，温汤调即解。

适应证：治忽患心疾，癫狂不止，得之惊忧之极，痰气上犯心包。当伐其源。

15. 番红花

出处：《饮膳正要·卷第三·料物性味》

组成：番红花

适应证：心忧郁积，气闷不散。

16. 辰砂

出处：《本草单方·卷七·惊悸》

组成：辰砂如箭簇者

以绛囊盛，置髻中，即夜寝无梦，神魂安静，涉旬无不验者。道书谓：丹砂辟恶安魂，此可征也。

适应证：恶梦惊扰，通宵不寐。

17. 红枣

出处：《急救良方·卷之二·妇人第三十八》

组成：红枣

烧存性，米饮调下。

适应证：治妇人自哭自笑。

18. 真珠末

出处：《本草纲目·介部二·介之二》

组成：真珠末豆大一粒，蜜一蚬壳

和服，日三。尤宜小儿。

适应证：安魂定魄。

19. 猪心

出处：《种杏仙方·卷二·不寐》

组成：猪心劈开，入朱砂末于内

纸包火煨熟食之。

适应证：治被惊骇，心神不安，心跳不宁。

20. 煮附丸

出处：《济阴纲目·卷之六·求子门》

组成：香附子_{不拘多少}

去毛与粗皮，米泔水浸一宿晒干，用上好米醋，砂锅内煮之，旋添醋旋煮_{妙在多醋意}，以极烂为度，取出焙干为末，仍用醋糊为丸，如桐子大，每服五七十丸，经不调即调，久不孕者亦孕。

适应证：治婢妾多郁，情不宣畅，经多不调，故难孕。此方最妙，不须更服他药_{可与神仙附益丸并驾}。

21. 柏实

出处：《回生集·卷之上·内症门》

组成：柏实

煮饮，日久自愈。

适应证：怔忡病。

22. 独参汤

出处：《竹林女科证治·卷四·求嗣下》

组成：人参_{二两}

水二钟，煎至八分温服，日服二次。

适应证：婴儿肝气未充，胆气最怯。凡耳闻骤声，目视骤色，虽非大惊卒恐，亦能怖其神魂。醒时受怖，寐则惊啼，或震动不宁，或忽尔啼叫，皆神怯不安之证。

23. 贝母

出处：《喻选古方试验·卷三·郁证》

组成：贝母_{去心}

姜汁炒研，姜汁打面糊丸，梧子大，每服七十丸，以征士锁甲煎汤下。《集效方》

适应证：忧郁不伸，胸膈不宽。按：贝母能散心胸郁结之气。

24. 生地汁

出处：《喻选古方试验·卷四·产后》

组成：生地汁　渍酒各一升

相和煎沸，分二服。《集验》

适应证：产后烦闷，乃气血上冲。

25. 焦白术

出处：《经验选秘·卷一》

组成： 焦白术

时时煎服，极效。多食则有横中滞气，唯用荷叶包裹久蒸，或用蜜炙则可服也。

适应证： 心气怔忡。

26. 灯草

出处：《疑难急症简方·卷二·怔忡喜忘不寐》

组成： 灯草

煎服，或用白糖含卧。皆忌茶水。

适应证： 不寐。丁氏

27. 水牛角

出处：《疑难急症简方·卷二·吐血》

组成： 水牛角

烧炭研八分，酒送。

适应证： 血上逆心，其症烦闷刺痛。

28. 郁李饮

出处：《医方絜度·卷一》

组成： 郁李仁酒浸，三钱

水酒煎服。

薛生白曰：滑可去着，郁李仁性最滑脱。钱氏治惊恐后，肝系滞而不下，始终目不瞑者，邪留于胆。胆为清净之腑，藏而不泻，是以病去而内留之。邪不去，寐则阳气行阴，胆热内扰，肝魂不宁，用郁李仁以泄邪。必用酒浸者，以酒气独归胆也。

适应证： 主惊恐后邪袭肝胆，惊悸梦惕，目不得瞑。仲阳

29. 鹿角胶

出处：《奉时旨要·阴属·诸郁》

组成： 鹿角胶

酒溶多服。

适应证： 劳心过度，梦寐不安者。此恐郁之治也。

评述

  不同于应用复方时需要的全面病机分析，应用单方时可仅在寒热虚实简单辨证的基础上"对症下药"。从发挥疗效的机理看，单方包含了燥湿的厚朴，清热的羚羊角、竹茹、水牛角，活血的蒲黄、番红花，化痰的杏仁、贝母，行气的香附、丁香，补血的枣仁、红枣，补心的柏子仁，滋阴的知母、生地，补气的人参、白术，镇静安神的朱砂、珍珠等，涵盖了郁病治疗证候的各个方面。因其作为单方而存在，对相应主治症状或有优于一般药物的疗效，故临床治疗有相应症状或病机的郁病时，可选择性加入该类药物以针对性治疗，提高复方疗效；或在常规辨证施以复方难以获得殊效的情况下，单方亦可作为一种治疗策略。此外，单方存在药食同源或以食代药的药物，如《太平圣惠方》之驴肉腌脍方、《急救良方》之红枣、《种杏仙方》之猪心、《奉时旨要》之鹿角胶，单独使用时能免去患者服药痛苦，亦可作为常规治疗外的辅助食疗方。总之，为数不多的单方值得引起特别关注。

郁
病

第七章

针灸集萃

　　针灸、经络、腧穴，属于古代医籍，尤其是《黄帝内经》的重要理论，亦属于古代治疗疾病的重要方法。从《黄帝内经》建构了完善的针灸理论体系起，历代医家对针灸理论代有发展，亦代有缺漏之处。从早期多为单穴治疗，逐步到大量组穴治疗；从《黄帝内经》对疾病治疗多为经脉名称、部位描述，到腧穴名称逐步增多、完善；从早期注重灸治，到后期注重针刺等。但限于篇幅，本部分内容，以穴位功效、针刺穴位处方、《黄帝内经》所载内容作为分类依据，以期能够展现针灸治疗郁病的核心与要点。

穴位功效

一、综合功效穴位

综合功效穴位，其功效描述涉及三种以上种类的病症，包含情志类、神志类乃至躯体化病症，且皆为临床治疗郁病的常用穴位。

（1）大陵

别名与出处： 又名太陵、鬼心。出自《灵枢经》。

定位： 在腕前区，腕掌侧远端横纹中，掌长肌腱与桡侧腕屈肌腱之间，属于手厥阴心包经，输穴、原穴。

功效与主治文献记载：

唐·孙思邈《千金翼方·卷第二十六针灸上·小儿惊痫第三》

主心中澹澹惊恐。

宋·赵佶《圣济总录·卷第一百九十一·手厥阴心主经第九》

治热病汗不出，臂挛腋肿。善笑不休，心悬若饥，喜悲泣，惊恐，目赤，小便如血，呕逆，狂言不乐，喉痹口干，身热头痛，短气胸胁痛。

元·西方子《西方子明堂灸经·卷二·手厥阴心主经八穴》

主喉痹嗌干。主心痛。主目赤，小便如血，咳逆寒热发。主手挛手挛及肘挛腋肿。主风热善怒，心中悲喜思慕，歔欷喜笑不止。主心下澹澹，喜惊。主热病烦心，心闷而汗不出，掌中热，头痛身热如火，浸淫烦满，舌本痛。主疟乍寒乍热。主咳喘。主呕吐。主胸中痛。主痂疥。

元·王国瑞《扁鹊神应针灸玉龙经·六十六穴治症·癸手厥阴心包络经》

治心膈痛，喜笑，悲哀。头痛，目赤，小便不利。

单穴治疗应用记载：

晋·皇甫谧《针灸甲乙经·卷七·六经受病发伤寒热病第一（下）》

热病烦心而汗不止，肘挛腋肿，善笑不休，心中痛，目赤黄，小便如血，欲呕，胸中热，苦不乐，太息，喉痹嗌干，喘逆，身热如火，头痛如破，短气胸痛。

刺灸法：

《圣济总录·卷第一百九十一·手厥阴心主经第九》："针入五分，可灸三壮。"

（2）天井

出处： 出自《灵枢经》。

定位： 在肘后区，肘尖上1寸凹陷中，属于手少阳三焦经，合穴。

功效与主治文献记载：

唐·孙思邈《备急千金要方·卷第三十针灸下·风痹第四》

主大风默默不知所痛，悲伤不乐。

唐·王焘《外台秘要方·卷第三十九·十二身流注五脏六腑明堂》

主肘痛引肩不可屈伸，振寒热，颈项肩背痛，臂痿痹不仁。大风默默然不知所痛，嗜卧善惊，瘛疭。胸痹心痛，肩肉麻木，疟食时发，心痛悲伤不乐。癫疾，吐舌沫出，羊鸣戾颈。

宋·王怀隐《太平圣惠方·卷第一百·具列四十五人形》

主肘痛引肩，不可屈伸，颈项及肩臂痛，臂痿不仁，惊悸悲伤，痫病羊鸣吐舌也。

元·西方子《西方子明堂灸经·卷五·手少阳三焦经十七穴》

主大风默默，不知所痛，悲伤不乐，悲愁恍惚，疟食时发，心痛惊瘛。主癫病，羊痫吐舌，羊鸣戾颈，肩痛，痿痹不仁，肩下不可屈伸，肩肉麻木，咳嗽上气，唾脓，不嗜食，风痹。

刺灸法：

《西方子明堂灸经·卷五·手少阳三焦经十七穴》："灸三壮。"《太平圣惠方·卷第一百·具列四十五人形》："灸五壮。"

（3）支正

出处： 出自《灵枢经》。

定位： 在前臂后区，腕背侧远端横纹上5寸，尺骨尺侧与尺侧腕屈肌之间，属于手太阳小肠经，络穴。

功效与主治文献记载：

宋·王怀隐《太平圣惠方·卷第一百·具列四十五人形》

主惊恐悲愁，肘臂挛，难屈伸，手不握，十指尽痛也。秦丞祖云：兼主五劳，四肢力弱，虚乏等病。

明·高武《针灸聚英·卷一上·手太阳小肠经》

主风虚，惊恐悲愁，癫狂，五劳，四肢虚弱，肘臂挛难屈伸，手不握，十指尽痛，热病先腰颈酸，喜渴，强项，疣目，实则节弛肘废，泻之。虚则生疣小如指，痂疥，补之。

郁
病

明·张介宾《类经图翼·卷六·经络四》

主治五劳癫狂，惊风寒热，颔肿项强，头痛目眩。风虚惊恐悲忧。腰背酸，四肢乏弱，肘臂不能屈伸，手指痛不能握。

刺灸法：

《类经图翼·卷六·经络四》："刺三分，留七呼，灸三壮。"《针灸聚英·卷一上·手太阳小肠经》："灸五壮。"

（4）巨阙

出处： 出自《针灸甲乙经》。

定位： 在上腹部，脐中上6寸，前正中线上，属于任脉。

功效与主治文献记载：

唐·孙思邈《备急千金要方·卷第三十针灸下·风痹第四》

主惊悸少气。

唐·孙思邈《备急千金要方·卷第三十针灸下·热病第五》

主烦心喜呕。

宋·王怀隐《太平圣惠方·卷第九十九·具列一十二人形共计二百九十六》

主疗心中烦闷，热风，风痫，浪言或作鸟声，不能食，无心力，凡心痛有数种，冷痛，蛔虫心痛，蛊毒，霍乱不识人。

宋·赵佶《圣济总录·卷第一百九十二·任脉》

治心中烦满，热病胸中痰饮，腹胀暴痛，恍惚不知人，息贲时唾血，蛔虫心痛，蛊毒霍乱，发狂不识人，惊悸，少气。

单穴治疗应用记载：

晋·皇甫谧《针灸甲乙经·卷九·足厥阴脉动喜怒不时发癀疝遗溺癃第十一》

狐疝，惊悸少气。

宋·王执中《针灸资生经·第四·心烦闷》

心闷痛。

明·朱橚《普济方·卷四百十七针灸门·风癫狂》

治狂走喜怒悲泣。

刺灸法：

《太平圣惠方·卷第九十九·具列一十二人形共计二百九十六》："针入六分，留七呼，得气即泻。灸亦得，日灸七壮至七七壮。忌猪鱼生冷酒面热食之类。"《针灸资生经·第四·心烦闷》："灸二七壮。"《普济方·卷四百十七针灸门·风癫狂》："灸随年壮。"

（5）少冲

别名与出处： 又名经始。出自《针灸甲乙经》。

定位： 在手指，小指末节桡侧，指甲根角侧上方0.1寸，属于手少阴心经，井穴。

功效与主治文献记载：

唐·孙思邈《备急千金要方·卷第三十针灸下·风痹第四》

太息烦满，少气悲惊。

唐·王焘《外台秘要方·卷第三十九·十二身流注五脏六腑明堂》

主热病烦心。上气心痛而冷，烦满少气。悲恐善惊。掌中热，肘腋胸中痛。口中热。咽喉中酸，乍寒乍热。手卷不伸，掌痛引肘腋。

宋·王怀隐《太平圣惠方·卷第一百·具列四十五人形》

主烦心上气，卒心痛，悲恐畏人，善惊，手拳不得伸，掌中热痛也。秦丞祖明堂云：兼主惊痫，吐舌沫出也，《千金》杨玄操同。

元·王国瑞《扁鹊神应针灸玉龙经·六十六穴治症·丁手少阴心经》

五痫，心痛，热病，胸满，气急，手挛，臂痛，掌热。虚悲惊，实喜笑。

明·高武《针灸聚英·卷一上·手少阴心经》

主热病烦满，上气嗌干渴，目黄，臑臂内后廉痛，厥心痛，痰冷，少气，悲恐善惊，太息，烦满。掌中热，胁痛，胸中痛，口中热，咽中酸，乍寒乍热。手挛不伸，引肘腋痛，悲惊。

刺灸法：

《针灸聚英·卷一上·手少阴心经》："针一分，灸三壮。"

（6）内关

出处：出自《灵枢经》。

定位：在前臂前区，腕掌侧远端横纹上2寸，掌长肌腱与桡侧腕屈肌腱之间，属于手厥阴心包经，络穴，八脉交会穴。

功效与主治文献记载：

唐·孙思邈《备急千金要方·卷第三十针灸下·心腹第二》

主凡心实者，则心中暴痛，虚则心烦，惕然不能动，失智。

唐·王焘《外台秘要方·卷第三十九·十二身流注五脏六腑明堂》

主面赤皮热，热病汗不出，中风热，目赤黄，肘挛腋肿，实则心暴痛，虚则烦心，惕惕不能动，失智，心澹澹善惊恐，心悲。

宋·王执中《针灸资生经·第四·心气》

主失志。

明·张介宾《类经图翼·卷七·经络五》

主治中风失志，实则心暴痛，虚则心烦惕惕。面热目昏，支满肘挛，久疟不已，胸满肠痛，实则泻之，生疮灸之。捷法云：治胸满胃脘不快，伤寒中焦痞满，两胁刺痛，呕吐不已，脾胃气虚，心腹胀满，胁肋下疼。心腹刺痛，痞块食癥不散，人渐羸瘦，血块气癥，脏腑虚寒，风壅气滞。大肠虚冷，脱肛不收，大便艰难，用力脱肛。脏毒肿痛，便血不止，五痔五痫。口吐涎沫，心性呆痴，心惊发狂，悲泣不已，不识亲疏，健忘错乱，言语不记，或歌或笑，神思不安。中风

郁
病

不省人事，心虚胆寒，四体战掉。以上诸证，先以内关主治，后随证加各穴治之。

刺灸法：

《针灸资生经·第四·心气》："灸三壮。"《类经图翼·卷七·经络五》："刺五分，灸五壮。"

（7）心俞

出处： 出自《灵枢经》。

定位： 在脊柱区，第5胸椎棘突下，后正中线旁开1.5寸，属于足太阳膀胱经。

功效与主治文献记载：

宋·王怀隐《太平圣惠方·卷第一百·具列四十五人形》

主寒热心痛，背相引痛，胸中满闷，咳嗽不得息，烦心多涎，胃中弱，食饮不下，目䀮䀮，泪出悲伤也。

宋·赵佶《圣济总录·卷第一百九十一·足太阳膀胱经第七》

治心中风，狂走发痫，语悲泣，心胸闷乱，烦满汗不出，结积寒热，呕吐不下食，咳唾血。

宋·王执中《针灸资生经·第四·心气》

疗心气乱。

宋·王执中《针灸资生经·第四·中风》

治心中风，语悲泣。

明·张介宾《类经图翼·七卷·经络五》

主治偏风半身不随，食噎积结寒热，心气闷乱，烦满恍惚，心惊汗不出，中风偃卧不得，冒绝发痫悲泣，呕吐咳血，发狂健忘。此穴主泻五脏之热，与五脏俞同。

明·高武《针灸聚英·卷一上·足太阳膀胱经》

主偏风半身不遂，心气乱恍惚，心中风，偃卧不得倾侧，闷乱冒绝，汗出唇赤，狂走发痫，语悲泣，胸闷乱。咳吐血，黄疸，鼻衄，目眩目昏，呕吐不下食，丹毒，遗精白浊，健忘，小儿心气不足，数岁不语。

单穴治疗应用记载：

南北朝·陈延之《小品方·卷第十二·灸法要穴》

心懊憹，彻痛烦逆。

刺灸法：

《太平圣惠方·卷第一百·具列四十五人形》："灸五壮。"《类经图翼·七卷·经络五》："针入三分，留七呼，得气即泻。不可灸。"《小品方·卷第十二·灸法要穴》："灸百壮。"

（8）百会

别名与出处： 又名三阳五会。出自《针灸甲乙经》。

定位： 头部头顶正中线与两耳尖连线的交叉处，属于督脉。

功效与主治文献记载：

宋·王怀隐《太平圣惠方·卷第九十九·具列一十二人形共计二百九十穴》

主疗脱肛风痫，青风心风，角弓反张，羊鸣多哭，言语不择，发时即死，吐沫，心中热闷，头风，多睡，心烦，惊悸无心力，忘前失后，吃食无味，头重，饮酒面赤鼻塞。

宋·王怀隐《太平圣惠方·卷第一百·具列四十五人形》

主脑重，鼻塞，头目眩痛，少心力，忘前失后，心神恍惚，及大人小儿脱肛也。

宋·赵佶《圣济总录·卷第一百九十二·督脉》

治小儿脱肛久不瘥，风痫中风，角弓反张。或多哭，言语不择，发即无时，盛即吐沫，心烦惊悸健忘，痎疟耳鸣耳聋，鼻塞不闻香臭。

明·张介宾《类经图翼·八卷·经络六》

主头风头痛，耳聋鼻塞鼻衄，中风言语蹇滞，口噤不开，或多悲哭，偏风半身不遂，风痫卒厥，角弓反张，吐沫心神恍惚，惊悸健忘，痎疟，女人血风，胎前产后风疾，小儿风痫惊风，脱肛久不瘥。一曰百病皆治。……一曰治悲笑欲死，四肢冷风欲绝，身口温。

单穴治疗应用记载：

宋·王执中《针灸资生经·卷四·心气》

凡思虑过多，心下怔忪，或至自悲感慨，必灸百会。则以百会有治无心力、忘前失后证故也。

郁病

刺灸法：

《太平圣惠方·卷第一百·具列四十五人形》："灸七壮。"《针灸聚英·卷一下·督脉》："《素注》针二分。《铜人》灸七壮止六七壮。凡灸头顶，不得过七壮，缘头顶皮薄，灸不宜多。针二分，得气即泻。"《圣济总录·卷第一百九十二·督脉》："刺二分，灸五壮。"

（9）劳宫

别名与出处：又名五里，一作五星，一名掌中。出自《灵枢经》。

定位：在掌区，横平第3掌指关节近端，第2掌骨之间偏于第3掌骨，属于手厥阴心包经，荥穴。

功效与主治文献记载：

宋·赵佶《圣济总录·卷第一百九十一·手厥阴心主经第九》

治中风善怒，悲笑不休，手痹，热病三日汗不出，怵惕，胸胁痛不可转侧，大小便血，衄血不止，气逆呕哕，烦渴，食饮不下，口中腥臭，胸胁支满，黄疸目黄。

单穴治疗应用记载：

晋·皇甫谧《针灸甲乙经·卷八·五脏传病发寒热第一（下）》

烦心，咳，寒热善哕。

晋·皇甫谧《针灸甲乙经·卷十·阳受病发风第二（下）》

风热善怒，中心喜悲，思慕歔欷，善笑不休。

刺灸法：

《圣济总录·卷第一百九十一·手厥阴心主经第九》："灸三壮。"

（10）足三里

出处： 出自《灵枢经》。

定位： 在小腿前侧，犊鼻下3寸，犊鼻与解溪连线上，属于足阳明胃经，合穴，下合穴。

功效与主治文献记载：

唐·孙思邈《备急千金要方·卷第三十针灸下·杂病第七》

主腹中寒，胀满肠鸣，腹痛，胸腹中瘀血，小腹胀，皮肿，阴气不足，小腹坚，热病汗不出，喜呕，口苦，壮热，身反折，口噤鼓颔，腰痛不可以顾，顾而有所见，喜悲，上下求之。口僻乳肿，喉痹不能言，胃气不足，久泄痢，食不化，胁下柱满，不能久立，膝痿寒热中，消谷苦饥，腹热身烦狂言，乳痈，喜噫，恶闻食臭，狂歌妄笑，恐怒大骂，霍乱遗尿，失气阳厥，凄凄恶寒头眩，小便不利，喜哕。

单穴治疗应用记载：

晋·皇甫谧《针灸甲乙经·卷七·太阳中风感于寒湿发痉第四》

热病汗不出，善呕苦，痉身反折，口噤，善鼓颔，腰痛不可以顾，顾而有似拔者，善悲，上下取之出血，见血立已。痉，身反折，口噤喉痹不能言，三里主之。

刺灸法：

《备急千金要方·卷第三十针灸下·杂病第七》："皆灸刺之，多至五百壮，少至二三百壮。"

《针灸甲乙经·卷七·太阳中风感于寒湿发痉第四》："上下取之出血。"

（11）间使

别名与出处： 又名鬼路、剑巨。出自《灵枢经》。

定位： 在前臂前区，腕掌侧远端横纹上3寸，掌长肌腱与桡侧腕屈肌腱之间，属于手厥阴心包经。

功效与主治文献记载：

唐·孙思邈《备急千金要方·卷第三十针灸下·风痹第四》

主善悲惊狂，面赤目黄，喑不能言。

唐·孙思邈《千金翼方·卷第二十六针灸上·小儿惊痫第三》

主喜惊，喑不能言。

宋·赵佶《圣济总录·卷第一百九十一·手厥阴心主经第九》

治心悬如饥，卒狂，胸中澹澹，恶风寒。呕吐，怵惕，寒中少气，掌中热，腋肿肘挛，卒心痛，多惊，喑不得语，咽中如鲠。……可灸鬼邪。

宋·王执中《针灸资生经·第四·心惊恐》

疗惊悸。

单穴治疗应用记载：

晋·皇甫谧《针灸甲乙经·卷七·六经受病发伤寒热病第一（下）》

热病，烦心，善呕，胸中澹澹善动而热。

晋·皇甫谧《针灸甲乙经·卷十一·阳厥大惊发狂病第二》

心悬如饥状，善悲而惊狂，面赤目黄。

唐·孙思邈《千金翼方·卷第二十七针灸中·肝病第一》

烦躁恍惚。

刺灸法：

《圣济总录·卷第一百九十一·手厥阴心主经第九》："灸五壮，针入三分。"《千金翼方·卷第二十七针灸中·肝病第一》："灸三十壮，针入三分。"

（12）神门

别名与出处： 又名兑冲，一名中都。出自《灵枢经》，称之为"掌后锐骨之端"。

定位： 在腕前区，腕掌侧远端横纹尺侧端，尺侧腕屈肌腱的桡侧缘，属于手少阴心经，输穴、原穴。

郁
病

功效与主治文献记载：

唐·孙思邈《备急千金要方·卷第三十针灸下·风痹第四》

主数噫，恐悸不足。

宋·王执中《针灸资生经·第四·心烦闷》

治疟，心烦甚，欲得饮冷，恶寒则欲处温中，咽干不嗜食，心痛数噫，恐悸，少气不足，手臂寒，喘逆身热，狂悲哭，呕血遗溺。

元·西方子《西方子明堂灸经·卷二·手少阴心经八穴》

主笑若狂。主手掣挛急。主遗溺。主喉痹心痛，数噫，恐怖，少气不足。主疟，心烦甚，欲得饮冷，恶寒则欲处温中，咽干不嗜食，手臂寒，喘逆身热，狂，悲哭，大小人五痫。

明·高武《针灸聚英·卷一上·手少阴心经》

主疟，心烦甚，欲得冷饮，恶寒则欲处温中，咽干不嗜食，心痛，数噫，恐悸，少气不足，手臂寒，面赤喜笑，掌中热而哕，目黄胁痛，喘逆，身热。狂，悲笑。呕血吐血，振寒上气，遗溺，失音，心性痴呆，健忘，心积伏梁注：伏梁指心积症，即心下至肚脐处胀满积聚之病，《难经·五十四难》：心之积名曰伏梁，起脐上，大如臂，上至心下。久不愈，令人病烦心，大小人五痫。

刺灸法：

《普济方·针灸卷五·十二经流注五脏六腑明堂》："灸三壮。"《西方子明堂灸经·卷二·手少阴心经八穴》："灸七壮。"《针灸聚英·卷一上·手少阴心经》："针三分，留七呼。"

（13）涌泉

别名与出处： 又名地冲。出自《灵枢经》。

定位： 在足底，屈足卷趾时足心最凹陷中，属于足少阴肾经，井穴。

功效与主治文献记载：

明·高武《针灸聚英·卷一下·足少阴肾经》

主尸厥，面黑如炭色，咳吐有血，喝而喘，坐欲起。目眈眈无所见，善恐，惕惕如人将捕之，舌干咽肿，上气嗌干，烦心心痛，黄疸肠澼，股内后廉痛，痿厥，嗜卧，善悲欠……《千金翼》云：主喜喘，脊胁相引，忽忽喜忘……身项痛而寒且酸，足热不欲言，头痛癫癫然，少气寒厥，霍乱转筋，肾积贲豚。

刺灸法：

《针灸聚英·卷一下·足少阴肾经》："《铜人》针五分，无令出血，灸三壮。《明堂》灸不及针。"

二、情志类病症治疗穴位

情志类病证，以愁忧、善悲、惊恐、烦躁为主要分类内容，愁忧类文献摘录关键词为：闭户不出、不乐、默默、心闷、太息、忧、忧思、善愁等；善悲类文献主要摘录关键词为：悲、善悲、心悲、哭泣、泣出等；惊恐类文献主要摘录关键词为：惊、惊悸、惊恐、恐悸、心中澹澹、心惕惕等；烦躁类文献主要摘录关键词为：烦、烦心、恶人与木音等。情志类病证为郁病的核心症状群。

1. 愁忧

（1）大钟

别名与出处： 又名太钟。出自《灵枢经》。

定位： 在跟区，内踝后下方，跟骨上缘，跟腱附着部前缘凹陷中，属于足少阴肾经，络穴。

功效与主治文献记载：

宋·赵佶《圣济总录·卷第一百九十一·足少阴肾经第八》

治实则小便淋闭，洒洒腰瘠强痛，大便秘涩。嗜卧，口中热；虚则呕逆多寒，欲闭户而处，少气不足，胸张喘息舌干，咽中食噎不得下，善惊恐不乐，喉中鸣，咳唾血。

单穴治疗应用记载：

晋·皇甫谧《针灸甲乙经·卷九·脾胃大肠受病发腹胀满肠中鸣短气第七》

喘，少气不足以息，腹满，大便难，时上走，胸中鸣，胀满，口中吸吸，善惊，咽中痛，不可纳食，善怒，惊恐，不乐。

刺灸法：

《圣济总录·卷第一百九十一·足少阴肾经第八》："灸三壮，针入二分，留七呼。"

（2）大横

出处： 出自《针灸甲乙经》。

定位： 在上腹部，脐中旁开4寸，属于足太阴脾经，足太阴、阴维脉交会穴。

功效与主治文献记载：

宋·赵佶《圣济总录·卷第一百九十一·足太阴脾经第四》

疗大风逆气，多寒善悲。

元·西方子《西方子明堂灸经·卷一·腹第四行七穴》

主腹热欲走，太息，四肢不可动。多汗，洞利。大风逆气，多寒，善愁。

单穴治疗应用记载：

唐·孙思邈《千金翼方·卷第二十七针灸中·小肠病第四》

惊怖心忪，少力。

刺灸法：

《圣济总录·卷第一百九十一·足太阴脾经第四》："可灸五壮，针入三分。"《西方子明堂灸经·卷一·腹第四行七穴》："灸五壮。"

（3）太冲

出处： 出自《灵枢经》。

定位： 在足背，第1、2跖骨间，跖骨底结合部前方凹陷中，或触及动脉搏动，属于足厥阴肝经，输穴、原穴。

功效与主治文献记载：

唐·孙思邈《备急千金要方·卷第三十针灸下·心腹第二》

主羸瘦恐惧，气不足，腹中悒悒。

单穴治疗应用记载：

晋·皇甫谧《针灸甲乙经·卷七·太阳中风感于寒湿发痓第四》

痉，互引善惊。

刺灸法：

《针灸甲乙经·卷三·足厥阴及股凡三十二穴第三十一》："刺入三分，留十呼，灸三壮。"

（4）少府

出处： 出自《针灸甲乙经》。

定位： 在手掌，横平第五掌指关节近端，第4、5掌骨之间，属于手少阴心经，荥穴。

功效与主治文献记载：

唐·孙思邈《备急千金要方·卷第三十针灸下·风痹第四》

主数噫，恐悸，气不足。

宋·赵佶《圣济总录·卷第一百九十一·手少阴心经第五》

治烦满少气，悲恐畏人，掌中热，肘腋挛急。胸中痛，手卷不伸。

元·王国瑞《扁鹊神应针灸玉龙经·六十六穴治症·丁手少阴心之经》

治虚：悲忧少气，心痛；实：癫痫，谵语，臂痛，背疽初发。

郁
病

明·高武《针灸聚英·卷一上·手少阴心经》

主烦满少气，悲恐畏人，掌中热，臂酸，肘腋挛急，胸中痛，手拳不伸，痎疟久不愈，振寒阴挺出，阴痛阴痒，遗尿，偏坠，小便不利，太息。

刺灸法：

《针灸聚英·卷一上·手少阴心经》："《铜人》针二分，灸七壮。《明堂》三壮。"

（5）中封

别名与出处： 一名悬泉。出自《灵枢经》。

定位： 在踝区，内踝前，胫骨前肌肌腱的内侧缘凹陷中，属于足厥阴肝经，经穴。

功效与主治文献记载：

晋·皇甫谧《针灸甲乙经·卷九·邪在心胆及诸脏腑发悲恐太息口苦不乐及惊第五》

色苍苍然，太息，如将死状，振寒，溲白，便难。

刺灸法：

《针灸甲乙经·卷三·足厥阴及股凡二十二穴第三十一》："刺入二分，留七呼，灸三壮。"《针灸聚英·卷一下·足厥阴肝经》："《铜人》针四分，留七呼。"

（6）中脘

别名与出处： 又名太仓，一名中管，一名胃管。出自《黄帝内经素问》。

定位： 在上腹部，脐中上4寸，前正中线上，属于任脉。

功效与主治文献记载：

唐·孙思邈《备急千金要方·卷第三十针灸下·心腹第二》

主腹胀不通，痓，大便坚，忧思损伤气积聚，腹中甚痛，作脓肿，往来上下。

宋·王执中《针灸资生经·第四·心烦闷》

疗心闷。

单穴治疗应用记载：

晋·皇甫谧《针灸甲乙经·卷九·肝受病及卫气留积发胸胁满痛第四》

伤忧悁思气积，中脘主之。

唐·孙思邈《千金翼方·卷第二十七针灸中·肝病第一》

烦闷忧思。

刺灸法：

《针灸甲乙经·卷三·腹自鸠尾循任脉下行至会阴凡十五穴第十九》："刺入一寸二分，灸七壮。"《针灸聚英·卷一下·任脉》："《铜人》针八分，留七呼。"

（7）行间

出处： 出自《灵枢经》。

定位： 在足背，第1、2趾间，趾蹼缘后方赤白肉际处，属于足厥阴肝经，荥穴。

功效与主治文献记载：

晋·皇甫谧《针灸甲乙经·卷十二·手足阳明少阳脉动发喉痹咽痛第八》

喉痹气逆，口喝喉咽如扼状，行间主之《千金》作间使。

唐·孙思邈《备急千金要方·卷第三十针灸下·风痹第四》

主心痛数惊，心悲不乐。

宋·赵佶《圣济总录·卷第一百九十一·足厥阴肝经第十二》

治溺难，又白浊，寒疝少腹肿，咳逆呕血，腰痛不能俯仰，腹中胀，心痛色苍苍如死状，终日不得息，口喝，四肢逆冷，嗌干烦渴，瞑不欲视，目中泪出太息，癫疾短气。

宋·王执中《针灸资生经·第四·叹息》

主不得太息。

清·雷少逸《灸法秘传·太乙神针·正面穴道证》

凡白浊、尿难、腹胀、心疼、咳逆、吐血、烦闷、短气、手足浮肿、四肢厥冷，针两穴。

刺灸法：

《针灸聚英·卷一下·足厥阴肝经》："《铜人》灸三壮，针六分。"

（8）悬钟

别名与出处： 又名绝骨。出自《灵枢经》。

定位： 在小腿外侧，外踝尖上3寸，腓骨前缘，属于足少阳胆经，八会穴之髓会。

功效与主治文献记载：

唐·孙思邈《千金翼方·卷第二十八针灸下·杂法第九》

明·杨继洲《针灸大成·卷七·足少阳经穴主治》：治冷痹胫膝疼，腰脚挛急，足冷气上，不能久立。有时厌厌嗜卧，手足沉重，日觉赢瘦。此名复连病，令人极无情地，常愁不乐，健忘嗔喜。

宋·王执中《针灸资生经·第四·心烦闷》

治风心烦。

宋·王执中《针灸资生经·第四·心忧悲》

忧主心。

刺灸法：

《针灸资生经·第七·身寒痹》："灸随年壮，一灸即愈，不得再灸也。若年月久更发，依法更灸，若意便欲多者。七日外更七壮。"

（9）液门

别名与出处： 宋以前文献又作"腋门""掖门"。出自《灵枢经》。

定位： 在手背，第4、5指间，指蹼缘上方赤白肉际凹陷中，属于手少阳三焦经，荥穴。

功效与主治文献记载：

唐·孙思邈《备急千金要方·卷第三十针灸下·风痹第四》

主喜惊妄言，面赤。

单穴治疗应用记载：

晋·皇甫谧《针灸甲乙经·卷九·邪在心胆及诸脏腑发悲恐太息口苦不乐及惊第五》

胆眩寒厥，手臂痛，善惊忘言，面赤泣出。

刺灸法：

《圣济总录·卷第一百九十一·手少阳三焦经第十》："针入二分，可灸三壮。"

（10）照海

别名与出处： 又名阴跷，一名太阴跷。出自《针灸甲乙经》。

定位： 在踝区，内踝尖下1寸，内踝下缘边际凹陷中，属于足少阴肾经，八脉交会穴。

功效与主治文献记载：

唐·孙思邈《备急千金要方·卷第三十针灸下·风痹第四》

主大风，默默不知所痛，视如见星。

宋·赵佶《圣济总录·卷第一百九十一·足少阴肾经第八》

治嗌干，四肢懈惰，善悲不乐，久疟，卒疝，少腹痛，呕吐嗜卧，大风偏枯，半身不遂，女子淋漓，阴挺出。

明·吴昆《针方六集·卷之五纷署集·足少阴及股并阴跷阴维凡二十穴第三十一》

照海二穴，主嗌干悲恐，目如见星，呕吐腹痛，久疟，暴疝，淋漓，阴挺，二便不通，腹内一切隐疾。

刺灸法：

《圣济总录·卷第一百九十一·足少阴肾经第八》："针三分，灸七壮。"

2. 善悲

（1）日月

别名与出处： 又名神光。出自《针灸甲乙经》。

定位： 在胸部，第7肋间隙中，前正中线旁开4寸，属于足少阳胆经，募穴。

功效与主治文献记载：

宋·王怀隐《太平圣惠方·卷第一百·具列四十五人形》

主善悲不乐，欲走，多唾，言语不正，及四肢不收也。

宋·赵佶《圣济总录·卷第一百九十一·足少阳胆经第十一》

治太息善悲，小腹热欲走，多唾，言语不正，四肢不收。

刺灸法：

《太平圣惠方·卷第一百·具列四十五人形》："针七分，灸五壮。"

（2）阳谷

出处： 出自《灵枢经》。

定位： 在腕后区，尺骨茎突与三角骨之间的凹陷中，属于手太阳小肠经，经穴。

功效与主治文献记载：

唐·孙思邈《千金翼方·卷第二十六针灸上·小儿惊痫第三》

主风眩惊，心悲不乐。

宋·王执中《针灸资生经·第四·癫狂》

治妄言。左右顾，瘛疭，目眩。

刺灸法：

《针灸甲乙经·卷三·手太阳凡十六穴第二十九》："刺入二分，留二呼。灸三壮。"

（3）灵道

出处： 出自《针灸甲乙经》。

定位： 在前臂前区，腕掌侧远端横纹上1.5寸，尺侧腕屈肌腱的桡侧缘，属于手少阴心经，经穴。

功效与主治文献记载：

唐·孙思邈《备急千金要方·卷第三十针灸下·心腹第二》

主心痛悲恐，相引瘛疭。

刺灸法：

《针灸甲乙经·卷三·手少阳及臂凡一十六穴第二十六》"刺入三分，灸三壮。"

（4）鱼际

出处： 出自《灵枢经》。

定位： 在手外侧，第1掌骨桡侧中点赤白肉际处，属于手太阴肺经，荥穴。

功效与主治文献记载：

宋·王怀隐《太平圣惠方·卷第九十九·具列一十二人形共计二百九十穴》

主虚热，洒洒毛坚，恶风寒，舌上黄，身热咳嗽，喘痹走背胸不得息，头痛甚，汗不出，热烦心，少气不足，以湿阴痒，腹痛，不下食饮，肘挛支满，喉中焦干，渴痉上气，热病寒栗，鼓颔腹满，阴痿，色不变，肺心痛，咳引尻溺出，膈中虚，食引呕，身热汗出，唾呕，吐血唾血，目泣出，短气，心痹悲怒逆气，在肠胃气逆也。

明·高武《针灸聚英·卷一上·手太阴肺经》

主酒病，恶风寒，虚热，舌上黄。身热头痛，咳嗽哕，伤寒汗不出，痹走胸背痛不得息，目眩，烦心少气，腹痛不下食。肘挛肢满，喉中干燥，寒栗鼓颔，咳引尻痛，溺血呕血，心痹悲恐，乳痛。东垣曰：胃气下溜，五脏气皆乱，在于肺者，取之手太阴鱼际、足少阴俞。

刺灸法：

《针灸聚英·卷一上·手太阴肺经》："《铜人》针一分，留三呼。《明堂》《素注》针二分，灸三壮。《素问》：刺手鱼腹内陷为肿。"

（5）辄筋

出处： 出自《针灸甲乙经》。

郁病

定位：在胸外侧区，第 4 肋间隙中，腋中线前 1 寸，属于足少阳胆经。

功效与主治文献记载：

明·高武《针灸聚英·卷一下·足少阳胆经》

主太息善悲，小腹热，欲走，多唾，言语不正，四肢不收，呕吐宿汁，吞酸。

刺灸法：

《针灸聚英·卷一下·足少阳胆经》："《铜人》灸五壮，针五分。《素注》七分。"

（6）商丘

出处：出自《灵枢经》。

定位：在足内侧，内踝前下方，舟骨粗隆与内踝尖连线中点凹陷中，属于足太阴脾经。

功效与主治文献记载：

唐·孙思邈《备急千金要方·卷第三十针灸下·心腹第二》

主心下有寒痛；又主脾虚，令人病不乐，好太息。

宋·赵佶《圣济总录·卷第一百九十一·足太阴脾经第四》

治腹胀肠中鸣，不便，脾虚令人不乐，身寒，善太息，心悲气逆，痔疾，骨疽蚀，绝子厌梦。

刺灸法：

《圣济总录·卷第一百九十一·足太阴脾经第四》："灸三壮，针入三分。"

（7）解溪

出处：出自《灵枢经》。

定位：在踝前侧，踝关节前面中央凹陷中，𧿹长伸肌腱与趾长伸肌腱之间，属于足阳明胃经，经穴。

功效与主治文献记载：

宋·王执中《针灸资生经·第四·癫疾》

治癫疾，烦心悲泣。

刺灸法：

《针灸甲乙经》："刺入五分，留五呼，灸三壮。"

（8）漏谷

别名与出处：又名太阴络。出自《针灸甲乙经》。

定位：在小腿内侧，内踝尖上 6 寸，胫骨内侧缘后际，属于足太阴脾经。

功效与主治文献记载：

宋·王执中《针灸资生经·第四·心忧悲》

主心悲。

刺灸法：

《针灸甲乙经·卷三·足太阴及股凡二十二穴第三十》："刺入三分，留七呼，灸三壮。"

3. 惊恐

（1）曲泽

出处：出自《灵枢经》。

定位：在肘前区，肘横纹上，肱二头肌腱的尺侧缘凹陷中，属于手厥阴心包经，合穴。

功效与主治文献记载：

唐·孙思邈《千金翼方·卷第二十六针灸上·小儿惊痫第三》

主心下澹澹喜惊。

宋·王怀隐《太平圣惠方·卷第九十九·具列一十二人形共计二百九十穴》

主心痛，出血则心痛澹澹，喜惊，身热，烦心，口干逆气，呕血，肘瘲疚，喜摇头，青汗出不过肩。伤寒病温湿，身热口干。

刺灸法：

《太平圣惠方·卷第九十九·具列一十二人形共计二百九十穴》："灸三壮，针入三分，留七呼。"

（2）后溪

别名与出处：又名手太阳。出自《灵枢经》。

定位：在手内侧，第5掌指关节尺侧近端赤白肉际凹陷中，属于手太阳小肠经。

功效与主治文献记载：

唐·孙思邈《千金翼方·卷第二十六针灸上·小儿惊痫第三》

主泪出而惊。

刺灸法：

《针灸甲乙经·卷三·手太阳凡十六穴第二十九》："刺入二分，留二呼，灸一壮。"

（3）关元

别名与出处：一名次门。出自《灵枢经》。

定位：在下腹部，脐中下3寸，前正中线上，属于任脉，小肠之募穴。

单穴治疗应用记载：

宋·王执中《针灸资生经·第六·头痛》

若头痛筋挛骨重少气，哕噫满，时惊，不嗜卧，咳嗽，烦冤。其脉举之则弦，按之石坚。由肾气不足而内著，其气逆而上行，谓之肾厥。

操作方法：

《针灸资生经·第六·头痛》："宜灸百壮，服玉真丸。"

（4）阳陵泉

出处：出自《灵枢经》。

定位：在小腿外侧，腓骨头前下方凹陷中，属于足少阳胆经，合穴，胆之下合穴，八会穴之筋会。

功效与主治文献记载：

宋·王怀隐《太平圣惠方·卷第一百·具列四十五人形》

主膝腹内外廉痛不仁，屈伸难，及喉中鸣，惊恐如人将捕之。

元·西方子《西方子明堂灸经·卷八·足少阳胆经十五穴》

主膝伸不能屈，冷痹脚下不仁，偏风，半身不遂，脚冷无血色。头痛，寒热，口苦，嗌中介介，头面肿。胸胁支满，心中怵惕，恐如人捕。

刺灸法：

《太平圣惠方·卷第一百·具列四十五人形》："灸一壮。"《西方子明堂灸经·卷八·足少阳胆经十五穴》："日可灸七壮至七七壮。"

（5）阴郄

别名与出处：又名少阴郄、手少阴郄。出自《针灸甲乙经》。

定位：在前臂前区，腕掌侧远端横纹上 0.5 寸，尺侧腕屈肌腱的桡侧缘，属于手少阴心经，郄穴。

功效与主治文献记载：

唐·孙思邈《备急千金要方·卷第三十针灸下·风痹第四》

主气惊心痛。

宋·赵佶《圣济总录·卷第一百九十一·手少阴心经第五》

治失喑不能言，洒淅振寒，厥逆心痛，霍乱胸中满，衄血惊恐。

刺灸法：

《圣济总录·卷第一百九十一·手少阴心经第五》："针入三分，可灸七壮。"

（6）鸠尾

别名与出处：又名尾翳，一名䯏骬（héyú）。出自《灵枢经》。

定位：在上腹部，剑胸结合下 1 寸，前正中线上，属于任脉。

功效与主治文献记载：

宋·王怀隐《太平圣惠方·卷第九十九·具列一十二人形共计二百九十六穴》

主心惊痫，发状如鸟鸣，破心吐血。心中气闷，不喜闻人语，心痛腹胀。

宋·王怀隐《太平圣惠方·卷第一百·具列四十五人形》

主心惊悸，神气耗散，癫痫病，狂歌不择言也。

刺灸法：

《太平圣惠方·卷第九十九·具列一十二人形共计二百九十六穴》："宜针即大良，虽然此处是大难针，非是大好手，方可下针，如其不然，取气多，不幸令人死。针入四分，留三呼，泻五吸，肥人可倍之。"

（7）郄门

出处： 出自《针灸甲乙经》。

定位： 在前臂前区，腕掌侧远端横纹上5寸，掌长肌腱与桡侧腕屈肌腱之间，属于手厥阴心包经，郄穴。

功效与主治文献记载：

宋·王执中《针灸资生经·第四·心惊恐》

治惊恐畏人。

刺灸法：

《针灸甲乙经·卷三·手厥阴心主及臂凡十六穴第二十五》："刺入三寸，灸三壮。"

（8）京骨

出处： 出自《灵枢经》。

定位： 在跖区，第5跖骨粗隆前下方，赤白肉际处，属于足太阳膀胱经，原穴。

功效与主治文献记载：

宋·王怀隐《太平圣惠方·卷第一百·具列四十五人形》

主疟寒热。善惊悸，不欲食，腿膝胫痿，脚挛不得伸，癫病狂走，善自啮，及膝胫寒也。

刺灸法：

《太平圣惠方·卷第一百·具列四十五人形》："灸五壮。"

（9）通谷

出处： 出自《灵枢经》。

定位： 在足趾，第5跖趾关节的远端，赤白肉际处，属于足太阳膀胱经，荥穴。

功效与主治文献记载：

唐·孙思邈《备急千金要方·卷第三十针灸下·风痹第四》

主心中愦愦数欠，癫，心下悸，咽中澹澹恐。

宋·赵佶《圣济总录·卷第一百九十一·足太阳膀胱经第七》

治头重目眩，善惊引，鼽衄，颈项痛，目䀮䀮。甄权曰：结积留饮，胸满食不化。

刺灸法：

《圣济总录·卷第一百九十一·足太阳膀胱经第七》："可灸三壮，针入二分。"

（10）梁丘

出处： 出自《针灸甲乙经》。

定位： 在股前区，髌底上2寸，股外侧肌与股直肌肌腱之间，属于足阳明胃经，郄穴。

功效与主治文献记载：

宋·王执中《针灸资生经·第四·心惊恐》

治大惊乳痛。

刺灸法：

《针灸甲乙经·卷三·足阳明及股凡三十穴第三十三》："刺入三分，灸三壮。"

（11）然谷

别名与出处：又名然骨，一名龙渊，一名龙泉。出自《灵枢经》。

定位：在足内侧，足舟骨粗隆下方，赤白肉际处，属于足少阴肾经，荥穴。

功效与主治文献记载：

宋·赵佶《圣济总录·卷第一百九十一·足少阴肾经第八》

治咽内肿，心恐惧如人将捕之，涎出喘呼少气，足跗肿不得履地，寒疝，少腹胀，上抢胸胁，咳唾血，喉痹淋沥，女子不孕，男子精溢，骱酸不能久立，足一寒一热，舌纵烦满消渴，初生小儿脐风口噤，痿厥洞泄。

单穴治疗应用记载：

晋·皇甫谧《针灸甲乙经·卷九·邪在心胆及诸脏腑发悲恐太息口苦不乐及惊第五》

心如悬，哀而乱，善恐，嗌内肿，心惕惕恐，如人将捕之，多涎出，喘，少气，吸吸不足以息。

刺灸法：

《圣济总录·卷第一百九十一·足少阴肾经第五》："可灸三壮，针入三分，不宜见血。"

（12）瘛脉

别名与出处：又名资脉。出自《针灸甲乙经》。

定位：在头部，乳突中央，角孙与翳风沿耳轮弧形连线的上 2⁄3 与下 1⁄3 的交点处，属于手少阳三焦经。

功效与主治文献记载：

宋·王怀隐《太平圣惠方·卷第九十九·具列一十二人形共计二百九十六穴》

主头风，耳后痛，小儿惊痫瘛疭，呕吐，泄注，惊恐失精，视瞻不明，眵䁾（méng，目不明）。

刺灸法：

《太平圣惠方·卷第九十九·具列一十二人形共计二百九十六穴》："灸三壮，针入一分。"

4. 烦躁

（1）大都

出处：出自《灵枢经》。

定位：在足趾，第 1 跖趾关节远端赤白肉际凹陷中，属于足太阴脾经，荥穴。

功效与主治文献记载：

宋·王怀隐《太平圣惠方·卷第一百·具列四十五人形》

主热病汗不出，手足逆冷，腹满善呕，目眩烦心，四肢肿也。

刺灸法：

《太平圣惠方·卷第一百·具列四十五人形》："灸三壮。"

（2）丰隆

出处： 出自《灵枢经》。

定位： 在小腿前外侧，外踝尖上8寸，胫骨前肌的外缘，属于足阳明胃经，络穴。

功效与主治文献记载：

唐·孙思邈《备急千金要方·卷第三十针灸下·风痹第四》

主厥逆，足卒青痛如刺，腹若刀切之状，大便难，烦心狂见鬼好笑，卒面四肢肿。

单穴治疗应用记载：

晋·皇甫谧《针灸甲乙经·卷七·六经受病发伤寒热病第一（下）》

厥头痛，面浮肿，烦心，狂见鬼，善笑不休，发于外有所大喜，喉痹不能言。

刺灸法：

《针灸甲乙经·卷三·足阳明及股凡三十六穴第三十三》："刺入三分，灸三壮。"

（3）太乙

别名与出处： 宋以前文献多作"太一"。出自《针灸甲乙经》。

定位： 在上腹部，脐中上2寸，前正中线旁开2寸，属于足阳明胃经。

功效与主治文献记载：

宋·王执中《针灸资生经·第四·心烦闷》

治心烦。

刺灸法：

《针灸甲乙经·卷三·腹自不容侠幽门两傍各一寸五分至气冲凡二十四穴第二十一》："刺入八分，灸五壮。"

（4）少商

别名与出处： 又名鬼信。出自《灵枢经》。

定位： 在手指，拇指末节桡侧，指甲根角侧上方0.1寸，属于手太阴肺经，井穴。

功效与主治文献记载：

宋·王怀隐《太平圣惠方·卷第一百·具列四十五人形》

主疟，寒热，烦心善哕，唾沫，唇干，呕吐不下食，肠胀微喘，心下膨膨然。

刺灸法：

《太平圣惠方·卷第一百·具列四十五人形》："灸三壮。"

（5）中冲

出处： 出自《灵枢经》。

定位： 在手指，中指末端最高点，属于手厥阴心包经，井穴。

功效与主治文献记载：

宋·王怀隐《太平圣惠方·卷第一百·具列四十五人形》

主热病烦心，心闷而汗不出，身热如火，头痛如破，烦满，舌本痛。秦丞祖云：兼主神气不足，失志也。

刺灸法：

《太平圣惠方·卷第一百·具列四十五人形》："灸一壮。"

（6）内庭

出处：出自《灵枢经》。

定位：在足背，第2、3趾间，趾蹼缘后方赤白肉际处，属于足阳明胃经，荥穴。

功效与主治文献记载：

唐·孙思邈《备急千金要方·卷第三十针灸下·心腹第二》

主喜频伸数欠，恶闻人音。

单穴治疗应用记载：

晋·皇甫谧《针灸甲乙经·卷七·足阳明脉病发热狂走第二》

四厥，手足闷者，使人久持之，厥热—本作逆冷胫痛，腹胀皮痛，善伸数欠，恶人与木音，振寒，嗌中引外痛，热病汗不出，下齿痛，恶寒，目急，喘满，寒栗，龂口噤僻，不嗜食。

刺灸法：

《针灸甲乙经·卷三·足阳明及股凡三十穴第三十三》："刺入三分，留二十呼。灸三壮。"

（7）玉堂

别名与出处：又名玉英。出自《针灸甲乙经》。

定位：在胸部，横平第3肋间隙，前正中线上，属于任脉。

功效与主治文献记载：

宋·王执中《针灸资生经·第四·心烦闷》

疗胸满，不得喘息，膺痛骨疼，呕逆上气烦心。

刺灸法：

《针灸甲乙经·卷三·胸自天突循任脉下行至中庭凡七穴第十四》："刺入三分，灸五壮。"

（8）列缺

出处：出自《灵枢经》。

定位：在前臂，腕掌侧远端横纹上1.5寸，拇短伸肌腱与拇长展肌腱之间，拇长展肌腱沟的凹陷中，属于手太阴肺经，络穴，八脉交会穴。

功效与主治文献记载：

宋·赵佶《圣济总录·卷第一百九十一·手太阴肺经第一》

疗偏风口㖞，手腕无力，半身不随，咳嗽，掌中热，口噤不开，寒疟呕沫，善笑，纵唇口，健忘。

元·西方子《西方子明堂灸经·卷二·手太阴肺经十穴》

主偏风，半身不举，口喎，肘臂痛，腕劳，及痎疟。主汗出四肢肿，小便热痛。主手臂身热。主肩背寒栗，少气不足以息，寒厥，交两手而瞀。凡实则肩背汗出，四肢暴肿，虚则肩寒栗，气不足以息。四肢厥，喜笑，身湿摇时时寒。主热痫，惊而有所见。主热病烦心、心闷，先手臂痛，汗出如珠，寒热，掌中热。主疟寒热。及喉痹，咳嗽不止。又疟甚热，口禁不开。

刺灸法：

《圣济总录·卷第一百九十一·手太阴肺经第一》："针入二分，留三呼，泻五吸，可灸七壮。"

（9）曲差

别名与出处： 又名鼻冲。出自《针灸甲乙经》。

定位： 在头部，前发际正中直上0.5寸，旁开1.5寸，属于足太阳膀胱经。

功效与主治文献记载：

宋·王执中《针灸资生经·第四·心烦闷》

治心中烦满，汗不出。

刺灸法：

《针灸甲乙经·卷三·头直鼻中发际傍行至头维凡七穴第一》："刺入三分，灸五壮。"

（10）关冲

出处： 出自《灵枢经》。

定位： 在手指，第4指末节尺侧，指甲根角侧上方0.1寸，属于手太阳三焦经，井穴。

功效与主治文献记载：

宋·王执中《针灸资生经·第四·心烦闷》

主舌卷口干，心烦闷。

刺灸法：

《针灸甲乙经·卷三·手少阳及臂凡二十四穴第二十八》："刺入一分，留三呼，灸三壮。"

（11）完骨

出处： 出自《黄帝内经素问》。

定位： 在头部，耳后乳突的后下方凹陷中，属于足少阳胆经。

功效与主治文献记载：

宋·王执中《针灸资生经·第四·心烦闷》

主风头，耳后痛，烦心。

刺灸法：

《针灸甲乙经·卷三·头缘耳上却行至完骨凡十二穴第五》："刺入二分，留七呼，灸七壮。"

（12）悬厘

出处： 出自《针灸甲乙经》。

定位：在头部，从头维至曲鬓的弧形连线（其弧度与鬓发弧度相应）的上 34 与下 14 的交点处，属于足少阳胆经。

功效与主治文献记载：

宋·赵佶《圣济总录·卷第一百九十一·足少阳胆经第十一》

治热病汗不出，头偏痛，烦心，不欲食，目锐眦赤痛。

刺灸法：

《圣济总录·卷第一百九十一·足少阳胆经第十一》："针入三分，可灸三壮。"

（13）紫宫

出处： 出自《针灸甲乙经》。

定位： 在胸部，横平第 2 肋间隙，前正中线上，属于任脉。

功效与主治文献记载：

宋·王怀隐《太平圣惠方·卷第九十九·具列一十二人形共计二百九十穴》

主胸胁支满也，痹痛骨疼，饮食不下，呕逆上气烦心也。

宋·王执中《针灸资生经·第四·心烦闷》

主心烦。

刺灸法：

《太平圣惠方·卷第九十九·具列一十二人形共计二百九十穴》："灸三壮，针入三分。"

（14）腕骨

别名与出处： 宋以前文献或作"完骨"，或作"捥骨"，或作"腕骨"。出自《灵枢经》。

定位： 在腕区，第 5 掌骨底与三角骨之间的赤白肉际凹陷中，属于手少阳三焦经，原穴。

功效与主治文献记载：

唐·孙思邈《备急千金要方·卷第三十针灸下·风痹第四》

主烦满，惊。

明·杨继洲《针灸大成·卷八·心脾胃门》

烦闷。

刺灸法：

《针灸甲乙经·卷三·手太阳凡一十六穴第二十九》："刺入二分，留三呼，灸三壮。"

三、神志类病症治疗穴位

神志类病症包括神志错乱、神志恍惚、健忘等，神志错乱文献检索以狂、妄见、妄言、多言、不识人等作为关键词，神志恍惚以恍惚等作为关键词，因心神恍惚常与健忘、善忘等相并呈现，故一起论述。

1. 神志错乱

（1）水沟

别名与出处： 又名人中，一名鬼宫。出自《针灸甲乙经》。

定位： 在面部，人中沟的上1／3与中1／3交点处，属于督脉。

功效与主治文献记载：

宋·王怀隐《太平圣惠方·卷第九十九·具列一十二人形共计二百九十穴》

主疗消渴，饮水无多少，水气遍身肿，失笑无时节，癫痫，语不识尊卑，乍喜乍哭，牙关不开，面肿唇动，叶叶肺风，状如虫行。

刺灸法：

《太平圣惠方·卷第九十九·具列一十二人形共计二百九十六穴》："针入四分，留五呼，得气即泻，徐徐出之，灸亦得，然不及针。雀粪大为艾炷，日灸三壮，至二百即罢。"

（2）风府

别名与出处： 又名鬼穴、鬼枕。出自《灵枢经》。

定位： 在颈后区，枕外隆凸直下，两侧斜方肌之间凹陷中，属于督脉。

功效与主治文献记载：

宋·王怀隐《太平圣惠方·卷第一百·具列四十五人形》

主头痛项急，不得顾，暴暗不得言，多悲恐惊悸，狂走欲自杀，目反视。

单穴治疗应用记载：

晋·皇甫谧《针灸甲乙经·卷十一·阳厥大惊发狂痫第二》

狂易多言不休，及狂走欲自杀，及目妄见。

刺灸法：

《类经图翼·卷八·经络六》："刺三分，留三呼，禁灸，灸则令人暗。"

（3）身柱

出处： 出自《针灸甲乙经》。

定位： 在脊柱区，第3胸椎棘突下凹陷中，后正中线上，属于督脉。

功效与主治文献记载：

晋·皇甫谧《针灸甲乙经·卷十一·阳厥大惊发狂痫第二》

癫疾互引，天柱主之。

唐·王焘《外台秘要方·卷第三十九·十二身流注五脏六腑明堂》

主癫疾，怒欲杀人，热狂走，谵言见鬼，瘛疭。

清·雷少逸《灸法秘传·应灸七十症·癫病》

经谓重阴者癫，癫则多喜，若痴若呆，或笑或泣，缘于所谋不遂而致也，当灸身柱一穴。

郁
病

刺灸法：

《针灸甲乙经·卷三·背自第一椎循督脉下行至背骶凡十一穴第七》："刺入五分，留五呼，灸三壮。灸五壮。"

（4）委阳

出处： 出自《灵枢经》。

定位： 在膝部，腘横纹上，股二头肌腱的内侧缘，属于足太阳膀胱经，三焦之下合穴。

功效与主治文献记载：

宋·王执中《针灸资生经·第四·心气》

治失志。

刺灸法：

《针灸甲乙经·卷三·足太阳及股并阳跷六穴凡三十四穴第三十五》："刺入七分，留五呼，灸三壮。"

（5）神庭

别名与出处： 又名发际。出自《针灸甲乙经》。

定位： 在头部，前发际正中直上 0.5 寸，属于督脉。

功效与主治文献记载：

宋·王怀隐《太平圣惠方·卷第九十九·具列一十二人形共计二百九十穴》

主疗肿气，风痫，癫风不识人，羊鸣，角弓反张，披发而上歌下哭，多学人言语。惊悸不得安寝。

单穴治疗应用记载：

晋·皇甫谧《针灸甲乙经·卷十·阳受病发风第二（下）》

风眩善呕，烦满。

刺灸法：

《太平圣惠方·卷第九十九·具列一十二人形共计二百九十穴》："当灸之，日灸二七壮至百壮，病即止。禁不可针，若针即发其病。举火之时，忌猪鱼羊肉酒面热食，不宜热衣、恒餐冷食、醋滑等物。"

2. 神志恍惚

（1）天府

出处： 出自《灵枢经》。

定位： 在臂前区，腋前纹头下 3 寸，肱二头肌桡侧缘处，属于手太阴肺经。

功效与主治文献记载：

元·西方子《西方子明堂灸经·卷二·手太阴肺经十穴》：

主身胀逆息不得卧，风汗身肿，喘息多唾。主上气，喘不得息。主喘逆上气，呼吸肩息，不知食味，卒中恶风邪气，飞尸恶鬼语，遁尸疰病，瘤瘿气咽肿，泣出喜忘，目眩，远视晾晾。

明·张介宾《类经图翼·卷六·经络四》

主治暴痹内逆，肝邪相搏，卒中恶风邪气，血溢口鼻，飞尸鬼注，恶语悲泣，善忘喘息，不得安卧，痎疟寒热，目眩瘿气。

单穴治疗应用记载：

晋·皇甫谧《针灸甲乙经·卷十·阳受病发风第二（下）》

风汗出身肿喘喝，多睡，恍惚善忘，嗜卧不觉。

唐·孙思邈《千金翼方·卷第二十七针灸中·小肠病第四》

悲泣鬼语。

刺灸法：

《西方子明堂灸经·卷二·手太阴肺经十穴》："灸五壮。"《类经图翼·卷六·经络四》："刺四分，留三呼。禁灸，灸之令人气逆。"

（2）阴都

别名与出处：一名食宫，一名通关。出自《针灸甲乙经》。

定位：在上腹部，脐中上4寸，前正中线旁开0.5寸，属于足少阴肾经。

功效与主治文献记载：

宋·王怀隐《太平圣惠方·卷第一百·具列四十五人形》

主身寒热，痎疟，病心恍惚也。

宋·王执中《针灸资生经·第四·心烦闷》

治心中烦满。

刺灸法：

《太平圣惠方·卷第一百·具列四十五人形》："灸三壮。"

（3）神道

出处：出自《针灸甲乙经》。

定位：在脊柱区，第5胸椎棘突下凹陷中，后正中线上，属于督脉。

功效与主治文献记载：

宋·王怀隐《太平圣惠方·卷第九十九·具列一十二人形共计二百九十六》

主寒热头痛，进退往来，痎疟，恍惚悲愁。

宋·王执中《针灸资生经·第六·头痛》

治寒热头痛，进退痎疟，恍惚，悲愁，健忘惊悸。

刺灸法：

《太平圣惠方·卷第九十九·具列一十二人形共计二百九十六》："灸三壮，针入五分。"

郁
病

四、躯体化病症治疗穴位

躯体化症状以不寐、梦魇、心悸、胸腹痞满、胁肋疼痛、倦怠乏力、不欲食、梅核气、躯体疼痛等作为关键词。

1. 不寐、梦魇

（1）三阴交

出处： 出自《千金翼方》。

定位： 在小腿内侧，内踝尖上 3 寸，胫骨内侧缘后际，属于足太阴脾经。

功效与主治文献记载：

唐·王焘《外台秘要方·卷三十九·十二身流注五脏六腑明堂》

主足下热，胫疼不能久立，湿痹不能行，腹中热，若寒膝内痛。心悲气逆腹满，小便不利，厥气上及巅。痹病者身重若饥，足痿不欲行，善掣脚下痛，虚则腹胀腹鸣溏泄，食饮不化，脾胃肌肉痛。

单穴治疗应用记载：

晋·皇甫谧《针灸甲乙经·卷十二·目不得眠不得视及多卧卧不安不得偃卧肉苛诸息有音及喘第三》

惊不得眠，善龂，水气上下，五脏游气也。

刺灸法：

《针灸聚英·卷一上·足太阴脾经》："《铜人》针三分，灸三壮。"

（2）太溪

别名与出处： 古称"足少阴"或"少阴"，一名内昆仑。出自《灵枢经》。

定位： 在踝区，内踝尖与跟腱之间的凹陷中，属于足少阴肾经，输穴、原穴。

功效与主治文献记载：

宋·王怀隐《太平圣惠方·卷第一百·具列四十五人形》

主痎疟咳逆，烦心不得卧，小便黄，足胫寒，唾血及鼻衄不止也。

刺灸法：

《针灸甲乙经·卷三·足少阴及股并阴跷阴维凡二十六第三十二》："刺入三分，留七呼，灸三壮。"

（3）厉兑

出处： 出自《黄帝内经》。

定位： 在足趾，第 2 趾末节外侧，趾甲根角侧后方 0.1 寸，属于足阳明胃经，井穴。

功效与主治文献记载：

唐·孙思邈《备急千金要方·卷第三十针灸下·风痹第四》

主多卧好惊。

单穴治疗应用记载：

晋·皇甫谧《针灸甲乙经·卷七·足阳明脉病发热狂走第二》

热病汗不出，䪼䪼，眩，时仆而浮肿，足胫寒，不得卧，振寒，恶人与木音，喉痹，龋齿，恶风，鼻不利，多善惊。

刺灸法：

《针灸甲乙经·卷三·足阳明及股凡三十六穴第三十三》："刺入一分，留一呼，灸三壮。"

（4）隐白

出处： 出自《黄帝内经》。

定位： 在足趾，大趾末节内侧，趾甲根角侧后方0.1寸，属于足太阴脾经，井穴。

功效与主治文献记载：

唐·王焘《外台秘要方·卷第三十九·十二身流注五脏六腑明堂》

主腹中有寒气，起则气喘，热病衄血不止。烦心喜悲，腹胀逆息，热气足胫中寒，不得卧，气满胸中，肠热暴泄，仰息足下寒，膈中闷，呕吐不欲食饮。尸厥死不知人，脉动如故。饮渴，身体痛，多唾。

刺灸法：

《针灸甲乙经·卷三·足太阴及股凡二十二穴第三十》："刺入一分，留三呼，灸三壮。"

2. 心悸

（1）上脘

别名与出处： 又名上管。出自《针灸甲乙经》。

定位： 在上腹部，脐中上5寸，前正中线上，属于任脉。

功效与主治文献记载：

宋·赵佶《圣济总录·卷第一百九十二·任脉》

治心中热烦，贲豚气，胀不能食，霍乱吐利，身热汗不出，三虫多涎，心风惊悸，心痛不可忍，伏梁气状如覆杯。

宋·王执中《针灸资生经·第四·心烦闷》

疗心风惊悸，不能食，心中闷发哕。

清·雷少逸《灸法秘传·应灸七十症·惊悸怔忡》

《正传》曰：惊悸者，忽然若有惊，惕惕然心中不宁，其动也有时；怔忡者，心中惕惕然，动摇不静，其作也无时。医家虽有辨别，总灸上脘穴为宜。

刺灸法：

《圣济总录·卷第一百九十二·任脉》："针入八分，先补后泻之神验。如风痫热病，宜先泻后补，其疾立愈。灸亦良，日可灸二七壮至一百壮，未愈更倍之。"

（2）彧中

出处：出自《针灸甲乙经》。

定位：在胸部，第1肋间隙，前正中线旁开2寸，属于足少阴肾经。

功效与主治文献记载：

宋·王执中《针灸资生经·第四·心惊恐》

主悸坐不安席。

刺灸法：

《针灸甲乙经·卷三·胸自输府侠任脉两傍各二寸下行至步廊凡十二穴第十五》："刺入四分，灸五壮。"

（3）脑空

出处：出自《针灸甲乙经》。

定位：在头部，横平枕外隆凸的上缘，风池直上，属于足少阳胆经。

功效与主治文献记载：

宋·王执中《针灸资生经·第四·心惊恐》

治脑风头痛、目瞑、心悸。

刺灸法：

《针灸甲乙经·卷三·头直目上入发际五分却行至脑空凡十六穴第四》："刺入四分，灸五壮。"

（4）通里

出处：出自《灵枢经》。

定位：在前臂前区，腕掌侧远端横纹上1寸，尺侧腕屈肌腱的桡侧缘，属于手少阴心经，络穴。

单穴治疗应用记载：

唐·孙思邈《备急千金要方·卷第三十针灸下·心腹第二》

主卒痛烦心，心中懊憹，数欠频伸，心下悸，悲恐。

刺灸法：

《针灸甲乙经·卷三·手少阴及臂凡一十六穴第二十六》："刺入三分，灸三壮。"

3. 胸腹痞满

（1）大杼

出处：出自《灵枢经》。

定位：在脊柱区，第1胸椎棘突下，后正中线旁开1.5寸，属于足太阳膀胱经，八会穴之骨会。

功效与主治文献记载：

宋·王执中《针灸资生经·第四·风劳》

治风劳气咳嗽《明》有气急字，胸中郁郁。身热目眩《铜》。

刺灸法：

《针灸甲乙经·卷三·背自第一椎两傍侠脊各一寸五分下至节凡四十二穴第八》："刺入三分，留七呼，灸七壮。"

（2）肝俞

别名与出处： 又名肝腧。出自《灵枢经》。

定位： 在脊柱区，第9胸椎棘突下，后正中线旁开1.5寸，属于足太阳膀胱经。

功效与主治文献记载：

宋·王怀隐《太平圣惠方·卷第一百·具列四十五人形》

主咳逆，两胁满闷，膜中痛，目生白翳，气短唾血，目上视，多怒狂衄，目晽晽无远视也。

刺灸法：

《太平圣惠方·卷第一百·具列四十五人形》："灸七壮。"

4. 胁肋胀痛

（1）丘墟

别名与出处： 又名蹄溪。出自《灵枢经》。

定位： 在踝区，外踝的前下方，趾长伸肌腱的外侧凹陷中，属于足少阳胆经，原穴。

功效与主治文献记载：

宋·王怀隐《太平圣惠方·卷第一百·具列四十五人形》

主胸胁痛，善大息，胸满膨膨然，足腕不收，足胫偏细。

刺灸法：

《太平圣惠方·卷第一百·具列四十五人形》："灸三壮。"

（2）极泉

出处： 出自《针灸甲乙经》。

定位： 在腋区，腋窝中央，腋动脉搏动处，属于手少阴心经。

功效与主治文献记载：

明·高武《针灸聚英·卷一上·手少阴心经》

主臂肘厥寒，四肢厥，心痛，干呕烦满，胁痛悲愁。

刺灸法：

《针灸聚英·卷一上·手少阴心经》："针三分，灸七壮。"

（3）颅息

别名与出处： 又名颅囟。出自《针灸甲乙经》。

郁
病

定位：在头部，角孙与翳风沿耳轮弧形连线的上$\frac{1}{3}$与下$\frac{2}{3}$的交点处，属于手少阳三焦经。

功效与主治文献记载：

宋·赵佶《圣济总录·卷第一百九十一·手少阳三焦经第十》

治身热头重，胁痛不得转侧，风痉耳聋，小儿发痫瘛疭，呕吐涎沫，惊恐失精，瞻视不明。

刺灸法：

《圣济总录·卷第一百九十一·手少阳三焦经第十》："不宜针。可灸七壮。"

5. 倦怠乏力

（1）二间

别名与出处：又名间谷。出自《灵枢经》。

定位：在手指，第2掌指关节桡侧远端赤白肉际处，属于手阳明大肠经，荥穴。

功效与主治文献记载：

宋·王怀隐《太平圣惠方·卷第一百·具列四十五人形》

主喉痹咽肿，多卧善唾，鼻鼽衄，及口眼斜。

刺灸法：

《太平圣惠方·卷第一百·具列四十五人形》："灸三壮。"

（2）三阳络

别名与出处：一名通间。出自《针灸甲乙经》。

定位：在前臂后区，腕背侧远端横纹上4寸，尺骨与桡骨间隙中点，属于手少阳三焦经。

功效与主治文献记载：

宋·王怀隐《太平圣惠方·卷第一百·具列四十五人形》

主嗜卧，身不欲动，卒聋暴痖，及齿痛也。

刺灸法：

《太平圣惠方·卷第一百·具列四十五人形》："灸五壮。"

（3）气海

别名与出处：又名脖胦，一名下肓。出自《灵枢经》。

定位：在下腹部，脐中下1.5寸，前正中线上，属于任脉。

功效与主治文献记载：

元·西方子《西方子明堂灸经·卷一·腹中第一行十五穴》

主脏气虚惫，一切气疾。主少腹疝气游行五脏，腹中切痛及惊不得卧。主冷气冲心，女妇恶露不止，绕脐痛，气结成块状如覆杯，小便赤涩。

刺灸法：

《西方子明堂灸经·卷一·腹中第一行十五穴》："灸五壮。"

（4）章门

别名与出处： 又名长平，一名胁髎。出自《针灸甲乙经》。

定位： 在侧腹部，在第 11 肋游离端的下际，属于足厥阴肝经，脾之募穴，八会穴之脏会。

功效与主治文献记载：

唐·孙思邈《备急千金要方·针灸下·四肢第三》

主四肢懈惰喜怒。

宋·赵佶《圣济总录·卷第一百九十一·足厥阴肝经第十二》

治肠鸣盈盈然食不化，胁痛不得卧，烦热口干不嗜食，胸胁支满喘息，心痛，腰痛不得转侧，伤饱，身黄羸瘦，贲豚腹肿，脊强，四肢懈堕，善恐少气，厥逆肩臂不举。

刺灸法：

《圣济总录·卷第一百九十一·足厥阴肝经第十二》："可灸百壮。针入六分。"

（5）脾俞

出处： 出自《灵枢经》。

定位： 在脊柱区，第 11 胸椎棘突下，后正中线旁开 1.5 寸，属于足太阳膀胱经。

功效与主治文献记载：

宋·王怀隐《太平圣惠方·卷第一百·具列四十五人形》

主腹中胀满，引背间痛，食饮多，身羸瘦，四肢烦热，嗜卧怠堕，四肢不欲动摇。

刺灸法：

《太平圣惠方·卷第一百·具列四十五人形》："灸五壮。"

（6）膈俞

别名与出处： 又作膈关、鬲俞。出自《灵枢经》。

定位： 在脊柱区，第 7 胸椎棘突下，后正中线旁开 1.5 寸，属于足太阳膀胱经。

功效与主治文献记载：

宋·王怀隐《太平圣惠方·卷第一百·具列四十五人形》

主咳逆呕吐，膈上寒，食饮不下，腹胁满，胃弱食少，嗜卧怠堕，不欲动身。

刺灸法：

《太平圣惠方·卷第一百·具列四十五人形》："灸五壮。"

6. 不欲食

（1）公孙

出处： 出自《灵枢经》。

定位： 在足内侧，第 1 跖骨底的前下缘赤白肉际处，属于足太阴脾经，络穴。

郁
病

功效与主治文献记载：

宋·赵佶《圣济总录·卷第一百九十一·足太阴脾经第四》

治寒疟不嗜食，卒面肿，烦心狂言，腹虚胀如鼓。

刺灸法：

《圣济总录·卷第一百九十一·足太阴脾经第四》："可灸三壮。针入四分。"

（2）幽门

别名与出处：又名上门。出自《针灸甲乙经》。

定位：在上腹部，脐中上6寸，前正中线旁开0.5寸，属于足少阴肾经。

功效与主治文献记载：

宋·王执中《针灸资生经·第四·心烦闷》

治心烦闷。

宋·王执中《针灸资生经·第五·胸胁痛》

治胸中引痛，心下烦闷，逆气里急，支满不嗜食，数咳，健忘。

刺灸法：

《针灸甲乙经·卷三·腋胁下凡八穴第十八》："刺入五分，灸五壮。"

7. 梅核气

蠡沟

别名与出处：又名交仪。出自《灵枢经》。

定位：在小腿内侧，内踝尖上5寸，胫骨内侧面的中央，属于足厥阴肝经，络穴。

功效与主治文献记载：

唐·孙思邈《备急千金要方·针灸下·心腹第二》

主数噫恐悸，气不足，腹中悒悒。

宋·王执中《针灸资生经·第三·癫疝》

治卒疝，小腹肿，时小腹暴痛，小便不利，如癃闭，数噫恐悸，少气不足，腹痛，悒悒不乐，咽中闷如有息肉，背拘急不可俯仰。

刺灸法：

《针灸甲乙经·卷三·足厥阴及股凡二十二穴第三十一》："刺入二分，留三呼，灸三壮。"

8. 头痛

（1）天冲

出处：出自《针灸甲乙经》。

定位：在头部，耳根后缘直上，入发际2寸，属于足少阳胆经。

功效与主治文献记载：

唐·孙思邈《备急千金要方·针灸下·风痹第四》

主头痛癫疾互引，数惊悸。

宋·赵佶《圣济总录·卷第一百九十一·足少阳胆经第十一》

治头痛，癫疾风痉，牙龈肿，善惊恐。

明·张介宾《类经图翼·经络六·足少阳胆经穴》

主治癫疾风痉，牙龈肿，惊恐头痛。百证赋云：兼大横，治反张悲哭。

刺灸法：

《圣济总录·卷第一百九十一·足少阳胆经第十一》："可灸七壮。针入三分。"《类经图翼·经络六·足少阳胆经穴》："刺三分，灸三壮。"

（2）风池

出处： 出自《灵枢经》。

定位： 在颈后区，枕骨之下，胸锁乳突肌上端与斜方肌上端之间的凹陷中，平风府穴，为足少阳、阳维脉之会，属于足少阳胆经。

郁
病

功效与主治文献记载：

唐·王焘《外台秘要方·卷三十九·十二身流注五脏六腑明堂》

主寒热，癫疾僵仆狂，热病汗不出，头眩痛，痃疟，颈项痛不能顾，目泣出互引，鼻衄衄。目内眦赤痛。气窍耳目不明，喉痹，偻，引项筋挛不收。

宋·王执中《针灸资生经·第六·目泪出》

治目泪出，欠气多。

宋·王执中《针灸资生经·第六·目眩》

治目眩苦头痛。

刺灸法：

《针灸甲乙经·卷三·头自发际中央傍行凡五穴第六》："刺入三分，留三呼，灸三壮。"

（3）头临泣

别名与出处： 宋以前文献作"临泣"，与足部"临泣"穴同名，又名"外当阳"。出自《针灸甲乙经》。

定位： 在头部，瞳孔直上，前发际上 0.5 寸，属于足少阳胆经。

功效与主治文献记载：

晋·皇甫谧《针灸甲乙经·卷七·六经受病发伤寒热病第一（中）》

颊清《千金》作妄，嗒，视，不得视，口沫泣出，两目眉头痛，临泣主之。

明·朱棣《普济方·卷四百十四·腧穴》

主卒中风不识人，目眩鼻塞，目生白翳，多泪。……主腋下肿，善惊，胸痹，心痛不得反侧，疟日夜发，胁下痛。

明·杨继洲《针灸大成·卷七·足少阳经穴主治》

主目眩，目生白翳，目泪，枕骨合颅痛，恶寒鼻塞，惊痫反视，大风，目外眦痛，卒中风不识人。

刺灸法：

《普济方·卷四百十四·腧穴》："针三分，留七呼，得气即泻……灸五壮。"

（4）率谷

别名与出处：宋以前文献多作"蟀谷"。出自《针灸甲乙经》。

定位：在头部，耳尖直上入发际1.5寸，属于足少阳胆经。

功效与主治文献记载：

晋·皇甫谧《针灸甲乙经·卷七·六经受病发伤寒热病第一（中）》

醉酒风热发，两角一作两目眩痛，不能饮食。烦满呕吐，率谷主之。

明·吴崑《针方六集·纷署集·头缘耳上却行至完骨凡十二穴第五》

主偏正头风，脑两角强痛，头重，痰气膈痛，酒风，肤肿，烦闷，胃寒呕吐，目痛。

刺灸法：

《针灸甲乙经·卷三·头缘耳上却行至完骨凡十二穴第五》："刺入四分，灸三壮。"

9. 躯体疼痛

（1）尺泽

别名与出处：又名鬼受、鬼堂。出自《灵枢经》。

定位：在肘区，肘横纹上，肱二头肌腱桡侧缘凹陷中，属于手太阴肺经，合穴。

功效与主治文献记载：

唐·孙思邈《备急千金要方·卷三十针灸下·心腹第二》

主心痛彭彭然，心烦闷乱，少气不足以息。

明·张介宾《类经图翼·经络四·手太阴肺经穴》

主治呕吐上气，喉痹鼓颔，心烦身痛不得汗，舌干咳唾脓血，心痛气短，肺积息贲，痎疟汗出，中风肩背痛，洒淅寒热，风痹肘挛，四肢肿痛不得举，胁痛腹胀。小便数，尿色变，遗失无度，面白善嚏，悲愁不乐，及小儿慢惊风。

明·吴崑《针方六集·纷署集·手太阴及臂凡一十八穴第二十三》

主肺积息贲，胸胀上气，肘挛不举，咳嗽喉痹，善嚏悲哭，小便数，汗出中风。

刺灸法：

《类经图翼·经络四·手太阴肺经穴》："刺三分，留三呼，灸三壮、五壮。"

（2）束骨

出处：出自《灵枢经》。

定位：在跖区，第5跖趾关节的近端，赤白肉际处，属于足太阳膀胱经，输穴。

功效与主治文献记载：

晋·皇甫谧《针灸甲乙经·卷十一·阳厥大惊发狂痫第二》

身痛，狂，善行，癫疾，束骨主之，补诸阳。

唐·王焘《外台秘要方·卷三十九·十二身流注五脏六腑明堂》

主身痛，狂善行，癫疾，寒热，腰痛如折，痉惊互引，脚如结，踹如裂，暴病头痛，身热痛，肌肉动，耳聋，恶风，目眦烂赤，项不可顾，髀枢痛，泄，肠澼，疟从髀起。

刺灸法：

《针灸甲乙经·卷三·足太阳及股并阳跷六穴凡三十四穴第三十五》："刺入三分，留三呼，灸三壮。"

（3）足临泣

出处：出自《灵枢经》。

定位：在足背，第4、5跖骨底结合部的前方，第5趾长伸肌腱外侧凹陷中，属于足少阳胆经，输穴。

功效与主治文献记载：

晋·皇甫谧《针灸甲乙经·卷七·六经受病发伤寒热病第一（下）》

厥四逆，喘，气满，风，身汗出而清，髋髀中痛，不可得行，足外皮痛，临泣主之。

晋·皇甫谧《针灸甲乙经·卷七·寒气客于五脏六腑发卒心痛胸痹心疝三虫第二》

胸痹心痛，不得息，痛无常处。

晋·皇甫谧《针灸甲乙经·卷十二·妇人杂病第十》

月水不利，见血而有身则败及乳肿。

刺灸法：

《针灸甲乙经·卷三·足阳明及股凡三十六穴第三十三》："刺入二分，留五呼，灸三壮。"

评述

1. 综合功效穴位

此类穴位可以治疗郁病的多种证候，在经脉归属上，一是以手厥阴心包经、手少阴心经为主体，如劳宫、大陵、内关、间使皆属于心包经，少冲、神门属于心经，心俞虽然属于足太阳膀胱经，但为心之背俞，充分体现《黄帝内经》"心主神明"的理论；二是头部穴位，以督脉之百会穴为代表，对精神神志类病症作用广泛，临床疗效肯定，其他如神庭、经外奇穴四神聪等，治疗精神类疾病亦有很好的疗效；三是部分其他经脉的五输穴，如肾经的井穴涌泉、胃经之合穴足三里、三焦经之合穴天井，皆具有广泛的精神情志类病症治疗功效。

需要关注的是，以针灸取穴治疗疾病，穴位自身体现的补泻功效并不显著，多数穴位虚证、

郁
病

实证皆可应用，而补泻是用针法、灸法进行体现。针法，尤其是针刺放血疗法，多有泻实之功，用于躁烦、狂乱、神志错乱、妄言妄行等急症，或辨证属于实证者；灸法则有补虚之效，可用于精神恍惚、恐惧、悲伤、心悸等虚证。

2. 情志类病症治疗穴位

愁忧类病症穴位：系以情志抑郁为核心症状，故治疗此类病症的穴位特征，一是以足厥阴肝经为主，如行间、太冲、中封等，皆为常用穴，此系基于肝主气机的升发、疏泄，故肝经为治疗情志郁结的主要经脉；二是以足少阴肾经为主，如大钟、照海等，此基于郁病多有肾气、元气的不足，故取肾经之穴进行补益可较好地改善郁病；其他如督脉之百会、任脉之中脘，以及部分经脉的五输穴，皆有一定的调节情志之功能。

善悲的治疗穴位分布较为广泛，综合类治疗穴位、治疗愁忧类乃至神志类病症的穴位，几乎皆有治疗悲伤的功效，故从经脉分布来看，手厥阴心包经、手少阴心经、足厥阴肝经、任督脉等，依然是穴位分布的主体经脉，本部分所列，仅是部分治疗善悲的穴位。

惊恐包括惊悸和恐惧，二者常混杂并发，故可同时论述。惊悸、心悸、恐惧从病机上多源自心气虚、阳气不足，故以从心进行补益的方法为主。针灸进行补心治疗选穴上则以手厥阴心包经、手少阴心经穴位为主，如曲泽、阴郄、郄门、内关等皆有相应的功效。源自阳气不足者，则以温补阳经经气为主，故足太阳膀胱经、手太阳小肠经、足阳明胃经之穴位等为常用腧穴。需要注意的是，因惊悸多从虚证立论，故治疗措施多数是用艾灸温补，少用针刺，更禁用放血疗法，这是需要关注的问题。

烦躁的发生，存在虚实两端，且为郁病的常见症状，因此其治疗穴位亦非常广泛，除本节所列治疗烦躁的腧穴，几乎所有的综合功效类穴位、多数治疗愁忧类病症的穴位，以及部分治疗其他神志类病症的穴位，都具有治疗烦躁的功能。其治疗方法系根据虚实辨证采用针刺或艾灸治疗，实证则针刺或放血，虚证则艾灸，不一而论。

3. 神志类病症治疗穴位

治疗神志类病证，无论是神志错乱，抑或是神志恍惚，皆以督脉为取穴的核心经脉，因督脉行于背部正中，为脊椎所过之路径，且督脉循头部正中而行，因此，督脉循行于头部的穴位，如百会、风府、水沟、神庭、身柱等，皆是治疗神志类病症的核心腧穴。

失眠的病因病机甚为复杂，针灸治疗以头部穴位如百会、四神聪等为主，足部穴位以隐白、涌泉、太溪、三阴交等为主，经脉主要分布于太阴经、少阴经、督脉，心包经之内关、心经之神门、肝经之太冲亦有很好的镇静催眠之效，为临床常用。从针灸方法来看，多以补虚为主，如按揉、艾灸，针刺为辅。

4. 躯体化病症治疗穴位

郁病中出现的躯体化症状多系神病及形，为精神情志影响气血津液运行，导致形体气郁、津停、血瘀的表现，因此治疗躯体化的病症，系以郁病整体治疗为前提，再结合具体症状表现进行治疗。

心悸的发生机制，多源自心气虚，因此，临床治疗心悸，多以安心神为主要治法，心经之内关、通里为治疗心悸的首选穴位。

胸腹痞满为郁病的常见躯体化症状之一，因此，治疗郁病的诸多穴位，如综合类之大陵、内关、巨阙、神门、劳宫等，皆有治疗痞满的功效。同时，肝胆气机的疏泄、中焦脾胃气机的运转对人体三焦气机的升降皆具有重要调节功能，因此，肝经之章门，胆经之阳陵泉、丘墟，脾经之隐白、三阴交、大都，胃经之内庭等，消除痞满之功效皆较显著。

胁肋胀痛亦是郁病的常见症状，尤其以女性为多，治疗则以舒达肝胆为主，章门、丘墟，以及同名手少阳经之颅息皆可用于治疗胁痛。

倦怠乏力在古代文献中多以嗜卧、不欲动等进行描述，是郁病的核心症状，原则上随着郁病的治疗，倦怠乏力皆可得以改善，但部分穴位如肾经之涌泉、照海、大钟，三焦经之颅息、三阳络、天井等，脾经的三阴交、脾俞等在治疗郁证的同时兼具治疗倦怠乏力之功效。肾为人体元气、精气之根，脾胃为水谷精气化生之源，三焦为人体气机与水液运转的通道，三者功能对全身影响较大，故皆有治疗倦怠乏力之功效。其他如任脉之气海、大肠经之二间等，亦具此功能。

不欲食系郁病影响脾胃功能的表现，因此治疗是以脾胃经的穴位为主，如脾经之公孙、胃经之内庭，皆可治疗此病症。其他如胆经之悬钟、肝经之章门、肾经之幽门等，在文献记载中亦具有此项功能。

梅核气表现为咽部堵塞感，在古代针灸文献中尚以喉痹、咽中如鲠等记载，其中喉痹有可能与火热引起的咽痛咽肿相混杂，需要甄别。涉及的经脉穴位包括心经、心包经的大陵、神门、间使，肝经的行间、蠡沟，肾经的然谷、幽门、大钟，胃经的足三里、厉兑、丰隆等。

头痛的治疗，以胆经为主要选穴经脉，风池、率谷、头临泣、天冲等皆为临床常用。躯体疼痛包含人体各种不同部位的疼痛，需要临床根据具体部位进行选择。需要注意的是，头痛的治疗，多以泻实为主，除针刺外，放血疗法取效快捷。

针刺处方

鉴于郁病的临床表现复杂多样，针灸治疗郁病，取单穴治疗的情况并不多见，多数是组穴治疗。涉及的内容，有的为穴位组合，有的仅表述至经脉，考虑文献的完整性，本部分一并摘录。

一、情志类病症处方

1. 愁忧

（1）《针灸甲乙经》方1

出处：晋·皇甫谧《针灸甲乙经·卷十一·阳厥大惊发狂痫第二》

穴位处方：公孙及（足太阴）井俞。

适应证：凡好太息，不嗜食，多寒热，汗出，病至则善呕，呕已乃衰，即取公孙即井俞。实则肠中切痛，厥，头面肿起，烦心，狂，多饮，虚则鼓浊，腹中气大滞，热痛不嗜卧，霍乱，公孙主之。

（2）《针灸甲乙经》方2

出处：晋·皇甫谧《针灸甲乙经·卷十·阳受病发风第二（下）》

穴位处方：照海，左阴跷、右少阴俞。

适应证：偏枯不能行，大风默默不知所痛，视如见星，溺黄，小腹热，咽干。

（3）《圣济总录》方

出处：宋·赵佶《圣济总录·卷第一百九十二·治心腹痛灸刺法》

穴位处方：中冲、劳宫、大陵、间使、曲泽、巨阙、背第五椎。

适应证：心痛短气，手掌烦热，或啼笑骂詈，悲思愁虑，面赤身热，其脉实大而数，此为可治。

（4）《普济方》方

出处：明·朱棣《普济方·卷四百十·论五脏六腑治证》

穴位处方：大肠经井荥输经合穴。

适应证：假令大肠经病，面白善嚏，悲愁不乐，欲哭，脉浮而涩，依上法刺之。注："上法"指或心下满，刺井；或身热，刺荥；或体重节痛，刺俞；或喘咳寒热，刺经；或逆而泄，刺合。

（5）《神灸经纶》方

出处：清·吴亦鼎《神灸经纶·卷之三·中身证略》

穴位处方：中封、商丘、公孙。

适应证：善太息。

2. 善悲

（1）《针灸甲乙经》方

出处：晋·皇甫谧《针灸甲乙经·卷九·邪在心胆及诸脏腑发悲恐太息口苦不乐及惊第五》

穴位处方：大陵、间使。

适应证：心痛善悲，厥逆，悬心如饥之状，心澹澹而惊。

（2）《备急千金要方》方1

出处：唐·孙思邈《备急千金要方·针灸下·风痹第四》

穴位处方：劳宫、大陵。

适应证：主风热善怒，心中悲喜，思慕歔欷，喜笑不止。

（3）《备急千金要方》方2

出处：唐·孙思邈《备急千金要方·针灸下·风痹第四》

穴位处方：天府、曲池、列缺、百会。

适应证：主恶风邪气，泣出喜忘。

（4）《针灸资生经》方1

出处：宋·王执中《针灸资生经·第四·叹息》

穴位处方：商丘、日月。

适应证：治太息善悲。

（5）《针灸资生经》方2

出处：宋·王执中《针灸资生经·第四·心忧悲》

穴位处方：心俞、神门、解溪、大陵。

适应证：治喜悲泣。

（6）《针灸大全》方

出处：明·徐凤《针灸大全·卷之四·窦文真公八法流注》

穴位处方：通里、后溪、神门、大钟。

郁病

适应证：心性呆痴，悲泣不已。

（7）《针灸聚英》方1

出处：明·高武《针灸聚英·卷四上·百证赋》

穴位处方：天冲、大横。

适应证：反张悲哭。

（8）《针灸聚英》方2

出处：明·高武《针灸聚英·卷四上·百证赋》

穴位处方：听宫、脾俞。

适应证：心下悲凄。

（9）《针灸聚英》方3

出处：明·高武《针灸聚英·卷四下·杂病歌》

穴位处方：神门、大陵、鱼际。

适应证：心痹悲恐。

（10）《类经图翼》方

出处：明·张介宾《类经图翼·针灸要览·诸证灸法要穴》

穴位处方：心俞、大陵、大敦、玉英、膻中。

适应证：经曰：厥阴为阖，阖折即气绝而喜悲，悲者取之厥阴，视有余不足。厥阴根于大敦，结于玉英，络于膻中也。

（11）《勉学堂针灸集成》方1

出处：清·廖润鸿《勉学堂针灸集成·卷二·心胸》

穴位处方：神门、大陵、鱼际、通里、太渊、公孙、肺俞、隐白、三阴交、阴陵泉。

适应证：心悲恐烦热。

（12）《勉学堂针灸集成》方2

出处：清·廖润鸿《勉学堂针灸集成·卷二·风部》

穴位处方：行间、丘墟、神门、下三里、日月。

适应证：太息善悲。

3. 惊恐

（1）《备急千金要方》方1

出处：唐·孙思邈《备急千金要方·针灸下·风痹第四》

穴位处方：大钟、郄门。

适应证：主惊恐畏人，神气不足。

（2）《备急千金要方》方2

出处：唐·孙思邈《备急千金要方·针灸下·风痹第四》

穴位处方：曲泽、大陵。

适应证：主心下澹澹喜惊。

（3）《备急千金要方》方3

出处：唐·孙思邈《备急千金要方·针灸下·风痹第四》

穴位处方：阴交、气海、大巨。

适应证：主惊不得卧。

（4）《备急千金要方》方4

出处：唐·孙思邈《备急千金要方·针灸下·风痹第四》

穴位处方：阴郄、手少阴。

适应证：主气惊心痛。

（5）《备急千金要方》方5

出处：唐·孙思邈《备急千金要方·针灸下·风痹第四》

穴位处方：三间、合谷、厉兑。

适应证：主吐舌，戾颈喜惊。

（6）《千金翼方》方

出处：唐·孙思邈《千金翼方·针灸上·小儿惊痫第三》

穴位处方：三间、合谷。

适应证：主喜惊。

（7）《针灸资生经》方1

出处：宋·王执中《针灸资生经·第四·心惊恐》

穴位处方：百会、神道、天井、液门。

适应证：治惊悸。

（8）《针灸资生经》方2

出处：宋·王执中《针灸资生经·第四·心惊恐》

穴位处方：神门、蠡沟、巨阙。

适应证：治惊悸少气。

（9）《针灸资生经》方3

出处：宋·王执中《针灸资生经·第四·心惊恐》

穴位处方：通谷、章门。

适应证：治善恐。

（10）《针灸资生经》方4

出处：宋·王执中《针灸资生经·第四·心惊恐》

穴位处方：阴郄、间使、二间、厉兑。

适应证：治多惊。

（11）《针灸聚英》方

出处： 明·高武《针灸聚英·卷四下·杂病歌》

穴位处方： 曲泽、天井、灵道、神门、大陵、鱼际、二间、液门、百会、厉兑、通谷、巨阙、少冲、章门。

适应证： 心惊恐。

（12）《类经图翼》方

出处： 明·张介宾《类经图翼·针灸要览·诸证灸法要穴》

穴位处方： 太溪、然谷。

适应证： 肾心痛，悲惧相控。

4. 烦躁

（1）《备急千金要方》方

出处： 唐·孙思邈《备急千金要方·针灸下·心腹第二》

穴位处方： 大钟、太溪。

适应证： 烦心满，呕。

（2）《针灸资生经》方1

出处： 宋·王执中《针灸资生经·第四·心烦闷》

穴位处方： 百会、强间、承光。

适应证： 烦心。

（3）《针灸资生经》方2

出处： 宋·王执中《针灸资生经·第四·心烦闷》

穴位处方： 巨阙、心俞。

适应证： 烦心。

（4）《普济方》方

出处： 明·朱棣《普济方·卷四百十针灸门·论五脏六腑治证》

穴位处方： 心经井荥输经合穴。

适应证： 假令心经病，烦心，心痛，掌中热，哕，脉沉而洪。或心下满，刺井；或身热，刺荥；或体重节痛，刺俞；或喘咳寒热，刺经；或逆而泄，刺合。

（5）《针灸大成》方

出处： 明·杨继洲《针灸大成·卷八·心脾胃门》

穴位处方： 少商、太溪、陷谷。

适应证： 烦心喜噫。

二、神志类病症处方

1. 神志错乱

（1）《针灸大全》方

出处： 明·徐凤《针灸大全·卷之四·窦文真公八法流注》

穴位处方： 少海、少府、心俞、后溪。

适应证： 心中惊悸，言语错乱。

（2）《勉学堂针灸集成》方

出处： 清·廖润鸿《勉学堂针灸集成·卷二·心胸》

穴位处方： 内关、百会、神门。

适应证： 心惕惕失智。

2. 神志恍惚

（1）《备急千金要方》方

出处： 唐·孙思邈《备急千金要方·针灸下·风痹第四》

穴位处方： 天井、神道、心俞。

适应证： 主悲愁恍惚，悲伤不乐。

（2）《针灸聚英》方

出处： 明·高武《针灸聚英·卷四下·杂病歌》

穴位处方： 天井、巨阙、心俞。

适应证： 心中恍惚。

（3）《针灸大成》方

出处： 明·杨继洲《针灸大成·卷八·心脾胃门》

穴位处方： 天井、巨间、心俞。

适应证： 心恍惚。

（4）《勉学堂针灸集成》方

出处： 清·廖润鸿《勉学堂针灸集成·卷二·心胸》

穴位处方： 天井、心俞、百会、神道。

适应证： 心恍惚。

3. 健忘

（1）《针灸大全》方

出处： 明·徐凤《针灸大全·卷之四·窦文真公八法流注》

穴位处方：心俞、通里、少冲。

适应证：健忘易失，言语不记。

（2）《针灸大成》方

出处：明·杨继洲《针灸大成·卷九·治症总要》

穴位处方：列缺、心俞、神门、少海、中脘、三里。

适应证：健忘失记，……忧愁思虑，内动于心，外感于情，或有痰涎灌心窍，七情所感，故有此症。

4. 失眠多梦

（1）《针灸大成》方

出处：明·杨继洲《针灸大成·卷八·心脾胃门》

穴位处方：太渊、公孙、隐白、肺俞、阴陵泉、三阴交。

适应证：烦闷不卧。

（2）《神灸经纶》方

出处：清·吴亦鼎《神灸经纶·卷之三·中身证略》

穴位处方：内关、液门、膏肓、解溪、神门。

适应证：怔忡，健忘，不寐。

三、躯体化病症处方

1. 心悸

《针灸大全》方

出处：明·徐凤《针灸大全·卷之四·窦文真公八法流注》

穴位处方：乳根、通里、胆俞、心俞。

适应证：心中虚惕，神思不安。

2. 胸腹痞满

（1）《备急千金要方》方

出处：唐·孙思邈《备急千金要方·针灸下·心腹第二》

穴位处方：大杼、心俞。

适应证：胸中郁郁。

（2）《针灸资生经》方

出处：宋·王执中《针灸资生经·第四·心烦闷》

穴位处方：阴都、巨阙。

适应证：治心中烦满。

（3）《针灸逢源》方

出处：清·李学川《针灸逢源·证治参详·翻胃噎隔》

穴位处方：天突、胃俞、中脘、气海、三里、膏肓俞、脾俞思噎更效、膻中治气噎、膈俞治劳噎。

适应证：噎病。忧噎，胸中痞满，气逆时呕，食不下。思噎，心悸善忘。气噎，心下痞，噎哕不食，胸背痛。劳噎，气上膈，支满背痛。食噎，食急胸痛，不得喘息。噎是神思间病，惟内观静养者可治。

3. 胁痛胁胀

《备急千金要方》方

出处：唐·孙思邈《备急千金要方·针灸下·心腹第二》

穴位处方：尺泽、少泽。

适应证：短气、胁痛、心烦。

4. 倦怠乏力

（1）《针灸聚英》方

出处：明·高武《针灸聚英·卷四下·杂病歌》

穴位处方：百会、天井、二间、三间、太溪、照海、厉兑、肝俞、膈俞。

适应证：嗜卧，不言。

（2）《灸法秘传》方

出处：清·雷少逸《灸法秘传·应灸七十症·劳伤》

穴位处方：大椎、胆俞、肺俞、上脘、气海、天枢、足三里、膏肓。

适应证：

五劳者，烦冗劳心，谋虑劳肝，过思劳脾，过忧劳肺，色欲劳损。七伤者，久视伤血，久行伤筋，久坐伤肉，久卧伤气，久立伤骨，房劳思虑伤心肾也。至于骨蒸劳热，药石乏效者，先灸大椎，并灸胆俞。久嗽劳热者，灸肺俞。久虚不食者，灸上脘。真气虚弱者，灸气海。男子血损者，灸天枢。女子阴虚，灸足三里。凡有一切虚损劳瘵，及至形神大惫，惟灸膏肓穴，可冀挽回，否则无救矣。

5. 梅核气

（1）《针灸资生经》方1

出处：宋·王执中《针灸资生经·第六·喉咽鸣》

穴位处方：少府、蠡沟。

适应证：主嗌中有气，如息肉状。

（2）《针灸资生经》方2

出处：宋·王执中《针灸资生经·第六·喉咽鸣》

穴位处方：液门、四渎。

适应证：主呼吸短气，咽中如息肉状。

6. 头痛

《针灸资生经》方

出处：宋·王执中《针灸资生经·第四·心烦闷》

穴位处方：鱼际、少商、公孙、解溪、至阴、完骨。

适应证：治头痛烦心。

评述

　　针灸穴位组方，系后世在穴位功能的基础上，为加强临床疗效而采取的组合用穴。但根据古代针灸文献，可以发现其穴位组方规律与当今临床之不同。古代取穴，一是取穴少而精。不仅古代文献中存在诸多取单穴治疗疾病的记载，如《针灸甲乙经》《针灸资生经》等有大量使用单穴，如大陵、巨阙、劳宫、百合等治疗精神情志疾病如嬉笑不休、悲喜无常的记载。同时，即使是组穴治疗，取穴亦多为2~3个。之所以取穴如此之少，从针刺治疗机理上分析，因针刺治疗疾病依靠的经脉之气——真气的运行与调整，强调"气至而有效"，只有少量取穴方能保证真气集中行至病所，发挥作用。同时，从临床效应来看，少量取穴时疗效往往优于大量取穴。二是取同条经脉穴位为多。针灸治疗所用辨证，最终落地在经脉上，根据辨经论治的规律进行，因此，根据辨证的结果，针对同一经脉取穴为多，如《神灸经纶》治疗"善太息"用中封、商丘、公孙，皆为脾经穴位；《备急千金要方》治疗"心中悲喜，思慕歔欷，喜笑不止"用劳宫、大陵，皆为心包经穴位；《普济方》治疗"悲愁不乐"，用大肠经之井荥输经合等，此即杨继洲《针灸大成》中所言"宁失其穴，勿失其经；宁失其时，勿失其气"之针灸思想的体现。三是手足同名经同时取穴。如《备急千金方》以三间、合谷、厉兑治疗喜惊，系属于手足阳明经同治；《针灸大成》以太渊、公孙、隐白、阴陵泉、三阴交治疗烦心，系手足太阴经同治，等等。这些取穴原则，皆值得我们关注并进行良好的继承与发展。

第三节

《黄帝内经》治疗郁病的针灸处方

　　《黄帝内经》中的针灸治疗，由于诸多部位尚未进行穴位命名，因此，以经脉名称记载的施治部位甚多。这些部位，部分是由后世针灸医家给予注释、标明穴位之所在；有的则以经脉穴名之，具体部位所指尚需进行研究分析，因此将其内容单列。

一、情志类病症处方

1. 愁忧

（1）方1

出处：《素问·脏气法时论篇第二十二》

针灸部位：取其经，少阴太阳血者马莳注：取复溜、昆仑。

适应证：肾病者……虚则胸中痛，大腹小腹痛，清厥意不乐。

（2）方2

出处：《素问·奇病论篇第四十七》

针灸部位：治之以胆募俞杨上善注：可取胆募日月。王冰注：胸腹曰募，背脊曰俞，即日月与胆俞。

适应证：病名曰胆瘅。夫肝者，中之将也，取决于胆，咽为之使。此人者，数谋虑不决，故胆虚气上溢而口为之苦。

（3）方3

出处：《灵枢·口问篇第二十八》

针灸部位：补手少阴、心主、足少阳。

适应证：忧思则心系急，心系急则气道约，约则不利，故太息以伸出之。

刺灸法：留之。

2. 善悲

（1）方 1

出处：《素问·调经论篇第六十二》

针灸部位：神不足者，视其虚络。

适应证：神不足则悲。

刺灸法：按而致之，刺而利之，无出其血，无泄其气，以通其经，神气乃平。

（2）方 2

出处：《素问·缪刺论篇第六十三》

针灸部位：刺足内踝之下、然骨之前，刺足跗上动脉_{王冰注：谓冲阳穴。张介宾注：太冲穴也}，不已，刺三毛上_{王冰注：谓大敦穴}。

适应证：善悲惊不乐。

刺灸法：（刺）血脉出血……不已，刺三毛上各一痏，见血立已，左刺右，右刺左。

（3）方 3

出处：《灵枢·根结第五》

针灸部位：取之厥阴，视有余不足。

适应证：合折即气绝而喜悲。

（4）方 4

出处：《灵枢·四时气第十九》

针灸部位：取三里以下胃气逆，则刺少阳血络以闭胆逆，却调其虚实以去其邪。

适应证：善呕，呕有苦，长太息，心中澹澹，恐人将捕之，邪在胆，逆在胃，胆液泄则口苦，胃气逆则呕苦，故曰呕胆。

（5）方 5

出处：《灵枢·癫狂第二十二》

针灸部位：治之取手太阴、阳明，血变而止，及取足太阴、阳明_{张介宾注：取手太阴之太渊、列缺，手阳明之偏历、温溜，足太阴之隐白、公孙，足阳明之三里、解溪等穴}。

适应证：狂始生，先自悲也，喜忘，苦怒，善恐者，得之忧饥。

（6）方 6

出处：《灵枢·厥病第二十四》

针灸部位：视头动脉反盛者，刺尽去血，后调足厥阴。

适应证：厥头痛，头脉痛，心悲善泣。

（7）方 7

出处：《灵枢·口问第二十八》

针灸部位：补足太阳，泻足少阴。

适应证：此阴气盛而阳气虚，阴气疾而阳气徐，阴气盛而阳气绝，故为唏马莳注：《释文》言，哀痛不泣曰唏。

3. 惊恐

（1）方1

出处：《素问·脏气法时论篇第二十二》

针灸部位：取其经，厥阴与少阳马莳注：取中封、阳辅。

适应证：肝病者，两胁下痛引少腹，令人善怒，虚则目䀮䀮无所见，耳无所闻，善恐如人将捕之。

（2）方2

出处：《素问·调经论第六十二》

针灸部位：补其虚经，内针其脉中。

适应证：血……不足则恐。

刺灸法：久留而视，脉大，疾出其针，无令血泄。

（3）方3

出处：《灵枢·邪气脏腑病形第四》

针灸部位：候在足少阳之本末，亦视其脉之陷下者灸之，其寒热者取阳陵泉。

适应证：胆病者，善太息，口苦，呕宿汁，心下澹澹，恐人将捕之，嗌中吤吤然，数唾。

4. 烦躁

（1）方1

出处：《素问·刺热篇第三十二》

针灸部位：刺足太阴、阳明。

适应证：脾热病者，先头重颊痛，烦心颜青，欲呕身热。热争则腰痛不可用俯仰，腹满泄，两颌痛。甲乙甚，戊己大汗，气逆则甲乙死。

（2）方2

出处：《素问·调经论篇第六十二》

针灸部位：血有余，则泻其盛经出其血。

适应证：血有余则怒。

（3）方3

出处：《素问·缪刺论篇第六十三》

针灸部位：刺手中指次指爪甲上，去端如韭叶王冰注：谓关冲穴。

适应证：邪客于手少阳之络，令人喉痹舌卷，口干心烦，臂外廉痛，手不及头。

刺灸法：各一痏，壮者立已，老者有顷已，左取右，右取左，此新病，数日已。

（4）方4

出处：《素问·缪刺论篇第六十三》

针灸部位：刺足下中央之脉<small>王冰注：谓涌泉穴，可刺三分，留三呼，灸三壮。</small>

适应证：邪客于足少阴之络，令人嗌痛不可内食，无故善怒，气上走贲上。

刺灸法：各三痏，凡六刺，立已，左刺右，右刺左。

（5）方5

出处：《灵枢·经脉第十》

针灸部位：取之两筋间也（内关）。

适应证：手心主之别，名曰内关，去腕二寸，出于两筋之间，循经以上，系于心，包络，心系实则心痛，虚则为头强。

（6）方6

出处：《灵枢·经脉第十》

针灸部位：取之所别者也（大钟）。

适应证：足少阴之别，名曰大钟，当踝后绕跟，别走太阳；其别者，并经上走于心包，下外贯腰脊。其病气逆则烦闷。

（7）方7

出处：《灵枢·寒热病第二十一》

针灸部位：取足少阴<small>杨上善注：取足少阴然谷穴。</small>

适应证：舌纵涎下，烦悗。

（8）方8

出处：《灵枢·癫狂第二十二》

针灸部位：暖取足少阴，清取足阳明<small>张介宾注：足少阴则涌泉然谷，足阳明则历兑、内庭、解溪、丰隆。</small>

适应证：厥逆为病也，足暴清，胸若将裂，肠若将以刀切之，烦而不能食，脉大小皆涩。

刺灸法：清则补之，温则泻之。

（9）方9

出处：《灵枢·热病第二十三》

针灸部位：取手小指次指爪甲下，去端如韭叶<small>马莳注：其穴关冲，针一分，留三呼，灸一壮。</small>

适应证：喉痹舌卷，口中干，烦心心痛，臂内廉痛，不可及头。

（10）方10

出处：《灵枢·厥病第二十四》

针灸部位：取之足阳明、太阴。

适应证：厥头痛，面若肿起而烦心。

（11）方11

出处：《灵枢·杂病第二十六》

针灸部位：刺足太阴。

适应证：喜怒而不欲食，言益少。

（12）方12

出处：《灵枢·杂病第二十六》

针灸部位：刺足少阳。

适应证：怒而多言。

（13）方13

出处：《灵枢·五乱第三十四》

针灸部位：取之手少阴、心主之输<small>张介宾注：神门、大陵也。</small>

适应证：气乱于心，则烦心密嘿，俯首静伏。

二、神志类病症处方

1. 神志错乱

（1）方1

出处：《素问·调经论第六十二》

针灸部位：泻其小络之脉出血。

适应证：神有余则笑不休。

刺灸法：勿之深斥，无中其大经，神气乃平。

（2）方2

出处：《灵枢·经脉第十》

针灸部位：取之所别也（丰隆）。

适应证：足阳明之别，名曰丰隆，去踝八寸，别走太阴；其别者，循胫骨外廉，上络头项，合诸经之气，下络喉嗌。其病气逆则喉痹瘁瘖，实则狂癫。

（3）方3

出处：《灵枢·癫狂第二十二》

针灸部位：治之取手阳明、太阳、太阴、舌下少阴<small>马莳注：手阳明经，偏历、温溜；手太阳，支正、小海；手少阴，神门、少冲穴。</small>

适应证：狂始发，少卧不饥，自高贤也，自辩智也，自尊贵也，善骂詈，日夜不休。

刺灸法：视之盛者，皆取之，不盛，释之也。

（4）方4

出处：《灵枢·癫狂第二十二》

针灸部位：治之取手阳明、太阳、太阴。

适应证：狂言，惊、善笑、好歌乐、妄行不休者，得之大恐。

（5）方5

出处：《灵枢·癫狂第二十二》

针灸部位：治之取手太阳、太阴、阳明、足太阴、头两颇马蒔注：足太阴，隐白、公孙。张介宾注：颇，鬓前两太阳也。余见上条注。

适应证：狂，目妄见、耳妄闻、善呼者，少气之所生也。

（6）方6

出处：《灵枢·癫狂第二十二》

针灸部位：治之取足太阴、太阳、阳明马蒔注：足太阴，隐白、公孙；足太阳，委阳、飞扬、仆参、金门；足阳明，三里、解溪，后取手太阴、太阳、阳明。

适应证：狂者多食，善见鬼神，善笑而不发于外者，得之有所大喜。

（7）方7

出处：《灵枢·刺节真邪论第七十五》

针灸部位：视足阳明及大络取之。

适应证：大热遍身，狂而妄见、妄闻、妄言。

刺灸法：虚者补之，血而实者泻之。

2. 健忘

方1

出处：《灵枢·厥病第二十四》

针灸部位：取头面左右动脉，后取足太阴。

适应证：厥头痛，意善忘，按之不得。

三、躯体类病症处方

1. 失眠多梦

（1）方1

出处：《灵枢·淫邪发梦第四十三》

针灸部位：凡此十二盛者，至而泻之立已。

适应证：阴气盛则梦涉大水而恐惧，阳气盛则梦大火而燔焫，阴阳俱盛则梦相杀。上盛则梦飞，下盛则梦堕，甚饥则梦取，甚饱则梦予。肝气盛则梦怒，肺气盛则梦恐惧、哭泣、飞扬，心气盛则梦善笑恐畏，脾气盛则梦歌乐、身体重不举，肾气盛则梦腰脊两解不属。

（2）方2

出处：《灵枢·淫邪发梦第四十三》

针灸部位：凡此十五不足者，至而补之，立已也。

适应证：厥气客于心，则梦见丘山烟火。客于肺，则梦飞扬，见金铁之奇物。客于肝，则梦见山林树木。客于脾，则梦见丘陵大泽，坏屋风雨。客于肾，则梦临渊，没居水中。客于膀胱，则梦游行。客于胃，则梦饮食。客于大肠，则梦田野。客于小肠，则梦聚邑冲衢。客于胆，则梦斗讼自刳。客于阴器，则梦接内。客于项，则梦斩首。客于胫，则梦行走而不能前，及居深地窌苑中。客于股肱，则梦礼节拜起。客于胞䐈，则梦溲便。

2. 躯体疼痛

（1）方1

出处：《素问·刺腰痛篇第四十一》

针灸部位：刺厥阴之脉，在腨踵鱼腹之外，循之累累然，乃刺之王冰、马莳、丹波元简均注此处所刺为蠡沟穴。王冰注：可刺二分，留三呼，灸三壮。

适应证：厥阴之脉令人腰痛，腰中如张弓弩弦……其病令人善言，默默然不慧。

刺灸法：刺之三痏。

（2）方2

出处：《素问·刺腰痛篇第四十一》

针灸部位：刺阳明于骺前王冰注：正三里穴，可刺一寸，留七呼，灸三壮。

适应证：阳明令人腰痛，不可以顾，顾如有见者，善悲。

刺灸法：三痏注：痏，刺疮也。三痏即刺三次，上下和之出血，秋无见血。

（3）方3

出处：《素问·刺腰痛篇第四十一》

针灸部位：刺飞阳之脉，在内踝上五寸注：《针灸甲乙经》《黄帝内经太素》作二寸，少阴之前，与阴维之会王冰注：即复溜穴，可刺三分。

适应证：飞阳之脉令人腰痛，痛上拂拂然，甚则悲以恐。

（4）方4

出处：《素问·刺腰痛篇第四十一》

针灸部位：刺解脉，在郄中结络如黍米王冰注：郄中即委中穴。

适应证：解脉令人腰痛如引带，常如折腰状，善恐。

刺灸法：刺之血射以黑，见赤血而已。

（5）方5

出处：《素问·刺腰痛篇第四十一》

针灸部位：刺散脉，在膝前骨肉分间，络外廉，束脉为三痏_{王冰注：是曰地机。高世栻注：犊鼻、}三里、上廉三穴。丹波元简注：当在三里、阳陵泉、骨上与膝分之间。

适应证：散脉令人腰痛而热，热甚生烦，腰下如有横木居其中，甚则遗溲。

评述

《黄帝内经》作为针灸学早期著作，以针灸疗法为治病主要方法，但治疗部位不仅有称谓已经明确的腧穴，还有很多阳性反应点或部位，如血络结聚、隆起、变色及血脉陷下之部等。结聚、隆起的血络，多用刺络放血疗法；陷下的部位，多用按摩、灸治的方法。这一通用的治法，在郁病类病症中亦广泛使用。如《素问·调经论》治疗"神有余则笑不休"之"泻其小络之脉出血"；《灵枢·厥病》"视头动脉反盛者，刺尽去血"，治疗"心善悲泣"；《灵枢·邪气脏腑病形》"视其脉之陷下者灸之"，治疗"心中澹澹，恐人将捕之"；《素问·调经论》治疗"神不足则悲"用"按而致之，刺而利之，无出其血，无泄其气"的方法等。

此外，《黄帝内经》尚有大量记载的施治部位为经脉名称者，如《灵枢·癫狂》之"治之取手阳明、太阳、太阴、舌下、少阴"，《灵枢·厥病》之"取之足阳明、太阴"治疗"面若肿起而烦心"等。这种以经脉为名的施治部位具体所指究竟为何处，后世医家有不同的解释。部分医家是进行穴位部位标注，并多以五输穴为解，如《灵枢·癫狂》治疗狂证，治之取足太阴、太阳、阳明，马莳注为"足太阴：隐白、公孙；足太阳：委阳、飞扬、仆参、金门；足阳明：三里、解溪"。部分则将其解释为特定的穴位名称，称之为经脉穴。经脉穴之称谓始见于《五十二病方》，在《黄帝内经》中大量出现，系统记载则见于《脉经》。经脉穴具体所指：心主在掌后横纹中，手太阳在手小指外侧后陷者中，足厥阴在足大指间，足少阳在足上第二指节后一寸，足少阴在足内踝下动脉，足太阳在足小指外侧本节后陷中，手太阴在鱼际间，手阳明在手腕中，足太阴在足大指本节后一寸，足阳明在足上动脉，手少阴在腕当小指后动脉。即经脉穴并非后世定位极为清晰与局限的穴位，而是一个区域，应是早期以灸法为主要治法、所获取的敏感位置的称谓。这种观点有其可取之处，可供参考。

第八章
预防调护

郁病属于情志性疾病，是内伤性疾病的重要内容。虽然郁病的发生与情感伤害、生活挫折、环境恶劣有密切关系，但其内在因素，如脏腑精气之盛衰、心理状态之调整更是决定发病与否的关键，外界刺激系通过内在心理的同应性发挥不良影响。因此，自《黄帝内经》起，即有大量的预防调护原则与方法记载，但限于篇幅，本部分仅选择较为重要的内容。

《素问·上古天真论篇第一》

上古之人，其知道者，法于阴阳，和于术数，食饮有节，起居有常，不妄作劳，故能形与神俱，而尽终其天年，度百岁乃去。

《灵枢·本神第八》

故智者之养生也，必顺四时而适寒暑，和喜怒而安居处，节阴阳而调刚柔，如是则僻邪不至，长生久视。

南北朝·陶弘景《养性延命录·卷上·教诫篇第一》

若欲延年少病者，诚勿施精，命夭残；勿大温，消骨髓；勿大寒，伤肌肉；勿咳唾，失肥液；勿卒呼，惊魂魄；勿久泣，神悲戚；勿恚怒，神不乐；勿念内，志恍惚。能行此道，可以长生。

唐·孙思邈《备急千金要方·养性·道林养性第二》

莫强食，莫强酒，莫强举重，莫忧思，莫大怒，莫悲愁，莫大惧，莫跳踉，莫多言，莫大笑；勿汲汲于所欲，勿悁悁（juàn，愤怒）怀忿恨，皆损寿命。若能不犯者，则得长生也。故善摄生者，常少思、少念、少欲、少事、少语、少笑、少愁、少乐、少喜、少怒、少好、少恶。行此十二少者，养性之都契也。多思则神殆，多念则志散，多欲则志昏，多事则形劳，多语则气乏，多笑则脏伤，多愁则心慑，多乐则意溢，多喜则忘错昏乱，多怒则百脉不定，多好则专迷不理，多恶则憔悴无欢。此十二多不除，则荣卫失度，血气妄行，丧生之本也。

宋·张君房《云笈七签·杂修摄部·养性延命录》

《慎子》云：昼无事者夜不梦。

张道人年百数十，甚翘壮也，云：养性之道，莫久行、久坐、久卧、久听，莫强食饮，莫大醉，莫大愁忧，莫大哀思，此所谓能中和。能中和者，必久寿也。

南宋·周守忠《养生类纂·养生部二·总叙养生中》

天生阴阳，寒暑燥湿，四时之化，万物之变，莫不为利，莫不为害。圣人察之以便生，故精神安乎形，而年寿长焉。长也者，非短而续之者也，毕其数也。毕数之务，在去乎害。何谓去害？大甘、大酸、大苦、大辛、大咸，五者充形，则生害矣；大喜、大怒、大忧、大恐、大哀，五者接神，则生害矣；大寒、大热、大燥、大湿、大风、大雾，六者动精，则生害矣。诸言大者，皆谓过制。故凡养生，莫若知本，则疾无由至矣。

元·忽思慧《饮膳正要·卷第一·养生避忌》

善摄生者，薄滋味，省思虑，节嗜欲，戒喜怒，惜元气，简言语，轻得失，破忧阻，除妄想，远好恶，收视听，勤内固，不劳神，不劳形，神形既安，病患何由而致也。

明·胡文焕《摄生集览》

神不可大用，大用即竭；形不可太劳，太劳则毙。是知精、气、神，人之大本也，不可不谨。惟智者养其神，惜其气，以固其本。

清·尤乘《寿世青编·卷上·谨疾篇》

我明告子，子尚听之：色之悦目，惟男女之欲，思所以远之，如脱桎梏；味之爽口，惟饮食之欲，思所以禁之，如畏鸩毒。多言则伤气，欲养气者，言不费；思则损血，欲养血者，思不越。忧不可积，乐不可纵。形不可太劳，神不可太用。凡此数言，终身宜诵。

清·尤乘《寿世青编·卷上·疗心法言》

郁
病

老子曰：人生以百年为限，节护乃至千岁，如膏之小炷与大炷耳。人大言，我小语；人多烦，我少记；人悸怖，我不怒。淡然无为，神气自满。此长生之药。

老子曰：不见可欲，使心不乱。

《直指》曰：清谓清其心源，静谓静其气海。心源清则外事不能扰，性定而神明；气海静则邪欲不能作，精全而体实。

《指归》曰：游心于虚静，结志于微妙，委虑于无欲，指归于无为。故能达生延命，与道为久。

《妙真经》曰：人常失道，非道失人。人常去生，非生去人。故养生者，慎勿失道；为道者，慎勿失生。使道与生相守，生与道相保。

《元道真经》曰：生可冀也，死可畏也。草木根生，去土则死。鱼鳖沉生，去水则死。人以形生，去气则死。故圣人知气之所在，以为身宝。

《真人大计》曰：奢懒者寿，悭靳（qiānjìn，吝啬，吝惜）者夭，放散䏌（qú，劳累，劳苦）劳之异也。田夫寿，膏粱夭，嗜欲多少之验也。处士少疾，游子多患，事务简烦之殊也。故俗人竞利，道士罕营。

《唐书》曰：多记损心，多言耗气。心气内损，形神外散，初虽不觉，久则为弊。

《元始真经》曰：喜怒损性，哀乐伤神，性损则害生，故养性以全气，保神以安身，气全体平，身安神逸。此全生之诀也。

《淮南子》曰：太喜坠阳，太怒破阴，是以君子有节焉。

《真训》曰：眼者身之镜，耳者体之牖，视多则镜昏，听众则牖闭。面者神之庭，发者脑之

·476·

华，心悲则面焦，脑减则发素。精者体之神，明者身之宝，劳多则精散，营竟则明消。

吕洞宾曰：寡言语以养气，寡思虑以养神，寡嗜欲以养精。精生气，气生神，神自灵也。是故精绝则气绝，气绝则命绝也。是故精气神，人身之内三宝也。

第二节
精神调护

《素问·上古天真论篇第一》

夫上古圣人之教下也，皆谓之虚邪贼风，避之有时；恬惔虚无，真气从之；精神内守，病安从来。是以志闲而少欲，心安而不惧，形劳而不倦，气从以顺，各从其欲，皆得所愿。故美其食，任其服，乐其俗，高下不相慕，其民故曰朴。是以嗜欲不能劳其目，淫邪不能惑其心，愚智贤不肖不惧于物，故合于道。所以能年皆度百岁而动作不衰者，以其德全不危也。

……

其次有圣人者，处天地之和，从八风之理，适嗜欲于世俗之间，无恚嗔之心，行不欲离于世，举不欲观于俗，外不劳形于事，内无思想之患，以恬愉为务，以自得为功，形体不敝，精神不散，亦可以百数。

南北朝·陶弘景《养性延命录·卷上·教诫篇第一》

《小有经》曰：少思、少念、少欲、少事，少语、少笑、少愁、少乐、少喜、少怒、少好、少恶。行此十二少，养生之都契也。多思则神殆，多念则志散，多欲则损志，多事则形疲，多语则气争，多笑则伤脏，多愁则心慑，多乐则意溢，多喜则忘错昏乱，多怒则百脉不定，多好则专迷不治，多恶则憔煎无欢。此十二多不除，丧生之本也。无多者，几乎真人。

隋·巢元方《诸病源候论·卷之十三·气病诸候》

结气病者，忧思所生也。心有所存，神有所止，气留而不行，故结于内。

唐·施肩吾《西山群仙会真记·养心》

道不可见，因心以明之；心不可常，用道以守之。故虚心遣其实，无心除其有也。定心令不动也，安心令不危也，静心令不乱，正心令不邪，清心令不浊，净心令不秽。此皆己有，令以除之。心直不返复也，心平无高下也，心明不暗昧也，心通无窒碍也。此皆固有，因以然之，又在少思、少念、少欲、少事、少语、少笑、少愁、少乐、少喜、少怒、少好、少恶，故得灵光不乱，神炁不狂，方可奉道保生。嗟无知者，多思神殆，多念志散，多欲损炁，多事役形，多语弱炁，多笑损脏，多愁摄血，多乐溢意，多喜则交错，多怒则百脉不定，多好则昏乱不理，多恶则憔悴无欢。故其源不洁，和炁自耗，不得延年，失于养心之故也。故古喻之如猿，狂而不定；比之如贼，盗其所有也。

　　南宋·周守忠《养生类纂·人事部一·愁泣》

　　勿久泣，神悲蹙。《云笈七签》

　　大愁气不通。同上

　　多愁则心慑。《小有经》

　　学生之法，不可泣泪及多唾泄，此皆为损液漏精，使喉脑大竭。是以真人、道士常吐纳咽味，以和六液。《真诰》

　　不可对灶哭。《感应篇》

　　哭者亦趣死之音，哀者乃朽骨之大患，恐吾子未悟之，相为忧耳。同上

　　哭泣悲来，新哭讫，不用即食，久成气病。《巢氏病源》

　　不可泣哭，便喉涩大渴。同上

　　愤懑伤神通于舌，损心则謇吃。同上

　　明·周臣《厚生训纂·卷三·御情》

　　大道无情，非气不足以长养万物。气化则物生，气壮则物盛，气变则物衰，气绝则物死。此生长收藏之机，万物因之而成变化也。人肖天地，同此一气。七情六欲，交相震挠，真气耗极，形体消亡而神自去矣。故喜乐无极则伤魄，魄伤则狂，令人心意不存，皮革焦。

　　多笑则伤脏且伤神。

　　大怒伤肝，血不荣于筋，而气激上逆，呕血目暗，使人薄厥。怒甚而不止，志为之伤，健忘前言，腰背隐痛。多怒则百脉不定，鬓发焦，筋痿为劳，药力不及。当食暴嗔及晨嗔，令人神惊，夜梦飞扬。

　　悲哀动中则伤魂，魂伤则狂忘失精，久而阴缩拘挛。悲哀太甚则胞络绝，伤气内动。悲哀则伤志，毛悴色夭，竭绝失生。

　　遇事而忧不止，遂成肺劳。忧愁不解则伤意，恍惚不宁，四肢不耐。当食而忧，神为之惊，梦寐不安。

　　大恐伤肾，恐不除则志伤，恍惚不乐。恐惧不解则精伤，骨酸痿疚，精时自下，五脏失守，阴虚气弱不耐。

　　多好则专迷不理，多恶则憔悴无欢。疑惑不止，心无所主，正气不行，外邪干之，必为心疾。

　　思忧过度，恐虑无时，郁而生涎，涎与气结，升而不降，忧气劳思不食，为五噎之病。女人忧思哭泣则阴气结，月水时少时多，内热苦渴，色恶，肌体枯黑。

　　凡人不可无思，常渐渐除之。人身虚无，但有游气，气息得理，百病不生。

　　……

故曰：多思则神散，多念则心劳，多笑则脏腑上翻，多言则气海虚脱，多喜则膀胱纳客风，多怒则腠理奔浮血，多乐则心神邪荡，多愁则头面焦枯，多好则智气溃溢，多恣则精爽奔腾，多事则筋脉干急，多机则智虑沉迷。

明·周臣《厚生训纂·卷六·养老》

老人之道，当常念善，无念恶；常念生，无念杀；常念信，无念欺。无作博戏，强用气力。无举重，无疾行，无喜怒，无极视，无极听；无太用意，无太思虑，无吁嗟，无叫唤，无吟咏，无歌啸，无嗥啼；无悲愁，无哀动，无庆吊，无接对宾客，无预局席，常常淡食。如此者，可以无病常寿。

……

年老养生之道，不贵求奇，先当以前贤破幻之诗，洗涤胸中忧郁，而名利不苟求，喜怒不妄发，声色不因循，滋味不耽嗜，神虑不邪思。三纲五常，现成规模，贫富安危，且处见定，是亦养寿之大道也。

明·汪绮石《理虚元鉴·卷上·虚症有六因》

因境遇者，盖七情不损则五劳不成，惟真正解脱，方能达观无损，外此鲜有不受病者。从来孤臣泣血，孽子坠心，远客有异乡之悲，闺妇有征人之怨，或富贵而骄洗滋甚，或贫贱而窘迫难堪，此皆能乱人情志，伤人气血。医者未详五脏，先审七情，未究五痨，先调五志，大宜罕譬曲喻，解缚开胶。荡洗者，惕之以生死；偏僻者，正之以道义；执着者，引之以洒脱；贫困者，济之以钱财。是则仁人君子之所为也。

明·汪绮石《理虚元鉴·卷上·知节》

虚劳之人，其性情多有偏重之处，每不能撙节其精神，故须各就性情所失以为治。其在荡而不收者，宜节嗜欲以养精。在滞而不化者，宜节烦恼以养神。在激而不平者，宜节忿怒以养肝。在躁而不静者，宜节辛勤以养力。在琐屑而不坦夷者，宜节思虑以养心。在慈悲而不解脱者，宜节悲哀以养肺。此六种，皆五志七情之病，非药石所能疗，亦非眷属所可解，必病者生死切心，自讼自克，自悟自解，然后医者得以尽其长，眷属得以尽其力也。

明·胡文焕《摄生集览》

盖忧愁思虑则伤心，心伤则血逆竭，血逆竭故神色先散而月水先闭也。火既受病，不能荣养其子，故不嗜食。脾既虚，则金气亏，故发嗽。嗽既作，水气绝，故四肢干。木气不充，故多怒，须发焦，筋痿。俟五脏传遍，故卒不能起，然终死矣。此一种于诸劳者，最为难治。盖病起于五脏之中，无有已期，药力不可及也。若或自能改易心志，用药扶接，如此则可得九死一生。

明·李中梓《病机沙篆·卷上·噎膈反胃》

噎者饮食入咽，阻滞不通，梗塞难下，皆咽喉闭塞之貌，由于悲思过度、忧怒不节，则气机凝阻、清浊相干，违其运行之常，乃成噎塞。张鸡峰所云噎是神思间病，当静观内养，以宁其心志，心君泰然，则五火退听，营卫安和矣。

郁病

明·龚居中《福寿丹书·一福 安养篇·啬神》

老子曰：人生大限百年，节护者可至千岁。如膏，小炷之与大炷。众人大言，而我小语。众人多烦，而我小记。众人悖暴，而我不怒。不以俗事累意，不临时俗之仪，淡然无为，神气自满，以此为不死之道，天下莫我知也。

……

虚虚子曰：善摄生者，常少思，少念，少欲，少事，少语，少笑，少愁，少乐，少喜，少怒，少好，少恶，行此十二少者，养性之都契也。多思则神殆，多念则志散，多欲则志昏，多事则形劳，多语则气乏，多笑则脏伤，多愁则心慑，多乐则意溢，多喜则忘错昏乱，多怒则百脉不定，多好则专迷不理，多恶则憔悴无欢，此十二多不除，则营卫失度，血气妄行，丧生之本也。

清·林珮琴《类证治裁·卷之三·郁症论治》

凡怀抱不舒，遭遇不遂，以及怨旷积想在心，莫能排解，种种郁悒，各推其原以治之。然以情病者，当以理遣以命安。若不能怡情放怀，至积郁成劳，草本无能为挽矣，岂可借合欢捐忿，萱草忘忧也哉！

清·陈念祖《医医偶录·卷一·表里虚实寒热辨》

惟喜、怒、忧、思、悲、恐、惊，谓之七情，此里症之最难治者，但宽其心而药始效，否则无益也。

清·薛雪《扫叶庄医案·卷二·脘胁腹中诸痛》

饥饱悲哀，内伤情志，痛无定所，忽闭忽开。主乎营卫流行失绪。凡心主营，肺主卫，当开爽怡悦，气血不致结痹，不必偏于寒热补泻也。

清·尤乘《寿世青编·卷上·养心说》

目无妄视，耳无妄听，口无妄言，心无妄动。贪嗔痴爱，是非人我，一切放下。未事不可先迎，遇事不宜过扰。既事不可留住，听其自来，应以自然，信其自去，忿懥（zhì，愤怒）恐惧，好乐忧患，皆得其正，此养之法也。

清·尤乘《寿世青编·卷下·论妇人病有不同治法》

葛仙翁曰：凡妇人病，兼治其忧恚，令宽其思虑，则疾无不愈矣。

凡人在病中，百念灰冷，虽有富贵，欲享不能，反羡贫贱而健者。人能于平日无病时，作是想头，病从何来？及一切名利、得失、恩怨亦自淡然。

第三节
顺时调护

《素问·四气调神大论篇第二》

春三月，此谓发陈，天地俱生，万物以荣，夜卧早起，广步于庭，被发缓形，以使志生，生而勿杀，予而勿夺，赏而勿罚，此春气之应，养生之道也。逆之则伤肝，夏为寒变，奉长者少。

夏三月，此谓蕃秀，天地气交，万物华实，夜卧早起，无厌于日，使志无怒，使华英成秀，使气得泄，若所爱在外，此夏气之应，养长之道也。逆之则伤心，秋为痎疟，奉收者少，冬至重病。

秋三月，此谓容平，天气以急，地气以明，早卧早起，与鸡俱兴，使志安宁，以缓秋刑，收敛神气，使秋气平，无外其志，使肺气清，此秋气之应，养收之道也。逆之则伤肺，冬为飧泄，奉藏者少。

冬三月，此谓闭藏，水冰地坼，无扰乎阳，早卧晚起，必待日光，使志若伏若匿，若有私意，若已有得，去寒就温，无泄皮肤，使气亟夺，此冬气之应，养脏之道也。逆之则伤肾，春为痿厥，奉生者少。

汉·张机《金匮要略·卷下·禽兽鱼虫禁忌并治第二十四》

肝病禁辛，心病禁咸，脾病禁酸，肺病禁苦，肾病禁甘。春不食肝，夏不食心，秋不食肺，冬不食肾，四季不食脾。辩曰：春不食肝者，为肝气王，脾气败，若食肝，则又补肝，脾气败尤甚，不可救。又肝王之时，不可以死气入肝，恐伤魂也。若非王时，即虚，以肝补之佳，余脏准此。

凡心皆为神识所舍，勿食之，使人来生复其报对矣。

汉·张机《金匮要略·卷下·果实菜谷禁忌并治第二十五》

三月勿食小蒜，伤人志性。四月、八月勿食胡荽，伤人神。……六月、七月勿食茱萸，伤神气。八月、九月勿食姜，伤人神。……胡荽久食之，令人多忘。

东汉·华佗《华氏中藏经·卷第二·劳伤论第十九》

故《调神气论》曰：调神气，戒酒色，节起居，少思虑，薄滋味者，长生之大端耳。

第五节
劳逸调护

《素问·宣明五气篇第二十三》

五劳所伤：久视伤血，久卧伤气，久坐伤肉，久立伤骨，久行伤筋，是谓五劳所伤。

南北朝·陶弘景《养性延命录·卷下·服气疗病篇第四》

五劳者，一曰志劳，二曰思劳，三曰心劳，四曰忧劳，五曰疲劳。五劳则生六极，一曰气极，二曰血极，三曰筋极，四曰骨极，五曰精极，六曰髓极。六极即为七伤，七伤故变为七痛。七痛为病，令人邪气多，正气少，忽忽喜忘，悲伤不乐，饮食不生肌肤，颜色无泽，发白枯槁。甚者令人得大风、偏枯、筋缩、四肢拘急挛缩、百关隔塞、羸瘦短气、腰脚疼痛。

明·张介宾《景岳全书·十六卷·杂证谟》

凡劳伤虚损，五脏各有所主，而惟心脏最多，且心为君主之官，一身生气所系，最不可伤，而人多忽而不知也。何也？夫五脏之神皆禀于心，故忧生于心，肺必应之，忧之不已，而戚戚幽幽，则阳气日索，营卫日消，劳伤及肺，弗亡弗已。如经曰：尝贵后贱，虽不中邪，病从内生，名曰脱营；尝富后贫，名曰失精。五气留连，病有所并，暴乐暴苦，始乐后苦，皆伤精气，精气竭绝，形体毁沮。故贵脱势，虽不中邪，精神内伤，身必败亡之类，无非虑竭将来，追穷已往，而二阳并伤。第其潜消暗烁于冥冥之中，人所不觉，而不知五脏之伤，惟心为本，凡值此者，速宜舒情知命，力挽先天。要知人生在世，喜一日则得一日，忧一日则失一日，但使灵明常醒，尚何尘魔敢犯哉！及其既病，而用参、芪、归、术、益气汤之类，亦不过后天之末着耳，知者当知所先也。

术数调护

晋·葛洪《抱朴子内篇·极言》

不得其术者，古人方之于冰杯之盛汤，羽苞之蓄火也。且又才所不逮，而困思之，伤也；力所不胜，而强举之，伤也；悲哀憔悴，伤也；喜乐过差，伤也；汲汲所欲，伤也；久谈言笑，伤也；寝息失时，伤也；挽弓引弩，伤也；沉醉呕吐，伤也；饱食即卧，伤也；跳走喘乏，伤也；欢呼哭泣，伤也；阴阳不交，伤也；积伤至尽则早亡，早亡非道也。

隋·巢元方《诸病源候论·卷之十三·气病诸候》

养生方导引法云：坐，生腰，举左手，仰其掌，却右臂，覆右手，以鼻内气，自极七息。息间稍顿右手。除两臂背痛、结气。

宋·张君房《云笈七签·杂修摄部·养性延命录》

彭祖曰：道不在烦，但能不思衣，不思食，不思声，不思色，不思胜，不思负，不思失，不思得，不思荣，不思辱，心不劳，形不极，常导引、内气、胎息尔，可得千岁，欲长生无限者，当服上药。

宋·陈直《养老奉亲书·下籍·戒忌保护第七》

若遇水火、兵寇、非横惊怖之事，必先扶持老人，于安稳处避之，不可喧忙惊动。尊年之人，一遭大惊，便致冒昧，因生余疾。凡丧葬凶祸，不可令吊；疾病危困，不可令惊；悲哀忧愁，不可令人预报。

元·李鹏飞《三元参赞延寿书·卷之二·养生之道》

孙真人《铭》曰：怒甚偏伤气，思多太损神，神疲心易役，气弱病相萦。勿使悲欢极，当令饮食均，再三防夜醉，第一戒晨嗔，夜寝鸣云鼓，晨兴漱玉津，妖邪难犯己，精气自全身。若要无诸病，常当节五辛，安神宜悦乐，精气保和纯。寿夭休论命，修行本在人，若能遵此理，平地可朝真。

书云：未闻道者放逸其心，逆于生乐，以精神殉智巧，以忧畏殉得失，以劳苦殉礼节，以身世殉财利，四殉不置，心为之病矣。

明·汪绮石《理虚元鉴·卷上·二守》

二守者，一服药，二摄养。二者所宜守之久而勿失也。盖劳有浅深，治有定候。如初发病尚轻浅，亦有不药而但以静养安乐而自愈。稍重者，治须百日或一年，煎百剂，丸二料，膏一服，便可断除病根。至于再发，则真阴大损，便须三年为期。此三年间，起于色者节欲，起于气者慎怒，起于文艺者抛书，起于劳倦者安逸，起于忧思者遣怀，起于悲哀者达观，如是方得除根。至于三发，则不可救矣。且初发，只须生地、玄参、百合、桔梗之类，便可收功。至于再发，非人参不治。是在病者之尽其力而守其限，识所患之浅深近久，量根本之轻重厚薄而调治之，勿躁急取效，勿惜费恣情，勿始勤终怠，则得之矣。

明·高濂《遵生八笺·延年却病笺·太清中黄胎藏论略》

若常守淡泊，三尸道教术语，指道教的三尸神。尸者，神主之意。道教认为人体有上中下三个丹田，各有一神驻跸其内，统称"三尸"，也叫三虫、三彭、三尸神、三毒。上尸好华饰，中尸好滋味，下尸好淫欲既亡，永无思虑矣。静则心孤多感思，挠则心烦怒多起。服气未通，被三尸虫较力，或多怒，或多悲思，或多嗜滋味。使人邪乱失情理。

郁
病

明·周臣《厚生训纂·卷一·育婴》

未满月不宜多语笑，惊恐忧惶，哭泣思虑恚怒，强起离床，行动久坐，或作针线，用力恣食生冷、粘硬、肥腻之物，及不避风寒，脱衣洗浴，或冷水洗灌。当时虽未觉大损，后即成蓐劳。

清·江涵暾《奉时旨要·阴属·诸郁》

忧郁之症，全属大虚，多因衣食之累，利害之牵，及悲忧惊恐所致。盖悲则气消，忧则气沉，必伤脾肺，惊则气乱，恐则气下，必伤肝肾。忧至于郁，此其戚戚悠悠，精气消索，已非一日。经云：忧愁者，气闭塞而不行。将见噎膈、劳损、便血、疮疡，虚症滋起。古人琴书以消忧，出游以写忧，皆良法也。治宜培养真元，用七福饮四君异功六君大补元煎等治之。此忧郁之治也。

思郁之症，惟旷女鳏妇，及萤窗困厄，积疑任怨者有之。《经》云：思则心有所存，神有所归，正气留而不行，故气结而伤于脾。郁之久，则上连肺胃而为喘咳、为失血、为噎膈呕吐；下连肝肾，为带浊、崩淋、不月、为劳损。初病者宜顺宜开，久病而损及中气者，宜修宜补。然以情病者，非情不解，即以怒胜思，亦暂时之计耳。俗谚云：心病还须心药医，可谓一语破的。

清·江涵暾《奉时旨要·土属·噎膈》

道家谓欲求长生，先学短死。每午黑甜一觉，亦忘忧之法也。

清·江涵暾《奉时旨要·水属·心痛、胃脘痛》

笔花氏曰：心痛者，胞络受病也，其症有九：一气、二血、三热、四寒、五饮、六食、七虚、八虫、九疰，若胃脘作痛，俗呼心痛。大约寒症居多，然亦有气滞、血滞及肝犯者。患此症，平日惟有常服六君子丸，终身不食生冷及闭气诸物，不论寒暑，以棉布护胸而戒嗔怒，斯无上妙方也。

清·程鹏程《急救广生集·慎疾法语·卫生总要》

寝不尸，居不容，行欲缓，坐欲敛，此行住坐卧以卫生也。喜怒哀乐，归于中和，贪嗔痴妄，必须看破。更要时时宽心，知足随缘，诸事参透，不忧不怒，嘻嘻哈哈，欣笑自如，此调性情以卫生也。寡色欲，少言语，哀丧坟墓，不可率临。

评述

郁病从病因上分为内外两端，内因源自脏腑阴阳的亏损、精气的不足，外因源自各种情志刺激，以内因为本，以外因为标。临床所见，既有无任何精神刺激而发为郁病者，此为脏腑阴阳亏损、元气虚衰而致气机运行无力之郁病；更多为因各种情志伤害诱发而成郁病者，此为外因叠合于内因之上而成疾。因此，作为郁病的预防调护，需以《素问·上古天真论》之总则"法于阴阳，合于术数，食饮有节，起居有常，不妄作劳"为整体预防调护原则，从三个方面进行。

一是"道法自然"。体现在《黄帝内经》中，即"法于阴阳"之养生之道。具体呈现为尊重天地自然之时序起居、饮食、运动，乃至调节精神状态，即"四气调神"之春养生、夏养长、秋养收、冬养藏，以及一日起居之"暮而收拒，无扰筋骨，无见雾露"之养生方法。

二是"崇中尚和"。即《内经》"食饮有节，起居有常，不妄作劳"的养生法则，这一原则，以"过"为人体精气耗损之源，无论饮食、劳逸、情志，过则为患，南宋《养生类纂》曰："大甘、大酸、大苦、大辛、大咸，五者充形，则生害矣；大喜、大怒、大忧、大恐、大哀，五者接神，则生害矣。大寒、大热、大燥、大湿、大风、大雾，六者动精，则生害矣。诸言大者，皆谓过制。"其中，"不妄作劳"在郁病的预防中尤为重要，尤其尚和情志与思虑的过度与劳伤。内源性郁病系源自脏腑精气的亏损、阴阳气血的不足，此则与劳伤过度密切关联。陶弘景《养生延命录》言："五劳者，一曰志劳，二曰思劳，三曰心劳，四曰忧劳，五曰疲劳。五劳则生六极，一曰气极，二曰血极，三曰筋极，四曰骨极，五曰精极，六曰髓极。六极即为七伤，七伤故变为七痛，七痛为病，令人邪气多，正气少，忽忽喜忘，悲伤不乐，饮食不生肌肤，颜色无泽，发白枯槁。甚者令人得大风、偏枯、筋缩、四肢拘急挛缩、百关隔塞、羸瘦短气、腰脚疼痛。"五劳之中以思虑过度、劳心太过对人体精气耗伤最甚，故六极指出人体气、血、筋、骨、精、髓之极，是导致各种病证、包括情志病证的内在根本；孙思邈《千金翼方》之"养老之道，无作博戏，强用气力，无举重，无疾行，无喜怒，无极视，无极听，无大用意，无大思虑，无吁嗟，无叫唤，无吟讵，无歌啸，无嗔啼，无悲愁，无哀恸，无庆吊，无接对宾客，无预局席，无饮兴。能如此者，可无病，长寿斯必不惑也。"则是从更全面的生活内容阐述"崇中尚和"思想。

三是"和于术数"。历代医家、道家皆创制了丰富的养生法术，包括运动、功法、饮食宜忌、起居方式等。养生功法如太极拳、八段锦、六字诀等，皆为历代应用广泛的养生术数；饮食宜忌如《金匮要略·果实菜谷禁忌并治》提出"三月勿食小蒜，伤人志性。四月、八月勿食胡荽，伤人神。……六月、七月勿食茱萸，伤神气。八月、九月勿食姜，伤人神。……胡荽久食之，令人多忘"。尤其是明·汪绮石《理虚元鉴·卷上·二守》曰："二守者，一服药，二摄养。二者所宜守之久而勿失也。盖劳有浅深，治有定候。如初发病尚轻浅，亦有不药而但以静养安乐而自愈。稍重者，治须百日或一年，煎百剂，丸二料，膏一服，便可断除病根。至于再发，则真阴大损，便须三年为期。此三年间，起于色者节欲，起于气者慎怒，起于文艺者抛书，起于劳倦者安逸，起于忧思者遣怀，起于悲哀者达观，如是方得除根。"这种理虚之道，尤需明了。

郁
病

第九章

医案医话

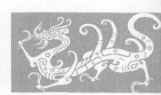

　　临床案例为实际治疗取效或误治的验案，实践性强，对中医理论有验证、有补充，亦有校正，体现着古今疾病的同异，也彰显着临床与理论的分合，具有不可替代的意义。

古代郁病医案多属于综合类，故本部分所选医案仅根据治疗方法进行陈列，分为补虚疗法、泻实疗法、补虚泻实并用三类。

一、补虚疗法

1. 滋阴养血法

清·王孟英《回春录·内科·诸虚》

朱氏妇素畏药，虽极淡之品，服之即吐。近患晡寒夜热，寝汗咽干，咳嗽胁疼。月余后，渐至餐减经少，肌削神疲，始迓孟英诊之。左手弦而数，右部涩且弱，曰既多悒郁，又善思虑，所谓病发心脾是也。而平昔畏药，岂可强药再戕其胃？诚大窘事。再四思维，以甘草、小麦、红枣、藕四味，令其煮汤频饮勿辍。病者尝药大喜，径日夜服之。逾旬复诊，脉证大减，其家请更方，孟英曰毋庸，此本仲景治脏燥之妙剂，吾以红枣易大枣，取其色赤补心，气香悦胃，加藕以舒郁怡情，合之甘麦，并能益气养血、润燥缓急。虽若平淡无奇，而非恶劣损胃之比，不妨久任，胡可以为果子药而忽之哉！恪守两月，病果霍然。

2. 补气养血法

清·王九峰《王九峰医案·副卷二·妇人》

年已四五，生育多胎，气血皆亏，月不及期，颜色紫黑，精神倦怠，夜来少寐，早起作呕，痰不易出，兼之气郁伤肝，悲哀动中，左腹气瘕，饮食减少，心肝脾三经俱病，先以解郁疏肝，兼养心脾。

归脾汤去黄芪、桂圆，加阿胶、茯苓、金橘饼、红糖

解郁疏肝，以养心脾，已服二帖，郁结化火，心烦作渴，六日未更衣，头眩浮火内扰，木

郁达之，火郁发之。

补中益气汤去黄芪一本用逍遥散加山栀、丹皮、天麻、石斛、生地

清·魏之琇《续名医类案·卷十·郁症》

朱绮垢，多愤郁，又以内病忧劳，百感致疾。初发寒热少阳之症也，渐进不解，时方隆冬，医进九味羌活汤，不效。易医，大进发表消中之药，凡狠悍之味悉备，杂乱不成方，三剂势剧。又进大黄利下等物，下黑水数升，遂大热发狂，昏愦晕绝，汤水入口即吐。其家无措，试以参汤与之，遂受，垂绝更苏。次日吕至，尚愦乱不省人事，承灵在头顶通天穴两旁、正营在承灵穴两旁及长强在尾骨上，腰腧穴下俱发肿毒，时时躁乱。诊其脉，数而大，曰：幸不内陷，可生也。遂重用参、芪、归、术，加熟地一两许。时村医在座，欲进连翘、角刺等败毒散，且力言熟地不可用。其家从吕言进药，是夜得卧，次早神情顿清。谓曰：吾前竟不解何故卧此，今乃知病，如梦始觉也。又次日，脉数渐退，烦躁亦平。但胃口未开，肿毒碍事，旬日间，但令守服此，诸症悉治。因晋方及加减法，且嘱之曰：毋用破气药以伤胃，苦寒药以降火，通利药以启后，败毒药以消肿，有一于此，不可为也。出邑，遇友人，问其病状。曰：七情内伤，而外感乘之，伤厥阴而感少阳，从其类也。乃不问经络而混表之，三阳俱敝矣。然邪犹未入腑也，转用枳实、厚朴、山楂、瓜蒌之属，而邪入二阳矣。然阴犹未受病也。用大黄、元明粉而伤及三阴矣。究竟原感分野之邪，不得外泄，展转内逼，中寒拒逆，幸得参扶胃气，鼓邪出外。其发于承灵、正营者，乃本经未达郁怫之火也；其发于腰腧、长强者，乃下伤至阴，凝沍而成也。盖毒得发者，参之功也。今毒之麻木平塌，将来正费调理者，前药之害也。其家如言守防，服之而愈。

清·林珮琴《类证治裁·卷之二·虚损劳瘵论治》

胡氏女　寒热咳嗽，经断食少，肌削口干无寐，脉虚数，损象已具。经云：二阳之病发心脾，有不得隐曲，在女子为不月，二阳足阳明胃也。胃虚则受谷少而血无由生，故症见心脾。心主血，脾统血，情志不遂，日为忧思烦扰以耗竭之，故月水枯也，宜滋化源。仿立斋先生法，朝用归脾汤加柏子仁，夕用都气丸加杞子、白芍、枣仁、贝母。两月诸症悉退，后经自通而病霍然。

3. 温补中焦法

清·魏之琇《续名医类案·卷七·疟》

陆六息，体伟神健，从来无病。因忧劳而病疟，饮食减少，肌肉削瘦，形体困倦，时时嗳气，其候一日轻，一日重，缠绵三月，大为所苦。此饥饱劳佚所感，受伤在阳明胃之一经。饮食减而大便艰涩者，胃病而运化之机迟也。肌肉削瘦者，胃主肌肉也。形体困倦者，胃病而约束之机关不利也。时时嗳气者，胃中不和，而显晦塞之象也。至于一日轻，一日重者，亦阳明胃经之候。经曰：阳明之病，恶人与火，闻木声则惕然而惊。又曰：阳明之病，喜见火，喜见日月光。此正更实更虚之妙义，而与日轻月重之理相通者也。盖得病之始，邪气有余，故恶人、恶火、恶木音者，恶其助邪也。及病久则邪去而正亦虚，故喜火、喜日月光者，喜其助正也。甲丙戊庚

壬，天时之阳，乙丁已辛癸，天时之阴。疟久食减，胃中正气已虚，而邪去未尽，是以值阳日助正，而邪不能胜则轻，阴日助邪，而正不能胜则重也。今吃紧之处，全以培养中气为主。盖人虽一胃，而有三脘之分。上脘象天，清气居多；下脘象地，浊气居多；而能升清降浊者，全赖中脘为之运化。病者，下脘之浊气，本当下传也，而传入肠中则艰，不当上升也。而升至胸中甚易，以中脘素受饮食之伤，不能阻下脘浊气上干清道耳。故中脘之气旺，则水谷之清气上升于肺，而灌输百脉。水谷之浊气下达大肠，从便溺而消，胸中何窒塞之有哉？所用六味丸，凝滞不行之药，大为胃病所不宜。今订理中汤一方，升清降浊为合法耳。

二、泻实疗法

1. 清解少阳法

清·柳宝诒《柳选四家医案·评选环溪草堂医案三卷·上卷》

心境沉闷，意愿不遂，近因患疟，多饮烧酒，酒醋之后，如醉如狂，语言妄乱。及今二日，诊脉小弦滑沉，舌苔薄白，小水短赤，大便不通，渴欲饮冷，昏昏默默，不知病之所的。因思疟必有痰，酒能助火，痰火内扰，神明不安。此少阳阳明同病，而连及厥阴也。少阳为进出之枢，阳明为藏邪之薮。今邪并阳明，弥漫心包，故发狂而又昏昏默默也。仿仲景柴胡加龙牡汤主之。

柴胡　黄芩　半夏　茯苓　龙骨　甘草　牡蛎　铅丹　菖蒲　大黄　竹沥　姜汁

诒按：病之来源去路，一一指出，药亦的当。

2. 清化痰热法

清·柳宝诒《柳选四家医案·评选环溪草堂医案三卷·上卷》

情志郁勃，心肝受病。神思不安，时狂时静，时疑时怯。心邪传肺，则心悸不寐而咳嗽；肝邪传胆，则目定而振栗。其实皆郁火为患也。拟清心安神，壮胆为主，平肝和脾佐之。

川连　茯神　菖蒲　龙骨　远志　北沙参　枣仁　胆星　川贝　铁落　石决明　猪胆一个，用

川芎五分研，纳入以线扎好入煎

诒按：清心化痰，凉肝镇怯，立方周到熨贴。尤妙在川芎一味入猪胆内，可以疏木郁、壮胆气。开后人无数法门也。

3. 化瘀行气法

清·魏之琇《续名医类案·卷二十五·瘀滞》

潘印川子室，年二十五，因难产伤力，继以生女拂意，后又女死悲戚，即时晕厥。洎（jì，到，及）醒，神思眛眛（mò，眼睛不明），手足瘛疭，目上视。孙至，因瘛疭，不能诊脉，细询之，自产后，恶露绝无，时有女医在傍，与人参大嚼，及独参汤，并粥杂进。盖参与粥，皆壅塞膈上，故神昏瘛疭不已也。教以手探喉中，乃随手吐出痰饮粥食盈盆，瘛疭方定。以川芎、山

楂、泽兰叶、陈皮、半夏、茯苓、香附进之，稍得睡。不虞女医又私与补药，子丑时，陡然狂乱，人皆异之，目为神附，祷禳（ráng，祈祷）无已。曰：此恶露不尽，乃蓄血如见鬼之症，非真有神物相附也。此时何不明言女医之失？徐以正言叱之，即缄默。继以清魂散加滑石、童便与之，天明小便乃行，狂乱皆定。既而女医欲要功，又以药进则狂乱如前，再与川芎一钱五分，当归四钱，泽兰、益母各一钱，临服，加童便，连进二帖不效。此必胸中有痰作滞，故药力不行。即用前剂，大加山楂，恶露稍行，神思即清，静睡片时，手足微动，或以掌批其面，或以手槌其胸，昏乱不息。诊其脉近虚，早间面红而光，申酉时面白，此血行火退，当补矣。与人参、川芎、泽兰各一钱，当归、山楂各二钱，茯苓、陈皮各八分，卷荷叶一片，煎熟，调琥珀末五分。服半时许，嗳气二声，此清阳升而浊阴降矣。自是恶露微行，大便亦利，饮食渐进而安。

三、补虚泻实并用疗法

1. 补气行气法

清·谢星焕《得心集医案·卷四·诸痛门》

刘氏妇，青年寡居多郁，素有肝气不调之患。今秋将半，大便下坠，欲解不出，医用疏导之药，并进大黄丸，重闭愈增气虚可验，两胁满痛非补中可投，诊脉浮大而缓是风邪确据，饮食不进，四肢微热中虚可知，小水甚利，月经不行又是蓄血之症，据此谛审，不得其法。细思独阴无阳之妇，值此天令下降之时，而患下坠之症，脉来浮大且缓，系中气久伤，继受风邪入脏无疑。两胁满痛，肝气郁而不舒，惟有升阳一着。四肢独热，亦风淫末疾之义。月经不行，乃风居血海之故。执此阳气下陷，用三奇散，加升麻以提阳气，复入当归少佐桃仁以润阴血，果然应手而痊。

三奇散

黄芪　防风　枳壳

清·王九峰《王九峰医案·下卷·肝郁》

肝郁中伤，气血失于条畅，月事愆期，肢节酸楚，气坠少腹，胀痛不舒，兼有带下。脐左右筋，按之牵痛，如动气之状，按摩渐舒。先宜调中和气。异功散加香附、砂仁、当归、赤芍。病原已载前方，进异功散加味，调气和中，诸症渐减，既获效机，依方进步为丸缓治。当归、白芍、太子参、香附、茯苓、于术、陈皮、炙草、沉香、木香、姜、枣，煎汁泛丸。

2. 补气兼清热化痰法

明·秦昌遇《幼科医验·卷下·痫症》

一儿，十三岁。因出外读书，既有忧思之感，遇危桥，又有惊恐之虞。每晚睡卧不安，时见微搐。有以疟治而用发散者，有谓伤食而用消导者，有谓痰热积聚而用攻逐推荡者。杂投而病愈增，逐致痰涎胶固，胸膈作痞，口吐涎沫，饮食不进，或昏晕不省，或叫号跌扑，惊跳搐掣，夜静昼剧，午前为最，腹中有形如弹，或左或右，睡止一边，不能转侧，病样多端，难以尽述。

总之，心火上炎，肝阳偏旺，脾土困顿。复以逐痰搜风及金石香燥之药，伤及肝脾之阴，故见症若此。拟固护元气为主，清热消痰佐之。

人参　白术　白茯苓　法半夏　钩藤　陈皮　柴胡　陈胆星　川黄连　竹沥

服数剂，即前方加龙胆草、甘草。

又：病势大减，但头晕。即前方减参、柴、竹沥，加天麻、甘菊。

明·孙一奎《孙文垣医案·四卷·新都治验》

族侄仲木内人，贤淑妇也。不育多郁，腹胀，左胁不能侧卧，也不能仰卧，仰侧卧即气涌。每午夜背心作胀，气喘，吐痰，发热，必起坐令人揩摩久之始定。面有浮气，右寸关脉滑大有力，此气郁食积痰饮症也。盖忧思伤脾，思则脾气结，气结不行，则五谷之津液皆凝聚为痰，故喘急作胀。先与定喘汤二帖，而无进退。继用核桃肉五钱，杏仁三钱，人参、桑白皮各七分，水煎服之，气喘乃定。惟腹中胀急，改用橘红、半夏曲、木香、白豆仁、郁金、萝卜子、姜连、香附、茯苓四剂，大便痰积随下，腹胀尽消而愈。

3. 补气活血法

明·薛立斋《校注妇人良方·卷五·妇人骨蒸劳方论第二》

一妇人胸胁作痛，内热晡热，月经不调。余谓郁怒伤损肝脾，朝用归脾汤以解郁结，生脾气，夕用加味逍遥散以生肝血，清肝火，半载而愈。后因饮食失调，兼有怒气，月经如注，脉浮洪而数，用六君子加芎、归、炮姜，一剂而血止，用补中益气加炮姜、茯苓、半夏治之而元气复，又用归脾汤、逍遥散调理而康。

第二节
情志类病症医案

古代医案中，单纯以情志之愁忧、多思、不乐等记载的并不多见，如前文所述，在由情志因素导致的病案中，多数存在严重的惊恐、神志异常和躯体病症，因此，在选择情志类医案时，单纯的情志病医案少，与其他病症相兼夹者多。本部分所选医案为有明确情志内伤描述，且兼有的脏腑、躯体病症相对单纯者。

一、愁忧

1. 柔肝疏肝法

清·林珮琴《类证治裁·卷之三·肝气肝火肝风论治》

高年忧思菀结，损动肝脾，右胁气痛，攻胸引背，不能平卧，气粗液夺，食少便难。由肝胃不和，腑不司降，耳鸣肢麻，体瘦脉弦，风动阳升，脂肉消铄，有晕仆之惧。香岩谓肝为刚脏，忌用刚药。仲景法肝病治胃，是有取乎酸泄通降之品矣。白芍、木瓜、牡蛎、金橘皮、苏子、蒌仁、杏仁、归须、枳壳，再服颇适。然症由情怀内起，宜娱情善调，不宜专恃药饵也。

清·柳宝诒《柳选四家医案·评选环溪草堂医案三卷·下卷》

忧愁抑郁，耗损心脾之营，而肝木僭逆。胸中气塞，内热夜甚，经事两月不来，脉沉而数，热伏营血之中。拟用柴胡四物汤，和营血以舒木郁。

党参　冬术　生地　当归　白芍　香附　青蒿　白薇　生熟谷芽

诒按：此等证调治失当，最易入于损途。拟再加丹皮、丹参。

2. 理气化痰法

清·徐灵胎《徐批叶天士晚年方案真本·卷下·案三二一》

张（四十三岁）　思虑悲忧，由心肺二脏，不宜攻劫峻利。盖手经例以轻药，谓二脏处位最高，问饮酒过量，次日必然便溏。盖湿聚变痰，必伤阳阻气，痰饮由阳微气弱而来，悲忧又系内起情怀之恙。务以解郁理气，气顺即治痰矣。徐评：解郁理气不用辛燥，转多辛润之品，以郁气之人必有郁火，阳气虽薄，不可辛燥，以助火耳。心极细矣。

枇杷叶　薏苡仁　白蔻仁　茯苓　杜苏子　新会橘红　鲜石菖蒲根汁　降香汁

3. 养阴润燥法

清·徐灵胎《徐批叶天士晚年方案真本·卷上·案二零五》

叶（东山，五十岁）　酒肉生热，因湿变痰，忧愁思虑，气郁助火，皆令老年中焦格拒阻食，姜半之辛徐评：笔势展拓开，蒌、连之苦降，即古人痰因气窒，降气为先。痰为热生，清火为要。但苦辛泄降，多进克伐，亦非中年以后，仅博目前之效。议不伤胃气，冬月可久用者。徐评：有形无形交伤，中气克消，固不可滋补，亦非宜。惟选甘寒养胃，略带辛凉，以宣郁火，既不伤胃，又可久服，令中焦渐和，室塞潜通，何其巧也。

甜北梨汁五斤　莱菔汁五斤

和匀熬膏。

徐评：痰是身中津液所结，未结以前，津液为至宝，既结以后，浊滞为腐秽。病至津枯液涸，惟有气火上升逼烁，则干枯立至，犹幸有痰饮以滋养也。养火须以添油，辛凉滋豁，甘寒养胃，立法于无过之地，非名手不办。

4. 补益中气法

明·王肯堂《证治准绳·杂病·第八册》

罗谦甫治一妇人，年几三十，忧思不已，饮食失节，脾胃有伤，面色鬓黑不泽，环唇尤甚，心悬如饥状，又不欲食，气短而促。大抵心肺在上，行荣卫而光泽于外，宜显而脏。肝肾在下，养筋骨而强于内，当隐而不见。脾胃在中，主传化精微，以灌四旁，冲和而不息。其气一伤，则四脏失所，忧思不已，气结而不行，饮食失节，气耗而不足，使阴气上溢于阳中，故黑色见于面。又经云：脾气通于口，其华在唇。今水反来侮土，故黑色见于唇，此阴阳相反病之逆也。上古天真论云：阳明脉衰于上，面始焦。故知阳明之气不足，非助阳明生发之剂，无以复其色，故以冲和顺气汤主之。《内经》曰：上气不足，推而扬之。以升麻苦平，葛根甘温，自地升天，通行阳明之气为君。人之气，以天地之风名之，气留而不行者，以辛散之。

防风辛温，白芷甘辛温，以散滞气为臣。苍术苦辛，蠲除阳明经之寒，白芍药之温酸，安太阴经之怯弱。《十剂》云：补可去弱，人参羊肉之属。人参、黄芪、甘草甘温，补益正气为佐。《至真要大论》云：辛甘发散为阳。生姜辛热，大枣甘温，和荣卫，开腠理，致津液，以复其阳气，故以为使。每服早饭后、午饭前，取阳升之时，使人之阳气易达故也。数服而愈。

5. 清热滋阴法

清·王孟英《王孟英医案·卷二·哭》

康尔九令正患汛愆（qiān，耽误），而致左胁疼胀，口苦吞酸，不饥不寐，溲热便难，时时欲哭。乃尊马翠庭礍尹（管理盐政的官职）延孟英诊之。左甚弦数。以雪羹汤吞龙荟丸，经行如墨而瘳。继因思乡念切，久断家书，心若悬旌，似无把握，火升面赤，汗出肢凉。乃父皇皇，亟邀孟英视之，左寸关弦数，尺中如无，乃阴虚木火上亢也。以元参、黄连、牡蛎、麦冬、生地、甘草、女贞、旱莲、百合、石英、小麦、红枣为剂，引以青盐一分，覆杯而愈。

6. 情志疗法

清·郑重光《素圃医案·卷三·男病治效》

吴敦吉翁，年逾五十，己未年大旱，河水干涸，盐运维艰，因此思虑过度，遂倦怠懒言，默默独坐，不欲见人。然神思内清，有问必答，并非昏愦，乃情志之病也。医有以痰治者，有以育神养心治者，予亦参治其间，皆不效，渐致终日昏睡不起。将黄昏则自起盥洗食粥，夜分食饮，五鼓饮酒，与侍者如常谈笑，将天明则脱衣而卧，日间强扶掖而起，终不肯坐。如斯年余，绝不服药，药亦不效。予曰：虽阳虚之嗜卧，实思虑之伤脾，因七情致病，须情志以胜之，非药可治。如华陀之治魏守，激其大怒，可霍然而起。此因思致病，须怒以胜之。其时以余言为戏，乃未几有人隔屏愤争，触其大怒，披衣而起，与彼辨论，大声疾呼。次日天明，即霍然而起矣，隔数日步行枉谢。余问曰：去年令公郎激翁怒，犹记忆否？答以其时欲怒而不能也。嗣后则动履竟复旧矣。

清·俞震《古今医案按·卷第五·七情》

徐书记有室女，病似劳。医僧法靖诊曰：二寸脉微伏，是忧思致病，请示病因。徐曰：女子梦吞蛇，渐成此病。靖谓有蛇在腹，用药专下小蛇，其疾遂愈。靖密言非蛇病也，因梦蛇过忧成疾，当治意而不治病耳。

清·魏之琇《续名医类案·卷十·郁症》

一女与母相爱，既嫁，母丧，女因思母成疾，精神短少，倦怠嗜卧，胸膈烦闷，日常怏怏，药不应。予视之曰：此病自思，非药可愈。彼俗酷信女巫，巫托降神言祸福，谓之卜童。因令其夫假托贿嘱之，托母言：女与我前世有冤，汝故托生于我，一以害我，是以汝之生命克我，我死皆汝之故。今在阴司，欲报汝仇，汝病怏怏，实我所为，生则为母子，死则为寇仇。夫乃语其妇曰：汝病若此，我他往，可请巫妇卜之何如？妇诺之。遂请卜，一如夫所言。女闻大怒，诟曰：我因母病，母反害我，我何思之？遂不思，病果愈，此以怒胜思也。

清·陆以湉《冷庐医话·卷三·七情》

如《邵氏闻见录》云：州监军病悲思，郝允告其子曰：法当得悸即愈。时通守李宋卿御史严甚，监军向所惮也，允与子请于宋卿，一造问，责其过失，监军惶怖出，疾乃已，此恐胜忧。

7. 外治法

清·魏之琇《续名医类案·卷三十·啼哭》

张子和治一小儿，悲哭弥日不休，两手脉弦而紧。此心火甚而乘肺，肺不受则哭，故肺主

郁病

哭。王太仆云：心烁则痛甚，痛甚则悲益甚。令浴以温汤，渍形以为汗。肺主皮毛，汗出则肺热散矣。浴止而啼亦止。

二、善悲

1. 补益脾肺法

清·魏之琇《续名医类案·卷二十一·哭笑》

孙文垣表嫂，孀居二十年矣，右瘫不能举动，不出户者三年。今则神情恍惚，口乱言，常悲泣。诘（jié，责问，追问）之，答曰：自亦不知为何故也。两寸脉短涩。以石菖蒲、远志、当归、茯苓、人参、黄芪、白术、附子、晚蚕砂、陈皮、甘草，服四帖稍愈，但悲泣如旧，夜更泣。因思仲景大枣小麦汤正与此对，与两帖而瘳。方用大枣十二枚，小麦一合，大甘草炙三寸，水煎饮。此忧伤肺，肺脏寒，故多泣也。忧伤肺二语，本经文，第参、芪、术、附实温肺药，服之更泣，大枣、小麦、甘草实心脾药，服之而瘳，何也？喻嘉言谓为肺脏燥而然，似较脏腑寒有理。钱仲阳治小儿哭叫，谓为金木相系，亦有见解。各研极细，另用朱砂为衣。

清·魏之琇《续名医类案·卷二十四·悲伤》

薛立斋治一孕妇，无故悲泣，用大枣汤而愈。后复患，以四君子加麦冬、山栀而愈。

清·俞震《古今医案按·卷第五·七情》

一妇无故悲泣不止。或谓之有祟，祈禳请祷不应。许学士曰：《金匮》云妇人脏燥，喜悲伤欲哭，象如神灵所作，数欠伸者，甘麦大枣汤主之。用其方十四帖而愈。盖悲属肺，经云在脏为肺，在志为悲，又曰精气并于肺则悲是也。此方补脾而能治肺病者，虚则补母之义也。

2. 补心安神法

清·林佩琴《类证治裁·卷之四·癫狂论治》

某氏　因惊致癫，向暗悲泣，坐卧如痴十余年。神衰肌削，此失心难治痼疾，非大补元气不为功。仿安心丸。人参、黄精、茯神、当归、远志、枣仁、菖蒲、乳香各研极细。用猪心切开，入朱砂，以线缚定，再箬（ruò，竹子的一种）裹扎紧，酒煮研烂，入各药末，加煮枣肉捣丸桐子大，另用朱砂为衣。每服六七十丸，参汤下，以无力用参而止，惜夫。

3. 泻火达郁法

明·楼英《医学纲目·卷之三十九·肺主燥》

一小儿悲苦，弥日不休，两手脉弦而紧。戴人曰：心火甚则乘肺，肺不受其屈，故哭，肺主悲。王太仆云：心烁则痛甚，故烁甚悲亦甚。先令浴以温汤，渍形以为汗也。肺主皮毛，汗出则肺热散，浴止而啼亦止矣。仍命服凉膈散加当归、桔梗，以竹叶生姜朴硝同煎服，泻膈中之邪热。

4. 宣肺化痰法

清·魏之琇《续名医类案·卷二十一·哭笑》

马元仪治吴氏妇，两寸浮数，余脉虚涩，时悲哀不能自禁，喉间窒塞，火升痰喘，此恛郁过多，肺金受病也。金病则火动痰生，火痰相搏，气凑于上，故喘促不宁，而气道不利。法当舒通肺郁，则火降痰清，而悲哀喘促诸症自已。用紫菀、干葛、枳壳、桔梗、半夏曲、橘红、杏仁、苏子，一剂而神气清，再剂而悲哀息。继以人参、白术、炙甘草补其心气，远志、茯神宁其神志，半夏曲、广皮导其痰涎，肉桂、黄连以交心肾，数剂而神复脉和，再以归脾汤调理而愈。

5. 外治法

清·魏之琇《续名医类案·卷二十一·哭笑》

王执中母久病，忽泣涕不可禁，知是心病也，灸百会穴而愈。执中凡遇忧愁凄惨，亦必灸此。有疾者，不可不知也。

附：误治案

清·王孟英《回春录·内科·诸虚》

魏西林令侄女，娩后恶露延至两月。继闻乃翁条珊主政及两弟卒于京，悲哀不释，而为（患）干呕吐血，头痛偏左，不饥不食，不眠不便，渴饮而溲，必间日一行，久治不效。孟英切脉，虚弦豁大。与麦冬、大枣，加熟地、首乌、鳖甲、二至（丸）、菊花、旋覆、芍药、贝母、麻仁、青盐等药，服后，脉渐敛，血亦止。七八剂，头痛始息。旬日后，便行安谷。逾年接柩悲恸，血复溢，误投温补而亡。

民国·邹亦仲《邹亦仲医案新编·产后胀痛肝郁阴亡》

王阶秀室，生子不禄，悲抱丧明，渐至腹痛而胀，午热面红，脚肿便泄，数月如兹。仆诊脉象，弦洪且数，惊阳独留而阴将竭，虽卢扁再世，将何法以生。免拟轻展气机、舒郁潜阳之法。闻为前医驳斥，谓产后无实可医，理诚然也。不知产后丧明，肝气被郁而侮土，土被木乘而为痛胀，早宜舒郁是投，和木土之相贼，兼免木郁而火生。奈徒知产后多虚，率投温补，肝愈补则愈横，热得补则愈炽，无怪痛胀至今，有加无已。倘非便泄消纳其补，早以告殂，焉有今日。阶亦试服其方三剂，胀痛均减。再请诊视，脉象仍然，叹木土可和而阴亡难复，病退又何益哉。故示危于工人，免再邀诊，不久即逝。

三、惊恐

1. 温阳补气法

清·吴澄《不居集·上集·卷之二十八》

李士材治一产妇，略闻声响，其汗如水而昏聩，诸药到口即呕。

李以为脾气虚败，用参、附为细丸，时含三五粒，随液咽下，乃渐加至钱许，却服参汤而痉。

2. 潜阳滋阴法

清·林珮琴《类证治裁·卷之四·怔忡惊恐论治》

贡氏　惊悸恍惚，不饥不食不寐，脉虚促。病因怒恐而得，胆火上冒则头眩心忡，胸脘刺痛，气结，呵欠怯冷，倏烦热多惊，皆阳越失镇，服药鲜效，总由治失其要。先镇浮阳，再议和阴。牡蛎、龙骨俱煅研二钱、磁石一钱、柏子仁、连翘心各五分、茯神、生枣仁各二钱、三服症象大减，改用羚羊角六分、嫩桑叶三钱、熟地、枣仁、茯神、白芍各二钱、小麦一合、麦冬、半夏各钱半，数服能寐思食矣。

3. 养血安神法

清·林珮琴《类证治裁·卷之二·虚损劳瘵论治》

妹　积年羸怯，经当断不断，热从腿膝上蒸。今岁厥阴风木司天，又值温候，地气湿蒸，连朝寒热烦渴，瘵不成寐，悸咳善惊，总由阴亏心火燔灼，兼乘木火司令，气泄不主内守，阳维奇脉，不振纲维。越人云：阳维为病苦寒热。今藩卫欲空，足寒骨热，所固然已。先培元气，退寒热，待津液上潮，冀烦渴渐平。用潞参、茯神、麦冬、白芍、丹皮、龟板、熟地、柏子仁、红枣、蔗汁。三服寒热大减，烦渴渐止，但觉寒起足胫。原方去麦冬、龟板，加首乌、杞子、牛膝炒炭、壮其奇脉，二服不寒但热，原方又去首乌、杞子、柏子仁，加莲子、龙眼肉。数十服遂安。

4. 补养心脾法

清·王九峰《王九峰医案·下卷·情志》

忧思抑郁，最损心脾。神不安舍，惊悸多疑少寐，肢战食减，容色萧然，脉见双弦，殊为可虑。

归脾汤去芪加熟地

清·王泰林《王旭高临证医案·卷之二·虚劳门》

倪　据述有时惊悸，有时肌肉顽木，或一日溏泄数次，或数日一大便，坚干难出，惟小便常红。此心气郁结，脾气失运。失运则生湿，郁结则聚火。火则耗精，湿则阻气而气机不利矣。拟荆公妙香散加味，补益心脾、通达气机立法。

西洋参　黄芪　茯神　桔梗　远志　怀山药　麝香调服　辰砂　木香　川连盐水炒

炙甘草　麦冬元米炒

共为末，藿香陈皮汤泛丸。每朝三钱，开水送下。

5. 清热化痰法

清·吴澄《不居集·上集·卷之二十二》

汪石山治一女子，年十五病悸，如常有人捕之，欲避而无所，其母抱之于怀，数婢护之于外，犹恐然不能安寐。医以为心病，用安神丸、镇心丸俱不效。汪诊之，脉细弱而缓，以温胆汤服之而安。

清·王孟英《回春录·内科·惊悸怔忡》

己酉春，胡孟绅山长，患疑。坐卧不安，如畏人捕，自知为痰，饵白金丸吐之，汗出头面，神躁妄闻。孟英切其脉，弦滑洪数，不为指挠。投石膏、竹茹、枳实、黄连、旋覆、花粉、胆星、石菖蒲，加雪羹、竹沥、童溲，吞礞石滚痰丸，下其痰火。连得大解，夜分较安。惟不能断酒，为加绿豆、银花、枳椇子，吞当归龙荟丸。旬余，脉证渐平，神气亦静，尚多疑惧。改授犀角、元参、丹皮、竹叶、竹茹、贝母、百合、丹参、莲心、猪胆汁炒枣仁、盐水炒黄连，吞枕中丹，以清包络肝胆之有余而调神志。又旬日，各恙皆蠲，即能拈韵。继与十味温胆法善其后。

6. 情志疗法

金·张从正《儒门事亲·卷七·内伤形》

卫德新之妻，旅中宿于楼上，夜值盗劫人烧舍，惊坠床下，自后每闻有响则惊倒不知人，家人辈蹑足而行，莫敢冒触有声，岁余不瘥。诸医作心病治之，人参、珍珠及定志丸皆无效。戴人见而断之曰：惊者为阳，从外入也；恐者为阴，从内出也。惊者，为自不知故也；恐者，自知也。足少阳胆经属肝木，胆者，敢也，惊怕则胆伤矣。乃命二侍女执其两手，按高椅之上，当面前下置一小几。戴人曰：娘子当视此。一木猛击之，其妇人大惊。戴人曰：我以木击几，何以惊乎？伺少定击之，惊也缓。又斯须连击三五次，又以杖击门，又暗遣人画背后之窗，徐徐惊定而笑曰：是何治法？戴人曰：《内经》云惊者平之。平者，常也。平常见之必无惊。是夜使人击其门窗，自夕达曙。夫惊者，神上越也。从下击几，使之下视，所以收神也。一二日，虽闻雷而不惊。德新素不喜戴人，至是终身厌服，如有言戴人不知医者，执戈以逐之。

7. 外治法

元·罗天益《卫生宝鉴·卷九·诸风门》

魏敬甫之子四岁，一长老摩顶授记，众僧念咒，因而大恐，遂惊搐，痰涎壅塞，目多白睛，项背强急，喉中有声，一时许方省。后每见衣皂之人，辄发。多服朱、犀、龙、麝镇坠之药，四十余日，前证仍在，又添行步动作神思如痴，命予治之。诊其脉沉弦而急，《黄帝针经》云：心脉满大，痫瘛筋挛；又肝脉小急，痫瘛筋挛。盖小儿血气未定，神气尚弱，因而惊恐，神无所依，又动于肝。肝主筋，故痫瘛筋挛。病久气弱小儿，易为虚实，多服镇坠寒凉之药，复损其气，故行步动作如痴。《内经》云：暴挛痫眩，足不任身，取天柱穴者是也。天柱穴乃足太阳之脉所发，阳痫附而行也。又云：癫痫瘛疭，不知所苦，两跷主之，男阳女阴。洁古老人云：昼发取阳跷申脉，夜发取阴跷照海，先各灸二七壮。阳跷申脉穴，在外踝下容爪甲白肉际陷中；阴跷照海穴，在足内踝下陷中是也。次与沉香天麻汤，服三剂而痊愈。

沉香天麻汤

沉香　川乌炮，去皮　益智各二钱　甘草一钱半，炙　姜屑一钱半　独活四钱　羌活五钱　天麻　黑附子炮，去皮　半夏泡　防风各三钱　当归一钱半

上十二味咬咀，每服五钱，水二盏，姜三片，煎一盏温服，食前。忌生冷硬物、寒处坐卧。

四、烦躁

1. 清热散火法

清·（日）吉益为则《建殊录·忧恚》

京师士人某妻，善忧恚，甚则骂詈不绝口。如此者十有余年，某医瘳之，无其效；更迓（yà，迎接）先生求诊治。先生诊之，心胸烦闷，口舌干燥欲饮水，作石膏黄连甘草汤饮之。数月，诸证皆除。

2. 温阳补气法

清·魏之琇《续名医类案·卷十二·衄血》

马元仪治陆太史母，患衄血不已，两脉浮大而数，重按无神，面赤烦躁，口干发热，心悸恍惚。群作阳明火热阴虚内动之症治，旬日转盛。此因忧思恛郁，致伤阳气，阳气既伤，阴血无主，上逆则衄，下夺则便。当作中虚夹寒治，用附子理中汤，内益人参至三两，众阻之。明日复诊，脉象散失，较之浮数为更天渊。乃谓众曰：症既非实，以补养为主。然气血俱要，而补气则在补血之先；阴阳并需，养阳在滋阴之后，是以非助火而益水，不如是不得其平也。令进前方，不得已减去人参二两，服至第九日，衄血便血俱止。后以归脾汤调理而愈。

第三节
神志类病症医案

神志类病症同前各章，此处设神志错乱、神志恍惚、健忘三个类别。

一、神志错乱

1. 疏肝和脾法

清·魏之琇《续名医类案·卷十·郁症》

薛立斋治一妇人，身颤振，口妄言，诸药不效。薛以为郁怒所致，询其故，盖为素嫌其夫，而含怒久也。投以小柴胡汤稍可，又用加味归脾汤而愈。

2. 散火开郁法

金·张从正《儒门事亲·卷六·火形》

一叟，年六十，值徭役烦扰而暴发狂，口鼻觉如虫行，两手爬搔，数年不已。戴人诊其两手脉皆洪大如緪（gēng，大绳索）绳，断之曰：口为飞门，胃为贲门。曰：口者，胃之上源也，鼻者，足阳明经起于鼻交頞（è，鼻梁、鼻根、眉心）之中，旁纳太阳，下循鼻柱，交人中，环唇下，交承浆，故其病如是。夫徭役烦扰，便属火化，火乘阳明经，故发狂。故经言：阳明之病，登高而歌，弃衣而走，骂詈不避亲疏。又况肝主谋，胆主决。徭役迫遽（jù，匆忙，惊慌），则财不能支，则肝屡谋而胆屡不能决。屈无所伸，怒无所泄，心火磅礴，遂乘阳明经。然胃本属土，而肝属木，胆属相火，火随木气而入胃，故暴发狂。乃命置燠（yù，暖，热）室中，涌而汗出，如此三次。《内经》曰：木郁则达之，火郁则发之。良谓此也。又以调胃承气汤半斤，用水五升，煎半沸，分作三服，大下二十行，血水与瘀血相杂而下数升，取之乃康。以通圣散调其后矣。

朱氏子，场屋不利，郁郁而归，遂神识不清，胸满谵语，上不得入，下不得出，已半月，诊之两脉虚涩兼结，此因郁所伤，肺金清肃之气不能下行，而反上壅，由是木寡于畏，水绝其源，邪火内扰，而津液干枯。胸中满结者，气不得下也；神昏谵语者，火乱于上也；上不得入，下不得出者，气化不清而现晦塞之象也。但通其肺气，诸症自已。用紫菀五钱，宣太阴以清气化；干葛二钱，透阳明以散火郁；枳、桔各一钱，散胸中之结；杏仁、苏子各二钱，导肺中之痰。一剂而脉转神清，再剂而诸症悉退，改用归脾汤，调理而痊。

3. 清火化痰法

清·林珮琴《类证治裁·卷之四·癫狂论治》

张　少年怀抱不遂，渐次神明恍惚，言语失伦，面赤眼斜，弃衣裂帐。曾服草药吐泻，痰火略定。今交午火升，独言独笑，半昧半明。左脉弦长，自属肝胆火逆，直犯膻中，神明遂为痰涎所蔽。经谓肝者谋虑所出，胆者决断所出。凡肝胆谋虑不决，屈何所伸，怒何所泄，木火炽煽，君主无权，从此厥逆不寐，重阳必狂。前已服牛黄清心丸，今拟平肝胆之火，涤心包之痰，暂服煎剂，期于清降火逆，扫荡粘涎。后服丸方，缓收其效。煎方：龙胆草、山栀、郁金磨汁、贝母、连翘、茯神、天竺黄、知母、石菖蒲捣汁、橘红，金器同煎，五六服狂态大敛。谈及前辙，深知愧赧，一切如常，诊脉左右已匀，沉按有力。再疏丸方，胆南星、川贝各二钱，山栀五钱、郁金、龙齿煅各三钱，牛黄八分，羚羊角二钱，茯神五钱，生地一两。用淡竹沥为丸，朱砂为衣，开水下，一料遂不复发。

清·魏之琇《续名医类案·卷二十一·惊悸》

仲氏女，因惊恐即发热神昏，语言错妄。脉之，右结涩，左浮弦。此虽因惊恐而得，实先因悒郁所伤也。凡郁则肺金必亏，肝脉因之寡畏而妄行，肾水因之失养而不足，加以惊恐则肾益伤而肝愈扰。其发热者，风木内甚也；神昏者，火热上腾也。宜舒通肺气以制肝生肾，用瓜蒌仁、紫菀、枳壳、桔梗、杏仁、苏子、秦艽、胆星三剂，右脉透，神气清。加生首乌、黄连，二剂热退。再以生地三钱，首乌五钱，远志一钱，牛膝、知母、胆星各一钱，贝母、橘红、茯神各一钱，甘草五分而愈。盖金气治，则木受制而水得所养，一举而三善备矣。若泥惊恐所致，而用金石脑麝之品，不几延寇入室乎？

4. 情志疗法

清·魏之琇《续名医类案·卷十·郁症》

张子和治项关令之妻，病饥不欲食，常好叫呼怒骂，欲杀左右，恶言不辍，众医半载无效。张视之曰：此难以药治。乃使二媪，各涂丹粉，作伶人状，其妇大笑。次日又令作角抵，又大笑，其旁令两个能食之妇，夸其食美，其妇亦索其食，而为一尝之。不数日，怒减食增，不药而瘥，后得一子。夫医贵有才，无才何得应变无穷？

二、神志恍惚

1. 补心安神法

明·孙一奎《孙文垣医案·四卷·新都治验》

表嫂孀居二十年矣，右瘫不能举动，不出门者三年，今则神情恍惚，口乳语，常悲泣。诘其故，答曰：自亦不知为何故也。诊之两寸脉短涩，以石菖蒲、远志、当归、茯苓、人参、黄芪、白术、大附子、晚蚕砂、陈皮、粉草，服四剂精神较好于前，但悲泣如旧，夜更泣。予思仲景大枣小麦汤正与此对，即与服之，两帖而瘳。方用大枣十二枚，小麦一合，大甘草炙过三寸，水煎饮之。此忧伤肺脏，脏寒故多泣也。

2. 两补心脾法

清·魏之琇《续名医类案·卷二十一·惊悸》

章氏妇因失怙于归，劳心悒郁，形志倍伤，遂心悸恍惚，身体如在舟车云雾中，或与降气理痰之剂，不应。诊之，两脉虚微，尺脉倍弱，曰：忧劳过度则脾损，脾虚必盗母气以自救，故心虚而悸。心藏神，为十二官之主，虚则无所听命而恍惚不安也。宜大培土气，则脾自复，不仰给于心，而心亦安，神亦守矣。与人参附子理中汤，一剂而安，四剂神气大复，脉和而愈。

三、健忘

郁
病

1. 补心养神法

清·吴澄《不居集·上集·卷之二十二》

滑伯仁治一人，病怔忡善忘，口淡舌燥，多汗，四肢疲软，发热，小便白而浊。众医以内伤不足，拟进茸、附等药未决，脉之虚大而数。曰是由思虑过度，厥阴之火为害耳。夫君火以名，相火以位，相火代君火行事者也。相火一扰，能为百病，百端之起，皆由心生。越人云：忧愁思虑则伤心。其人平生志大心高，所谋不遂，抑郁积久，久则内伤也。服补中益气汤、朱砂安神丸，空心进小坎离丸，月余而安。

清·林珮琴《类证治裁·卷之四·怔忡惊恐论治》

族女　产后心虚善恐，见闻错妄，此由肝胆怯也。用酸枣仁汤养阴血。枣仁、潞参、当归、茯神、熟地、远志、莲子、炙草。服稍定，时恍惚，不思食，去熟地，加竹茹、菖蒲。服渐瘳。

2. 心肾两补法

清·吴澄《不居集·上集·卷之十九》

汪石山治一男子，小便日数十次，如稠米泔，色亦白，神思恍惚，疲瘁食减，以女劳得之。

服桑螵蛸散，未终剂寻愈。安神魂，定心志，治健忘小便数，补心气。

其方：螵蛸、远志、菖蒲、龙骨、人参、茯神、当归、龟板，以上各一两，为末，每服二钱，夜卧人参汤调下。

第四节
躯体化病症医案

躯体化病症包含脏腑功能紊乱、气血津液失调、形体组织病变，是古代郁病患者就诊最常见的病症。其中，除胁肋疼痛属于临床郁病常见病症单独归类外，头痛、腰疼、胃脘痛、肢体关节疼痛、背痛等，皆归入躯体疼痛范畴。

一、不寐梦魇

1. 补心安神法

清·林珮琴《类证治裁·卷之四·怔忡惊恐论治》

吴氏　产后不寐，心虚不安，此去血多，而心神失养也。仿养心汤意，熟地、枣仁、茯神、柏子仁、麦冬、潞参、五味子、炙草、白芍，三服愈。

2. 心肾两补法

清·林珮琴《类证治裁·卷之四·怔忡惊恐论治》

殷氏　吐红夜嗽，舌晦心惕，自汗不寐，晡寒食减，脘痞不舒，脉虚芤，两寸浮，此营损及卫也。用黄精、柏子霜、生芪、炙草、杞子、枣仁、茯神、白芍、川贝、龙眼肉、小麦煎汤缓服。当晚稳寐，三剂汗收嗽定矣。又十余服，诸症俱愈。

3. 清热化痰法

清·王孟英《回春录·内科·惊悸怔忡》

杨某，方作事，不知背后有人潜立，回顾失惊，遂不言不食，不寐不便，别无他苦。

孟英按脉，沉弦。以石菖蒲、远志、琥珀、胆星、旋（覆）、贝（母）、竺黄、杏仁、省头草、羚羊角为剂，化服苏合香丸，二帖，大解行而啜粥，夜得寐而能言。复予调气宁神蠲饮药，数日霍然。

4. 疏肝清热法

清·魏之琇《续名医类案·卷十·郁症》

一妇人，年六十有四，久郁怒，头痛寒热。春间，乳内时痛，服流气饮之类，益甚，不时有血如经行。又因大惊恐，饮食不进，夜寐不宁。此因年高去血过多，至春无以生发肝木，血虚火燥，所以至晚阴旺则发热。经云：肝藏魂。魂无所附，故不能寐。先以逍遥散，加酒炒黑龙胆草一钱，山栀一钱五分，二剂肿痛顿退，又二剂而全消。再用归脾汤加炒栀、贝母，诸症悉愈。

5. 情志疗法

金·张从正《儒门事亲·卷七·内伤形》

一富家妇人，伤思虑过甚，二年不寐，无药可疗。其夫求戴人治之。戴人曰：两手脉俱缓，此脾受之也。脾主思故也。乃与其夫，以怒而激之。多取其财，饮酒数日，不处一法而去。其人大怒汗出，是夜困眠，如此者，八九日不寤，自是而食进，脉得其平。

6. 外治法

清·吴澄《不居集·上集·卷之二十二》

钱少卿夜多恶梦，就枕便成，通夕不寐，后因赴官，经汉上与胡推官同宿，因言近多梦，虑非吉。胡曰：昔常如此，惧甚，有道士教戴丹砂。初任辰州，推官得此戴之，不涉旬验，四五年不复有，至今秘惜。因解髻中一绛纱囊遗之，即夕无梦，神魂安矣。丹砂辟恶果然。

二、心悸怔忡

1. 补气活血法

民国·张锡纯《医学衷中参西录·第四卷·治气血郁滞肢体疼痛方》

一媪，年近六旬。资禀素弱，又兼家务劳心，遂致心中怔忡，肝气郁结，胸腹胀满，不能饮食，舌有黑苔，大便燥结，十数日一行。广延医者为治，半载无效，而羸弱支离，病势转增。后愚诊视，脉细如丝，微有弦意，幸至数如常，知犹可治。遂投以升降汤野台参二钱，生黄芪二钱，白术二钱，广陈皮二钱，川厚朴二钱，生鸡内金二钱捣细，知母三钱，生杭芍三钱，桂枝尖一钱，川芎一钱，生姜二钱，为舌黑便结，加鲜地骨皮一两，数剂后，舌黑与便结渐愈，而地骨皮亦渐减。至十剂病愈强半，共服百剂，病愈而体转康健。

2. 滋阴清热法

清·王九峰《王九峰医案·下卷·情志》

心为一身之主宰，所藏者神。曲运神机，劳伤乎心，心神过用，暗吸肾阴，木失敷荣，肝胆自怯，神不安舍，舍空则痰居之，心悸多疑，情志不适，腹中澎湃如潮，嗳则稍爽，心病波及肝胆，天王补心丹、酸枣仁汤，皆是法程。拟阿胶鸡子黄汤加味。然否清政。

阿胶　姜夏　橘红　枳实　鸡子黄　竹茹　茯苓　炙草

清·王泰林《王旭高临证医案·卷二·肝风痰火门》

徐　丧弟悲哀太过，肝阳升动无制。初起病发如狂，今则心跳少寐，头晕口干，略见咳嗽。拟安神养阴、清火降气为法。

石决明　丹皮　枣仁　茯神　川贝　北沙参　广橘红　麦冬　元参　竹茹　枇杷叶

3. 补养心脾法

清·林珮琴《类证治裁·卷之四·怔忡惊恐论治》

汪氏　病久失调，延成虚损，怔忡汗出，手足心热，坐起眩晕，善饥无寐。诊左寸虚散，右寸关虚弦，两尺稍大。此阴亏火炎之渐，惟营虚生内热，故手足如烙，瘤烦神失安，故汗液自泄。虚阳挟风上蒙清窍，故头目眩晕，肝阳肆横，阳明当其冲，风火消铄故善饥。滋液熄风，全用柔剂，归脾汤去芪、术、木香、归、姜。加白芍、丹皮、熟地、甘菊炒，六服渐安。去丹皮、甘菊，再加山药、柏子仁，晚服六味丸全愈。

三、胸腹胀满

1. 健脾化滞法

清·魏之琇《续名医类案·卷十·郁症》

一妇郁怒忧思，胸腹胀痛，痛甚则四肢厥冷，口噤冷汗，用二陈汤加芸、归、乌药、青皮、枳壳、香附、厚朴、苏叶，一剂痛胀即愈。后去苏叶，加姜炒黄连，再服一剂而安。

明·孙一奎《孙文垣医案·三卷·新都治验》

孝廉方叔度令嫂江氏，年甫三旬，患胀满，诸名家或补，或消，或分利，或温，或寒，悉为整理一番，束手而去，举家惶惶无所适从。叔度曰：闻孙仲暗昔患此，众亦束手，比得孙生生者，治而起之，众皆敛衽（rèn，衣襟）钦服。仲暗伯仲适在馆中，盍（hé，何不）咨访之，即发书，介予随绍向往。诊得左脉弦大，右滑大。予曰：此李东垣木香化滞汤症也，病从忧思而起，合如法按治，可保终吉。叔度喜曰：曩（nǎng，以往，从前）从事诸公悉云不治，先生谓可保终吉，此故仓公有言，拙者疑殆，良工取焉是也。幸先生早为措剂。予即照本方发四帖。服讫，腹果宽其半，继以人参消痞汤、琥珀调中丸调理二月全瘳。叔度信予从此始，每推毂（gǔ，车）予于诸相知，多有奇中，卒为通家之好。

清·林珮琴《类证治裁·卷之三·郁症论治》

刘　年高胸闷，气从下焦逆上，饥不思食，此必郁怒致病。右关脉浮长过本位，两尺搏大，显然气逆不降，少阳司令得此，有膈噎吐沫之忧。郁金、瓜蒌皮、前胡、枳壳、苏子、青皮、降

郁
病

香末、郁李仁。数服效。

清·林珮琴《类证治裁·卷之三·郁症论治》

王氏　病久怀抱悒郁，脉细涩少神，左尤甚。呕酸食胀，胃阳不舒，左耳项痛连发际。虚阳上攻，胆气横溢，木郁土衰，必至便秘经阻。用吴萸汤去姜、枣，加制半夏、橘白、茯苓、枳壳、甘菊、钩藤、嫩桑叶，三服甚适。去吴萸，加谷芽、益智、当归，又数服，诸症渐除。

清·张聿青《张聿青医案·卷七·气郁》

金右　情怀郁结，肝木失疏，以致肝阳冲侮胃土，中脘有形，不时呕吐，眩晕不寐。脉细弦，苔白质红。全是风木干土之象。拟两和肝胃法。

金铃子一钱五分，切　制半夏一钱五分，炒　炒枳壳一钱　川雅连五分　白芍一钱五分，土炒　制香附二钱，研　延胡一钱五分，酒炒　代赭石四钱　白蒺藜去刺，炒，三钱　淡吴萸二分，与雅连同炒　旋覆花二钱，绢包

转方去川连、吴萸，加茯苓、竹茹。

再诊　气分攻撑稍平，中脘聚形亦化，呕吐亦减，寐亦渐安，略能安谷。但胸中有时微痛，所进水谷，顷刻作酸，眩晕带下，脉两关俱弦。肝胃欲和未和，再从厥阴、阳明主治。

制半夏一钱五分　广皮一钱　青皮四分，醋炒　白芍一钱五分，土炒　茯苓三钱　制香附二钱，研　川楝子一钱五分，切　白蒺藜去刺炒，三钱　干姜二分　川雅连五分　代赭石四钱　炒竹茹一钱

三诊　呕吐已定，攻撑亦平，渐能安谷，肝胃渐和之象也。但少腹仍觉有形攻撑，心悸眩晕，小溲之后，辄觉酸胀。肾气已虚，不能涵养肝木。再从肝肾主治。

制半夏一钱五分　青陈皮各一钱　白归身一钱五分，酒炒　白蒺藜三钱　煅决明四钱　金铃子一钱五分　杭白芍一钱五分，酒炒　阿胶珠一钱五分　朱茯神三钱　煅牡蛎四钱　炒枣仁二钱

四诊　呕吐已定，而少腹攻撑，似觉有形，每至溲便，气觉酸坠，眩晕汗出。肝体渐虚。再平肝熄肝。

金铃子一钱五分　香附二钱，醋炒　朱茯神三钱　生牡蛎五钱　白芍二钱　甘杞子三钱　当归炭二钱　炒枣仁二钱　阿胶珠二钱　淮小麦五钱

2. 宣肺化痰法

清·通意子《贯唯集·十七、郁》

刘，左。病由郁损肝脾，气机窒塞，络脉阻滞，所进饮食不克化津，是以肢倦乏力，腿酸嗜卧。刻现腹膨膜（chēn，胀起）胀，脉象细涩而沉。先拟顺气扶脾，兼清痰浊，俟其轻减，再当议补。

旋覆花　蒌仁　橘络　半夏　木香　苏梗　沉香　延胡　青皮　蒺藜　枳壳　砂仁壳　大腹绒

又：刻诊脉象已和，诸恙亦渐平复，再能静调，可收全绩。兹拟补益中略佐疏泄，以平为期。

珠儿参　归身　沙苑　茅术　黄精　细生地　炙草　牡蛎　白芍　香附　茯苓　橘红　湘

莲子

清·张聿青《张聿青医案·卷七·气郁》

左　情志久郁，肝木失疏。冲脉为肝之属，冲脉起于气街，夹脐上行，至胸中而散，以致气冲脘痞咽阻。姑舒郁结而苦辛降开。

老川朴一钱　老山檀三分,磨,冲　川雅连五分　茯苓三钱　炒竹茹一钱　磨苏梗四分　郁金一钱五分　淡干姜四分　橘皮一钱

清·叶天士《临证指南医案·卷六·郁》

朱　情怀悒郁，五志热蒸。痰聚阻气，脘中窄隘不舒，胀及背部。上焦清阳欲结，治肺以展气化，务宜怡悦开怀，莫令郁痹绵延。

鲜枇杷叶　杏仁　瓜蒌皮　郁金　半夏　茯苓　姜汁　竹沥

3. 泻火开郁法

清·叶天士《临证指南医案·卷六·郁》

季六九　老年情志不适，郁则少火变壮火。知饥，脘中不爽，口舌糜腐，心脾营损，木火劫烁精华，肌肉日消。惟怡悦开爽，内起郁热可平。但执清火苦寒，非调情志内因郁热矣。

金石斛　连翘心　炒丹皮　经霜桑叶　川贝　茯苓

接服养心脾之营，少佐苦降法。

人参　川连　炒丹皮　生白芍　小麦　茯神

清·石念祖《王氏医案绎注·卷三·寒热》

赵铁珊乃郎子善康侯之婿也。因事抑郁，凛寒发热。汤某作血虚治，进以归、芎、丹参之类，多剂不效，乃移榻康寓，延孟英诊之。脉涩而兼沉弦以数，然舌无苔，口不渴，便溺如常，纳谷稍减。惟左胁下及少腹自觉梗塞不舒，按之亦无形迹，时欲抚摩，似乎稍适。曰：阴虚夹郁，暑邪内伏。夫郁则气机不宣，伏邪无从走泄，遂投血药，引之深入，血为邪踞，更不流行，胁腹不舒，乃其真谛。第病虽在血，治宜清气为先。气得宣布，热象必露，瘀滞得行，厥疾始瘳。子善因目击去年妇翁之恙，颇极钦服。连投清气。石念祖按：方用酒炒枯芩一钱五分，姜炒牛蒡子（研）三钱，姜栀皮三钱，姜炒枇叶（刷，包）三钱，姜炒川连六分，姜竹茹三钱，川贝母（杵）四钱，苦杏仁（泥，次入）二钱，薄橘红（次入）一钱五分，紫菀茸（次入）一钱。热果渐壮，谵妄不眠，口干痰嗽。孟英曰：脉已转为弦滑，瘀血伏邪，皆有欲出之机，继此当用凉血清瘀为治，但恐旁观诧异，事反掣肘，嘱邀顾听泉质之。顾亦云然。遂同定犀角地黄加味。石念祖按：大生地（开水泡冲）八钱，镑犀角（磨，冲）一钱，酒炒川连八分，酒炒川黄柏一钱五分，石菖蒲一钱（次入），半夏曲二钱，川贝母（杵）八钱，生冬瓜子四钱，姜竹茹三钱，丝瓜络三钱，姜汁拌茅根八钱，紫菀一钱，旋覆（绢包）三钱。而所亲陈眉生、许小琴盛乃兄子勉，皆疑药凉寒重，纵是热证，岂无冰伏之虞？顾为之再四开导，总不领解。适病者鼻衄大流，孟英笑曰：真赃获矣，诸公之疑，可否冰释？渠舅氏陈谷人嵯尹云：证有疑似，原难主药，鼻血如是，病情已露，毋庸再议。径煎而饮之。次日，衄复至，苔色转黑。孟英曰：三日不大便，瘀热未能下行也。于前方加滑石、桃仁、木通、

海蛇、竹沥、石斛、银花、知母、花粉之类。石念祖按：前方宜去连、柏、竹茹、丝瓜络、芦根，加西滑石（先煎）四钱，生桃仁（研）三钱、细木通一钱，淡海蛇（先煎）二两，姜竹沥两大酒杯（冲），钗石斛（杵，先）一两，银花八钱，酒炒知母三钱，南花粉四钱。又二剂大解始行，黑如胶漆，三日间共下七十余次而止，乃去木通、桃仁辈，加西洋参、麦冬以生液。石念祖按：加西洋参三钱，花麦冬五钱。病者疲惫已极，沉寐三昼夜，人皆危之。孟英曰：听之，使其阴气来复，最是好机。醒后尚有微热谵语，药仍前法。又旬日，始解一次黑燥大便，而各恙悉退，惟口尚渴。予大剂甘凉以濡之。又旬日，大解甫得复行，色始不黑，乃用滋阴填补而康。石念祖按：此病必系阳证阳脉，故以大剂辛寒收效。若阳证阴脉，阴药即苦伤阳，故多不治。

4. 养阴清热法

清·王孟英《王氏医案续编·卷四》

其（编者按：周光远）夫人亦因悲郁而患崩漏，面黄腹胀，寝食皆废。孟英用龟板、海螵蛸、女贞、旱莲、贝母、柏叶、青蒿、白薇、小麦、茯苓、藕肉、莲子心而康。

5. 行气活血法

清·俞震《古今医案按·卷第五·郁》

纪华山雅自负而数奇，更无子，时悒悒不快，渐至痞胀，四年肌肉尽削，自分死矣。姑苏张涟水诊而戏之曰：公那须药，一第便当霍然。以当归六钱，韭菜子一两，香附童便炒八钱，下之。纪有难色，不得已，减其半。张曰：作二剂耶？一服，夜梦遗，举家恸哭。张拍案曰：吾正欲其通耳。仍以前半剂进，胸膈间若勇士猛力一推，解黑粪无算，寻啜粥二碗。再明日，巾栉起见客矣。逾年生一子。

震按：痞胀四年，肌肉尽削，一梦遗而半剂之药如神。虽仲淳所述，吾不敢信。

6. 情志疗法

清·吴鞠通《吴鞠通医案·卷二·肿胀》

郭氏，六十二岁。先是郭氏丧夫于二百里外其祖墓之侧，郭携子奔丧，饥不欲食，寒不欲衣，悲痛太过，葬后庐墓百日，席地而卧，哭泣不休，食少衣薄，回家后致成单腹胀，六脉弦，无胃气，气喘不能食，唇口刮白，面色淡黄，身体羸瘦。余思无情之草木，不能治有情之病，必得开其愚蒙，使情志畅遂，方可冀见效于万一。因问曰：汝之痛心疾首，十倍于常人者何故？伊答曰：夫死不可复生，所遗二子，恐难立耳。余曰：汝何不明之甚也！大凡妇人夫死，曰未亡人，言将待死也。汝如思夫愈切，即死墓侧，得遂同穴之情，则亦已矣。虽有病何必医？医者求其更苏也。其所以不死者，以有子在也。夫未死，以夫为重，夫既死，以教子为重者，仍系相夫之事业也。汝子之父已死，汝子已失其荫，汝再死，汝子岂不更无所赖乎？汝之死，汝之病，不惟无益于夫，而反重害其子，害其子，不惟无益于子，而且大失夫心。汝此刻欲尽妇人之道，必体亡夫之心，尽教子之职，汝必不可死也。不可死，且不可病，不可病，必得开怀畅遂，而后可愈。单腹胀，死症也。脉无胃气，死脉也。以死症而见死脉，必得心火旺，折泄肝郁之阴气，而后血脉通，血脉通，脏气遂，死症亦有可生之道。诗云：见晛（xiàn，日光）曰消者是也。伊闻余言大笑，余曰：笑则生矣。伊云：自此以后，吾不惟不哭，并不敢忧思，一味以喜乐从事，但求其得生，以育吾儿而已。余曰：汝自欲生则生矣。于是为之立开郁方，十数剂而收全功。

7. 外治法

明·王肯堂《证治准绳·杂病·第二册》

范天骒（lái）夫人，先因劳役饮食失节，加之忧思气结，病心腹胀满，且食则不能暮食，两胁刺痛。诊其脉弦而细，至夜浊阴之气当降而不降，膜胀尤甚。大抵阳主运化，饮食劳倦损伤脾胃，阳气不能运化精微，聚而不散，故为胀满。先灸中脘，乃胃之募穴，引胃中生发之气，上行阳道，后以木香顺气汤助之，则浊阴之气，自此而降矣。

四、胁肋疼痛

1. 疏肝养血法

元·朱丹溪《丹溪治法心要·卷四·胁痛第四十四》

一人胁痛，每日至晚发热，乃阴虚也，用小柴胡汤合四物汤，加龙胆、青皮、干葛。阴虚甚，加黄柏、知母。

清·魏之琇《续名医类案·卷三十四·流注》

一妇人禀弱性躁，胁臂肿痛，胸膈痞闷，服流气败毒药反发热。以四七汤数剂，胸宽气利。以小柴胡对四物加陈皮、香附，肿痛亦退。大抵妇人性执著，不能宽解，多被七情所伤，遂致遍身作痛，或肢节肿痛，或气填胸满，或如梅核塞喉，咽吐不出，或痰涎涌盛，上气喘急，或呕逆恶心，甚者渴闷欲绝，产妇多有此症。宜服四七汤，先调滞气，更以养血之药。若因忧思，致小便白浊者，用此汤吞青州白丸子，屡效。

清·程杏轩《程杏轩医案·初集·又翁自病肝郁证似外感》

以翁自病寒热胁痛，口苦食少，呻吟不寐，已经月余，服药不应，自以为殆。诊脉弦急，知其平日情志抑郁，肝木不舒，病似外感，因系内伤，与加味逍遥散，一服而效，数服而安。

2. 升举清阳法

元·朱丹溪《丹溪治法心要·卷四·胁痛第四十四》

一人脾痛带胁痛，口微干，问已多年，时尚秋热，以二陈加干葛、川芎、青皮、木通，煎下龙荟丸。

一人元气虚乏，两胁微痛，补中益气加白芍、龙胆、青皮、枳壳、香附、川芎。

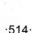

郁病

3. 行气化痰法

元·朱丹溪《丹溪治法心要·卷四·胁痛第四十四》

一人胁下痰气攻痛，以控涎丹下；如面之状，用白芥子下痰，辛以散痛。

一人胸右一点刺痛虚肿，自觉内热攻外，口觉流涎不止，恐成肺痈，贝母、瓜蒌、南星去涎，紫苏梗泻肺气，芩、连姜炒、陈皮、茯苓，导而下行，香附、枳壳宽膈痛，皂角刺解结痛，桔梗浮上。不食加白术，凡吐水饮不用瓜蒌，恐泥用苍术之类。

清·叶天士《临证指南医案·卷六·郁》

陆二五　病起忧虑上损，两年调理，几经反复，今夏胸心右胁之间，常有不舒之象。此气血内郁少展，支脉中必有痰饮气阻。是宜通流畅脉络。夏季宜进商矣。

天竺黄　茯神　郁金　橘红　远志　石菖蒲　丹参　琥珀　竹沥法丸

清·马培之《马培之医案·漫心痛》

悲哀伤中，气凝血结。脐上脘下结硬作痛，已成漫心痛。寒热泻黄，脉弦，夹有暑邪，殊非小恙。姑拟宣畅气血，散结化痰之治。

柴胡　葛根　薄荷　郁金　赤芍　川贝　枳壳　白芍　青皮　通草　制半夏　荷叶　佛手

4. 滋阴活血法

元·朱丹溪《丹溪治法心要·卷四·胁痛第四十四》

一人左胁应胸气痛。

瓜蒌一两　贝母一两　南星一两　当归五钱　桃仁五钱　川芎五钱　柴胡五钱　黄连炒，五钱　黄芩炒，五钱　山栀炒，五钱　香附炒，五钱　姜黄炒，五钱　芦荟三钱　青皮三钱　陈皮三钱　青黛一钱五分　炒草龙胆五钱

心胸腹胁疼痛，二陈汤加人参、白术，并诸香药，治效。有瘀血，当用破血行气药，留尖桃仁、香附之类；火盛当伐肝，肝苦急，宜食辛以散之，或小柴胡汤亦可治。木走土中，胁痛呕吐，乃风邪羁绊于脾胃之间也。用二陈汤加天麻、白芍药、炒曲、枳壳、香附、白术、砂仁。多怒之人，腹胁时常作痛者，小柴胡加川芎、芍药、青皮之类。痛甚者，就以煎药送下当归龙荟丸，其效甚速。

清·叶天士《临证指南医案·卷六·郁》

悒郁动肝致病，久则延及脾胃。中伤不纳，不知味，火风变动，气横为痛为胀。疏泄失职，便秘忽泻。情志之郁，药难霍然，数年久病，而兼形瘦液枯。若再香燥劫夺，必致格拒中满。与辛润少佐和阳。

柏子仁二钱　归须二钱　桃仁三钱　生白芍一钱　小川连三分　川楝子一钱

五、倦怠乏力

1. 补益脾胃法

清·魏之琇《续名医类案·卷二十一·惊悸》

马元仪治一人，患心悸症，肢体倦怠，或以阴虚治之不效。诊其脉浮虚无力，盖得之焦劳思虑伤心也。《内经》云：心痹者，脉不通，烦，则心下鼓。又《原病式》云：水衰火旺，心胸躁动。其言脉不通者，正以焦劳太过，心脏之脉郁而不通也。郁则伤血而动君火，故悸动不宁也。心之下脾位，脾受心病，郁而生涎，精液不生，清阳不布，故四肢无气以动而倦怠也。法宜大补心脾，乃与归脾汤二十剂，即以此方作丸，服之痊愈。

清·（日）吉益为则《建殊录·心腹切痛》

京师四条街贾人三井某家仆三四郎者，四肢惫惰，有时心腹切痛，居常郁郁，气志不乐，诸治无效。有一医某者，以先生有异能，劝迓之。贾人曰：固闻先生之名，然古方家多用峻药，是以惧未请尔。医乃更谕，且保其无害，遂迓先生诊之。腹中挛急，按之不弛，乃作建中汤饮之。其夜胸腹烦闷，吐下如倾。贾人大惊惧，召某医责之。医曰：东洞所用非峻剂，疾适发动耳。贾人尚疑，又召先生，意欲无复服。先生曰：余所处非吐下之剂，而如此其甚者，盖彼病毒势已败，无所伏，因自溃遁耳，不如益攻之也。贾人乃服其言，先生乃还。翌早病者自来谒曰：吐下之后，诸症脱然，顿如平日也。

2. 补虚祛瘀法

清·魏之琇《续名医类案·卷十·郁症》

罗太监治一病僧，黄瘦倦怠。询其病，曰：乃蜀人，出家时其母在堂，及游浙右，经七年。忽一日，念母之心不可遏，欲归无腰缠，徒尔朝夕西望而泣，以是得病。时僧二十五岁，罗令其隔壁泊宿，每以牛肉猪肚甘肥等煮糜烂与之_{太监替和尚开荤}，凡经半月余，且慰谕之。且又曰：我与钞十锭作路费，我不望报，但欲救汝之死命耳。察其形稍苏，与桃仁承气汤，一日三帖下之，皆是血块痰积。次日与熟干菜、稀粥将息，又半月，其人遂愈。又半月，与钞十锭遂行。《格致余论》

3. 疏肝解郁法

清·吴澄《不居集·下集·卷之二十》

吴球治一人，少年时患虚损，素好服补剂，一日事不遂意，头目眩晕，精神短少。诸医调治，遂以前症告之，谓常服人参养荣、补中益气等汤，每帖用人参三五钱，其效甚速，若少可服之茶汤耳。医者不察，遂用前方，人参、熟地弗效，都以为年高气血两虚，当合固本丸与汤丸并进，可以速效。服之数剂，反加气急。吴诊其脉大力薄，问有病情，因得之曰：先生休归意切，当道欲留，岂无抑郁而致者乎？况公有年，气之所郁，医者不审，同病异名，同脉异经之说，概行补药，所以病日加也。病者叹曰：斯言深中余病，遂用四七汤数服稍宽，气血和平，浃旬而愈。

六、不欲食

1. 补益中气法

清·魏之琇《续名医类案·卷十·内伤》

一人忧思不已，饮食失节伤脾，面色黧黑，环口尤甚，心悬如饥，又不欲食，呼吸短促。曰：此脾气受伤也。忧思不已，则脾滞而不行。饮食失节，则脾气耗而不足，阴气上入阳中也。经曰：阳明症衰，面始焦，故知阳之气不足也。遂以参、芪、白芍、升麻、葛根、白芷、苍术、甘草、姜、枣助阳明生发之气而愈。

清·吴澄《不居集·上集·卷之十八》

一室女因事忤意，郁结在脾，半年不食，但日食菱、枣数枚，遇喜亦食馒头弹子大，深恶粥饭。予思脾气实非枳实不能散，以温胆汤去竹茹与之，数十帖而安。

2. 温阳补肾法

清·魏之琇《续名医类案·卷十·郁症》

张飞畴治一妇，平昔虚火易于上升，因有怒气不得越，致中满食减，作酸嗳气，头面手足时冷时热，少腹不时酸痛，经不行者半载余。其脉模糊，驶而无力。服诸破气降气行血药不愈。此蕴怒伤肝，肝火乘虚而克脾土，脾受克则胸中之大气不布，随肝火散漫肢体。当知气从湿腾，湿由火燥。惟太阳当空，则阴霾自散；真火行令，则郁蒸之气自伏。又釜底得火，则能腐熟水谷，水谷运则脾胃有权，大气得归，而诸症可愈矣。用生料八味倍桂、附，十日而头面手足之冷热除。间用异功而中宽食进，调理两月，经行而愈。

3. 活血化瘀法

清·魏之琇《续名医类案·卷十四·膈》

一人二十三岁，以鼓盆之戚，悲哀过度，不能食饭。又十余日，粥亦不能食，随食随吐，二便闭塞，自谓必死。诊之，脉按有力，非死症也。以酒蒸大黄加桃仁、当归、砂仁、陈皮，蜜丸与服，凡五服下燥矢干血甚多，病若失矣，数日之间，能食倍常。

清·魏之琇《续名医类案·卷十四·膈》

张孟端夫人，忧愤交乘，食下辄噎，胸中隐隐痛。阳脉滑而阴脉搏，痰血互凝之象。以二陈汤加归尾、桃仁、郁金、五灵脂，四剂未效。因思人参与五灵脂同用，善于浚血，即以前剂入人参三钱，倍用五灵脂，再剂血从大便而出，十剂噎止，弥月而愈。人参与五灵脂并用，非明于奇变者不可。

4. 饮食疗法

清·魏之琇《续名医类案·卷六·呕吐》

张子和治柏亭王论夫，本因丧子忧抑，不思饮食。医者不察，以为胃冷，去寒之剂尽用，病变呕逆而瘦。求治于张，一再涌泄而愈。归家忘其禁忌，病复作，大小便俱秘，脐腹撮痛，呕吐不食，十日大小便不通，十三日，复问张。张令先食葵羹、波菱菜、猪羊血，以润燥开结，次以导饮丸二百余粒，大下结粪。又令恣意饮冰数升，继以搜风丸，桂苓白术散调之，食后服导饮丸三十余粒。不数日，前后皆通，痛止呕定。张临别，又留润肠丸以防复结。又留涤肠散，大便秘则用之。凡服大黄、牵牛四十余日方瘥。论夫自叹曰：向使又服向日热药，已非今日人矣。一僧问张，云：肠者，畅也。不畅，何以得愈？

按：子和之医，大抵以此法行之耳。丹溪云：凡病人欲吐者，切不可下之，逆故也。纵使二便后秘，可行疏通，亦中病而止，然后养其气血，润其肠胃，庶乎标本之治。乃羸瘠之人，服大黄、牵牛四十余日方瘥，岂理也哉！违圣人之法，以欺后世，恐非子和之笔也。孟子谓：尽信书，不如无书。学者详之。

郁
病

5. 外治法

清·魏之琇《续名医类案·卷十·郁症》

一人功名不遂，神思不乐，饮食渐少，日夜昏默，已半年矣。诸治不效。此药不能治，令灸巨阙百壮，关元二百壮，病减半。令服醇酒，一旦三度，一月全安。原注：失志不遂之病，非排遣性情不可，以灸法操其要，醉酒陶其情，此法妙极。

七、梅核气

1. 健脾疏肝法

明·薛立斋《校注妇人良方·卷三·妇人偏风口㖞方论第十一》

一妇人怀抱郁结，筋挛骨痛，喉间似有一核，服乌药顺气等药，口眼歪斜，臂难伸举，痰涎愈多，内热晡热，食少体倦。余以为郁火伤脾，血燥生风。用加味归脾汤二十剂，形体渐健，饮食渐进。又用加味逍遥散十余剂，痰热少退，喉核少消。更用升阳益胃汤数剂，诸症渐愈。但臂不能伸，此肝经血少而筋挛耳，用六味地黄丸以滋肾水生肝血而愈。

明·孙一奎《孙文垣医案·四卷·新都治验》

予堂嫂程氏，喉间有物如窗，咯之不出，咽之不下，梗梗不安，腹中痛且泻，年五十有八矣。乃梅核气症也。腹痛乃新疾，以二陈汤加旋覆花、白术、香附、紫苏、桂皮、厚朴、泽泻。四剂腹痛仍在，泻亦不止，乃用胃苓汤加麦芽、砂仁、香附，二帖痛止泻瘥。仍用二陈汤加厚朴、桂皮、紫苏、旋覆花、细辛、人参煎服四帖，而喉中病去如失。

清·王九峰《王九峰医案·下卷·情志》

情怀屈抑不伸，肝木横乘脾胃，脾肺两伤，脾为生痰之源，肺为贮痰之器，脾虚不能运化水谷之精微，津液凝结成痰，上注于肺，喉为肺系，是以痰塞喉间，咯不能上，咽不能下，胸次不舒，饮食减少。痰随气以流行，痰自脾经入肺，经过胞络，神形外驰，莫能自主，悲不能止，涕泣沾襟，非癫狂可比。脉来弦数无神，有三阳结病之虑。法当宁中州为主。

六君子汤加当归、广木香、淮小麦、南枣。

2. 疏肝解郁法

清·魏之琇《续名医类案·卷十四·膈》

孙文垣治张溪亭乃眷，喉中梗梗有肉如炙脔，吞之不下，吐之不出，鼻塞头晕，耳常啾啾不安，汗出如雨，心惊胆怯，不敢出门，稍见风则遍身疼，火盛而郁者，多畏风畏寒。小腹时痛，小水淋涩而疼，皆郁火为患。脉两尺皆短，两关滑大，右关尤搏指。孙曰：此梅核症也。以半夏四钱，厚朴一钱，苏叶一钱，茯苓一钱三分，姜三片，水煎食后服。每用此汤调理多效。

按：梅核症，乃郁怒忧思，七情大伤，乃成此病。案中所叙，无非木燥火炎之候，乃以燥克之剂成功，合前陈三农案大同小异，或当时病人质厚故耳。香燥之剂暂能开气，故即愈，但久则必复，特案中不肯叙及耳，非缘病人质厚也。

清·刘金方《临证经应录·妇女疾病门·梅核气》

某，寡居六载，家政幸勤，矜持郁悒，劳损乎？肝水亏，木旺气结横于胸中，痰气交阻。咽嗌如絮如棉，吐不出而咽不下，进食必呛，左关脉弦劲，梅核气已成。此症务须怀怡志悦，抛却尘烦，服药庶几有效。倘疑以滋疑，求效而莫得，欲痊而难可，反增剧焉。今仿《局方》逍遥散治例。

归身　白芍　醋炒柴胡　茯苓　桑叶　丹皮　炒大贝　牡蛎　九孔决明　橘络　白旋覆花　沉香汁　青果核汁

舟行水摇虽动，勿伤其内，阳动水消虽耗，不歇其本，此指逍遥散而言也。已连服十剂，复诊症势脉象颇平，纳食不呛，因属应手，尤须怡情适志，既不追穷已往，亦不可虑及将来，切嘱切嘱，仍宗原法乘除主治。

原方加佛手露、黄玉金，减醋炒柴胡、沉香汁

3. 化痰清热法

清·魏之琇《续名医类案·卷十四·膈》

臧少庚年五十，每饮食胸膈不顺利，觉喉中哽哽，宛转难下，大便燥结内热，肌肉渐瘦，医与五香连翘汤、五膈丁香散不效。孙脉之，其色苍黑，两目炯炯不眊（mào，眼睛昏花，看不清楚）可治。惟气促骨立，其脉左弦大右滑大。曰：据脉乃谋而不决，气郁成火，脾志不舒，致成痰涎，因而血少便燥，内热肌消。张鸡峰有言，膈乃神思间病。即是推之，当减思虑，断色

欲，薄滋味，绝妄想，俾神思清净，然后服药有功。以桂府滑石六两，甘草一两，真北白芥子、萝卜子、射干、连翘各一两半，辰砂五钱，以竹茹四两煎汤，打馒头糊为丸，绿豆大，每食后及夜用灯心汤送下一钱半，日三服，终剂而愈。

八、奔豚

1. 补气养阴法

清·吴澄《不居集·上集·卷之二十五》

（汪石山治案）一妇人年逾三十，形色脆白，久病虚弱。汪诊治十余年，不能尽去其疾。一日复诊之，左则似有似无，右则浮濡无力。汪曰：畴昔左脉不若是，今攸反常，深为可虑。越三日诊之，两手脉皆浮濡，惟右则略近于驶而已。乃知脉之昨今异状者，由虚然也。近患头眩目昏，四肢无力，两膝冷弱，或时气上冲胸，哽于喉中不得转动，则昏聩口噤，不省人事，内热口渴，鼻塞食减，经水渐少。

汪用参三钱，归身、白术、麦冬各一钱，黄芪一钱五分，黄柏七分，枳实五分，甘草四分，煎服。若缺药日久，则病复作，服之仍安。

2. 清肝补肾法

清·王泰林《王旭高临证医案·卷之四·遗精淋浊门》

华 病由丧子忧怒抑郁，肝火亢甚，小溲淋浊，渐至遗精，一载有余，日无虚度。今年新正，左少腹睾丸气上攻胸，心神狂乱，龈血目青，皆肝火亢盛莫制也。经云：肾主闭藏，肝司疏泄。二脏皆有相火，其系上属于心。心为君火，君不制相，相火妄动，虽不交会，亦暗流走泄矣。当制肝之亢，益肾之虚，宗越人东实西虚、泻南补北例。

川连　焦山栀　延胡索　鲜生地　赤苓　沙参　川楝子　知母　黄柏　龟板　芡实

另当归龙荟丸一钱，开水送下。

附丸方：

川连盐水炒　苦参　白术米泔浸，晒　牡蛎

共研末，用雄猪肚一枚，将药末纳入肚中，以线扎好，用水酒各半煎烂，将酒药末共捣，如嫌烂，加建莲粉拌干作丸。每朝三钱，开水送下。

3. 滋阴清火法

明·秦昌遇《医验大成·郁症章》

一人将六十余岁，向来多思多虑，曲用心机，左边有一微块升上，异常作楚，如是者久矣，每服补元降气等剂即愈。至六旬外，觉腹中有气升上，不拘早晚，如惊畏之状，突然而起，即本身徒然不觉也。举家忧惶，夜不能睡，凡用一切安神之剂，毫厘不减，此郁火所致也，竟用当归六黄汤而愈矣。

九、躯体疼痛

1. 疏肝散火法

明·王肯堂《证治准绳·杂病·第四册》

一妇因久积忧患后心痛，食减羸瘦，渴不能饮，心与头更换而痛，不寐，大便燥结，以四物加陈皮、甘草百余帖未效。予曰：此肺久为火所郁，气不得行，血亦蓄塞，遂成污浊，气壅则头痛，血不流则心痛，通一病也。治肺当自愈。遂效东垣清空膏例，以黄芩细切、酒浸透，炒赤色，为细末，汤下，头稍汗，十余帖，汗渐通身而愈。因其膝下无汗，瘦弱脉涩，小便数，大便涩，当补血以防后患，以四物汤加陈皮、甘草、桃仁、酒芩，服之愈。

明·薛己《女科撮要·卷上·经漏不止》

一妇人年六十有四，久郁怒，头痛寒热，春间乳内时痛，服流气饮之类益甚，不时有血如经行。又大惊恐，饮食不进，夜寐不宁，乳肿及两胁㹠痛如炙，午后色赤，余以为肝脾郁火血燥，先以逍遥散加酒炒黑龙胆一钱、山栀一钱五分，二剂肿痛顿退，又二剂而全消。再用归脾加炒栀、贝母，诸症悉愈。

明·孙一奎《孙文垣医案·一卷·三吴治验》

丁耀川文学令堂，年四十四，常患胃脘痛，孀居十五年，日茹蔬素。其年七月，触于怒，吐血碗许，不数日平矣。九月又怒，而吐血如前，加腹痛。至次年二月，忽里急后重，肛门大疼，小便短涩，出惟点滴，痛不可言，腰与小腹之热，如滚汤泡者，日惟仰卧不有侧，一侧则左跨并腿作痛。两跨原有痛，小便疼则肛门之痛减，肛门疼则小便之痛亦减。肛门以疼之故不能坐。遇惊恐则下愈坠而疼，经不行者两月，往常经来时腰腹必痛，下紫黑血块甚多，今又白带如注，口渴，通宵不寐，不思饮食，多怒，面与手足发虚浮，喉中梗梗有痰，肌肉半消。诊之脉仅四至，两寸软弱，右关滑，左关弦，两尺涩。据脉上焦气血不足，中焦有痰，下焦气凝血滞，郁而为火，盖下焦之疾，肝肾所摄，腰胯肝之所经，而二便乃肾之所主也。据症面与手足虚浮，则脾气甚弱；饮食不思，则胃气不充；不寐，由过于愁忧思虑而心血不足，总为七情所伤故尔。《内经》云：二阳之病发心脾，女子得之则不月，此病近之。且值火令当权之候，诚可虑也。所幸者，脉尚不数，声音清亮，尤可措手。因先为开郁清热，调达肝气，保过夏令后，再为骤补阴血。必戒绝怒气，使血得循经，而病可痊。不然，则仓扁亦难奏功矣。初投当归龙荟丸，以彻下部之热，继以四物汤，龙胆草、黄柏、知母、柴胡、泽兰叶，煎吞滋肾丸，连服四日，腰与小腹之热始退。后以香薷、石韦、龙胆草、桃仁、滑石、杜牛膝、甘草梢、软柴胡，煎吞滋肾丸，大小便痛全减。

清·魏之琇《续名医类案·卷十·郁症》

亮卿内人，头痛，遍身痛挟暑，前后心乳皆胀，玉户撮急，肛门逼迫，皆肝火为患，大便三日未行，口干。因大拂意事而起，下午发热似疟，恶心烦躁不宁，而时当盛暑，乃怒气伤肝，夹暑热而然。以石膏三钱，青皮、柴胡、枳壳各一钱，半夏曲、黄芩各八分，甘草、桔梗各五分，夜与当归龙荟丸下之，大小便皆利，热退诸症悉减，惟略恶心，与青皮饮，两帖全安。

2. 补脾醒郁法

明·李中梓《里中医案·夏彝仲太夫人发热喘促》

邑宁夏彝仲太夫人，年届八十，因彝仲远仕闽中，忧思成疾，忽发热头疼，医以伤寒发散禁食，一剂而汗如洗，气喘促，神昏倦。业已治凶具矣。余谓其脉大无力，即令食而投参、芪，犹恐或失之，禁其食而攻之，未遽绝者幸耳。用人参、黄芪各五钱，白术三钱，橘、半各一钱五分，甘草六分，煨姜三钱。诸医鼎沸。用一剂而喘汗差减，倍用参、术至一两，症愈七八，惟食未强耳。此火衰不能生土耳，加熟附二钱，干姜一钱，服二月而始全愈。

明·汪机《石山医案·卷之上·气痛》

一妇瘦弱，年四十余。患走气，遍身疼痛，或背胀痛，或两胁抽痛，或一月二三发，发则呕尽所食方快，饮食不进，久伏床枕。医作气治，用流气饮；或作痰治，用丁藿二陈汤，病甚。邀余视之，脉皆细微而数，右脉尤弱。

曰：此恐孀居忧思，伤脾而气郁也。理宜补脾散郁。以人参三钱，香附、砂仁、黄芩、甘草各五分，黄芪二钱，归身钱半，川芎八分，干姜四分。煎服十余帖，脉之数而弱者稍缓而健，诸痛亦减。仍服前方，再用人参、黄芪、川芎、香附、山栀、甘草，以神曲糊丸，服之病除。

明·汪机《石山医案·卷之中·汇萃》

一妇苍白，不肥不瘦，年逾五十，病舌尖痛三年，才劳喉中热痛，或额前一掌痛，早起头晕，饮食无味，胸膈痞闷，医用消导清热之药不效。

予诊右脉濡散，无力而缓，左脉比右颇胜，亦近无力。十五年前，哭子忒甚，遂作忧思伤脾，哭泣伤气，从东垣劳倦伤脾之例，用参、芪各钱半，白术、芍药、天麻各一钱，川芎、玄参各七分，甘草、枳实各五分，黄柏、陈皮各六分，煎服而愈。

清·魏之琇《续名医类案·卷十·内伤》

陈三农治夏夫人，年已八旬，忧思不已，偶因暑浴，遂患发热头痛。医者以为伤寒，禁其食，而肆行解散。越三日气高而喘，汗出如洗，昏冒发厥。诊其脉，大而无力，乃为之辨曰：外感发热，手背加甚；内伤发热，手心为甚。外感头痛，常痛不休；内伤头痛，时作时止。辨内伤外感要诀，宜熟玩。今头痛时休，而手背不热，是为虚也。遂用参、芪各五钱，白术、半夏各二钱，橘红一钱，甘草六钱，一剂减半，后倍参、术而痊。

清·王九峰《王九峰医案·副卷二·腹痛》

脉象沉弦，气郁动肝，肝冲气胀，已历多年。不耐烦劳，大腹小腹胀痛。形容憔悴，血不荣色，心脾营损，肝气横逆。养心脾以合肝胃。

归脾汤加白芍、陈皮。

进养心脾以和肝胃，痛定神安，容色渐转，既获效机，依法进步。

前方加肉桂。

腹痛已痊，饮食已香，夜来寐安，脉神形色俱起。不宜烦劳动怒，原方损益。

黑归脾汤加白芍。

清·黄凯钧《友渔斋医话·肘后偶钞下卷·痹》

沈氏二七　青年丧偶，情怀郁结，以致周痹，时常腹痛，行步维艰，纳谷甚减，治当疏补兼施。

党参二钱　蒸于术二钱　苍术一钱　柴胡五分　香附一钱五分　归身一钱五分　益智仁七分　橘皮八分

出入加减，四十剂痊愈矣。

3. 活血化瘀法

明·薛己《女科撮要·卷上·师尼寡妇寒热》

一放出宫女，年逾三十，两胯作痛，不肿，色不变，大小便中作痛如淋，登厕尤痛。此瘀血渍入隧道为患，乃男女失合之证也，难治。后溃不敛，又患瘰疬而殁。此妇为吾乡汤氏妾，汤为商常在外，可见此妇在内久怀幽郁，及在外又不能如愿，是以致生此疾。愈见流注瘰疬，乃七情气血皆已损伤，不可用攻伐皎然矣。按《精血篇》云：……女人天癸既至，逾十年无男子合，则不调。未逾十年，思男子合，亦不调，不调则旧血不出，新血误行，或渍而入骨，或变而为肿，或虽合而难于合。男子多则沥枯虚人，产乳众则血枯杀人。观其精血，思过半矣。

明·孙一奎《孙氏医案·四卷·新都治验》

一妇因夫荒于酒色，不事生计，多忧多郁，左胯疼痛，直下于膝，小水频数，大便频并，脐腹胀疼，口干。脉之左手数，右手弱，近又发热恶寒，汗因痛出，时刻不宁，此食积痰饮，瘀血流于下部，足厥阴之经，夹郁火而痛，恐成肠痈。与神效瓜蒌散一帖，半夜后痛即减半，汗亦寻止。次日诊之，数脉稍退，小腹坚如石，按之且痛。再与前药，其夜环跳穴亦作痛，直到于膝，小腹稍软，小便仍痛，大便赤未通利。仍与前药。每帖用大瓜蒌二枚，加牡丹皮、莪术、五灵脂、金银花，服下大便利而热退痛止。小水亦长，诸症悉平。

清·魏之琇《续名医类案·卷十·郁症》

一中年人，因郁悒，心下作痛，一块不移，日渐羸瘦，与桃仁承气汤，一服下黑物并痰碗许，永不再发。

4. 阴阳并补法

清·徐灵胎《徐批叶天士晚年方案真本·卷上·案二四二》

张（四十九岁）　平昔劳形伤阳，遭悲忧内损脏阴，致十二经脉逆乱，气血混淆，前后痛欲捶摩，喜其动稍得流行耳。寝食不安，用药焉能去病，悲伤郁伤，先以心营肺卫立法。徐评：七情动中，营卫皆为阻逆，心营肺卫兼理，清宁其神明之主也，药味更须着意。

川贝　枇杷叶　松子仁　柏子仁　苏子　麻仁

徐评：病至经脉逆乱，气血混淆，医从何处着手。先以心营肺卫，乃理其气血之本，君主安十二官皆宁也。示后人以下手之法。

此病是先伤阳，继伤阴，方药并不以重剂阴阳并补，先理心营肺卫，调其逆乱之经络，混淆之气血，初看似乎迂远，细想知先宁君主而后再用调补，治病有法。

郁病

郁病杂症多系隐形抑郁，系气机郁滞所致气血津液、脏腑、形体、官窍等的病变，是临床患者痛苦的主要原因。郁病杂症类别广泛，现仅罗列部分病症。

一、呕血

清·吴澄《不居集·上集·卷之十三》

张景岳治倪孝廉者，年逾四旬，素以灯窗思虑之劳伤及脾气，时有呕吐之症，过劳即发。余尝以理阴煎、温胃饮之属，随饮即愈。一日于暑末时，因连日交际，致劳心脾，遂上为吐血，下为泻血，俱大如手片，或紫或红，其多可畏。急以延余，而余适他往。复延一时名者，云：此因劳而火起心脾，兼以暑令正王而二火相济，所以致此。乃与犀角、地黄、童便、知母之属，药及二剂，其吐愈甚，脉益紧数，困惫垂危。彼医云：此其脉症俱逆，原无生理，不可为也。其子惶惧，复至恳余，因往视之，则形势俱剧。第以素契不可辞，乃用人参、熟地、干姜、甘草四味大剂与之，初服毫不为动，次服觉呕恶稍止，而脉中微有生意，乃复加附子、炮姜各二钱，人参、熟地各一两，白术四钱，炙甘草一钱，茯苓二钱，黄昏与服，竟得大睡。至四更复进之而呕止血亦止。遂大加温补调理，旬日而复健如故。

清·程文圃《程杏轩医案·初集·家炳然兄女肝郁气厥实有羸状》

炳兄女在室，年已及笄，性躁多郁，初春曾患吐血，夏间陡然发厥，厥回呕吐不止，汗冷肢麻，言微气短，胸膈胀闷，脉息细涩，状似虚象，医投补剂益剧。予诊之曰：此郁病也。《经》云：大怒则形气绝，而血菀于上，使人薄厥。又云：血之与气，并走于上，乃为大厥。议与越鞠丸加郁金、枳壳、茯苓、陈皮、半夏。兄曰：女病卧床数日，粒米不入，脉细言微，恐其虚脱。奈何？予曰：依吾用药则生，否则难救。盖此脉乃郁而不流，非真细弱，欲言而讷，乃气机阻闭故也。观其以手频捶胸臆，全属中焦郁而不舒。且叫喊声彻户外，岂脱证所有耶。请速备药，吾守此，勿迟疑也。取药煎服。少顷，膈间漉漉有声，嗳气数口，胸次略宽，再服呕止，寝食俱安。转用八味逍遥散，除白术加香附、郁金、陈皮，病愈血证亦泯。

二、经水愆期

清·叶天士《叶天士晚年方案真本·杂症》

周东汇，廿一岁　此情怀多嗔，郁热自内生，经来愆期，心嘈辣，腹中痛，干咳忽呛，皆肝胃气热上冲，久则失血经阻，最宜预虑。

小黑稽豆皮　细生地　清阿胶　生白芍　云茯神　漂淡天门冬

清·郑重光《素圃医案·卷四·女病治效》

教门阮汉章室女，年十七岁。素脾虚作泻，因丧弟悲恸，即经闭半年，腹中有形而痛，发热咳嗽，腹胀作泻，虚劳证全。《内经》云：二阳之病发心脾，有不得隐曲，女子不月，其传为风消为息奔者，死不治。此证幸其脉细缓，不涩不数，真阴未伤，尚属脾虚，犹为可治，然非百剂，断不能取效。市井之医，欲攻积通经，予止之曰："血之源本于心脾，今心脾俱病，血源不生，虽通无益，徒伤阴也。"遂用白术、茯苓、甘草、丹参、土炒当归、鳖甲、沙参、香附、陈皮等药，果热渐退，咳泻皆止。但腹胀未减，经闭未通，腹有结块，此必积瘀。用古方万应丸，以生干漆炒去黄烟为末，用地黄、牛膝熬膏为丸，日服三十丸，米汤清晨吞下，将一月，经水即通，下紫黑血块，渐次腹消。仍以前药调治而愈。若不先治其本，妄行攻坚，鲜有不败者也。

三、崩漏

明·汪机《石山医案·卷之中·调经》

一妇身瘦面黄，旧有白带，产后忧劳，经水不止五十余日，间或带下，心前热，上身麻，下身冷，背心胀，口鼻干，额角冷，小便频而多，大便溏而少，食则呕吐，素厌肉味，遣书示病如此。

予曰：虽未见脉，详其所示，多属脾胃不足。令服四君子汤加黄芩、陈皮、神曲、归身二帖，红止白减。复以书示曰：药其神乎！继服十余帖，诸症悉除。

四、嗜睡

清·沈尧封、俞震《沈俞医案合钞·郁（俞案）》

少年即有郁症，生阳不能舒布也，加之惊则肝胆亦病，自然寐少寤多，盖阳不入于阴，血不协于气也。今届六旬之外，血更衰，痰渐生，胸膈右边不能融畅，便燥，臂痛，着衣不便，鼻亦不知香臭，此由气馁则痰滞，升降出入之机针废弛，恐为厥中根基。诊脉左小右堕，宜补心脾，化痰利气，使营卫流通，乃无大患。

茯神　霞天曲　柏子仁　丹参　远志　枣仁　川桂枝　归身　甘草　姜皮

又，臂痛止，去桂枝加参，后服指迷茯苓丸。

郁
病

明·张介宾《景岳全书·十九卷·杂证谟》

一女许婚后，夫经商二年不归，因不食，困卧如痴，无他病，多向里床坐。此思想气结也，药难独治，得喜可解；不然令其怒，使其木气升发，而脾气自开，木能制土故也。

五、浮肿

金·张从正《儒门事亲·卷六·风形》

曹典吏妻，产后忧恚抱气，浑身肿绕，阴器皆肿，大小便如常，其脉浮而大，此风水肿也。先以盦（jī，捣碎的韭菜的细末）水撩其痰，以火助之发汗，次以舟车丸、浚川散泻数行；后四五日，方用苦剂涌讫，用舟车丸、通经散，过十余行。又六日，舟车、浚川复下之。末后用水煮桃红丸四十余丸，不一月如故。前后涌者二，泻凡四，通约百余行。当时议者，以为倒布袋法耳，病再来，则必死。世俗只见尘市货药者，用银粉、巴豆，虽肿者暂去，复来必死，以为惊俗。岂知此法乃《内经》治郁之玄。

兼此药皆小毒，其毒之药，岂有反害者哉？但愈后忌慎房室等事。况风水不同从水，无复来之理。

清·吴鞠通《吴鞠通医案·卷二·肿胀》

洪氏 六十八岁，孀居三十余年，体厚忧郁太多，肝经郁勃久矣，又因暴怒重忧，致成厥阴太阴两经䐜胀并发，水不得行，肿从跗起，先与腰以下肿，当利小便例之五苓散法，但阴气太重，六脉沉细如丝，断非轻剂所能了。

桂枝五钱　生苍术五钱　猪苓五钱　泽泻五钱　茯苓皮六钱　肉桂四钱　广皮五钱　老厚朴四钱

煮三杯，分三次服。

前方服三五帖不效，亦无坏处。小便总不见长，肉桂加至二三两，桂枝加至四五两，他药称是，每剂近一斤之多，作五六碗，服五七帖后，六脉丝毫不起，肿不消，便亦不长。所以然之故，肉桂不佳，阴气太重，忧郁多年，暴怒伤肝，必有陈菀。仍用原方加鸡矢醴熬净烟六钱，又加附子八钱，服之小便稍通。一连七帖，肿渐消，饮食渐进，形色渐喜。于是渐减前方分量，服至十四帖，肿胀全消。后以补脾阳，疏肝郁收功。

清·张聿青《张聿青医案·卷七·气郁》

金左 先自木郁土中，中脘有形作胀。脾与胃以膜相连，胃土受侮，脾土亦虚，渐致腹笥（sì，盛饭或盛衣物的方形竹器）胀大，肢肿面浮，目眦带黄，如是者已经数月，兹交立冬节令，忽然下利，澼澼不爽，脓血相杂，上则恶心呕吐，呕出亦带黑色，四肢厥逆。脉沉如伏。肝强土弱已极，肝为藏血之海，肝经之气纵横逆扰，则肝经之血，不克归藏，有发厥之虞。《金匮》厥阴篇中，每以苦辛酸合方，即师其法，能否应手，非敢知也。

乌梅五分　川雅连五分，淡吴萸七粒同炒　白芍三钱　黄芩一钱五分　干姜四分　甘草四分　茯苓三钱　佛手花四分　干橘叶一钱五分

再诊 前用《金匮》苦辛酸法，脓血已退，便利大减，卧得安眠，胃亦略起，胀势稍得宽

松。而气仍下坠，呕痰仍黑，目畏火光，小溲红赤，舌干口燥，两手稍温，两足仍厥，脉稍起而细弦无力。阴虚木旺，气火尽越于外。经谓：热胜则肿也。虽见转机，尚未足恃。拟养肝柔肝，以平气火，气行火平，治肿治胀之道，寓乎其中矣。

陈阿胶二钱　炒天冬三钱　生甘草七分　当归炒黑，二钱　泽泻一钱五分　生地炭四钱　生白芍三钱　云茯苓三钱　木瓜皮二钱，炒　车前子三钱　佛手花四分

三诊　四肢转温，面肿大退，胀势亦减，上冲之气亦平，小溲渐畅。然便利仍然不止。昨日停药一天，今又脓血相杂。脉象细弦。肝强土弱，营不收摄，湿热蹈暇乘隙，更复伤营。再养血和营，兼清湿热。

当归炒黑，二钱　杭白芍三钱，甘草二分同炒　生地炭四钱　车前子二钱　茯苓三钱　木瓜皮三钱　大腹皮二钱　淡芩一钱五分　丹皮炒黑，二钱　驻车丸三钱

酌改方　淡芩一钱五分　甘草三分　干姜二分　丹皮二钱，炒　木瓜皮一钱，炒　白头翁二钱　川连五分　白芍三钱，与甘草同炒　秦皮一钱五分　黄柏炭三钱

四诊　改方参用白头翁汤，脓血大为减少，便利较疏，胀松呕退，痰色转白，略能进谷。然利仍不止，两足肿胀尤甚，有时恶心。脉象细弦。肝强土弱，湿热伤营，虽屡见转机，而于大局终无所济，不得不预告也。再泄脾胃湿热，参以分化。

郁病

制半夏二钱　川雅连六分　淡芩一钱五分　广橘红一钱　淡干姜三分　猪苓二钱　茯苓三钱　滑石三钱　木通八分　生熟薏仁各五分　泽泻二钱　白头翁三钱　陈胆星一钱

六、吐血

清·吴澄《不居集·下集·卷之三》

丹溪治一男子，年十七，家贫而多劳。十一月得寒病，时吐三两口血，六脉紧涩。一日食减中痞，医投温胆汤、枳桔汤，三日后发微热，口干不渴，口中有痰。此感寒也。询知云：十日前霜中，曾渡三四次溪水，心下有悲泣事，腹亦饥。遂以小建中汤去芍药，加桔梗、陈皮、半夏，四帖而安。

清·吴澄《不居集·上集·卷之十三》

朱丹溪……又治一人，因病忧咳吐血，面黧黑色，药之不效，曰：必得喜可解。其兄求一足衣食地处之，于是大喜，即时色退，不药而瘳。经曰：治病必求其本。又曰：无失气宜。是知药之治病，必得其病之气宜，苟不察其得病之情，虽药亦不愈也。

清·吴澄《不居集·上集·卷之十三》

江篁南治黄上舍，春初每日子午二时吐血一瓯，已吐九昼夜矣。医遍用寒凉止血之剂，皆弗效，且喘而溺。诊之告曰：此劳倦伤脾，忧虑损心，脾裹血，心主血，脾失健运，心失司主，故血越出于上窍耳。惟宜补中，心脾得所养，血自循经而不妄行也。医投寒凉，所谓虚其虚，误矣。遂以人参五钱，白芍、茯苓各一钱，陈皮、甘草各七分，红花少许，煎，加茅根汁服之。至平旦喘定，脉稍缓，更衣只一度亦稍结。是日血未动，惟嗽未止，前方加紫菀、贝母。又次日

五更衄数点，加丹皮，寝不安，加酸枣仁，夜来安静，血不来，嗽亦止。既而加减调理，两月而安。

清·林珮琴《类证治裁·卷之二·吐血论治》

眭　初夏吐红，深秋未止。或主燥火刑金，或主龙雷亢逆。诊脉右寸短涩，左关沉弦，应主郁虑不舒，由气分伤及血络。自述每午后喉间气窒不利，则嗽作血腥。夫阳主开，阴主阖，午后属阳中之阴，主敛，而气隧阻闭，非郁虑内因不至此。用桔梗、贝母、木香、瓜蒌、茯神、当归、白芍、降香末。服二剂，脘舒血止，去木香、降香，加郁金、熟地。二服脉平。又服归脾汤去芪、术，加熟地、贝母、白芍、莲子愈。

七、痈疽

明·孙一奎《孙文垣医案·三卷·新都治验》

吴西源令眷因未有子，多郁，多思，肌肉渐瘦，皮肤燥揭，遍身生疮，体如火燎，胸膈胀痛而应于背，咳嗽不住口。医治十越月，金以为瘵疾不可治。知予在程方塘宅中，乃迓予治。诊得右寸关俱滑大有力，左弦数。予以瓜蒌仁四钱，萝卜子、贝母、枳壳调气化痰开郁为君，桑白皮、葶苈子、黄芩泻肺火为臣，甘草、前胡为使，三十帖痊愈，仍以千金化痰丸调理。向来年年至冬月，则咳嗽痰喘不能睡，自此后遇冬月痰再不复发。

清·徐灵胎《洄溪医案·项疽》

同学沈自求，丧子，忧愁郁结，疽发于项，调治无效。项三倍疮口，环颈长尺余，阔三寸，惟近咽喉处二寸未连，而枕骨直下之筋未断，血流不止。余辞不治，坚恳不已。

先进护心丸二粒，令毒不内攻；又敷止血散止其血，外用围药厚涂束其根，更以珠黄等药，时时敷疮口上，其膏药长一尺三寸，再以黄芪四两煎汤，煎药服之。势定而饮食稍进，数日血止脓成，肌与腐肉，方有界限。疮口太大，皮肉不能合，以生肌等药，并参末厚涂而封之，月余口乃合。

病家欲备人参斤许以待用，余曰：无庸也。诸痛痒疮，皆属于火；脓流肉腐，皆伤于阴。凡属外证，总以清火养阴为主，而加开胃健脾之药，人参止用钱许，数剂即止，此从古一定之法。其用温补，乃后世讹传之术，无不阴受其害。余凡治大证，无不神效，时人多不之信也。

清·魏之琇《续名医类案·卷三十四·瘰疬》

何侍郎有女适人，夫早逝，患十指挛拳，垂莫能举，肤体疮疡如栗粟果然，又汤剂杂进，饮食顿减。几于半载，适与诊之，则非风也。正乃忧愁悲哀所致耳。病属内因，药仍以鹿角胶辈，多用麝香熬膏贴瘘处，挛能举，指能伸，病渐安。

八、尿血

明·武之望《济阴纲目·卷之十四·产后门》

薛氏曰：一产妇尿血，面黄，胁胀少食，此肝木乘脾土也，用加味逍遥、补中益气，兼服而愈。后为怀抱不乐，食少体倦，惊悸无寐，血仍作，用加味归脾汤二十余剂，将愈。惑于众论，服犀角地黄汤，诸证复作，仍服前汤而愈。

清·俞震《古今医案按·卷第四·溺血》

薛立斋治一妇人，小便血，因怒气寒热，或头痛，或胁胀，用加味逍遥散。诸证稍愈，惟头痛。此阳气虚，用补中益气，加蔓荆子而痊。后郁怒，小腹内疗（jiǎo）痛，次日尿痛热甚，仍用加味逍遥散加龙胆草，并归脾汤，将愈。因饮食所伤，血仍作，彻夜不寐，怔忡不宁。此胆血尚虚，用前汤而愈。

清·俞震《古今医案按·卷第四·溺血》

一妇人尿血，久用寒凉止血药，面色萎黄，肢体倦怠，饮食不甘，晡热作渴，三年矣。此前药复伤脾胃，元气下陷而不能摄血也，盖病久郁结伤脾。用补中益气以补元气，用归脾汤以解脾郁，使血归经，更用加味逍遥以调养肝血。不月，诸证渐愈，三月而痊。

震按：《内经》谓胞移热于膀胱，则溺血，故溺血证属热者多。实热，则脉洪数有力，宜导赤散，加栀、芩、淡竹叶、鲜小蓟，调滑石末，冲生藕汁。虚热则脉洪数无力，宜生地、归、芍、栀、芩、牛膝、麦冬、黄连等，调发灰，或茅根汁。若夏月有感暑热者，六一散加黄连、生地。若少年有血虚夹瘀者，阿胶、三七二味多服；若阻塞不通，并可加冬葵子、生蒲黄以化之。若多怒人，有肝家郁火者，龙胆泻肝汤，甚则当归龙荟丸。惟久而不止则为虚，归脾、补中益气酌用。或老年及久病人，始虽热证，久变虚寒，并可用八味地黄丸、四味鹿茸丸等方。然用至此种药小愈仍复发者，多不救，予选二案，又恐人止狃（niǔ，拘泥）于属热治法，故取立斋以疗庸浅之通病。

九、癃闭

明·孙一奎《孙文垣医案·四卷·新都治验》

一妇生女不生子，多思多郁，小便秘而不通，胀闷不安者二日。歙（shè，地名，在安徽南部）医汪氏以备急丸进之，谓大便行，小水自利也。讵（jù）意大便行后，而小水点滴不通，胀闷益急，时刻不能存，将欲自尽。家人急予为治。予询之曰：近来经水行否？答曰：行过十日矣。小腹肿大如一大西瓜之硬，自大便泄后，疲困不足以息，势若燃眉。予曰：此转脬病也。不急治则危矣。以补中益气汤，临服入韭菜汁一小酒杯。服讫，选有力妇人进房，令患者横卧床间，力妇以患者两脚膝弯架于肩上，将患者下身虚空，提起摇摆数四，俾尿脬倒上，徐徐放下，患者去衣不及，小便箭射而出。热如汤，黑如墨，顷刻盈盆，小腹立消而愈。后遇数人，不拘男妇，皆以此法治之而安。

明·汪机《石山医案·卷之上·秘结》

一妇嫠居改嫁，乘轿劳倦，加以忧惧，成婚之际，遂病小腹胀痛，大小便秘结不通。医以硝黄三下之，随通随闭，病增胸膈胃脘胀痛，自汗食少。予为诊之，脉皆濡细近驶，心脉颇大，右脉觉弱。

予曰：此劳倦忧惧伤脾也。盖脾失健运之职，故气滞不行，以致秘结。今用硝、黄，但利血而不能利气。遂用人参二钱，归身钱半，陈皮、枳壳、黄芩各七分，煎服而愈。

于五五郁损心阳，阳坠入阴为淋浊。由情志内伤，即为阴虚致病。见症乱治，最为庸劣。心藏神，神耗如惯，诸窍失司。非偏寒偏热药治，必得开爽，冀有向安。服药以草木功能，恐不能令其欢悦。

妙香散。

十、消瘦

清·魏之琇《续名医类案·卷十·郁症》

冯楚瞻治一壮年，作宦失意退居，抑郁成疾，即经所谓尝贵后贱，名曰脱营；尝富后贫，名曰失精。其候气血日消，神不外扬，六脉弦细而涩，饮食入胃尽化为痰，必咳吐尽出乃能卧，津液内耗，肌表外疏，所以恶寒而瘦削，以东垣麻黄桂枝汤加白术、姜枣，二三剂，脉气渐充有神，痰涎咳吐俱愈。继以十补丸及归脾养荣加减全愈。

十一、臌胀

清·叶天士《临证指南医案·卷三·肿胀》

汪　脉右涩，左弱，面黄瘦，露筋。乃积劳忧思伤阳，浊阴起于少腹，渐至盘踞中宫，甚则妨食呕吐。皆单鼓胀之象大著，调治最难。欲驱阴浊，急急通阳。

干姜　附子　猪苓　泽泻　椒目

又　通太阳之里，驱其浊阴。已得胀减呕缓，知身中真阳。向为群药大伤，议以护阳，兼以泄浊法。

人参　块茯苓　生干姜　淡附子　泽泻

又　阴浊盘踞中土，清阳蒙闭，腹满膜胀，气逆腹痛，皆阳气不得宣通。浊阴不能下走，拟进白通法。

生干姜　生炮附子　冲猪胆汁。

十二、便秘

清·魏之琇《续名医类案·卷六·呕吐》

周慎斋治一人，饮食如常，每遇子时作吐，大便秘结。其人必苦虑忧思，脾气郁结，幽门不通。宜扶脾开窍为主，遂以参、苓、白术，以苍术拌炒炙甘草各一钱，煮附子、乌药三分，水煎服愈。

清·魏之琇《续名医类案·卷十·郁症》

韩约斋子妇，每怒动则夜卧不安，如见鬼魅，小水淋沥。今又大便秘结，腹中疼痛，腰胯胀坠，如生产状，坐卧不安，因痛而脉多不应指。孙曰：此肝经郁火所致，法当通利。以杏仁、桃仁各三钱，柏树根皮、山栀仁、青皮各一钱，槟榔五分，枳壳八分，水煎服之。少顷，大便通，痛胀遂减。

琇按：此亦治标耳。非滋水生肝，病何能已？

十三、咳嗽

明·孙一奎《孙氏医案·三卷·新都治验》

爱泉，上年十月因伤风咳嗽，即时声哑，继闻父丧过忧，右边不能帖席而睡。医以滋阴降火之剂，治之半年，肌肉大削，大便溏泻，饮食减少，咳嗽声哑有加。喉且疼痛。迎予为治。诊得六脉俱弦数，此忧伤肺，思伤脾症也。危急甚矣。以白术、茯苓、陈皮、粉草、苡仁、桔梗、柴胡、桑白皮、酒炒白芍药、泽泻、麦芽、山楂，煎服一日，再以荆芥、桔梗、玄参、甘草、茯苓、白芍、酒连、扁豆、山药、山楂、木通，服此而右边可睡矣。改用参苓白术散加白芍药、乌梅、诃子、酒连、山楂，调理而愈。

清·叶天士《临证指南医案·卷二·肺痿》

沈　积劳忧思，固是内伤。冬温触入，而为咳嗽。乃气分先虚，而邪得外凑。辛散斯气分愈泄，滋阴非能安上。咽痛音哑，虚中邪伏。恰值春暖阳和，脉中脉外，气机流行，所以小效旬日者，生阳渐振之象。谷雨暴冷骤加，卫阳久弱，不能拥护，致小愈病复。诊得脉数而虚，偏大于右寸，口吐涎沫，不能多饮汤水，面色少华，五心多热，而足背浮肿。古人谓金空则鸣，金实则无声，金破碎亦无声，是为肺病显然。然内伤虚馁为多，虚则补母，胃土是也。肺痿之疴，议宗仲景麦门冬汤。

郁
病

清·郑重光《素圃医案·卷四·女病治效》

孙思睿翁令眷，壬戌年怀孕丧子，悲泣过伤，因而咳嗽，自秋至冬，渐至喘不能卧，两足水肿，腹胎六月。诸医治咳分利罔效，最后招予。水势泛溢，腹大如鼓，其面反瘦，脉细如丝，两尺全无，此肾水也。孕妇患水，其胎必伤，况两尺脉全无，胎已息矣。宜急治其水，以全孕妇，惟金匮肾气汤可救，遂以本方加人参一钱，附子、肉桂各一钱。如此半月，水忽大下，尽湿被褥，流溢床下，而腐胎随堕，其时气脱昏厥。令急服参附汤，而稳婆诸妇，争论不肯煎，盖以扬俗产后，禁用人参故也。幸思翁自主，推诸妇出房，用大铫（diào，煮开水熬东西用的器具）自煎频灌。半日半夜，通服人参六两，附子两余。夜半回苏，而余咳余水未尽，仍用金匮肾气汤一月，始水尽咳止。

清·魏之琇《续名医类案·卷十·郁症》

张路玉治江礼科次媳，春初患发热，头疼腹痛，咳逆无痰，十指皆紫黑而痛，或用发表顺气，不效。诊之，脉来弦数而细，左大于右。曰：此怀抱不舒，肝火郁于脾土而发热，热蒸于肺故咳，因肺本燥，故无痰，脾受木克故腹痛；阳气不得发越，故头疼；四肢为诸阳之本，阳气不行，气凝血滞，故十指疼紫；其脉弦者，肝也；数者，火也；细者，火郁于血分也。遂以加味逍遥散，加桂枝于土中达木，三剂而诸症霍然，十指亦不疼紫矣。

周光远无疾而逝，其母夫人年逾七旬，遭此惨痛，渐生咳嗽，气逆痰咸，夜多溲溺，口苦不饥。孟英曰：根蒂虚而兼怫郁也。与沙参、甘草、麦冬、熟地、龟板、石斛、贝母、蛤壳、小麦、大枣而安。滋阴解郁，丝丝入扣。

迨夏间，吸暑而患腹痛滞下，小溲热涩，其嗽复作，脉仍虚弦，略加软数。但于前方增滑石去暑，吞香连丸治痢而瘳。因平昔畏药，既愈即停。至仲秋嗽又作，惟口不苦而能食。因于前方去沙参，加高丽参、五味、石英、牛膝，熬膏频服而痊。眉批：此因不兼外邪，故加五味、牛膝等药，径固其本。若少兼外邪者，断不可用。

十月下旬，天气骤冷，陡患吐泻腹痛，肢冷音嘶，急邀孟英视之。脉微为寒邪直中，亟与大剂理中，加吴萸、橘皮、杜仲、故纸、石脂、余粮而瘥。

十四、昏仆

清·郑重光《素圃医案·卷三·诸中证治效》

巴其臣主政令眷，年未三十，遭新丧悲郁之后，忽眩晕昏仆不语，脉弦数而涩，有时手抽掣，面上发赤，喉无痰声，药亦能咽，惟昏睡不语者三日夜矣。经医数人，主风主痰主虚，与以牛黄抱龙丸，皆能咽，但终不醒。予以脉弦数，独主火中，盖木郁化火，肝火暴甚，故卒倒而无知也。经云：阴气衰于下，则为热厥。以滋肝清火，逍遥散为主。用归、芍、丹皮、柴胡、郁金、栀子、贝母、羚羊角、竹沥频灌，一日夜回苏能语而愈。嗣后遇怒仍发。

十五、噎膈

清·叶天士《临证指南医案·卷四·噎膈反胃》

某　忧思郁结，凝痰阻碍。已属噎塞之象，当怡情善调。

炒半夏一钱半　茯苓五钱　秫米三钱　枳实一钱，炒　姜汁三小匙，冲

清·魏之琇《续名医类案·卷十四·膈》

李士材治张邑宰妇，忧闷之余得食辄噎，胸中隐隐作痛。诊之，脉紧且滑，曰：痰在上脘，用二陈加姜汁、竹沥。或曰：半夏不燥乎？曰：湿痰中满，非此不治。遂用四剂，病尚不减。改大半夏汤，服四帖，胸痛乃止。又四帖，而噎亦减，服二十剂而安。若泥半夏为燥，而以他药代之，岂能愈乎？惟痰不盛，形不肥者，不宜与服也。凡用半夏者，宜审之。

清·程杏轩《程杏轩医案·初集·鲍觉生宫詹郁伤心脾证类噎膈殆而复生》

鲍宫詹未第时，游昆陵幕，抱疴半载，百治不痊，因买舟回里，延予治之。望色颧赤面青，诊脉虚弦细急。自述数月来通宵不寐，闻声即惊，畏见亲朋，胸膈嘈痛，食粥一盂，且呕其半，粪如羊矢，色绿而坚，平时作文颇敏，今则只字难书，得无已成膈证耶？予曰：君质本弱，兼多抑郁，心脾受伤，脾不能为胃行其津液，故食阻。二肠无所禀受，故便干。若在高年，即虑成膈，今方少壮，犹可无虞。方仿逍遥、归脾出入，服至数十剂，病尚未减，众忧之。予曰：内伤

日久，原无速效，况病关情志，当内观静养，未可徒恃药力，续得弄璋之喜，予曰：喜能胜忧，病可却矣。半月后果渐瘥，仍劝往僧斋静养，共服煎药百剂，丸药数斤乃瘳。因更号觉生，盖幸其殆而复生也。

十六、失聪

清·沈璠《沈氏医案·苏州杨安浜吕道原案》

缘心事怫郁，肝胆之火上升，充塞耳窍而作响不聪，鼻窍亦不利。误用地黄丸补之，其窍愈塞，眉棱作痛，已经日久，投剂参差。脉息左手弦，右手滑大有力。此系肝家有郁火，胃中有痰饮。《内经》云：九窍不利，肠胃之所生也。理宜和胃豁痰、开郁清火之药为治，并忌醇酒厚味，戒恼怒躁急为要。

半夏　广皮　香附　山栀　枳壳　连翘　石膏　莱菔子　薄荷　甘草

加石菖蒲根钱半，生姜二片。

十七、全身不适

清·王孟英《回春录·内科·喘证》

张氏妇，患气机不舒，似喘非喘，似逆非逆，似太息非太息，似虚促非虚促，似短非短，似闷非闷，面赤眩晕，不饥不卧。补虚清火，行气消痰，服之不应。

孟英诊之，曰：小恙耳，旬日可安。但必须惩忿，是嘱。予黄连、黄芩、栀子、楝实、鳖甲、羚羊角、旋覆、赭石、海蜇、地栗为大剂，送服当归龙荟丸，未及十日，汛至，其色如墨，其病已若失，后予养血和肝调理而康。

十八、心腹热

清·叶天士《临证指南医案·卷九·调经》

顾二八病起经阻，形容日瘦，嘈杂刻饥，心腹常热。此乃悲恸离愁，内损而成劳。阴脏受伤，阳脉不流，难治之症。必得怡悦情怀，经来可挽。但通经败血，断不可用。

生地　人参　茯苓　沉香汁　琥珀末调入

十九、癥瘕

清·石念祖《王氏医案绎注·卷三·脘痛》

王士乾妻素多郁怒，气聚于腹，上攻脘痛，旋发旋安。花甲外病益甚，医治益剧。辞不与方，因论曰：腹中聚气为瘕，攻痛呕吐，原属于肝。第病已三十载，从前服药谅不外温补一途。如近服逍遥散最劫肝阴，理中汤极伤胃液。人但知呕吐为寒，而未识风阳内煽，水自沸腾。专于炉中添薪，津液渐形涸竭。奈医者犹云水已不吐，病势渐轻，是不察其水已吐尽，仅能哕逆空呕，所以不能纳谷，便秘不行，脉弦无胃，舌痿难伸，可谓女人亦有孤阳之病矣。勉以西洋参、肉苁

·534·

蓉、麦冬、玉竹、生白芍、石斛、竹茹、柏子霜、紫石英为方。猪肉煮汤煎药和入青蔗浆、人乳。服后呕哕皆止，人以为转机。孟英曰：譬草木干枯已久，骤加灌溉，枝叶似转青葱，根荄（gāi，草根）已槁，生气不存，亦何益耶？继而糜粥渐进，颇思肉味，越数日大便颇畅。孟英曰：脉不柔和，舌不润泽，虽谷进便行，生津化液之源已绝。夏至后果殒。石念祖按：呕分寒热两大门，此证本系肝阳犯胃热呕，迭误温补戕阴，阴精已竭。西洋参三钱，淡苁蓉三钱，花麦冬五钱，肥玉竹三钱，整大白芍（杵，先）二两，钗石斛（杵，先）一两，鲜竹茹四钱，柏子霜三钱，紫石英（杵，先）五钱，干猪肉皮一斤（急火煎汤，吹去浮油代水煎药），和入蔗浆两杯，人乳一杯。

清·俞震《古今医案按·卷第五·七情》

息城司侯，闻父死于贼，乃大悲，哭罢，便觉心痛，日增不已，月余成块，状若覆杯，大痛不任，药皆无功，乃求于戴人。戴人至，适巫者在其旁，乃学巫者，杂以狂言，以谑病者，至是大笑不忍，回面向壁，一二日，心下结硬皆散。所谓喜胜悲，《内经》自有此法也。

二十、噫气

清·魏之琇《续名医类案·卷十·郁症》

一妇郁怒不发，久之，噫声甚高，言谈不知终始，嘈杂易饥。经曰：心病为噫。此因忧而血郁于心胸也。用桃仁承气汤大黄、桃仁、桂枝、芒硝、甘草，下蓄血数升而安。经曰：血蓄在上则喜忘，在中则喜狂也。

二十一、目昏

清·谢映庐《得心集医案·卷四·杂症门》

黄荣青，年近六旬，形体素虚，今秋忽患目视不清，至晚直不见物，来寓索补水之方。余视其面色萎黄，形容憔悴，知由忧思抑郁，损伤心脾所致。夫水仅能鉴物，而火则能烛物，今至夜不见，则无火不能烛物可知。夫心为阳而居上，心火过亢则多妄见，心火衰微则不能烛照，故至夜如盲也。与理中加固脂、益智，间进归脾汤数十剂，乃获复旧。

归脾汤　方见前本门颊项浮烂。

二十二、瘰疬

明·薛己《女科撮要·卷上·瘰疬》

一妇人久而不愈，或以为木旺之症，用散肿溃坚汤伐之，肿硬益甚。余以为肝经气血亏损，当滋化源，用六味地黄丸、补中益气汤，至春而愈。此症若肝经风火暴病，元气无亏，宜用前汤。若风木旺而自病，宜用泻青丸，虚者用地黄丸。若水不能生木，亦用此丸，若金来克木，宜补脾土生肾水。大凡风木之病，但壮脾土，则木自不能克矣。若行伐肝，则脾胃先伤，而木反来克土矣。

一妇患之，恐不起，致少寐，年余疬破，脓水淋漓，经水或五十日或两月余一至，误服通经丸，展转无寐，午前恶寒，午后发热。余以为思虑亏损脾血，用归脾汤作丸，午前以六君子送下，午后以逍遥散送下，两月余得寐，半载后经行如期，年余而疮愈。

一病妇溃后，发热烦躁作渴，脉大而虚，以当归补血汤，六剂而寒热退；又以圣愈汤，数剂而全愈；更以八珍加贝母、远志，三十余剂而敛。

一妇人项结核，寒热头痛，胁乳胀痛，内热口苦，小便频数。症属肝火血虚，用四物加柴胡、山栀、胆草而愈，又用加味逍遥散而安。

一妇人瘰疬后，遍身作痒，脉大按而虚，以十全大补加香附治之而愈。大凡溃后，午前痒作气虚，午后痒作血虚。若作风症治之，必死。

一妇人项核肿痛，察其气血俱实，先以必效散一服下之，更以益气养荣汤补之，三十余剂而消。常治此症，若必欲出脓，但虚弱者，先用前汤，待其气血稍充，乃用必效散去其毒，仍用补药，无不效。未成脓者，灸肘尖，调经解郁及隔蒜灸，多自消，有脓即针之。若气血复而核不消，却服散坚之剂。月许不应，气血不损，须用必效散。其毒一下，即多服益气养荣汤。如不应，亦灸肘尖。如疮口不敛者，更用豆豉饼、琥珀膏。若气血俱虚，或不慎饮食七情者，不治。然此症以气血为主，气血壮实，不用追蚀之剂，亦能自腐。但取去使易于收敛耳。血虚而用追蚀，不惟徒治，适足以败矣。

**郁
病**

清·吴澄《不居集·下集·卷之十四》

一室女年十七，因父择婿不遂，耽至二旬，怀抱日久，项生数核，坚硬如石。此肝经凝结，筋缩之病也。又兼经水断绝，寒热如疟，咳嗽脉数，惟不颧红，此阴虚火动，已成痨瘵症也，非药能愈。视其形状，喜无败色。予曰：欲治此病，先治其心犹可。父问曰：何药治心？予曰：非药也。《易》云，天地氤氲，万物化醇，男女媾精，万物化生。天地男女，生成化育之道也。斯病独起于孤阴寡阳，不生不化，所谓逆理之病。此女大失配，谓当至而不至，渐成失度之疾，其病不生而自生，非己作也，由时变也。故药不能挽回，必得阴阳和而雨泽降，夫妇和而家道成，斯时之后，用药方可。

彼父始悟，随即择嫁。三月后复请视之，前症稍定。先用逍遥散加香附、青皮、栀子、丹皮、贝母，十余剂，开郁疏肝，寒热渐止。

次以人参养荣汤加丹皮、红花，通其血脉，使心血易生，容颜稍泽。

又用益气养荣汤倍参、术，培助脾胃，增进饮食。

间用归脾汤加麦冬、五味子、远志、沙参，收敛神气，宽慰性情。

又制参术地黄膏，服至半年，精神顿复，经事亦通。

惟核不能全退，用火针点破一大核，琥珀膏贴之，渐腐为脓，又两月而得收敛。

余肿三核，渐针渐溃渐敛，首尾纯用补脾开郁药，调理一年，始得全愈。

清·吴澄《不居集·下集·卷之十四》

一妇人孀居六载，子幼未立，忧郁成核半年，又兼经水不调，寒热交作，形体消瘦，脉亦弦数。此劳伤气血，肝火妄动而成斯疾也。所谓损者益之，不可用追蚀之药，损而复损。

先用逍遥散加香附、丹皮、贝母，和其血脉，平其肝气，使寒热尽退。

次用益气养荣汤，服至月余，气血渐复，经事渐调，元气渐醒。

外用火针核上点破四孔，用黄线药插入五六次，候至孔大，换用冰蛳散，搽于核上封之，至十三日外，其核自落。

外搽红膏，生肌收敛。

内换人参养荣汤加香附、木香，三十余服，其口自完。

二十三、寒热

明·薛己《女科撮要·卷上·师尼寡妇寒热》

一寡妇因怒致不时寒热，久而不已，肝脉弦紧，用小柴胡加生地治之而愈。但见风寒热仍作，此是脾胃气虚，用加味归脾、补中益气二汤，兼服而止。

一妇人因夫经商久不归，发寒热，月经旬日方止。服降火凉血，反潮热内热，自汗盗汗，月经频数。余曰：热汗，气血虚也；经频，肝脾虚也。用归脾汤、六味丸而愈。常治兼症，既愈而寒热，当仍用本症药。

一室女寒热，左手脉弦长而出寸口，用小柴胡加生地、乌梅治之而愈，既嫁而诸症悉痊。

一室女久患寒热，月经不调，先以小柴胡加生地，治之少愈，更以生地黄丸而痊。

清·魏之琇《续名医类案·卷十·郁症》

吕东庄治弁玉偶患寒热，旋至热不退，胸中作恶。诊之曰：此肝郁而致感也。用加减小柴胡汤，一剂热减半，次进柴胡饮、地黄饮子。吕适他往，后日用六君子汤加黄芩，且戒之曰：明日若尚有微热在内，则后日须再用地黄饮子一帖，而后用六君子，此后皆有次第，不可乱也。因服地黄饮子，觉热已尽退，遂竟用补中益气一帖。是夜即烦热不安，乃知次第果不可紊，仍用地黄饮子即安。然后依次服至第三日，再用补中益气汤，泰然得力矣。第觉病后烦怒易动，时体虚劣，自改用归脾汤。吕归诊之，曰：今脉已无病，但夜不寐著耳。曰：正若此，奈何？曰：当加味归脾汤。曰：今已服此方而未效。曰：君试我归脾自愈矣。一剂而鼾睡达旦。必去远志、木香，而入地黄、麦冬、白芍。

琇按：此等病，予惟以地黄饮子，令服五七剂，永无他患。今必用六君、补中、归脾，以至纷纷，此何故耶？未免呆守立斋成法之过。

二十四、腹泻

清·叶天士《叶天士曹仁伯何元长医案·叶天士医案·泄泻门》

老年忧思抑郁，脾胃气弱，食难运化，肝木风动，腹痛泄泻，脂液暗伤，舌绛糜碎。凡治泻健脾，皆香燥劫津。今宜酸苦，兼以养胃，冀得痛减安谷，方可扶危。所虑者，春木方张，恐致腹满胀病之苦。

人参　乌梅　楂炭　黄芩　黄连　白芍　木瓜　橘白

二十五、震颤

清·魏之琇《续名医类案·卷三·痉》

马元仪治章氏妇，患头身振摇，手足瘛疭，诸治不效。诊之，两脉浮虚兼涩。浮为气虚，涩为血伤，得忧思劳郁，阳明损甚也。盖阳明胃为气血之海，主束筋骨而利机关，若气血不充，则筋脉失养，而动惕不宁。仲景云：发汗则动经，身为振振者，茯苓桂枝白术甘草汤主之。凡汗伤津液，犹足扰动经脉，况气血内涸乎。但彼有外邪搏饮，当涤饮散邪，俾津液四布，以滋养筋经筋脉。此属劳郁所伤，必峻补阳明，使气血内盛，以充灌周身。令服参、乳，两月而安。

清·林珮琴《类证治裁·卷之三·肝气肝火肝风论治》

沈氏　当夏郁怒不寐，五更起坐，倏然头摇手战，目闭耳鸣，晕绝身冷。此怒动肝阳，内风挟痰火上冒也。急煎淡青盐汤以降风火，一啜即醒。用牡蛎、钩藤、山栀、桑叶、白芍、茯神、菊花炒，二服神志已清。转方用熟地黄炒、杞子焙、石斛、枣仁炒、龟板炙、牡蛎粉、磁石，镇补肝阴而安。

二十六、畏寒

清·吴澄《不居集·上集·卷之二十》

江应宿治一妇人，年四十三岁，寡居。恶寒头痛，恶心呕吐，多汗，易感风寒。诊其脉，两尺沉细无力。乃命门火衰，人肥而多郁，脾肺虚寒。

以人参、白术、柴胡、半夏、陈皮、香附、青皮、枳实、干姜、紫苏。二剂痰清，寒热少止。继以八味丸愈。

清·魏之琇《续名医类案·卷十·郁症》

萧万舆治一妇，年四旬，怀抱郁结，呕痰少食，胸膈胀痛，虽盛暑犹着绵衣，六脉浮结，或烦渴不寐，此命门火衰，元气虚寒也。以六君子加姜、桂及八味丸，不两月而症痊矣。

二十七、舌尖疼痛

清·吴澄《不居集·上集·卷之二十三》

汪石山治一妇年五十，病舌尖痛三年，才劳喉中热痛，或额前一掌痛，早起头晕，饮食无味，胸膈痞闷。医用消导清热之药不效。汪诊右脉濡散无力而缓，左脉比右颇胜，亦近无力。十五年前哭子过甚，遂作忧思伤脾，哭泣伤气，从东垣劳倦伤脾之例，用人参、黄芪各一钱五分，白术、芍药、天麻各一钱，川芎、元参各七分，甘草、枳实各五分，黄柏、陈皮各六分，煎服愈。

二十八、号叫

清·魏之琇《续名医类案·卷二十一·哭笑》

戴元礼治姑苏朱子明之妇，病长号数十声，暂止复如前。人以为厉所凭，莫能疗。戴曰：

此郁病也。痰闭于上，火郁于下，故长号则气少舒，经云火郁发之是已。遂用重剂涌之，吐痰如胶者数升乃愈。

二十九、小便疼痛

明·江瓘《名医类案·第八卷·溺血》

薛立斋治一妇人，小便血，因怒气寒热，或头痛，或胁胀，用加味逍遥散。诸证稍愈，惟头痛。此阳气虚，用补中益气加蔓荆子而痊。后郁怒，小腹内疞（jiǎo，绞）痛，次日尿痛热甚，仍用前散加龙胆草，并归脾汤，将愈。因饮食所伤，血仍作，彻夜不寐，怔忡不宁。此脾血尚虚，用前汤而愈。

三十、阳痿

明·周之干《周慎斋遗书·卷之九·阳痿》

一人二十七八，奇贫，鳏居，郁郁不乐，遂成痿症，终年不举。温补之药不绝而病日甚，火升于头不可俯。清之、降之皆不效，服建中汤稍安。一日读本草，见蒺藜一名旱草，得火气而生，能通人身真阳，解心经之火郁。因用斤余，炒香去刺为末，五日效，月余诸证皆愈。

三十一、阴茎痛

清·叶天士《叶氏医案存真·卷三》

阴茎作痛，痛甚而惯。诊两脉，浮虚而涩，浮为气虚，涩乃精伤。阴阳两虚，得之忧思劳郁，而伤中也。经云：阳明为气血之海，主润宗筋。又阳气者，精则养神，柔则养筋，今多悒郁，则气必伤。又任劳倦，则血必耗。气血两伤，宗筋失润，故令作痛。治以当归补血汤，加人参、甘草、秦艽、桂心、红花，继用归脾汤调理。

评述

医案是古代临床实践的真实记录，是对之前病因病机、证治条辨、治则治法等理论的应用，但从中亦可看出临床与理论的距离，对临床诊治的指导意义尤大。

一、综合类医案

查阅古代医案，可以发现郁病医案多有综合属性，表现为症状庞杂、多样，且多在情志类症状中，伴有脏腑、肢体、官窍的病变。其原因一是情志郁结为病广泛，且病情长、病程缓慢、隐匿，最终多形成错综复杂的病症；其二是在古代生活贫瘠的时期，单纯的情志低落，如抑郁、愁忧等，多数无暇顾及而不被视为疾病就诊，而是在情绪紊乱导致出现脏腑、形体功能障碍时方会就诊。因此，古代医案单纯的情志疾病少，伴随出现的脏腑、躯体病症者多，病程亦多属于慢性、后期。

有鉴于此，古代的郁病医案多属于综合类医案。但在本部分的设置中，我们仅以治疗方法的不同罗列三类病案作为代表。补虚疗法，涉及补气养血、温阳益气、滋阴填精三种，其中疾病早期以补气温阳为主，后期、晚期则以滋阴填精为主；心悸、惊恐以补气温阳为主，烦躁、悲泣、焦虑以滋阴填精为主。泻实疗法则根据辨证进行，清热、化痰、活血、行气皆有应用。三种方法中，补虚兼泻实疗法为临床最为常用的方法，符合郁病以本虚为基础，继发气郁、痰阻、血瘀的动态病理特征。以清热、化痰、行气、活血泻实，配伍补气、温阳、滋阴之药味者，临床案例最多。

二、情志类病症医案

情志类病症包括两方面的病案，一是以情志因素作为病因者，如"忧思菀结，损动肝脾""忧愁抑郁，耗损心脾之营"之类的描述；二是以情志紊乱作为症状的，如描述为"略闻声响，其汗如水而昏愦"之惊恐类病症。此部分的治疗，依然遵循之前"证治条辨"的内容进行，辨证施治。

郁病

但需要关注的是，一是情志类病案，存在大量成功的"情志疗法"案例，这种情志疗法，对郁病患者具有"四两拨千斤"的独特功效，体现着"心病还需心来医"的朴素道理，值得临床重视与应用；二是部分医籍记载的误治案，皆是阴虚津亏者被医生误用辛温疗法而致。这种误治案例的呈现具有一定的代表意义，因为郁病的治疗，以辛温香燥、行气开郁为常法，为医者最常使用的方法，但多数郁病到后期阶段会出现阴虚津亏之象，如果此时仍然一味辛温开散，则易导致患者阴津枯竭，为害甚重，是需要我们临证尤其要关注的。

三、神志类病症医案

古代医案关于癫狂的记载较多，其中癫属于阴性病症，与抑郁、情绪低落、神志恍惚、健忘类症状相似，部分属于现代精神医学抑郁症精神运动性迟滞；狂属于阳性病症，包括妄言、妄行、躁动等症状，部分属于现代精神医学抑郁症精神运动性激越。神志错乱因属于阳性病症，故多以泻实为主要治法，包括清热泻火、清热化痰、清热逐瘀等方法；而神志恍惚、健忘则以气虚，尤其是心气虚为多见，主要使用补益心气的方法，如人参、黄芪、茯苓、茯神最为常用。

不寐、梦魇既可作为独立的疾病存在，又可见于诸多疾病之中，包括郁病。从历代医案的治疗来看，不寐的治疗方法可以大体分为补虚、泻实两端，补虚以补心益气为核心，泻实以清热泻火为核心。但鉴于失眠在病机上属于神气不能由阳入阴，在证型上以阴虚阳亢为多见，故在辨证的基础上，即使是虚证，亦多佐以少量清热之品。

心悸怔忡以虚证为多，以补益心之气血阴阳为常法，归脾汤、炙甘草汤、天王补心丹、酸枣仁汤等皆为常用方。

胸腹胀满为三焦气机阻滞的表现。根据胀满的部位，施以不同的行气除满药物，但以倡导中焦脾胃气机为最常用治法，健脾、燥湿、化痰、行气之品为常用药物。需要注意的是，临床有属于瘀血所致胀满，需要以活血化瘀药为治，余震《古今医案按》治疗四载之痞满痼疾，用韭菜汁、当归、香附两剂取效，即是例证。

胁肋为肝胆经所循行之处，故对胁肋部的疼痛，以柔肝疏肝为核心治法，小柴胡汤合四物汤、逍遥散为常用方剂。此外，部分连及胸部的疼痛，多有痰浊阻滞，清热化痰为有效治疗方法；对于疼痛部位有刺痛感者，多为瘀血为患，故多以活血化瘀为治。

不欲食的治疗，以脾胃气虚者为多见，故补益中焦脾胃为基本疗法，如升阳益胃汤、补中益气汤、温胆汤等。部分患者因瘀血阻滞，多伴大便秘结、脘腹胀满，治疗先以通下活血为主，继而健补脾胃。需要关注的是，艾灸任脉、脾经、胃经的部分腧穴，对食欲的增加效果显著，方法便捷。

梅核气以咽部堵塞感为基本症状，除早期痰气阻滞阶段施以半夏厚朴汤外，后期多有痰气化热、郁热伤阴的病理特征，因此，需要使用化痰清热、养阴清热之品治疗。

奔豚气为气自少腹上冲胸，患者有气的冲击感。从临床案例用药分析，奔豚的发生，有属于水气上冲者，桂枝加桂汤症即是；但亦有属于热气上冲者，如奔豚汤即以清肝热为主。从历代治疗奔豚的验案分析，以补气、滋阴、补肾佐以清热为多，说明奔豚气多为热气的冲逆，临床尤其需要重视。

四、躯体化病症及郁病杂症医案

躯体疼痛所涉部位广泛，以头痛、胁肋疼痛、胃脘疼痛、肢体关节游走性疼痛为多见；证型复杂，以实证为多，郁热、气滞、血瘀皆有之，临床需要辨证甄别。

郁病杂症所见甚广，本部分虽仅罗列部分，但亦涉及多个脏腑系统。人体消化系统疾病，如呕吐、噎膈、便秘、腹泻、噫气、鼓胀等；呼吸系统疾病，如咳嗽、喘；妇科疾病，如月经紊乱、崩漏、闭经、不孕等；头面五官疾病，如失聪、目昏、舌尖疼痛等；以及瘰疬、癥瘕积聚等痰阻血瘀的病症。说明郁病为病广泛，病情复杂。临床上，多数患者可能是因各种杂病就诊，并未表述情志内伤，这是临床医生需要关注的。

总之，郁病的治疗无定法可循，需根据临床辨证，采用补虚泻实、温寒清热、行气活血等不同治法。

参考书目（按照年代排序）

一、先秦两汉时期

黄帝内经素问

作者：中医出版中心整理

出版发行：人民卫生出版社，2012.03

ISBN：978-7-117-15331-7

灵枢经

作者：中医出版中心整理

出版发行：人民卫生出版社，2012.03

ISBN：978-7-117-15329-4

黄帝八十一难经

作者：（战国）秦越人（扁鹊）撰；高丹枫，王琳校注

出版发行：学苑出版社，2007.04

ISBN：7-5077-2855-2

伤寒论

作者：（汉）张仲景述；（晋）王叔和撰次；钱超尘，郝万山整理

出版发行：人民卫生出版社，2005.08

ISBN：7-117-06724-1

金匮要略方论

作者：中医出版中心整理

出版发行：人民卫生出版社，2012.03

ISBN：978-7-117-15330-0

神农本草经

作者：（清）顾观光重编

出版发行：人民卫生出版社，1956.09

ISBN：缺

中藏经

作者：（后汉）华佗撰；农汉才点校

出版发行：学苑出版社，2007.06

ISBN：7-5077-2849-8

华佗神方

作者：（汉）华佗撰；（唐）孙思邈编集；杨金生等点校

出版发行：中医古籍出版社，1992.12

ISBN：7-80013-399-0

二、魏晋南北朝时期

脉经

作者：（晋）王叔和

出版发行：人民卫生出版社，1956.03

ISBN：缺

吴普本草

作者：（魏）吴普著

出版发行：人民卫生出版社，1987.02

ISBN：14048·5287

肘后备急方

作者：（晋）葛洪撰；汪剑，邹运国，罗思航整理

出版发行：中国中医药出版社，2016.05

ISBN：978-7-5132-3080-3

抱朴子内篇　肘后备急方　今译

作者：（晋）葛洪著；梅全喜等编译

出版发行：中国中医药出版社，1997.03

ISBN：7-80089-573-4

小品方

作者：（南北朝）陈延之撰；高文柱辑校注释

出版发行：中国中医药出版社，1995.06

ISBN：7-80089-422-3

名医别录

作者：（南朝·梁）陶弘景集，尚志钧辑校

出版发行：人民卫生出版社，1986.06

ISBN：14048·4908

郁
病

本草经集注　辑校本

作者：（南朝·梁）陶弘景编；尚志钧，尚元胜辑校

出版发行：人民卫生出版社，1994.02

ISBN：7-117-01933-6

养性延命录

作者：（南朝·梁）陶弘景撰

出版发行：上海古籍出版社，1990.07

ISBN：7-5325-0827-7

雷公炮炙论　辑佚本

作者：（南北朝）雷敩撰；王兴法辑校

出版发行：上海中医学院出版社，1986.11

ISBN：14418·7

三、隋唐时期

诸病源候论

作者：（隋）巢元方著

出版发行：人民卫生出版社，1955.06

孙思邈医学全书

作者：张印生，韩学杰主编

出版发行：中国中医药出版社，2009.01

ISBN：978-7-80156-705-5

新修本草　辑复本

作者：（唐）苏敬等撰；尚志钧辑校

出版发行：安徽科学技术出版社，1981.03

ISBN：缺

王焘医学全书

作者：张登本主编

出版发行：中国中医药出版社，2015.03

ISBN：7-80156-721-8

西山群仙会真记

作者：（唐）施肩吾撰；（唐）李竦编

出版发行：上海古籍出版社，1989.12

ISBN：7-5325-0030-6

经效产宝

作者：（唐）昝殷著

出版发行：中国医药科技出版社，2011.01

ISBN：978-7-5067-4625-0

海药本草

作者：（五代）李珣原著；尚志钧辑校

出版发行：人民卫生出版社，1997.08

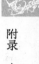

ISBN：7-117-02692-8

蜀本草　辑复本

作者：（五代）韩保升撰；尚志钧辑复

出版发行：安徽科学技术出版社，2005.07

ISBN：7-5337-3245-6

四、宋金元时期

开宝本草　辑复本

作者：（宋）卢多逊等撰；尚志钧辑校

出版发行：安徽科学技术出版社，1998.05

ISBN：7-5337-1579-9

医心方

作者：（日本）丹波康赖撰

出版发行：人民卫生出版社，1955.06

ISBN：缺

太平圣惠方　校点本　上、下

作者：（宋）王怀隐等编；郑金生，汪惟刚，董志珍校点

出版发行：人民卫生出版社，2016.05

ISBN：7-117-21245-4

云笈七签

作者：（宋）张君房纂辑；蒋力生等校注

出版发行：华夏出版社，1996.08

ISBN：7-5080-0960-6

博济方

作者：（宋）王衮编撰；王振国，宋咏梅点校

出版发行：上海科学技术出版社，2003.03

ISBN：7-5323-6704-5

本草图经

作者：（宋）苏颂编撰；尚志钧辑校

出版发行：安徽科学技术出版社，1994.05

ISBN：7-5337-1081-9

养老奉亲书

作者：（宋）陈直著；陈可冀，李春生订正评注

出版发行：上海科学技术出版社，1988.05

ISBN：7-5323-0580-5

苏沈良方

作者：（宋）沈括，（宋）苏轼著

出版发行：中国医药科技出版社，2019.04

ISBN：978-7-5214-1019-8

证类本草

作者：（宋）唐慎微著

出版发行：中国医药科技出版社，2011.08

ISBN：978-7-5067-4990

产育宝庆集

作者：郭稽中纂

出版发行：中华书局，1985

ISBN：17018·151

本草衍义

作者：（宋）寇宗奭撰；颜正华等点校

出版发行：人民卫生出版社，1990.03

ISBN：7-117-01058-4

圣济总录　第 1~10 册

作者：（宋）赵佶敕编；王振国，杨金萍主校

出版发行：中国中医药出版社，2018.12

ISBN：978-7-5132-3940-0

扁鹊心书

作者：（宋）窦材辑；李晓露，于振宣点校

出版发行：中医古籍出版社，1992.02

ISBN：7-80013-373-7

许叔微医学全书

作者：刘景超，李具双主编

出版发行：中国中医药出版社，2015.01

ISBN：978-7-5132-2071-2

鸡峰普济方

作者：（宋）张锐著；李顺保主校注；潘文等协校注

出版发行：学苑出版社，2016.12

ISBN：978-7-5077-5112-3

郁
病

太平惠民和剂局方

作者：（宋）太平惠民和剂局编；刘景源点校

出版发行：人民卫生出版社，1985.10

ISBN：14048·4948

陈无择医学全书

作者：王象礼主编

出版发行：中国中医药出版社，2005.4

ISBN：7-80156-720-X

严用和医学全书

作者：王道瑞，申好真主编

出版发行：中国中医药出版社，2006.01

ISBN：7-80156-719-6

养生类纂

作者：（宋）周守忠编

出版发行：中国中医药出版社，2018.03

ISBN：978-7-5132-3667-6

针灸资生经

作者：（宋）王执中撰

出版发行：上海科学技术出版社，1959.12

ISBN：缺

察病指南

作者：（宋）施发撰

出版发行：中国中医药出版社，2015.12

ISBN：978-7-5132-3057-5

女科万金方

作者：（南宋）薛辛撰

出版发行：中国中医药出版社，2015.12

ISBN：978-7-5132-2928-9

新编西方子明堂灸经

作者：（南宋）西方子撰；方吉庆等点校

出版发行：人民卫生出版社，1990.01

ISBN：7-117-01065-7

张元素医学全书

作者：郑洪新主编

出版发行：中国中医药出版社，2006.03

ISBN：7-80156-706-4

刘完素医学全书

作者：宋乃光主编

出版发行：中国中医药出版社，2015.05

ISBN：978-7-5132-2300-3

陈无择医学全书

作者：王象礼主编

出版发行：中国中医药出版社，2015.05

ISBN：978-7-5132-2308-9

附录　参考书目（按照年代排序）

杨氏家藏方

作者：（宋）杨倓（子靖）辑

出版发行：人民卫生出版社，1988.06

ISBN：7-117-00493-2

传信适用方

作者：（宋）吴彦夔撰；臧守虎校注

出版发行：上海科学技术出版社，2003.01

ISBN：7-5323-6599-9

卫生家宝产科备要

作者：（宋）朱瑞章编；（宋）徐安国整理；杨金萍点校

出版发行：上海科学技术出版社，2003.01

ISBN：7-5323-6598-0

郁
病

叶氏录验方

作者：（宋）叶大廉撰辑；唱春莲，金秀梅点校

出版发行：上海科学技术出版社，2003.01

ISBN：7-5323-6633-2

张子和医学全书

作者：徐江雁，许振国主编

出版发行：中国中医药出版社，2006.06

ISBN：7-80156-860-5

活人事证方　活人事证方后集

作者：（宋）刘信甫编著；李克夏点校

出版发行：中医古籍出版社，2017.06

ISBN：978-7-5152-1311-8

女科百问

作者：（南宋）齐仲甫著

出版发行：中国医药科技出版社，2012.01

ISBN：978-7-5067-5312-8

妇人大全良方

作者：（宋）陈自明著

出版发行：中国中医药出版社，2007.08

ISBN：978-7-80231-276-0

重订严氏济生方

作者：（宋）严用和原著；浙江省中医研究所文献组，湖州中医院整理

出版发行：人民卫生出版社，1980.10

ISBN：缺

杨士瀛医学全书

作者：林辉光主编

出版发行：中国中医药出版社，2015.05

ISBN：978-7-5132-2312-6

类编朱氏集验医方

作者：（宋）朱佐编撰；郭瑞华等点校

出版发行：上海科学技术出版社，2003.03

ISBN：7-5323-6643-X

御药院方

作者：（元）许国桢编撰；王淑民，关雪点校

出版发行：人民卫生出版社，1992.04

ISBN：7-117-01646-9

罗天益医学全书

作者：许敬生主编

出版发行：中国中医药出版社，2006.4

ISBN：7-80156-859-1

李东垣医学全书

作者：张年顺等主编

出版发行：中国中医药出版社，2006.01

ISBN：7-80156-649-1

卫生宝鉴

作者：（元）罗天益著

出版发行：中国中医药出版社，2007.08

ISBN：978-7-80231-293-7

王好古医学全书

作者：盛增秀主编

出版发行：中国中医药出版社，2004.8

ISBN：7-80156-647-5

三元延寿参赞书

作者：（元）李鹏飞编

出版发行：上海古籍出版社，1990.07

ISBN：7-5325-0831-5

危亦林医学全书

作者：胡国臣总主编；许敬生主编

出版发行：中国中医药出版社，2006.01

ISBN：7-80156-709-9

朱丹溪医学全书

作者：（元）朱丹溪著；田思胜等主编

出版发行：中国中医药出版社，2006.1

ISBN：7-80156-707-2

瑞竹堂经验方

作者：（元）沙图穆苏著

出版发行：中国医药科技出版社，2019.03

ISBN：978-7-5214-0854-6

扁鹊神应针灸玉龙经

作者：（元）王国瑞著

出版发行：安徽科学技术出版社，1992.02

ISBN：7-5337-0286-7

郁
病

永类钤方

作者：（元）李仲南撰；王均宁等整理

出版发行：人民卫生出版社，2006.10

ISBN：7-117-07882-0

史氏重订敖氏伤寒金镜录

作者：（元）杜清碧原编；史久华重订

出版发行：上海卫生出版社，1956.10

ISBN：缺

新编南北经验医方大成

作者：（元）孙允贤撰

出版发行：中国中医药出版社，2015.12

ISBN：978-7-5132-2993-7

饮食须知

作者：（元）贾铭著；程绍恩等点校

出版发行：人民卫生出版社，1988.11

ISBN：7-117-00698-6

滑寿医学全书

作者：李玉清，齐冬梅主编

出版发行：中国中医药出版社，2006.11

ISBN：7-80156-708-0

饮膳正要

作者：（元）忽思慧撰；刘正书点校

出版发行：人民卫生出版社，1986.06

ISBN：14048·5145

本草发挥

作者：（元）徐彦纯辑；宋咏梅，李军伟校注

出版发行：中国中医药出版社，2015.01

ISBN：978-7-5132-2166-5

附录　参考书目（按照年代排序）

脉诀刊误集解

作者：（元）戴起宗撰

出版发行：中国中医药出版社，2016.11

ISBN：978-7-5132-3418-4

五、明代

普济方

作者：（明）朱橚编

出版发行：人民卫生出版社，1960.01

中图法分类号：R932.848

滇南本草

作者：（明）兰茂撰；陆拯，包来发，陈明显校点

出版发行：中国中医药出版社，2013.01

ISBN：978-7-5132-1127-7

奇效良方

作者：（明）董宿辑录；（明）方贤续补；可嘉校注

出版发行：中国中医药出版社，1995.09

ISBN：7-80089-433-9

乾坤生意秘韫

作者：（明）朱权编撰；于海芳校注

出版发行：中国中医药出版社，2018.03

ISBN：978-7-5132-3515-0

医方选要

作者：（明）周文采编集；王道瑞等点校

出版发行：中国中医药出版社，1993.09

ISBN：7-80089-175-5

本草品汇精要　上

作者：刘文泰等撰

出版发行：中国中医药出版社，2013.01

郁
病

ISBN：7-5132-1181-9

食物本草　点校本

作者：（明）姚可成汇辑；达美君，楼绍来点校

出版发行：人民卫生出版社，1994.11

ISBN：7-117-02049-0

图注脉诀辨真

作者：（明）张世贤撰；杨萌，尹东奇校注

出版发行：中国中医药出版社，2016.12

ISBN：7-5132-3838-0

医学正传

作者：（明）虞抟原著；郭瑞华等点校

出版发行：中医古籍出版社，2002.02

ISBN：7-80174-000-9

苍生司命

作者：（明）虞抟撰；王道瑞，申好真校注

出版发行：中国中医药出版社，2004.08

ISBN：7-80156-624-6

汪石山医学全书

作者：高尔鑫主编

出版发行：中国中医药出版社，2015.04

ISBN：978-7-5132-2338-6

薛立斋医学全书

作者：盛维忠主编

出版发行：中国中医药出版社，2015.02

ISBN：978-7-5132-2331-7

薛氏医案选

作者：（明）薛己著

附录　参考书目（按照年代排序）

出版发行：人民卫生出版社，1983.11

ISBN：14048·4437

扶寿精方　1—4

作者：（明）吴旻辑

出版发行：中医古籍出版社，1986.09

ISBN：缺

丹溪心法附余

作者：（明）方广撰

出版发行：中国中医药出版社，2015.12

ISBN：978—7—5132—2871—8

万密斋医学全书

作者：傅沛藩，姚昌绶，王晓萍主编

出版发行：中国中医药出版社，2015.02

ISBN：978—7—5132—2343—0

古今医统大全　上

作者：（明）徐春甫编集；崔仲平，王耀廷主校

出版发行：人民卫生出版社，1991.08

ISBN：7—117—01486—5

李时珍医学全书

作者：柳长华主编

出版发行：中国中医药出版社，1999.08

ISBN：7—80089—473—8

孙一奎医学全书

作者：韩学杰，张印生主编

出版发行：中国中医药出版社，1999.08

ISBN：7—80089—839—3

龚廷贤医学全书

作者：李世华，王育学主编

出版发行：中国中医药出版社，1999.08

ISBN：7-80089-832-6

厚生训纂

作者：（明）周臣编撰；张孙彪校注

出版发行：中国中医药出版社，2016.01

ISBN：978-7-5132-3090-2

名医类案

作者：明·江瓘编著

出版发行：人民卫生出版社，1957.03

ISBN：缺

医学纲目

作者：（明）楼英编撰

出版发行：中国中医药出版社，1996.05

ISBN：7-80098-523-8

本草蒙筌

作者：（明）陈嘉谟撰；张印生，韩学杰，赵慧玲校

出版发行：中医古籍出版社，2009.01

ISBN：978-7-80174-591-0

慎斋遗书

作者：（明）周之千著

出版发行：中国中医药出版社，2016.11

ISBN：7-5132-3507-5

养生类要

作者：（明）吴正伦辑；腾鹰点校

出版发行：中医古籍出版社，1994.08

ISBN：7-80013-533-0

医学入门

作者：（明）李梴著；金嫣莉等校注

出版发行：中国中医药出版社，1995.12

ISBN：7-80089-437-1

古今医鉴

作者：（明）龚信纂辑；达美君等校注

出版发行：中国中医药出版社，1997.12

ISBN：7-80089-680-3

医林撮要

作者：（朝鲜）郑敬先原撰；杨礼寿校正

出版发行：科学技术文献出版社，2005.08

ISBN：7-5023-5078-0

医方便览

作者：（明）殷之屏编纂；步瑞兰校注

出版发行：中国中医药出版社，2015.01

ISBN：978-7-5132-2150-4

孙一奎医学全书

作者：韩学杰，张印生主编

出版发行：中国中医药出版社，2015.02

ISBN：978-7-5132-2340-9

仁术便览

作者：（明）张洁撰；郭瑞华，王全利，史雪等校注

出版发行：中国中医药出版社，2015.01

ISBN：7-5132-2145-6

吴昆医学全书

作者：郭君双主编

出版发行：中国中医药出版社，2015.03

ISBN：978-7-5132-2328-7

郁
病

龚廷贤医学全书

作者：李世华，王育学主编

出版发行：中国中医药出版社，2015.01

ISBN：978-7-5132-2065-1

名医类案　正续编

作者：（明）江瓘，（清）魏之琇编著；潘桂娟，侯亚芬校注

出版发行：中国中医药出版社，1996.01

ISBN：7-80089-348-0

王肯堂医学全书

作者：陆拯主编

出版发行：中国中医药出版社，1999.08

ISBN：7-80089-837-7

万氏济世良方

作者：（明）万表集；齐馨，永清点校

出版发行：中医古籍出版社，1991.02

ISBN：7-80013-301-X

东医宝鉴

作者：（明）许浚编著

出版发行：山西科学技术出版社，2014.05

ISBN：978-7-5377-4737-0

外科正宗

作者：（明）陈实功著；张印生，韩学杰点校

出版发行：中医古籍出版社，1999.07

ISBN：7-80013-839-9

武之望医学全书

作者：苏礼主编

出版发行：中国中医药出版社，2015.06

ISBN：978-7-5132-2334-8

附录　参考书目（按照年代排序）

张景岳医学全书

作者：李志庸主编

出版发行：中国中医药出版社，1999.08

ISBN：7-80089-831-8

本草汇言

作者：（明）倪朱谟撰；郑金生，甄雪燕，杨梅香校点

出版发行：中医古籍出版社，2005.02

ISBN：7-80174-285-0

缪希雍医学全书

作者：任春荣主编

出版发行：中国中医药出版社，1999.8

ISBN：7-80089-998-5

郁
病

李中梓医学全书

作者：包来发主编

出版发行：中国中医药出版社，1999.08

ISBN：7-80089-840-7

《产鉴新解》

作者：（明）王化贞著；张磊，庞春生，冯明清等注释

出版发行：河南科学技术出版社，2013.12

ISBN：978-7-5349-5794-9

简明医彀

作者：（明）孙志宏撰；余瀛鳌点校

出版发行：人民卫生出版社，1984.12

ISBN：14048·4679

明医指掌　10 卷

作者：（明）皇甫中，王肯堂著

出版发行：人民卫生出版社，1982.12

ISBN：缺

遵生八笺

作者:（明）高濂著

出版发行：人民卫生出版社，2007.11

ISBN：978-7-117-08674-5

医贯

作者:（明）赵献可著

出版发行：人民卫生出版社，1982.07

ISBN：缺

医灯续焰

作者:（明）王绍隆传;（清）潘楫辑注

出版发行：中医古籍出版社，2015.09

ISBN：978-7-5152-0923-4

福寿丹书

作者:（明）龚居中著；广诗等点校

出版发行：中医古籍出版社，1994.10

ISBN：7-80013-531-4

丹台玉案

作者:（明）孙文胤撰

出版发行：中国中医药出版社，2016.01

ISBN：7-5132-3081-0

妇科百辨

作者:（明）庄履严撰

出版发行：中国中医药出版社，2015.12

ISBN：978-7-5132-3006-3

药品化义

作者:（明）贾所学撰

出版发行：中国中医药出版社，2012.11

ISBN：978-7-5132-1218-2

附录　参考书目（按照年代排序）

本草乘雅半偈

作者：（明）卢之颐撰；冷方南，王齐南校点

出版发行：人民卫生出版社，1986.08

ISBN：14048·5031

症因脉治

作者：（明）秦昌遇纂著；（明）秦之桢辑；张慧芳，杨建宇点校

出版发行：中医古籍出版社，2000.06

ISBN：7-80013-910-7

订正太素脉秘诀

作者：张太素述

出版发行：上海科学技术出版社，1985.05

ISBN：14119·1781

郁
病

理虚元鉴

作者：（明）汪绮石撰

出版发行：人民卫生出版社，1988.05

ISBN：7-117-00550-5

绛雪丹书

作者：（明）赵贞观撰；王毓整理

出版发行：中国中医药出版社，2002.02

ISBN：7-80156-290-9

幼科医验

作者：（明）秦昌遇撰；张志枫点校

出版发行：上海科学技术出版社，2004.03

ISBN：7-5323-7251-0

六、清代

脉诀汇辨校释

作者：（清）李延是原著；汪剑主编

出版发行：中国中医药出版社，2012.01

ISBN：7-5132-0604-4

本草述校注

作者：（清）刘若金原著；郑怀林等校注

出版发行：中医古籍出版社，2005.01

ISBN：7-80174-277-X

本草易读

作者：（清）汪讱庵

出版发行：人民卫生出版社，1987.12

ISBN：7-117-00600-5

寿世青编

作者：（清）尤乘纂；（清）曹庭栋撰

出版发行：上海古籍出版社，1990.07

ISBN：7-5325-0836-6

伤寒舌鉴

作者：清·张登撰

出版发行：上海卫生出版社，1958.01

ISBN：缺

张璐医学全书

作者：张民庆，王兴华，刘华东主编

出版发行：中国中医药出版社，1999.8

ISBN：7-80156-002-7

张志聪医学全书

作者：郑林主编

出版发行：中国中医药出版社，1999.8

ISBN：7-80156-000-0

大小诸证方论

作者：（清）傅山著；何高民校订

出版发行：山西人民出版社，1983.08

ISBN：14088·95

傅青主女科

作者：（清）傅山著；欧阳兵整理

出版发行：人民卫生出版社，2006.10

ISBN：7-117-07988-6

本草详节

作者：（清）闵钺撰；张效霞校注

出版发行：中国中医药出版社，2015.12

ISBN：978-7-5132-3063-6

汪昂医学全书

作者：项长生主编

出版发行：中国中医药出版社，1999.8

ISBN：7-80156-003-5

证治汇补

作者：（清）李用粹编著；吴唯校注

出版发行：中国中医药出版社，1999.01

ISBN：7-80089-675-7

陈士铎医学全书

作者：柳长华主编

出版发行：中国中医药出版社，1999.08

ISBN：7-80156-004-3

诊宗三昧

作者：（清）张登编

出版发行：上海卫生出版社，1958.09

ISBN：缺

郁
病

药性纂要

作者：（清）王逊撰；王鹏，周扬校注

出版发行：中国中医药出版社，2015.12

ISBN：978-7-5132-2807-7

张璐医学全书

作者：张民庆，王兴华，刘华东主编

出版发行：中国中医药出版社，2015.03

ISBN：978-7-5132-2329-4

删注脉诀规正

作者：（清）沈镜撰；王大妹，姚惠萍，张稚鲲校注

出版发行：中国中医药出版社，2015.01

ISBN：978-7-5132-2209-9

素圃医案

作者：（清）郑重光著

出版发行：人民军医出版社，2012.03

ISBN：978-7-5091-5512-7

脉贯

作者：（清）王贤著辑；王道瑞，申好真校注

出版发行：中国中医药出版社，2004.10

ISBN：7-80156-626-2

良朋汇集经验神方

作者：（清）孙伟撰；齐馨点校

出版发行：中医古籍出版社，2004.05

ISBN：7-80013-475-X

冯兆张医学全书

作者：田思胜主编

出版发行：中国中医药出版社，1999.08

ISBN：7-80156-005-1

附录·参考书目（按照年代排序）

叶天士医学全书

作者：黄英志主编

出版发行：中国中医药出版社，1999.08

ISBN：7-80089-485-1

尤在泾医学全书

作者：孙中堂主编

出版发行：中国中医药出版社，1999.08

ISBN：7-80156-006-X

胎产心法　女科辑要

作者：（清）阎似玺撰；田代华，郭君双点校。（清）沈封辑；李广文等点校

出版发行：人民卫生出版社，1988.10

ISBN：7-117-00611-0

郁
病

扫叶庄医案　也是山人医案

作者：（清）薛生白，也是山人著

出版发行：上海科学技术出版社，2010.04

ISBN：978-7-5478-0235-9

顾松园医镜

作者：（清）顾靖远著；袁久林校注

出版发行：中国医药科技出版社，2014.01

ISBN：978-7-5067-6323-3

四诊抉微　8卷

作者：（清）林之翰撰

出版发行：人民卫生出版社，1957.02

ISBN：缺

医学心悟

作者：（清）程国彭著

出版发行：中国中医药出版社，2019.01

ISBN：7-5132-5222-X

不居集

作者：（清）吴澄著；何传毅等点校

出版发行：人民卫生出版社，1998.06

ISBN：7-117-01330-3

医宗金鉴

作者：（清）吴谦等编；闫志安，何源校注

出版发行：中国中医药出版社，1994.05

ISBN：7-80089-330-8

脉确

作者：（清）黄琳撰

出版发行：中医古籍出版社，1981

ISBN：缺

医碥

作者：（清）何梦瑶撰；邓铁涛，刘纪莎点校

出版发行：人民卫生出版社，1994.02

ISBN：7-117-01988-3

黄元御医学全书

作者：孙洽熙主编

出版发行：中国中医药出版社，1999.8

ISBN：7-80089-476-2

徐灵胎医学全书

作者：刘洋主编

出版发行：中国中医药出版社，1999.08

ISBN：7-80089-480-0

杂症会心录

作者：（清）汪蕴谷著

出版发行：中医古籍出版社，1991

ISBN：7-80013-170-X

附录　参考书目（按照年代排序）

方症会要

作者：（清）吴玉楫，吴迈编撰；陆翔，郜峦，卜菲菲校注

出版发行：人民卫生出版社，2018.07

ISBN：978-7-117-26273-6

本草从新

作者：（清）吴仪洛撰；朱建平，吴文清点校

出版发行：中医古籍出版社，2001.08

ISBN：7-80013-951-4

医林纂要探源

作者：（清）汪绂撰；江凌圳等校注

出版发行：中国中医药出版社，2015.12

ISBN：978-7-5132-2946-3

郁
病

成方切用

作者：（清）吴仪洛著；史欣德整理

出版发行：人民卫生出版社，2007.07

ISBN：7-117-08797-8

得配本草

作者：（清）严西亭，施澹宁，洪缉庵同纂

出版发行：上海科学技术出版社，1958.12

ISBN：缺

吉益东洞古方医学全集

作者：（日）吉益东洞撰；黄小龙校注

出版发行：中国中医药出版社，2018.05

ISBN：978-7-5132-4775-7

本草纲目拾遗

作者：（清）赵学敏著

出版发行：中国中医药出版社，2007.05

ISBN：7-80089-671-4

本草求真

作者：（清）黄宫绣著；王淑民校注

出版发行：中国中医药出版社，1997.03

ISBN：7-80089-595-5

续名医类案

作者：（清）魏之琇编；黄汉儒等点校

出版发行：人民卫生出版社，1997.05

ISBN：7-117-00718-4

胎产新书

作者：（清）雪岩禅师辑

出版发行：上海科学技术出版社，1986.08

ISBN：14119·1786

沈金鳌医学全书

作者：田思胜主编

出版发行：中国中医药出版社，1999.08

ISBN：7-80156-007-8

女科切要

作者：（清）吴本立撰；佘德友点校

出版发行：中医古籍出版社，1999.04

ISBN：7-80013-406-7

脉理求真

作者：（清）黄宫锈著

出版发行：人民卫生出版社，1959.12

ISBN：缺

古今医案按

作者：（清）俞震纂辑；达美君等校注

出版发行：中国中医药出版社，1998.01

ISBN：7-80089-681-1

罗氏会约医镜

作者：（清）罗国纲

出版发行：人民卫生出版社，1965.02

ISBN：缺

彤园妇人科

作者：（清）郑玉坛撰；江凌圳校注

出版发行：中国中医药出版社，2015.12

ISBN：978-7-5132-2193-1

竹林女科证治

作者：俞欣玮，马大正主编

出版发行：湖南科学技术出版社，2014.12

ISBN：978-7-5357-8428-5

郁
病

竹林寺女科二种

作者：（清）竹林寺僧人撰；由昆等点校

出版发行：中医古籍出版社，1993.02

ISBN：7-80013-407-5

吴鞠通医学全书

作者：李刘坤主编

出版发行：中国中医药出版社，1999.08

ISBN：7-80156-008-6

陈修园医学全书

作者：林慧光主编

出版发行：中国中医药出版社，1999.8

ISBN：7-80156-009-4

急救广生集

作者：（清）程鹏程辑，李静生等点校

出版发行：中国中医药出版社，2008.12

ISBN：978-7-80089-017-8

客尘医话

作者：（清）计楠撰；邢玉瑞，唐学梅，尤姗姗注释

出版发行：上海中医药大学出版社，2011.11

ISBN：978-7-81121-153-5

重庆堂随笔

作者：（清）王秉衡撰；楼羽刚，方春阳点校

出版发行：中医古籍出版社，1987.03

ISBN：7-80013-050-9

本草经疏辑要

作者：（清）吴世铠纂；田思胜等校注

出版发行：中国中医药出版社，2015.12

ISBN：978-7-5132-2920-3

医阶辩证

作者：（清）汪必昌著

出版发行：上海三联书店，1990.12

ISBN：缺

友渔斋医话

作者：（清）黄凯钧撰；乔文彪，张亚密，马建东注释

出版发行：上海中医药大学出版社，2011.11

ISBN：978-7-81121-152-8

针灸逢源

作者：（清）李学川辑撰；孙洋，刘奇校注；李戎审订

出版发行：中国中医药出版社，2019.01

ISBN：978-7-5132-5383-3

王九峰医案

作者：（清）王九峰著；江一平等校注

出版发行：中国中医药出版社，1994.02

ISBN：7-80089-236-0

附录　参考书目（按照年代排序）

本草害利

作者：（清）凌奂著

出版发行：中医古籍出版社，1982.05

ISBN：缺

程杏轩医案

作者：（清）程文囿著

出版发行：中国医药科技出版社，2018.01

ISBN：7-5067-9791-7

本经疏证

作者：（清）邹澍撰

出版发行：中国中医药出版社，2015.12

ISBN：978-7-5132-2022-4

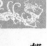

郁
病

类证治裁

作者：（清）林珮琴编著；刘荩文主校

出版发行：人民卫生出版社，1988.04

ISBN：7-117-00331-6

三家医案合刻沈氏医案

作者：（清）沈鲁珍，叶天士，缪宜亭等著

出版发行：上海科学技术出版社，2010.04

ISBN：978-7-5478-0237-3

验方新编

作者：（清）鲍相璈编辑；（清）梅启照增辑；李世华校注

出版发行：中国中医药出版社，1994.09

ISBN：7-80089-346-4

本草求原

作者：（清）赵其光编；朱蕴菡，王旭东校注

出版发行：中国中医药出版社，2016.11

ISBN：7-5132-3492-1

沈俞医案合钞

作者：（清）沈又彭，（清）俞震撰；（清）王文熔辑；陈晓点校

出版发行：上海科学技术出版社，2004.02

ISBN：7-5323-7127-1

杂病广要

作者：（日）丹波元坚编

出版发行：人民卫生出版社，1958.08

ISBN：缺

王孟英医学全书

作者：盛增秀主编

出版发行：中国中医药出版社，1999.08

ISBN：7-80156-010-8

医醇賸义

作者：（清）费伯雄著

出版发行：人民卫生出版社，2006.06

ISBN：7-117-07624-0

经验良方全集　第2版

作者：（清）姚俊辑；陈湘萍，由昆校注

出版发行：中国中医药出版社，2008.12

ISBN：978-7-80089-334-6

医法圆通

作者：（清）郑寿全著；于永敏，刘小平校注

出版发行：中国中医药出版社，1993.10

ISBN：7-80089-179-8

勉学堂针灸集成

作者：（清）廖润鸿编；沈爱学，包黎恩点校

出版发行：人民卫生出版社，1994.02

ISBN：7-117-01994-8

附录　参考书目（按照年代排序）

·573·

望诊遵经

作者：（清）汪宏撰；陈雪功，张红梅校注

出版发行：中国中医药出版社，2009.11

ISBN：978-7-80231-754-3

不知医必要

作者：（清）梁廉夫撰；黄鑫校注

出版发行：中医古籍出版社，2012.06

ISBN：7-80174-954-5

医方简义

作者：（清）王清原撰

出版发行：上海科学技术出版社，1985.05

ISBN：14119·1787

郁
病

灸法秘传

作者：（清）雷丰撰

出版发行：上海古籍出版社，1996

ISBN：缺

医门补要

作者：（清）赵濂著；职延广点校

出版发行：人民卫生出版社，1994.10

ISBN：7-117-02066-0

沈菊人医案

作者：（清）沈菊人撰

出版发行：上海科学技术出版社，2004.02

ISBN：7-5323-7149-2

周学海医学全书

作者：郑洪新，李敬林主编

出版发行：中国中医药出版社，1999.08

ISBN：7-80156-011-6

贯唯集

作者：（清）通意子撰；邓嘉成点校

出版发行：上海科学技术出版社，2004.02

ISBN：7-5323-7179-4

本草便读

作者：（清）张秉成编著

出版发行：山西科学技术出版社，2015.05

ISBN：978-7-5377-4896-4

脉诀乳海

作者：（清）王邦傅撰；（清）叶子雨参订；张玉萍校注

出版发行：中国中医药出版社，2017.04

ISBN：978-7-5132-2747-6

张聿青医案

作者：国华校注

出版发行：中国医药科技出版社，2014.01

ISBN：978-7-5067-5474-3

经验奇方

作者：周子乡辑

出版发行：上海科学技术出版社，1985.05

ISBN：14119·1787

奉时旨要

作者：（清）江涵暾著；王觉向点校

出版发行：中国中医药出版社，1993.09

ISBN：7-80089-177-1

医述

作者：（清）程杏轩著

出版发行：安徽科学技术出版社，1983.07

ISBN：14200·28

冷庐医话

作者：（清）陆以湉著；张向群校注

出版发行：中国中医药出版社，1996.08

ISBN：7-80089-402-9

临症经应录

作者：（清）刘金方撰；程磐基，郑彩慧点校

出版发行：上海科学技术出版社，2004.02

ISBN：7-5323-7148-4

得心集医案

作者：（清）谢星焕著

出版发行：中国中医药出版社，2016.12

ISBN：978-7-5132-3554-9

郁
病

王旭高临证医案

作者：（清）王旭高撰

出版发行：人民卫生出版社，1987.03

ISBN：14048·5185

医学刍言　中医临证指要

作者：（清）王旭高原著；北京中医学院诊断教研组整理

出版发行：人民卫生出版社，1960.09

ISBN：缺

产孕集

作者：（清）张曜孙著

出版发行：上海科学技术出版社，1986.08

ISBN：14119·1786

柳选四家医案

作者：（清）柳宝诒著；盛燕江校注

出版发行：中国中医药出版社，1997.11

ISBN：7-80089-594-7

医学衷中参西录　上 / 中

作者：（清）张锡纯著

出版发行：中医古籍出版社，2016.08

ISBN：978-7-5152-1303-3

太医院秘藏膏丹丸散方剂

作者：（清）太医院编；伊广谦，张慧芳点校

出版发行：中国中医药出版社，2005.01

ISBN：7-80089-031-7

医方洁度

作者：（清）钱敏捷纂辑；王兴伊点校

出版发行：上海科学技术出版社，2004.02

ISBN：7-5323-7183-2

丁甘仁医著大成

作者：杨金萍主编

出版发行：中国中医药出版社，2019.02

ISBN：978-7-5132-1614-2

本草正义

作者：（清）张山雷著

出版发行：山西科学技术出版社，2013.03

ISBN：978-7-5377-4383-9

医学摘粹

作者：（清）庆云阁著；彭静山点校

出版发行：上海科学技术出版社，1983.07

ISBN：14119·1600

一见能医

作者：（清）朱时进撰；陈熠，郑雪君点校

出版发行：上海科学技术出版社，2004.03

ISBN：7-5323-7176-X

附录　参考书目（按照年代排序）

诊验医方歌括

作者：（清）坐啸山人辑；范欣生点校

出版发行：上海科学技术出版社，2004.02

ISBN：7-5323-7183-2

诊脉三十二辨

作者：（清）管玉衡辑

出版发行：上海科学技术出版社，1985.05

ISBN：14119·1781

救生集

作者：（清）虚白主人编；王力等点校

出版发行：中医古籍出版社，1994.07

ISBN：7-80013-373-7

郁
病

妇科秘书八种

作者：（清）陈佳园等编著；竹剑平等点校

出版发行：中国古籍出版社，1988.05

ISBN：7-80013-167-X

七、民国

辨舌指南

作者：曹炳章原著；张成博等点校

出版发行：天津科学技术出版社，2003.05

ISBN：7-5308-3441-X

三三医书

作者：裘庆元辑；胡国臣等主校

出版发行：中国中医药出版社，1998.01

ISBN：7-80089-708-7

增订伪药条辩

作者：王致谱主编

出版发行：福建科学技术出版社，2015.03

ISBN：7-5335-4633-5

八、成书年代不详

儒医心镜

作者：佚名撰；张苇航点校

出版发行：上海科学技术出版社，2004.02

ISBN：7-5323-7177-8

九、现代医籍（中药和医案部分）

湖湘名医典籍精华·内科卷

作者：刘炳凡，周绍明总主编；周慎主编

出版发行：湖南科学技术出版社，1999.09

ISBN：7-5357-2735-2

常见病证中医历代诊治经验荟萃

作者：上海中医药大学中医文献研究所编

出版发行：华东师范大学出版社，2000.05

ISBN：7-5617-1788-1

近代中医珍本集·医案分册

作者：陆拯主编

出版发行：浙江科学技术出版社，2003.01

ISBN：7-5341-2025-X

珍本医书集成·第4册 医案、杂著类

作者：裘庆元辑

出版发行：中国中医药出版社，2012.02

ISBN：7-5132-0719-5

女科医案

作者：罗和古，余更新等主编

出版发行：中国医药科技出版社，2015.01

ISBN：978-7-5067-7003-3

中医古籍医案辑成·温病学派医案（二）

作者：李成文主编

出版发行：中国中医药出版社，2015.08

ISBN：978-7-5132-2275-4

中医古籍医案辑成·温病学派医案（三）

作者：李成文主编

出版发行：中国中医药出版社，2015.08

ISBN：978-7-5132-2278-5

中医古籍医案辑成·温病学派医案（四）

作者：李成文主编

出版发行：中国中医药出版社，2015.08

ISBN：978-7-5132-2287-7

中医古籍医案辑成·温病学派医案（七）

作者：李成文主编

出版发行：中国中医药出版社，2015.08

ISBN：978-7-5132-2277-8

珍本医书集成·第1册　医经、本草、脉学、伤寒类

作者：裘庆元辑；吴唯，宋乃光主校

出版发行：中国中医药出版社，2012.01

ISBN：7-5132-0719-5

珍本医书集成（精校本）　1

作者：裘庆元辑

出版发行：中国医药科技出版社，2016.07

ISBN：7-5067-8513-6

郁
病